AF330144

Dr FRANÇOIS HUE

LA COMMUNAUTÉ

DES

CHIRURGIENS DE ROUEN

Chirurgiens — Barbiers-Chirurgiens

Collège de Chirurgie

1407-1791

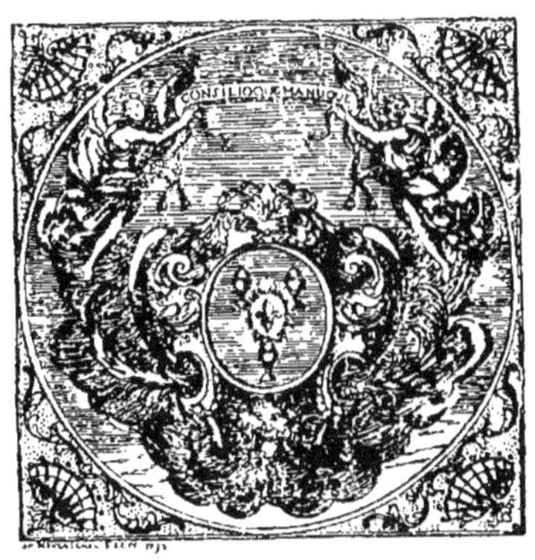

ROUEN

LESTRINGANT, ÉDITEUR

1913

251

LA CORPORATION OU COMMUNAUTÉ

DES

CHIRURGIENS DE ROUEN

1407 — 1791

Dʳ FRANÇOIS HUE

LA COMMUNAUTÉ

DES λ Ƕλ

CHIRURGIENS DE ROUEN

Chirurgiens — Barbiers-Chirurgiens

Collège de Chirurgie

1407-1791

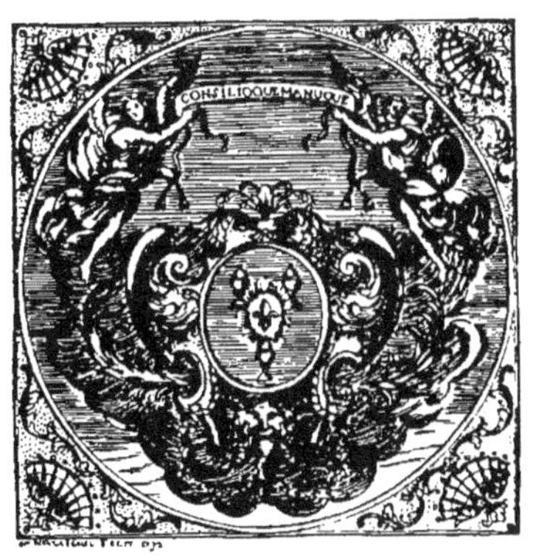

ROUEN

LESTRINGANT, ÉDITEUR

1913

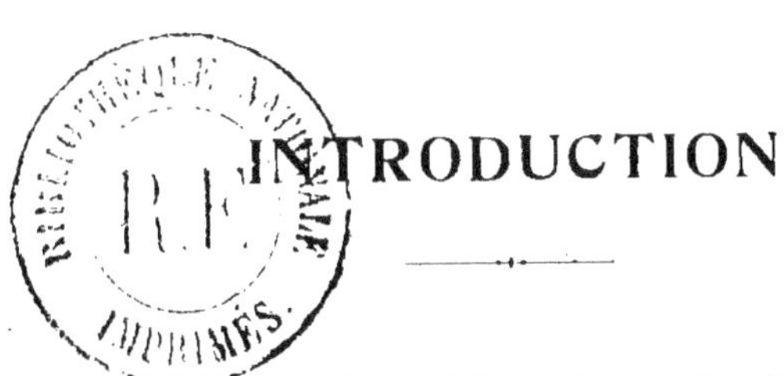

INTRODUCTION

La corporation des chirurgiens de Rouen, comme celles des autres villes de France, a traversé, depuis l'époque des premiers documents que nous avons sur elle jusqu'à la Révolution, quatre phases différentes qu'on peut résumer ainsi :

1° Les chirurgiens forment un corps à part ;

2° Ils sont réunis dans une même communauté avec les barbiers, mais en restent distincts ;

3° Ils ne font plus qu'une seule communauté sous le nom de chirurgiens-barbiers ou barbiers-chirurgiens ;

4° Ils constituent de nouveau un corps à part sous le nom de Collège de chirurgie.

La première période, pendant laquelle les chirurgiens forment un corps à part indépendant de toute autre agglomération, se termine en l'an 1500, date du règlement de Pierre Daré, lieutenant général du bailly de Rouen, appuyé des lettres patentes de Louis XII, qui forment la plus notable partie du manuscrit de fondation de la Communauté des barbiers-chirurgiens (voir page 33). On y trouve cités ensemble : « Les maîtres » jurés en la science et faculté de cirurgie et les gardes

» et maîtres de barberie et phlébotomie en cette ville
» et cité de Rouen, représentant la trinité d'icelle
» faculté, science, métier et état. »

Auparavant, les chirurgiens sont cités seuls et avaient reçu des statuts par ordonnance royale de Charles VII en 1453 (voir page 26).

Le début de la période qui se termine là et l'histoire de cette période manquent de précision faute de matériaux. D'où émanaient les chirurgiens ? à la suite de quelles épreuves pouvaient-ils se parer de leur titre et étaient-ils considérés comme dûment chirurgiens par les pouvoirs publics ?

Autant de questions sur lesquelles nous n'avons jusqu'à présent que des hypothèses étayées sur des données bien incomplètes. Il semble qu'un premier noyau de gens experts en la science de chirurgie, et venant probablement de Paris, avaient été jurés par les pouvoirs publics pour faire des rapports à la justice et soigner gratuitement les pauvres, surtout ceux atteints d'affections vénériennes menaçant la santé publique, moyennant certains avantages civiques ou exemptions d'impôts. Cette première corporation fermée se recrutait elle-même parmi les gens experts, qui allaient de ville en ville exerçant leurs spécialités, comme l'extraction de la pierre ou la cure des hernies. Le candidat devait passer une sorte d'examen devant les chirurgiens jurés de Rouen, qui le trouvaient suffisant ou non, et en cas d'acceptation l'accompagnaient au serment devant le bailly. Tel nous l'enseigne le jugement de Pierre Daré en 1500 (voir page 45). Nous n'avons rien trouvé, au sujet de cet examen, en dehors de cette ordonnance et des statuts de Charles VII en 1453.

Franklin (1) cite leurs premiers statuts insérés dans le *Livre des métiers*, d'Etienne Boileau, prévost de Paris en 1260. Six jurés, élus dans la forme ordinaire, surveillaient et administraient la communauté. Leur principale mission était d'examiner les gens qui « s'entremectent de Cirurgie ». Sur leur rapport, le prévost de Paris en autorisait ou en interdisait l'exercice aux candidats. Dans ces statuts du treizième siècle on ne trouve rien indiquant que les chirurgiens s'occupassent de barberie, de même que dans les statuts des barbiers de 1371, reproduits aussi par Franklin, on ne trouve aucune allusion à la chirurgie.

La profession, à cette époque reculée, paraît ne pas avoir toujours été rémunératrice. Le 20 octobre 1389, les échevins de Rouen accordent la remise sur les aides « à Robert de Candos, surgien, comme maître surgien en la ville pour visiter les malades de la Madeleine ou autrement, considéré sa petite chevance (2) » (*Archives de Rouen*, série A, délib.). Le 14 décembre 1391 « fu délibéré sur plusieurs déductions que disoient les fermiers de l'ayde octroyée par le Roy à la dite ville pour l'année commenchant le 15ᵉ jour de septembre de l'an 1391 pour les chirurgiens Mᵉ Jehan Lefebvre, Raoul de Caletot et Robert de Candos » (*Archives de Rouen*). L'année suivante, on trouve encore citée leur demande de décharge d'impôts, mais il est décidé que c'est aux fermiers des Aydes de s'en arranger. Ce sont les seuls noms de chirurgiens de toute cette période que nous avons pu retrouver jusqu'à présent.

---

(1) Alfred FRANKLIN : *Les Chirurgiens ; la vie privée d'autrefois*. Paris, 1893, Plon et Nourrit.

(2) Revenus.

2° La seconde phase où les chirurgiens et les barbiers commencent à être réunis dans une même communauté apparaît en 1500 avec l'ordonnance de Pierre Daré. Les historiens qui se sont occupés de la question, comme Guardia et Franklin, entre autres, insistent sur la rivalité des médecins et des chirurgiens. Ils mettent en relief la prépondérance jalouse et pédante de la Faculté de médecine qui ne voulait pas souffrir ces chirurgiens avilis par un métier manuel s'élever jusqu'à elle, et qui, pour les abaisser, les riva aux barbiers, en élevant ceux-ci jusqu'aux chirurgiens (1).

Le rapprochement était tout indiqué par le fait que, de tout temps, les barbiers paraissent avoir eu dans leur apanage la saignée, et qu'ils pratiquaient le métier, art et science de barberie et phlébotomie. Les premiers statuts connus des barbiers de Rouen, qui forment la première pièce du manuscrit des archives (voir page 36), sont des plus intéressants à cet égard. Cette pratique de la saignée constituait un pied dans la chirurgie; aussi voit-on dans les premiers statuts des chirurgiens, aussi bien que dans ceux antérieurs des barbiers, des tentatives pour délimiter les droits de chacun dans ce sens. Mais si on veut bien les lire, on comprend combien les incursions des barbiers dans la chirurgie étaient inévitables et devaient être fréquentes. Ce fut nécessairement, pendant toute cette période incertaine, une mine inépui-

---

(1) Arts libéraux et arts mécaniques :

Lingua, tropus, numerus, ratio, tonus, angulus, astra.

Rus, nemus, arma, ratio, vulnera, lana, faber.

Grammaire, rhétorique, arithmétique, logique, musique, géométrie, astronomie.

Agriculture, chasse, guerre, navigation, chirurgie, ouvrages de laine, autres métiers manuels.

sable de procès jusqu'au jour où, pour mettre fin à cet état intolérable, Charles IX, en 1565, organisant les arts et métiers en maîtrises, décida que dorénavant tout aspirant barbier ne serait reçu maître que s'il subissait avec succés les examens de chirurgie (1). C'était la création des barbiers-chirurgiens. Ils furent ensuite réunis aux chirurgiens de Robe longue ou de Saint-Cosme par lettres patentes de mars 1656.

3° Dans cette troisième période les barbiers-chirurgiens ont fourni une longue carrière, puisqu'elle va jusqu'à la création du collège de chirurgie en 1763, quand les statuts de Versailles, modifiés, eurent été homologués par le Parlement de Normandie. Pendant ce temps, en 1648, un rameau se détache de la communauté sous le nom de *barbiers-perruquiers-étuvistes*, qui fut longtemps sous la domination des barbiers-chirurgiens et essaya, dès le début, de secouer ce joug. Ils furent érigés en Communauté en 1673 et leur nombre porté à 20.

Si nous voulons essayer de mettre un peu d'ordre et de clarté dans l'histoire de la Communauté des chirurgiens de Rouen, il nous faut la prendre constituée comme elle le fut pendant cette troisième période, au cours du XVIe, XVIIe, et une bonne moitié du XVIIIe siècle.

La Communauté se composait alors d'un lieutenant du premier chirurgien du Roy, de trois gardes jurés, de maîtres jurés, d'aspirants et d'apprentifs. Chacun de ces grades doit être pris à part avec détails avant d'aller plus loin.

Le lieutenant du premier chirurgien était nommé par le premier barbier ou chirurgien du Roy, sous le prétexte de maintenir dans toutes les communautés du royaume

---

Voir ordonnances de 1565.

une même règle et un lien avec le pouvoir central. Il était choisi par le premier chirurgien sur une liste de trois candidats présentés par la municipalité et imposé à la Communauté. Il payait une redevance au premier chirurgien, et, à Rouen, plusieurs de ces lieutenants paraissent avoir eu surtout pour but de rattraper largement cette redevance sur leurs administrés, ce qui fut le point de départ de procès retentissants, comme celui de Jacques Hellot, et surtout celui de Saint-Léger de Gouëy.

La Communauté voyait d'un très mauvais œil cette autorité qu'on lui imposait, bien que le lieutenant fût pris dans son sein. Très attachée à ses usages, elle n'admit jamais sincèrement d'autre autorité que celle des gardes du métier qu'elle nommait elle-même et qui se renouvelaient par tiers, chacun d'eux siègeant ainsi pendant trois ans comme chez les anciens barbiers. Quand, en 1692, le Roi abolit la place de lieutenant pour la remplacer par les jurés royaux sujets à une taxe annuelle, la Communauté racheta la charge des jurés royaux et nomma, à la place de trois gardes, deux jurés royaux qui en firent office. La place de lieutenant ayant été rétablie en 1721 au profit de Maréchal, premier chirurgien du Roy, les difficultés recommencèrent entre la Communauté qui gardait ses anciens gardes ou jurés royaux et le nouveau lieutenant qui voulait bénéficier seul des avantages que la Communauté avait achetés pour ses gardes ou royaux nommés par elle.

Le corps de la Communauté était composé des maîtres jurés qui avaient le droit de tenir boutique ouverte, ouvreur ou ouvroir, avec enseigne spéciale à Saint-Cosme, Saint-Damien et Saint-Lambert, et de pendre boîtes et bassins. La montre d'un chirurgien se composait d'une montre de bois avec carreaux de vitres. Le nombre de ces maîtres était, pendant la plus grande partie des XVIIe et XVIIIe siècles, de 30 à 35. Ils se recrutaient, en principe, par le grand chef-d'œuvre, examen long et minutieux, qui comptait quatorze épreuves différentes et durait parfois plusieurs mois. La création, en 1692, des gagnant maîtrise dans les deux hôpitaux, Hôtel-Dieu et Hospice-Général, ajouta une nouvelle porte d'entrée dans la corporation, de même l'accès par le poste peu enviable de chirurgien du danger ou chirurgien de la peste. Mais les chirurgiens de chef-d'œuvre eurent toujours tendance à considérer comme des intrus ceux-là qui acquéraient par cette voie détournée le droit de tenir boutique, et ils ne manquaient aucune occasion de le leur faire sentir.

Quand un maître passait de vie à trépas, tous ses confrères étaient tenus d'assister à son inhumation, et sa boutique restait propriété de sa veuve. C'était le privilège de la veuve qu'elle faisait gérer par un garçon approuvé par la communauté. Mais ce privilégié était tenu d'habiter la maison de la veuve. De même, chaque maître ne pouvait ouvrir qu'une boutique. La veuve pouvait renoncer à son privilège, et alors elle déposait dans le coffre de la communauté les lettres de maîtrise de son mari ; c'est ainsi que nous avons retrouvé celles de Jacques Ménard (1). Le garçon qui tenait le privilège le perdait au décès de la veuve et devait fermer la boutique, à moins qu'il ne fût aspirant au chef-d'œuvre et ne présentât sa requête pour tenter de passer maître en abordant les quatorze examens.

On ne pouvait être aspirant qu'après un apprentissage,

---

(1) Dr PANEL : *Jacques Ménard, accoucheur*. Rouen, Lestringant, 1889.

variable suivant les époques, mais qui fut toujours d'au moins trois ans, soit à Rouen, soit dans toute autre ville. Les droits d'examen et de bourse commune étaient très lourds, et on verra bon nombre de garçons arguer qu'ils ne tentaient pas le grand chef-d'œuvre parce qu'ils ne pouvaient pas en faire les frais.

Ces aspirants se recrutaient parmi les apprentifs ou garçons chirurgiens qui prirent plus tard le nom d'élèves, puis d'étudiants en chirurgie. Les premiers barbiers se distinguaient en maîtres et ouvriers. Ils étaient placés en apprentissage chez les maîtres par leur famille qui payait pour eux une redevance annuelle, moyennant laquelle le maître devait à l'apprentif le gîte, le couvert, l'hôtel et l'initiation à sa science, art et métier. L'apprenti arrivait peu à peu à pouvoir suppléer le maître, et alors, ou bien restait toute sa vie garçon chirurgien, ou bien tenait le privilège d'une veuve ou passait aspirant au grand chef-d'œuvre. Ces garçons chirurgiens faisaient presque tous leur tour de France. Dans chacune des requêtes de grand chef-d'œuvre on verra qu'ils avaient pratiqué dans les principales grandes villes du royaume avant de se fixer à Rouen, ou bien encore qu'ils avaient servi aux armées comme chirurgiens, ou encore sur la flotte royale ou la flotte corsaire, ou sur les navires de commerce. Ceux qui s'installaient à Rouen étaient originaires parfois des provinces les plus éloignées, tel Pillore, originaire des environs d'Agen.

Les fils de maîtres avaient des privilèges. Ils pouvaient rester chez leur père et ne payaient que demi-droit.

Les barbiers-chirurgiens exerçant à Rouen faisaient, de droit, partie de la communauté et étaient soumis à ses règlements, ordonnances et statuts ; mais ceux des fau-

bourgs, hors les murs et ceux du territoire du bailliage :
Monville, Duclair, Jumièges, Bosc-le-Hard, etc..., obte-
naient leur place grâce à un examen atténué : la *légère
expérience*, qui ne durait que trois jours et se passait
devant les maîtres de la communauté de Rouen. Une fois
reçus ils étaient préposés par la communauté à un poste
désigné, dont ils ne pouvaient s'écarter sans son autorisation. Leurs attributions étaient d'ailleurs limitées et ils
devaient appeler les maîtres de la ville dans tous les cas
sérieux. C'était la situation qui fut faite plus tard, et en
imitation, aux officiers de santé, depuis peu supprimés.

La communauté recevait aussi les sages-femmes qui
avaient étudié leur art, soit avec d'autres sages-femmes
jurées, soit sous un des maîtres ou à la maternité de
l'hôpital. De même lui revenait l'examen des dentistes
et chirurgiens herniaires. — Ainsi constituée et avec
juridiction, la communauté s'administrait elle-même sous
la surveillance du bailly et du Parlement, la grande puissance provinciale. Elle avait la charge de veiller à ce que
ses statuts soient respectés par ses membres, les ressortissants et les étrangers; elle poursuivait les délinquants,
charlatans, chirurgiens ambulants et autres, et avait le
droit, dans certains cas, de les faire emprisonner à ses
frais dans les prisons du bailliage. Toutes ces choses
étaient à chaque instant source de procès.

Les dépenses de toutes sortes nécessitées par ces charges
étaient payées par la bourse commune, alimentée par les
droits spéciaux d'examen payés par les aspirants, par
l'honorarium, entre autres, par les rentes que pouvait
avoir la corporation, par le produit des rapports médico-
légaux dont une partie revenait à la bourse commune,
par les droits de visite payés par les préposés, les sages-

femmes, les veuves et les dentistes herniaires, par les amendes gagnées dans les procès, et, au besoin, faute de mieux, par une cotisation annuelle répartie également sur chaque membre. Certains aspirants versaient à la bourse commune une somme représentant ce qu'ils auraient dû dépenser en offrant un repas de bienvenue aux autres maîtres, tradition qui parut à la longue passer de mode comme peu digne.

Les dépenses étaient nombreuses ; sans parler des procès qui, souvent, mettaient la bourse à sec, il y avait l'impôt de capitation pour lequel nous verrons des répartitions inégales suivant les membres. Il y avait les frais de la chambre commune et du clerc. Chaque année la question financière était réglée en octobre par la discussion du rapport du second prévôt ou second garde dont c'était la principale fonction. Ces comptes ayant été fort en retard et embrouillés pour diverses causes au milieu du xviiie siècle, il fallut que le Parlement déléguât un de ses membres pour aider à tout remettre en ordre.

De tout temps la communauté de Rouen se préoccupa de l'enseignement de l'anatomie afin de former des apprentis réellement instruits. Cet enseignement devait d'abord être fait par les médecins ; mais ceux-ci ayant négligé d'être exacts, bien qu'ils fussent payés 50 livres par la communauté, les chirurgiens reprirent l'enseignement pour eux en en chargeant leurs gardes. Ce fut l'origine d'un procès avec les médecins, puis d'une transaction, et il fut établi que les chirurgiens continueraient l'enseignement, mais qu'ils paieraient néanmoins une redevance de 50 livres aux médecins dont le doyen ferait le discours d'ouverture de ces cours. Nous verrons la façon dont se faisaient les dissections dans la chambre commune. Ces cours valaient ce que valaient les gardes année présente et l'ardeur qu'ils y mettaient. Il paraît bien que cette ardeur se refroidissait pendant certaines périodes. C'est dans un de ces moments de ralentissement que Le Cat, qui venait de passer maître par le grand chef-d'œuvre, ouvrit son cours libre qui révolutionna et la communauté engourdie et la ville, le mit vite au premier rang et fut le premier pas qui le porta à la place officielle de démonstrateur royal à Rouen et de créateur de notre Ecole de médecine. Cette situation n'avait été qu'indiquée par tous les barbiers-chirurgiens ses prédécesseurs.

Toutes les questions intéressant la communauté étaient traitées et résolues dans des assemblées qui avaient lieu fréquemment, au moins une fois par semaine, dans un local spécial. C'était la chambre commune et de juridiction que quelques-uns appelèrent même l'Hôtel de l'Ecole. La convocation pour les réunions était faite par un des gardes, sur l'ordre du lieutenant, et au moyen de billets imprimés où se trouvait manuscrit l'ordre du jour de la séance. Les billets étaient portés à domicile par le clerc de la communauté. Ce clerc provint, pendant plusieurs générations, de la famille Lemaître, et avait exactement les attributions de l'appariteur actuel de notre Ecole de médecine.

Les chirurgiens restèrent longtemps unis aux barbiers ; mais une scission se fit peu à peu : les uns inclinant plus vers la chirurgie, les autres trouvant leur avantage vers la barberie, jusqu'au jour où furent créés les barbiers purs ou barbiers barbants, puis les barbiers-perruquiers-étuvistes, tels qu'ils existaient avant leur agglomération aux chirurgiens. Cette nouvelle branche fut d'abord sous la dépendance étroite de l'ancienne communauté des chirurgiens-barbiers, puis elle s'en détacha de plus en plus, s'insurgea contre elle et contre les droits de visite des chirurgiens, exigeant le même droit pour elle vis-à-vis de ceux-ci dont les boutiques pouvaient recéler des perruques. La promulgation des statuts de Versailles modifiés pour Rouen en 1756 et l'arrêt de 1761 mirent fin à ce conflit en séparant nettement les deux corps, en organisant les chirurgiens à part et en permettant la création du Collège de chirurgie de Rouen.

Il m'a paru que le meilleur moyen de faire revivre cette très intéressante partie de l'histoire de Rouen était de rassembler, en les classant autant que possible, tous les documents que j'ai pu réunir sur le sujet, et dont beaucoup m'ont paru inédits. La plus grande partie, pour ne pas dire tout, provient du fonds des Archives de la Seine-Inférieure. Il existe à la préfecture, sur les chirurgiens, dans la collection des arts et métiers, un ensemble de 29 registres et de 21 liasses, catalogués du n° 217 au n° 266, qui m'ont fourni les documents ci-inclus, et qui vont de l'an 1407 à l'année 1791. J'ai eu à tâche de garder tous les noms de ceux qui nous ont précédés dans la cité et ont, peu ou prou, exercé notre art, parmi lesquels sont beaucoup d'obscurs, alors que quelques-uns, par contre, méritent un souvenir reconnaissant; ce qui est le lot du reste de l'humanité.

Autant que possible, le texte de chaque pièce a été conservé intégralement comme style. L'orthographe seule a été modernisée pour faciliter la lecture. L'attention se fatigue trop vite autrement et l'intérêt s'émousse aussitôt. Des renvois, aussi nombreux que possible, indiqueront aux dilettantes, qui n'ont de pures joies qu'à la vue de la pièce originale elle-même, le moyen le plus rapide de trouver ces pièces où toutes les écritures sont collectionnées, depuis le beau gothique du xve, sur parchemins plus ou moins effacés, jusqu'à l'élégante écriture de la fin du xviiie, en passant par la sténographie du xviie siècle.

A consulter, encore, les deux volumes de VERDIER sur la *Jurisprudence particulière de la chirurgie en France*. Paris, 1764. ALFRED FRANKLIN : *La vie privée d'autrefois ; les chirurgiens*. Paris, chez Plon et Nourrit, 1893.

Il n'y a guère plus d'un siècle, dit Verdier, qu'on a mis en France, ou pour mieux dire dans toute l'Europe, de la distinction entre un barbier et un chirurgien. La chirurgie et la barberie constituaient une seule et même profession, et les traces de celle-ci sont aussi anciennes que celles qui nous restent de la chirurgie.

Les Romains avaient des espèces de chirurgiens, ministres des médecins : ils avaient pareillement des barbiers qui avaient pour objet les soins des cheveux et de la barbe. La plupart étaient esclaves. Il y en avait de l'un et de l'autre sexe : les hommes s'appelaient *tonsores*; les femmes *tonstrices,* et leurs boutiques *tonstrinæ*.

Les Romains faisaient couper la barbe et les cheveux à ceux qu'ils tenaient en servitude. Les Français, très jaloux de leur liberté, portaient les cheveux et la barbe longs. Après Charlemagne, cette mode passa, et les barbiers reparurent. Les médecins ayant été agrégés en faculté, la chirurgie fut laissée libre et recueillie par les barbiers. Les abus qui s'y firent amenèrent les rois à réunir les chirurgiens et les barbiers en confréries et à mettre à leur tête leur premier barbier. Plus tard, la mode ayant multiplié les perruques et autres accommodements, il se créa une chambre de barbiers-perruquiers-étuvistes dont le premier chirurgien resta le chef.

STATUTS ET ORDONNANCES

RÈGLEMENTANT

L'EXERCICE DE LA CHIRURGIE

STATUTS ET ORDONNANCES

réglementant l'exercice de la Chirurgie

La lecture des textes des ordonnances successives données par les rois de France aux chirurgiens paraissent bien indiquer la façon dont se sont formées les communautés. On les voit naître, se développer, s'organiser, devenir une entité de plus en plus consciente et robuste avec des statuts de plus en plus perfectionnés et adaptés à tous les cas qui pouvaient se présenter. Il n'existait rien d'analogue à notre centralisation administrative actuelle. Dans chaque ville, la communauté des chirurgiens s'organisait à sa guise et surveillait étroitement son recrutement. Le pouvoir provincial n'exercait qu'un droit de contrôle et de conseil, et le pouvoir royal une surveillance plus générale par l'entremise du premier barbier qui devint plus tard le premier chirurgien du roi.

La genèse de la corporation se trouve dans les statuts insérés par Etienne Boileau, prévost de Paris, dans son *Livre des métiers*, vers 1268. Bien que nous n'ayons rien trouvé de tel pour Rouen, il est logique d'estimer que les choses s'y sont passées de même.

On voit l'exercice de la chirurgie, jusqu'alors libre, être réglementé par le pouvoir central pour s'assurer d'un certain nombre de loyaux chirurgiens jurés qui seront chargés de recruter les meilleurs parmi ceux qui ont prétention d'exercer la chirurgie et auxquels la justice aura recours pour ses constatations. Nous reproduisons ces statuts comme document destiné à éclairer sur l'origine des communautés. Il faudrait encore citer l'ordonnance royale de 1311, puis de 1371, toujours à propos de Paris, et dont on trouve le résumé dans le livre de Franklin.

Chacun des statuts spéciaux à Rouen que nous avons pu réunir affermit l'autorité des maîtres jurés et réglemente de plus en plus étroitement leurs attributions ; les traditions deviennent lois garanties par le Parlement, et on arrive ainsi aux fameux statuts de Versailles de 1723 que les Rouennais firent modifier à leur usage et n'adoptèrent qu'en 1763, avec la création du collège de chirurgie. On s'explique facilement, en suivant ces textes, comment l'esprit de tradition dominait dans la communauté et quelle était l'importance du chef-d'œuvre d'entrée.

On peut encore être étonné de voir que ces statuts s'adressent aux deux sexes ; c'est qu'en effet la chirurgie était aussi exercée librement par des femmes. Dans les ordonnances royales de 1352 (1), le roi, Jean le Bon, constate avec regret que l'art chirurgical est livré à des mains indignes. « Nous avons appris, » dit-il, que plusieurs personnes de divers états, même des » meurtriers, des voleurs, des débauchés, des charlatans, des » alchimistes et des usuriers, s'ingèrent de pratiquer publique- » ment la chirurgie, malgré leur ignorance, comme s'ils avaient » passé un examen suffisant ; qu'ils mettent à leur boutique » des enseignes semblables à celles des vrais chirurgiens (*ban-* » *nerias suas suis fenestris apponentes, velut veri cirurgici*) ; que, » nonobstant nos défenses, ils se permettent de faire plus » d'une visite aux malfaiteurs, dans les églises et les lieux » d'asiles, etc. En conséquence, nous interdisons à tous chirur- » giens et chirurgiennes (*nullus cirurgicus, nullave Cirurgica*) » d'exercer la chirurgie avant d'avoir été examinés par les » maîtres jurés et trouvés suffisants. »

La plupart de ceux qui exerçaient la chirurgie sans mandat étaient cependant des barbiers ou des garçons barbiers. L'article 10 des statuts donnés aux Rouennais par Charles VII en 1453, en reconnaissant les droits des barbiers sur la chirurgie, reconnaissance qui avait été faite d'ailleurs dans mainte ordonnance antérieure donnée à Paris, prépare manifestement la fusion, qui eut lieu plus tard, de deux corporations en une

---

(1) Ordonnances royales, tome II, p. 496.

seule communauté. C'était une source de trop de discussions et de procès entre chirurgiens et barbiers pour légitimer l'édit de Henri III disant que pour mettre fin à toute difficulté tous les garçons barbiers qui voudraient passer maîtres seraient tenus de faire chef-d'œuvre de chirurgie.

Statuts du « Livre des Métiers » d'Etienne Boileau, prévost de Paris, 1268 (1).

I. — Pour ce que il puet avenir que quant murtrier ou larron sunt bleciez ou blecent autrui, viennent celeement aus cyrurgiens de Paris et se font guérir celeement, ainsinc que les murtres et les sans (blessures) et les amendes le Roy sont perdues et célées, li prévost de Paris, pour le pourfit lou Roy et de la ville de Paris, par le conseil de bonnes gens, a pourveu et ordonné :

II. — Que nul cyrurgien souffisans d'ouvrer de cyrurgie ne puist afetier (panser) ne faire afetier par lui ne par autrui nul blecié quel que il soit, a sanc ou sans sanc, de quoi plainte doive venir à joustice, plus haut d'une fois ou de deux, se peril i a, que il ne face savoir au prévost de Paris ou à son commandement.

III. — Et ce ont juré et doivent jurer tint cil qui sunt digne d'ouvrer et seront.

IV. — Et comme en Paris soient aucun et aucunes qui s'entremettent de cirurgie qui n'en sunt pas digne, et péril de mort d'omes et mehains de membres (perte de membres) en aviennent et pourroient avenir, li prévost de Paris, par le conseil de bonnes gens et de preud'omes du mestier, a esleu VI des meilleurs et des plus loiaus cyrurgiens de Paris, liquel ont juré sur Sains (reliques des saints) devant le prévost que eus bien et loiaument encercheront et examineront ceus qu'il creront et cuideront qu'il ne soient digne d'ouvrer, et n'en déporteront ne greveront ne por amour ne por haine. Et ceus qui n'en seront digne, il nous en banderont (bailleront) les noms en escrit, et nos leur

---

(1) Extrait du livre de Franklin.

deffenderons le mestier, segont (selon) ce que nos verons que resons soit. Et si nous banderont en escrit les nom de ceus qui seront dignes d'ouvrer de cyrurgie, pour fere le serement devant dit.

V. — Se aucuns des VI jurez devanz diz morait, li V esliraient le plus preud'ome et le meilleur de cyrurgie qu'il trouveroient et le nous bandroient en escrit, au lieu de celui qui mors serait, et ferait le serement desus dit.

VI. — Li VI juré desus dit, pour services des serjans et por autres coustanges (dépenses) qu'il auront ou (au) mestier desus dit, auront le quart denier des amendes qu'ils feront lever du métier, si comme de ceus qui iroient contre leur serement, et comme de ceux à qui nous deffendrons le mestier qui n'en sont digne se ils s'en entremettaient sur nostre deffense. Les noms des VI cyrurgiens jurez examineur sont teil : mestre Henri don Perche, mestre Vincent son fieux (fils), mestre Robert le Convers, mestre Nicolas son frère, mestre Pierre des Hales et mestre Pierre Joce.

1453

L'ordonnance suivante, la plus ancienne connue, concernant les chirurgiens de Rouen, ne se trouve pas, contre toute attente, dans le livre manuscrit de fondation de la communauté. Il y est seulement fait allusion, avec citation, dans le jugement de Pierre Daré qui forme la seconde partie du manuscrit. Les articles de ces statuts sont insérés dans l'ouvrage sur les corporations de Ouin-Lacroix, mais sans l'avant-propos. La rédaction doit être de la main même des chirurgiens rouennais ; les scribes du roi de Jeanne d'Arc n'en ayant fait que l'adaptation en ordonnance royale.

Lettres de Charles VII, par laquelle il confirme les statuts des chirurgiens de Rouen et ordonne de s'y conformer, données à Tours en avril, avant Pâques 1453.

Charles par la grâce de Dieu, Roy de France, savoir faisons à tous présents et à venir Nous avons recue l'humble supplica-

tion des maîtres cirurgiens de notre ville de Rouen, contenant
que entre les affaires touchant l'utilité et conservation du corps
humain, qui est composé de matières chéables et sujet à infirmité et passions langoureuses et accidentelles, soit requis donner
nécessairement provisions et remèdes curables, en telle manière
que la possibilité et durée des jours naturels des personnes soit
digérée et entretenue en bonne conduite et ressource, qui vraisemblablement se peut faire par les louables scientifiques
sciences et facultés artificielles de médecine, et ses dépendances,
comme est Cirurgie, qui de tout temps ès âges passés, sont
ramenés à très-sainte mémoire et approbation de toutes telles
gens pour ce faire, et pour secourir et obvier par icelles aux
dits accidents qui quotidiennement adviennent et influent par
corps célestes et autres causes sur les personnes et choses
terriennes, et que digne chose donc est de telle science autoriser et favoriser, et aux ministres d'icelles amiablement pouvoir
et les exaucer en leurs facultés et science.

Et il soit ainsi que en notre dite ville de *Rouen*, qui est l'une
des plus grandes et mieux peuplée en notre royaume, et prochaine de plusieurs ports de mer, pour raison desquels il
viennent et arrivent incessamment plusieurs personnes de tous
états, tant par eau que par terre, dont impossible est que n'en
n'y ait souvent de transportés de leurs santés et grevés de leur
corps par inconvénients et plaies survenant en iceux, qui, pour
ce, ont exprès besoin d'être pourvus et remédiés par cures
convenables, faites et quises par gens experts ès dites sciences
et facultés de cirurgie, dont plusieurs personnes non sachant ni
expertes à ce se sont entremis ès temps passés d'en user et
ouvrer en icelle notre ville de *Rouen*, et par espécial dudit fait
de cirurgie, sans en avoir la parfaite connaissance et industrie,
et sans autorité de Nous et de nos officiers en justice, ilec
demeurants, au moins depuis que nous avons recouvré en notre
obéissance icelle notre ville de *Rouen* sur les *Anglais*, nos
anciens ennemis et adversaires, qui naguères de temps
occupaient icelle et notre Duchié de Normandie, par lesquels
Anglais, ou leurs officiers, on dit que aucunes ordonnances
avaient, ou ont, été faites touchant le fait de cirurgie et des
cirurgiens lors étant ilec et demeurant en leur parti, laquelle

chose n'est ni doit être dite de valeur, ni d'aucun effet, pour nous et nos sujets. Ainsi que la partie des dits cirurgiens à présent résidants et étant au dit *Rouen* nous a été exposé humblement, désirant que pour le bien et sûreté de notre justice, qui souvent requiert à avoir leur délibération ès cas de maléfices de corps qui y surviennent, et aussi pour l'honnêteté et décoration d'icelle science, et pour mieux servir à la chose publique et éviter aux inconvénients qui par gens ignorants, eux entremettant d'icelle science, pourraient entretenir, loi et ordonnance fut faite par Nous et Notre Edit royal sur les choses dessus dites, en déclarant les articles, clauses et restrictions ci-après contenues par statut et ordonnance perpétuel, desquels clauses et articles la teneur ensuit :

1° *Et premièrement.* — Que nul ni nulle ne puisse faire fait ni opération de cirurgie en notre dite ville et cité de *Rouen*, si premièrement il n'est examiné par les maîtres en cirurgie de notre dite ville et présenté par justice par les dits maîtres à notre Bailly du dit *Rouen* ou son lieutenant, appelé notre procureur ilec.

2° *Item.* — Que nul, de quelqu'état qu'il soit, ne fasse ou puisse faire rapport à justice en icelle notre ville de *Rouen*, si il n'est maître passé, juré, examiné et reçu par les maîtres jurés de cirurgie en icelle ville, sur peine de soixante sols tournois d'amende, à appliquer le tiers d'icelle somme à nous, et l'autre tiers à la confrérie *Saint-Cosme, Saint-Damien et Saint-Lambert,* fondée en l'église des Carmes, et l'autre tiers aux dits maîtres jurés en icelle ville de science de cirurgie.

3° *Item.* — Que nul ni nulle, de quelqu'état qu'il soit, ni autres que les dits cirurgiens en icelle notre ville de *Rouen*, ne puisse appareiller dorénavant une personne plus d'une fois, navré ou blessé, où il aura plainte ou harou (1), ou malfaçon à sang et plaie, sur peine de dix sols tournois d'amende ; pour lequel appareil celui qui l'aura fait aura cinq sols tournois tant seulement ; et si il s'entremet de le faire plus d'une fois, il

---

(1) Haro.

paiera vingt sols tournois d'amende, à appliquer comme dessus et par tiers.

4º *Item*. — Et ci sont tenus celui ou ceux qui ainsi auront appareillé aucuns navrés et blessés par fait et matière d'autrui, à venir dénoncer à justice, dedans un jour naturel au plus tard, les malfaçons, harou, sang et plaie qui viendront à leur connaissance, pour y garder notre droit et en faire justice aux parties navrées et blessées, sur peine de vingt sols d'amende à appliquer en tiers comme dessus.

5º *Item*. — Que nul ni nulle ne porte enseigne des saints dessus dits, ni enseigne de boîte en sa maison, si il n'est premièrement passé par les maîtres et reçu par justice, comme dessus est dit, au fait de cirurgie, sur semblable peine de vingt sols tournois comme dessus.

6º *Item*. — Quand aucun viendra à l'examen dessus dit et qu'il sera passé par les dits maîtres jurés et rapporté à justice, ainsi que dit est, il sera tenu bailler et donner à chacun des autres maîtres en cirurgie qui auront vacqué à son examen, un bonnet double après son dit examen.

7º *Item*. — Icelui cirurgien ainsi reçu sera tenu soi rendre confrère de la dite confrérie Saint-Come, Saint-Damien et Saint-Lambert, fondée au dit lieu des Carmes, et pour son entrée donner dix sols tournois à la dite confrérie.

8º *Item*. — Les dits cirurgiens jurés pourront ordonner, prendre ou élire l'un d'iceux jurés, tel qu'il leur plaira, et icelui constituer procureur et garde, sous justice, des dits statuts et ordonnances présentes, afin que si aucun s'entremettait ou faisait chose qui préjudiciât à l'honnêteté de la dite science et à ce présent statut, de le faire appréhender ou convenir par justice ; et lequel procureur a ou aura toute pleine puissance, autorité et pouvoir de représenter en justice et dehors les autres maîtres d'icelle science, et de plaider, procéder et besogner pour eux ladite science, tout autant comme ils feraient si tous y étaient en personne ; et lequel procureur qu'ils nommeront à notre *Bailly de Rouen*, ou son lieutenant, si métier est et ils le requièrent, aura la garde des lettres et besognes à ce appartenant, desquelles il rendra compte ès dits maîtres, et icelles restituera toutefois qu'il en sera sommé et requis d'eux, ou de par eux, ès mains des dits maîtres.

9° *Item*. — Et pour ce que sous les abus d'aucuns, comme triacleurs, drameurs, inciseurs (1) et autres non connaissant la dite science de cirurgie, moult de simples personnes ont été et sont souvent déçues, et la dite science de cirurgie mise arrière et déprisée par telles manières' de gens, est ordonné que tel triacleur, drameur, inciseur de pierre, de romptures (2) ou autres, ne pourront faire incision sans congé de justice et que en leur compagnie ait un ou deux des dits cirurgiens, appelé des apothicaires, sur peine de prison et d'amende à la volonté des susdits.

10° *Item*. — Et pour ce que entre les autres choses déclarées en l'ordonnance et statuts faits au dit lieu de *Rouen* par les barbiers qui ont l'usage de la phlébotomie, est convenu que chacun barbier, ou aucuns de ses serviteurs, pourront étancher toute personne blessée, pour la première fois, soit qu'il y ait en la matière cri de harou ou non, par en ayant paiement raisonnable, et par en rapporter à justice ce qu'ils auront fait, toutefois et quante fois que tels cas echerront. Nous entendons, ne n'est pas pourtant entendu, que iceux barbiers aient, par ce, l'autorité et conditions des dits cirurgiens jurés ; pour ce que cette manière pour étancher ne leur est souffert ou attribuée, fors pour éminente nécessité, et qu'ils ont le dit usage de phlébotomie dont l'étanchier ci est dépendant. Et afin que aucun maléfice ou navrure à sang ne soit couverte à justice, ils sont par règle de subjection et de leur dite ordonnance, soumis à venir dire telle chose à justice, pour y faire raison aux dites parties, et punir les délinquants selon l'exigence des cas, desquels, en tant qu'il en git en danger ou dommage de corps ou membres de personnes, il loit (3) aux dits cirurgiens à en faire la visitation et rapport à justice.

---

(1) Triacleurs, marchands de mauvaise thériaque, charlatans. Drameurs, saltimbanques. Inciseurs, lithotomistes.

(2) Hernies.

(3) Convient : licet.

11° *Item.* — Que nul ni nulle s'entremette d'entreprendre personnes infirmes ou malades à guérir, où il y ait danger de mort ou mehan (1), sans avoir conseil ou compagnie d'un ou deux cirurgiens jurés, sur peine de vingt sols tournois d'amende, à appliquer comme dessus.

12° *Item.* — Et pour ce que par importunité d'aucuns, ou par donner à entendre non véritable, et qui voudraient parvenir à la dite science sans être examinés ni expérimentés, ni trouvés suffisants par les dits cirurgiens, sous ombre de ce que ou précédant de cette dite ordonnance et présent statut, ils ont pu faire aucunes garisons et cures de menues choses, en quoi ne chiet aucune grande suffisance, ni chose par quoi l'on puisse dire qu'ils puissent avoir la science acquise de cirurgie, Nous n'entendons point qui si aucun obtenait de Nous nos lettres, que ce vaille pour déroger à cette présente Notre ordonnance ; mais voulons que, comme il est dit, il soit premièrement examiné et trouvé suffisant et idoine par les dits maîtres cirurgiens ainsi que dit est.

Lesquels articles, ci-dessus insérés, les dits cirurgiens étant de présent dans notre ville de *Rouen* aient dèspièça (2) fait mettre et rédiger par écrit, et icelles voulu intériner et garder en leur pouvoir, mais par l'entreprise de plusieurs personnes non expers en icelle science, moult de variations et discors se sont trouvés et peuvent souvent advenir, si par restriction ou prévoyance n'y était remédié et obvié par règle de raison, aux périls qui ès corps humains et en leurs membres peuvent quotidiennement avenir par les abus de ceux qui se disent être experts en icelle science, ce que non.

Nous inclinant à la supplication des dits cirurgiens d'icelle notre dite ville de *Rouen*, et que désirants icelle être toujours augmentée et pourvue en bonne police et justice, et les corps de nos sujets être défendus d'inconvénients et périls regardant perte de vie et de membres, avons diligemment fait visiter et voir par ceux de notre conseil et d'icelle science de médecine et

---

(1) Estropiement.

(2) Déjà antérieurement.

cirurgie étant en notre service, les articles dessus dits par lesquelles a été et est trouvé que iceux articles et les causes dessus déclarées sont justes, raisonnables et utiles et pour ce, à leur dite supplication, avons icelles, et chacune d'elles, louées, et déclarées, et passées, et accordées aux dits cirurgiens présents et à venir en la dite ville de Rouen, et icelles déclarons, louons et ordonnons par forme de statut et ordonnance royal et perpétuel, selon et par les manières que contenues sont ès dites clauses et articles ci-devant écrites, insérées à ces présentes.

Si donnons en mandement par ces mêmes présentes aux Bailly et vicomte du dit lieu de *Rouen* ou leurs lieutenants, et à tous nos autres justiciers et officiers ilec présents et avenir et à chacun d'eux, si comme à lui appartiendra, que de nos présentes ordonnances et statut royal ils fassent souffrent et laissent jouir et user dorénavant, en notre dite ville et cité de Rouen, iceux cirurgiens présents et à venir, et iceux statuts et ordonnances observent, fassent tenir, observer et garder de point en point sans venir encontre en aucune manière ; et afin que aucun ne puisse prétendre cause d'ignorance, ores et pour le temps avenir, fassent publier et lire ces présentes en nos assises du dit *Rouen* et ès autres lieux accoutumés à faire cris par publications en icelle ville ; et au surplus accomplissent eux et chacun d'eux les clauses et articles ilec contenus où, quand et vers ceux qu'il appartiendra, toutefois et quantefois que requis en seront par les dits cirurgiens ou leur dit procureur, et selon le contenu et manières déclarées en icelles. Et afin que ces closes soient et demeurent fermes et stables à toujours Nous avons fait mettre notre scel à ces présentes ; sauf en autres choses notre droit et l'autrui en toutes.

Donné à Tours, au mois d'avril, l'an de grâce mil quatre cents cinquante-trois, avant Pâques, et de notre règne le trente deuxième. Ainsi signé : Par le roy, à la relation du conseil, J. Rogier. Visa. Contentor.

(Ordonnances des Rois de France de la 3ᵉ race, xɪvᵉ volume. Paris, 1790, page 281 et suivantes, bibliothèque de la Ville.)

LIVRE

DE FONDATION DE LA COMMUNAUTÉ [1]

A tous ceux qui ces présentes lettres verront Pierre Daré écuyer conseiller du Roy notre sire, lieutenant général de haut et puissant seigneur Monsr Guillaume de Poitiers chef de l'ordre, marquis de Cotron, s^r de Clérieu, conseiller chambellan ordinaire du Roy notre sire et son bailly de Rouen salut, savoir faisons que aujourd'hui jeudi vingt unième jour de juillet l'an de grâce mil cinq cents et deux Nous avons vu tenu et lu unes lettres en parchemin scellée sur double queue et cire vert saines et entières en signature et sigillature desquelles la teneur ensuit.

A tous ceux qui ces présentes lettres verront ou orront Jehan Salvain chevallier bailly de Rouen et de la Souveraineté et exemption de Gisors salut, savoir faisons que Nous le sixième jour de juin l'an de grâce mil quatre cents trente quatre vimes une lettre en forme de vidimus saines et entières en scel et en ecriptures desquelles la teneur ensuit.

A tous ceux qui ces présentes lettres verront ou orront Jehan Salvain chevalier bailly de Rouen salut, savoir faisons que nous les seizième jour de décembre de l'an de grâce mil quatre cents vingt quatre vimes unes lettres du Roy notre sire saines et entières en scel et en ecriture desquelles la teneur ensuit : Henry (2) par la grâce de Dieu Roy de France et d'Angleterre savoir faisons à tous présents et avenir Nous

---

(1) Manuscrit sur parchemin, relié et enluminé. (Archives départ.)

(2) Henry VI d'Angleterre, 1422-1471.

avoir recu humble supplication des gardes maîtres et ouvriers
du métier et science de barberie en notre ville de Rouen
contenant comme de grant ancienneté par l'ordonnance et
autorité de justice, a ce présent notre procureur, aient été
constituées certaines ordonnances sur le fait des dits métier et
science pour le bien et utilité d'icelui et afin d'esquiver plusieurs inconvéniens qui a la chose publique se puissent être
ensuis par faute de bonne police et gouvernement en iceux
métier et science. Et depuis aient icelles ordonnances été
confirmées par feu notre très-cher prédécesseur et aïeul
Charles (1), roy de France dernièrement trépassé dont Dieu
ait l'âme! comme il peut apparoitre par ses lettres en lacs de
soie et cire vert desquelles la teneur ensuit : *Charles* par la
grâce de Dieu Roy de France savoir faisons à tous présents et
à venir Nous avoir vu unes lettres de notre amé et féal
conseiller Jehan Davy seigneur de Saint-Père Avy, chevallier,
et lors notre bailly de Rouen desquelles la teneur ensuit : A
tous ceux qui ces lettres verront ou orront Jehan Davy,
seigneur de Saint-Pere Avy, chevallier, conseiller du Roy
notre sire et son bailly de Rouen salut. Comme par ce que de
nouvel il était venu à notre connaissance que jacait (2) ce que
en matière et science de barbarie à Rouen avait dès longtemps
à et avait instruction et ordonnance sur le fait et gouvernement
dudit métier et science et sur les maîtres et ouvriers d'icelui
en la dite ville et banlieue, lesquelles instruction et ordonnance
avaient été pieca établies et conférées à garder par nos prédes-
seurs baillis selon la forme et teneur d'icelles. Néanmoins
plusieurs fraudes collusions et déceptes avaient été, étaient
et pourraient etre commises et perpétrées es dit métier et
science sous ombre de ce que en icelles instruction et ordonnance avaient été et étaient omis plusieurs articles et moyens
qui était et seraient moult utiles expediens et profitables pour
le bien et utilité du dit métier et science et des dits maîtres

---

(1) Charles VI le Bienaimé, 1380-1422.

(2) Jacebat : il existait. Depuis longtemps les barbiers étaient en corporation.

et ouvriers et aussi que ces dites instruction et ordonnance
avait aucuns articles et moyens qui nécessairement en faveur
de la dite utilité étaient convenables à retrancher et abolir.
Nous pour et afin de obvier à plusieurs dangers périls et inconvénients qui, et les dits aucuns irréparablement, se pourraient
ensuivre esdit métier et science en la faute de la dite omission
restrinction ou autrement, mêmement pour garder et observer
le profit utilité et bien de la chose publique en quoi en ce et
autres choses touchant le bien commun justice doit avoir prin-
cipal regard et considération, avons mandé et fait venir devant
Nous les gardes pour cette année présente et tous les autres
maîtres et ouvriers du dit métier auxquels après ce qu'ils Nous
ont apporté les dites instruction et ordonnance données de
Jehan de la Tuille notre prédécesseur bailly. Comme par l'inspection d'icelles Nous est apparu, et que Nous avons vu les
dites instruction et ordonnance nous ayants exposé la connaissance des dits inconvénients à nous venus par les moyens dessus touchés. En leur réiterant et demontrant la faute de la
dite omission avec le bien qui s'ensuivait de la dite restrinction et que de nouvel au regard de justice et d'eux ordonnance
fut faite en la fin dessus déclarée sur le fait et état du dit
métier et science et leur ayant fait exprès commandement de
voir ensemble la dite ancienne ordonnance et regarder et ima-
giner entre eux quelles addition augmentation et restrinction
étaient expédientes et convenables a mettre et faire en icelle
nouvelle ordonnance et parmi le tout fassent mettre et rédiger
par écrit tous les articles et moyens qui à leur avis et conscience seraient utiles a etre et demeurer en la dite ordonnance,
et vieux articles et moyens rapportassent devers Nous afin
d'iceux voir par Nous et les conseils et procureurs du Roy notre
dit Seigneur. Lesquels gardes otempérants à notre commandement et imaginant la dite exposition aient la dit ordonnance
ancienne vue et regardée ensemble et nous aient apporté en
écrit les articles et moyens tant anciens de la dite ancienne
ordonnance comme ceux de nouvel par eux faits et avisés
disant que ce serait et était le bien et utilité du dit métier et
de la chose publique d'avoir en icelui métier ordonnance et
instruction selon les dits articles lesquels aient été vus, regar-

dés et avisés diligemment et à plusieurs fois à grande et même délibération par Nous, les conseils et procureurs du Roy notre sire et plusieurs autres sages et notables personnes par l'opinion et conseil desquelles aient été mis par Nous aucunes corrections sur les dits articles et aucunes augmentations tant au regard d'aucunes amendes déclarées en iceux comme autrement, lesquelles aient été exposées et montrées aux dits gardes et maîtres et ouvriers auxquels pour conclure et parfaire la dite nouvelle ordonnance Nous avons fait ordonnance de comparaître tous ensemble aujourd'hui devant Nous et les dits conseils et procureurs. Savoir faisons que aujourd'hui se comparurent personnellement par devant nous maîtres *Adam Pigon, Guillaume Godefroy, Thomas Beaufils, Jehan Bauldri, Pierre Bréhan, Denis Gondouel, Richard Lenfant, Guillaume Mullot, Jehan Gondouin, Jehan Opat, Robert Morderet, Jehan Lesage, Guillaume Fermen, Raolin Painlifault, Thomas Caillou, Jehan Dedun, Perrenet Formentin, Adam Desnoés* et *Thomas Cavelier*, tous maîtres et ouvriers du dit métier demeurants en la dite ville et banlieue. En la présence desquels et mêmement en la présence des dits consculx et maître Robert de Croismare, procureur du Roy notre sire et autres notables et sages personnes nous fismes lire les dits articles par eux accordés et ainsi par Nous corrigés et augmentés et lesquels sont en cette forme ci-après déclarée :

Et premièrement nul ni nulle ne puisse dorénavant lever ni tenir ouvreur du dit métier en la dite ville et banlieue si premièrement et avant toute œuvre il n'a été et est examiné par les gardes jurés du dit métier qui lors seront et que devant justice il soit par les dits gardes rapporté et témoigné suffisant, sur la peine de soixante sols tournois d'amende dont le Roy notre dit Seigneur aura quarante sols tournois et vingt sols qui seront convertis à soutenir et aider à soutenir le dit métier.

Item. — L'examen du dit maître et ouvrier se fera chieux les trois gardes du dit métier qui lors seront. C'est asavoir que le dit maître et ouvrier sera chez chacun des dits gardes le passé de huit jours complets à ses dépens. En l'hôtel de chacun desquels gardes les dits maître et ouvrier fera une lancette bonne et suffisante pour saigner toute veine, selon ce qu'il est expédient pour le dit métier. Et quand le dit maître et ouvrier aura été chez chacun des dits gardes le temps dessus declaré les dits gardes assemblés appelleront des autres compagnons maîtres et ouvriers d'icelui jusqu'au nombre de douze des plus suffisants auxquels iceux gardes montreront les fers des lancettes que le dit maître et ouvrier aurà faits chez les gardes et jurés lesquels jureront à leurs dits compagnons que le dit examiné n'aura point transporté en dehors de leurs dits hôtels (hostieulx) les dites lancettes et ne lui auront montré aucunes manières de les avoir faites. Et si par la façon des dites lancettes et autrement l'examiné est trouvé suffisant ouvrier du dit métier et science il sera juré maître et ouvrier d'iceux par le moyen de ce qu'il paiera trente sols tournois pour les compagnons des dits métier et science.

Item. — Le dit examiné si trouvé est suffisant sera tenu soi rendre de la charité Monseigneur Saint Denys et si paiera à chacun des dits trois gardes, qui lors seront, la somme de cinq sols tournois pour leur peine et salaire du dit examen. Après lesquelles choses faites les dits gardes appelés avec ceux des autres maîtres et ouvriers du dit métier seront tenus à conduire et amener le dit examiné devant justice par laquelle il sera juré de bien et consciencieusement tenir garder et observer le dit métier et ordonnance d'icelui et en bien loyalement ouvrer.

Et pour sa hance le dit examiné, s'il est fils de maître du dit métier, paiera la somme de quinze sols tournois dont le Roy, notre dit Seigneur, aura les deux parts et la dite charité Saint Denys le tiers. Et si le dit examiné est de la prise de la dite ville, et non fils de maître, il paiera pour la dite hance la somme de trente sols tournois, dont le Roy, notre dit Seigneur, aura les deux parts et la dite charité Saint Denys le tiers. Et si le dit examiné était de dehors la dite ville et banlieue, il paiera pour la dite hance le somme de quarante cinq sols tournois, desquels le Roy, notre dit Seigneur et la dite charité auront comme dessus.

Item. — Si aucun maître et ouvrier du dit métier de la dite ville et banlieue tenant ouvreur d'icelui métier allait de vie à trépassement sa femme, si femme avait, pourra tenir son ouvroir du dit métier tant comme elle se tiendra de marier, pourra avoir et tenir l'apprentis que son dit feu mari avait juré en son vivant et sy pourra avoir et tenir valets gagnants argent pourvu qu'ils soient bons et suffisants au regard des gardes du dit métier.

Item. — Les dits gardes et maîtres du dit métier pourront faire venir devant eux tous les maîtres et ouvriers d'icelui, tous les valets gagnant argent et tous les apprentis toutes et quantes fois qu'il leur plaira pour les faire jurer par leurs serments à savoir s'ils auront point délinqué en offense contre la dite ordonnance et l'état du dit métier, pour en faire rapport à justice, si faute y trouvaient. Et ceux qui désobéiraient aux dits gardes l'amenderont, quand au regard de ce, aux taux et ordonnance de justice.

Item. — Nul maître du dit métier ne pourra pour une fois avoir qu'un apprentis. Lequel apprentis servira le maître chez qui il sera aloué pendant trois ans accomplis. Et jurera devant justice, présents les dits gardes qui à icelle le conduiront et l'amèneront, que bien et loyalement il servira son maître le temps dessus dit. Lesquels gardes auront pour leur peine, salaire et travail la somme de chacun cinq sols tournois du dit apprentis, lequel le dit maître ne pourra tenir que huit jours seulement avant le dit serment fait, si ce n'est par le congé et licence des dits gardes, lesquels pourront donner au dit maître quinze jours de temps et non plus sans le jurer, sur peine de vingt sols tournois d'amende en quoi echérait le dit maître qui serait nommé faisant ou avoir fait le contraire. Des dits vingt sols le Roy, notre dit Seigneur, aura les deux parts et les dits gardes le tiers. Et avec ce le dit maître ne pourra avoir que le dit apprentis durant les dits trois ans. Si ainsi n'est que le dit apprentis forjure le dit maître devant justice et presents les dits gardes sur peine de soixante sols d'amende en quoi echèra le dit maître qui sera trouvé faisant le contraire. De laquelle amende le Roy, notre dit Seigneur, aura les deux parts et la dite charité de Saint Denis le tiers. Et auront les dits gardes au dit cas de *forjurement* la somme de dix sols tournois pour leur peine et salaire d'avoir fait forjurer le dit apprentis, lequel en ce cas leur paiera la dite somme.

Item. — Nul maître du dit métier ne pourra fortraire un valet ou un apprentis de nul des autres maîtres du dit métier de la dite ville et banlieue sur et en peine de trente cinq sols tournois d'amende, de laquelle le Roy, notre dit Seigneur, aura vingt sols et les dits gardes dix sols et la dite charité de Saint Denis cinq sols, sans que la dite amende soit en diminution du droit de partie mais cela sans préjudice d'icelle.

Item. — Nul maître et ouvrier du dit métier de la dite ville et banlieue ne pourra faire office ni service du dit métier à personne soit homme ou femme qui soient approuvées ou réputés infès de maladie de léprosité sur et en peine d'être bani du dit métier en toujours mais en la dite ville et banlieue et d'amende arbitraire à la volonté et ordonnance de justice.

Item. — Si aucun ou aucune du dit métier était réprouvé ou renommé de tenir hotel diffamé de bordelerie ou maquelerie il sera à toujours mès bani du dit métier en la dite ville et banlieue.

Item. — Nul ni nulle du dit métier ne fera dorénavant office ni service d'icelui fors tant seulement saigner et peigner aux jours du dimanche, aux cinq fêtes Notre Dame, aux jours de Noël, de l'Epiphanie, du jour de l'an, de la Toussaint, de l'Ascension, du Sacrement, de Monseigneur Saint Jean Baptiste si ce n'est pas le congé et licence des gardes ou de l'un d'iceux sur peine de dix sols tournois d'amende appliqués les deux parts au Roy, notre dit Seigneur, et le tiers aux dits gardes.

Item. — Aucun d'icelui métier ne pourra mettre dorénavant bassins pendants hors de son ouvreur les jours de Noël, les deux prochains jours ensuivant, le jour de Pâques et les deux jours après, ensemble le jour de Pentecôte et les deux jours ensuivant, le jour Saint Jean Baptiste, le jour Saint Pierre, le jour des Morts sur peine de dix sols tournois d'amende, de laquelle le Roy, notre dit Seigneur, aura les deux parts et la dite charité de Saint Denis le tiers.

Item. — Nul ni nulle du dit métier ne pourra mettre sang

en écuelle qui passe en dehors de la sole de son hotel sur peine de payer pour chacune écuelle qui y soit trouvée douze deniers tournois d'amende à appliquer aux dits gardes.

Item. — Nul ni nulle du dit métier ne pourra garder sang du jour que icelui aura été trait et saigné des corps des créatures que jusqu'à l'heure de nonne N° Dame, si ce n'est par le congé et licence des dits gardes ou de l'un d'eux, sur peine de cinq sol tournois d'amende à appliquer aux dits gardes.

Item. — Chacun maître du dit métier ou aucuns de ses servants pourra étancher toute personne blessée à sang pour la la première fois, soit qu'il y ait cri de haro en la matière ou non, pour en être payé bien et raisonnablement et pour en rapporter à justice, ce que fait en aura tout quantes fois que le cas echèra.

Item. — Nul maître du dit métier de la dite ville et banlieue ne pourra tenir que un ouvreur pour une fois sans en prendre congé aux dits gardes et jurés du dit métier en quelque lieu qu'il veuille demeurer, sur peine de soixante sous tournois d'amende, dont le Roy, notre dit Seigneur, aura les deux parts et les dits gardes le tiers.

Item. — Si nul du dit métier était tel qu'il allast par les villages besognant et cliquetant son bachin (bassin) ou allast besogner aux foires et marchés ou autres de son command il l'amendera et pour icelle amende paiera soixante sols tournois desquels le Roy, notre dit Seigneur, aura les deux parts et les dits gardes le tiers.

Item. — Les gardes et jurés du dit métier auront puissance et regard de visiter les valets qui viendront en la dite ville pour gagner argent chez aucuns des maîtres et maîtresses demeurant en la dite ville et banlieue pour savoir s'ils sont suffisants de gagner. Et s'ils ne sont suffisants de gagner seront tenus comme apprentis et pourront les dits gardes aller visiter les dits valet ou valets en l'ouvreur du maître ou maîtresse où seront demeurants les dits valets et enquérir de leur suffisance.

Item. — Si un maître ou maîtresse en la dite ville ou banlieue a un fils un des autres maîtres du dit métier le pourra tenir avec un autre apprentis pour apprendre le dit métier sans préjudice du dit métier.

Item. — Nulle femme ou mesquine qui ne sera fille de maître ou venue et descendue de l'état du dit metier et demeure en l'hôtel de maître ou mariée à ouvrier du dit metier ne mouillera barbe, cheveux, raira ni ne fera aucune chose du dit métier sur peine de dix sols que paiera le maître sur qui elle sera trouvée dont le Roy, notre dit Seigneur, aura les deux parts et les dits gardes le tiers.

Item. — Aucun ni aucune du dit métier ne pourra nourrir en son hotel aucuns porcs ni conins (1) sur peine de vingt sols tournois d'amende pour chacun porc ou conin qui y sera trouvé, de laquelle amende le Roy, notre dit Seigneur, aura les deux parts et la dite charité Saint Denis le tiers.

Item. — Pour et affin de faire garder et observer en ses termes cette présente ordonnance mêmement pour amener au serment les maîtres, valets et apprentis du dit métier, faire ès ouvriers d'icelui et ailleurs les visitations à ce convenables et apporter et dénoncer à justice toutes les fraudes, déceptions et mauvaisetées que eux y trouveront avoir été faites, trois compagnons maîtres du dit métier, en la dite ville et banlieue seront ordonnés gardes d'icelui par l'accord des autres compagnons maîtres et ouvriers du dit métier en le dite ville et banlieue ; lesquels gardes jureront devant nous et nos successeurs baillis ou nos lieutenants que bien et loyalement ils exerceront le dit office de gardes, lequel office se renouvellera chacun au terme de Noël quand au regard d'un des dits gardes et y en mettra l'un et établira un de nouvel (2) avec lequel seront et demeureront deux des dits gardes qui y auront été l'année précédente, lequel garde sera élu par le conseil des dits maîtres et ouvriers, et s'il était ainsi que aucuns des dits gardes fraudassent en aucune manière le dit métier ceux ou celui qui ce feront ou

---

(1) Lapins.

(2) Renouvellement par tiers.

fera en seront ou sera amendé et au lieu de ceux ou celui en
sera mis autres ou autre de l'accord des gardes qui de rien
n'auront mépris et de leurs compagnons maîtres du dit métier
par lesquels les dits gardes ou garde seraient ou serait amené
à justice faire le dit serment et semblablement le garde qui
chacun an sera renouvelé fera le dit serment devant justice au
dit terme de Noël.

Après la lecture desquels articles lesquels les dits maîtres et
ouvriers disaient bien et sûrement avoir entendu et que iceux
nous eurent dit et affirmé chacun par serment que pour le bien
honneur, profit et utilité du dit métier d'eux et de leurs successeurs maîtres et ouvriers d'icelui, mesmement et la chose
publique, les dits articles dessus déclarés étaient très expédients
nécessaires et convenables pour la dite ordonnance et selon
iceux se voulaient dorénavant régler et gouverner. Et les pro-
misèrent et jurèrent à les tenir et garder dorénavant sans
enfreindre ni aller encontre et étaient bien et loyalement faits,
à leur avis et conscience. Et que sur ce nous eusmes eu avis et
délibération aux dits conseillers et procureur du Roy, notre dit
Seigneur, et autres sages et notables personnes, Nous, par la
délibération d'iceux et à la requête des dits maîtres et ouvriers
avons fait, ordonné et établi, faisons, ordonnons et établissons
instruction et ordonnance sur le dit métier et science de barberie selon la forme et teneur des articles ci dessus déclarés.
Lesquels nous avons dit et déclaré, disons et déclarons être
tenus et gardés sur les peines et amendes contenues et déclarées
en iceux. Lesquelles peines et amendes nous dès maintenant
pour lors avons dit et disons être ceuillies et levées et les
transgresseurs des dits articles punis et corrigés selon la
teneur d'iceux et pour chacune fois qu'ils echèront ès dites
amendes.

Si donnons en mandement par les présentes à tous les maîtres
et ouvriers du dit métier présents et à venir que la dite ordonnance tiennent et gardent sans enfreindre. Donnons aussi en
mandement au sergent ou soussergent à masse de Rouen et à
tous les autres sergents ou soussergents de la dite ville et banlieue ou au premier sur ce requis que la dite ordonnance ils
fassent crier et publier par tous les lieux accoutumés à faire

cris et publications et dont requis serez. En témoin de ce nous avons mis à ces lettres le grand scel aux causes du dit bailliage.

Donné à Rouen le dix huitième de jour de décembre l'an de grâce mil quatre cents et sept.

Lesquelles lettres dessus transcrites et tout le contenu en icelles nous avons fermes et agréables icelles et leur dit contenu. Louons ratiffions approuvons et de grâce espécial en tant que dùement auront été faites et qu'ils en auraient joui et usé paisiblement, confirmons par ces présentes.

Si donnons en mandement par ces mêmes présentes au bailly de Rouen qui est présent et qui pour le temps à venir sera et à tous nos autres justiciers et officiers présents et à venir ou à leurs lieutenants si comme à lui appartenant que les dessus nommés ils fassent, souffrent et laissent jouir et user pleinement et paisiblement d'icelles lettres et de leur contenu. Et contre la teneur d'icelles ne les molestent travaillent ou empêchent, ne fassent ou souffrent molester travailler où empêcher en corps ni en biens, ni autrement comme que ce soit en aucune manière, au contraire. Et pour que ce soit ferme chose et établie à toujours nous avons fait mettre notre scel avec presentes lettres, sauf en autres choses notre droit et l'autrui en toutes.

Donné à Paris au mois de mars, l'an de grâce mil quatre cent et douze et de notre règne le trente troisième.

Desquelles lettres dessus transcrites et du contenu en icelles ils ont humblement requis confirmation. Pour ce est-il que Nous considérant ce que contenu y est être expédient pour le bien et l'honneur d'iceux métier et science et pour obvier aux fraudes, déceptions et collusions qui y pourraient chaque être commises et perpétrées au grief et préjudice de la chose publique si n'étaient les ordonnances contenues es dites lettres, icelles ordonnances, ensemble tous les points et articles qui contenus y sont, de notre grâce espéciale, pleine puissance et autorité royale avons louées agréées, ratifiées approuvées et confirmées, louons, agréons, ratifions, approuvons et confirmons par la teneur de ces présentes en tant que dùement, licitement et raisonnablement ils en ont joui et usé, jouiront et useront au temps à venir. Et avec ce, de notre plus ample grâce, à la prière et requête des dits suppliants, avons ordonné et ordonnons par ces présentes que au jour de la fête de saint Côme et de saint Damien en l'honneur desquels après notre bénoit créateur et de sa douce mère ils ont fondé la charité dont mention est faite ès dites ordonnances, ils et chacun d'eux se abstiennent de ouvrer et besogner sur les pareilles et semblables peines qui sont tenues fester les autres fêtes dont mention est faite en icelles ordonnances, pourvu que à ce consente la plus grande partie des dits gardes maîtres et ouvriers. Si donnons en mandement par ces mêmes présentes au bailly de Rouen ou à son lieutenant et à tous nos autres justiciers et officiers ou à leurs lieutenants présents ou à venir et à chacun d'eux si comme à lui appartiendra que de notre présente confirmation, grâce et octroi fassent, souffrent et laissent les dits suppliants en la manière que dite est jouir et user pleinement et paisiblement sans en ce le molester travailler ni empêcher, ni souffrir être molestés, travaillés ou empêchés en aucune manière au contraire nicois (?) faites chacun en droit soi par ceux qu'il appartiendra icelles garder et observer de point en point selon leur forme et teneur. Et sur les transgresseurs d'icelles lever les amendes ainsi et par la manière que contenu est ès devant dites ordonnances et afin que ce soit chose ferme et stable à toujours nous avons fait mettre aux présentes le scel de notre échiquier. Sauf en autres choses notre droit et l'autruy en toutes.

Donné à Rouen sous le scel de notre dit échiquier au mois de novembre l'an de grâce mil quatre cent vingt quatre et de notre règne le tiers. — Signé par le Roy à la relation des gens tenans l'échiquier (Gresle). Collation faite.

En témoin de ce nous avons mis à ces lettres et ordonnances le grand scel aux causes du dit bailliage et fut fait l'an et jour devant premier dit, signé : Lancestre. Collation faite.

En témoin de ce nous avons mis à ces lettres de vidimus le grand scel aux causes du dit bailliage ce fut fait l'an et jour devant premiers dit. Signé : Puilloys.

En témoignage de ce nous lieutenant général depuis nommé avons scellé le présent vidimus en transcription contenant dix feuillets et une page première écrits du grand scel aux causes du dit bailliage, les an et jour dessus dits. — J. Marie.

A tous ceux qui ces presentes lettres verront ou orront Pierre Daré conseiller du Roy, notre Sire, lieutenant général de haut et puissant Seigneur Monseigneur Guillaume de Poitiers, chevalier de l'Ordre, marquis de Cotron, seigneur de Clérieu, conseiller et chambellan ordinaire du Roy, notre Sire, et son bailly de Rouen, salut, savoir faisons que aujourd'hui jeudi vingt et unième jour de juillet, l'an de grâce mil cinq cents et deux Nous avons vu, tenu et lu mot après autres unes lettres en parchemin données de Nous, scellée sur double queue et cire vert avec unes lettres royaux attachées à icelles lettres sous un contrescel en cire jaune, le tout sain et entier en signatures sigillatures et écritures desquelles les teneurs ensuivent.

Et premièrement des dites lettres données de Nous, lieutenant général dessus nommé, conseiller chambellan ordinaire du Roy, notre Seigneur, et son bailly de Rouen, comme puis naguères les maîtres jurés en la science et faculté de cirurgie et les gardes et maîtres de barberie et phlébotomie en cette ville et cité de Rouen représentant la trinité d'icelle faculté, science, matière et état eussent fait convenir plusieurs compagnons et contre eux disans etre du dit métier et état de barberie et phlébotomie et qui s'entremettaient chacun jour sans crainte de justice en opérer et besogner en cette dite ville, jacait ce que ils ne soient maîtres jurés ni adonés de quelque maître juré d'icelui métier et état et en leur présence en jugement nous eussent dit, remontré et exposé que en leurs état, science et faculté plusieurs maux et abus étaient faits, commis et perpétrés par les dessus dits qu'ils avaient fait convenir et autres de leur qualité contre les anciennes et louables constitutions et ordonnances d'icelle portées par chartres et lettres authentiques dont ils faisaient suffisamment apparoir à l'occasion desquels abus grands inconvénients et préjudice adviennent chacun jour et pourraient advenir à la chose publique qui pourrait retorquer jusques au péril et danger de la vie tant des habitants et résidants en la dite ville que des étrangers fréquentant et affluants en icelle, mêmement en grand domage du Roy, notre dit Seigneur, en tant que les dits compagnons et autres non jurés appareillent plusieurs gens navrés et blessés par maléfice sans le dénoncer à la justice ainsi que sont tenus faire les dits cirurgiens et barbiers jurés par leurs dites ordonnances afin que le Roy en ait les amendes qui lui appartiennent et que les malfaiteurs soient punis. Et pourraient iceux abus multiplier de plus en plus si provision n'y était mise et donnée par bonne police. Et aussi disaient et remontraient que en plusieurs manières et façons eux, qui sont jurés maîtres et ouvriers d'icelui métier et état de barberie et les dépendances, étaient grandement préjudiciés et leurs dites ordonnances et constitutions anciennes à eux baillées pour loi et pour leur union et manière de vivre mal entretenues et gardées, non seulement à leur domage mais au grand préjudice de la chose publique ou spéciale, en tant que les dits compagnons vagabonds étrangers et autres non jurés, ni passés maîtres du dit métier et état de barberie, entreprenaient et entreprennent, chacun jour, de faire et faire faire par leurs femmes, enfants et serviteurs en leurs maisons et chambres les barbes de tous indifféremment qui y veulent aller et dont ils attraient plusieurs par leurs blandices et persuasions déceptives en ôtant et détournant les chalands des maîtres que aucuns d'eux ont formé sous couleur des connaissances qu'ils ont. A ceux qu'ils attraient ainsi disant aucuns d'eux qu'ils sont meilleurs barbiers ou qu'ils ont meilleure main que leurs maîtres et ont bassins couvrechefs et chauffent eaux en leurs dites chambres et maisons qui est autant comme s'ils en tenaient ouvreur publique et se vont ès maisons où ils sont mandés et bien souvent sans mander pour la connaissance qu'ils y ont fait les barbes des gens d'église, nobles, bourgeois et toutes autres personnes notables ou ils ont accès. En quoi faisant, ils empêchent la vie, état et manière de vivre de leurs maîtres qui ont toujours été et sont contents de les louer et entretenir et leur trouver gages et salaires raisonnables selon leurs qualités. Et qui pire est entreprenent aucuns d'eux la phlébotomie et cirurgie et s'entremettent de saigner des bras et du pied en l'aine sans conseil de médecin et appliquer médicaments ès plaies et maladies qu'ils ne connaissent, mêmement en la maladie de pied urgente, communément nommée la Gorre, ou grosse vérole, dont par les sueurs, breuvages et autres applications qu'ils leurs font et administrent plusieurs sont péris et morts en leurs mains, et plusieurs autres grands inconvénients advenus et advienent chaque jour à l'occasion des dits abbus, lesquels quant ils sont venus à connaissance ont été corrigés par justice ; et les délinquants et contempteurs contre les dites ordonnances approchés et condamnés en amendes à la contrainte du procureur du Roy et des gardes du dit métier et état de barberie, ainsi qu'ils montrent par plusieurs actes mémoriaux et écritures.

Parquoi les maîtres et jurés d'iceux état et métier de cirurgie, barberie et les dependances étaient et sont en bonne possession et saisine de la jouissance d'icelles ordonnances, requérants iceux cirurgiens et barbiers jurés etre sur ce pourvu, et iceux compagnons non jurés ni approuvés de justice etre prohibés de besogner ni operer d'iceux état de cirurgie et barberie que ce ne soit sous les maîtres et jurés d'iceux métier, état, science et faculté de cirurgie et barberie. Lesquels sont afavorisés en tant qu'ils sont résidents continuellement et bourgeois en la dite ville, portant les frais et capables des prévilèges, d'icelle sujets et prêts à secourir aux autres habitants pauvres et riches en leurs maladies et accidents, mêmement aux périlleuses, pestillentieuses et contagieuses en exposant leurs vies en périls, ce que ne font pas iceux compagnons vagabonds inconnus et non restants, ni solvables.

A quoi de la partie des dits compagnons eux disants ouvriers du dit métier et état de barberie et les dépendances peut etre dit et répondu que, de droit naturel et commun, il est permis à chacun de besogner, pour soi vivre et entretenement, de tel métier et état qu'il a apris ou qu'il sait faire, et qu'ils ont appris le dit métier de barberie en servant les maîtres d'icelui par longtemps, en espérant de y gagner leur vie au temps à venir et jacait ce qu'ils n'aient pas puissance de porter les frais et dépenses qu'il convient faire pour etre jurés et passés maîtres du dit métier et état, lesquels frais sont grands et excessifs, ne s'ensuit pas pourtant qu'ils ne soient ouvriers et expérimentés du dit métier. Parquoi ils en peuvent et doivent user pour leur vie et substantation et n'entendent pas à en tenir ouvreur public, ni avoir apprentis ni serviteurs sous eux autres que leurs femmes et enfants. Mais quand aucuns qui les connaissent et les ont accoutumés les mandent ou viennent dans leurs chambres et maisons afin qu'ils leurs fassent leurs barbes ou que aucun prochain des lieux où ils demeurent est blessé, ou navré, et n'a pas loisir d'aller chez les maîtres cirurgiens, mais vient à eux pour avoir quelque remède hâtif pour étancher la plaie ou autrement, ils n'offensent point de faire les dites barbes et donner iceux remèdes nécessaires.

Autrement quant aux dites barbes se serait assujettir les bourgeois de la dite ville et autres, comme bouviers a aller faire leurs barbes chez les dits maîtres de barberie qu'ils n'auraient pas agréables, ou par aventure, pour ce que la plupart d'iceux maîtres s'entremettent de chirurgie, visitent ou pansent les malades de maladies contagieuses et périlleuses, ne voudraient pas que les dits maîtres de barberie ni leurs serviteurs domestiques, quand ils auraient touché ès dites plaies et maladies, les touchassent au visage, ni qu'ils leurs fassent leurs barbes. Et si aucuns particuliers ont été approchés et mis en amende d'avoir usé du dit état de barberie ou cirurgie et ne doit être ramené en conséquence, pour ce qu'ils pouvaient avoir excédé les termes que les dits compagnons requèrent leur etre permis, ou pour ce qu'ils n'avaient puissance d'en soutenir procès ni eux défendre. Et, à ce que les dits maîtres offrent, qu'ils besognent sous eux et en leurs ouvreurs par prix de louage, disaient iceux compagnons que les dits maîtres ne leur voulaient pas donner prix raisonnable pour eux entretenir et si en a grand nombre d'entre eux qui ne pourraient pas licitement eux mettre en subjection de servir, pour ce qu'ils sont mariés et ont femmes et enfants, qu'ils ne pourraient laisser, et leur est nécessaire trouver à gagner leur vie. Et par ce, et autres raisons, disaient que ne leur pouvait ni devait etre prohibé d'user du dit métier et état de barberie et les dépendances en la forme et manière dessus dite ; mais leur devait etre permis d'en user et besogner toutes et quantes fois qu'ils en seraient requis pour gagner leur vie, sans en tenir ouvreur public, ni avoir serviteurs, ni apprentis sous eux, ce qu'ils n'entendaient pas, ainsi que dit est ; requérants icelle permission leur etre donnée et etre prohibé et deffendu aux dits maîtres de barberie de les empêcher de ce faire.

Lesquelles parties ainsi premièrement ouies en jugement,

pour ce que la matière touchait et regardait en grande importance le fait de la chose publique, la nécessité des corps
humains, la conservation et interprétation des ordonnances
pieça faites ès dits états de barberie et cirurgie, et aussi la
liberté des bourgeois et habitants de la dite ville et cité de
Rouen, Nous avous dit et déclaré que les dites parties ne
seraient pas recues en procès ordinaire ni jugement contradictoire et que sur le différend d'entre eux ainsi qu'il est accoutumé et faire se doit en matière de police publique, Nous
aurions avis et délibération avec les officiers du Roy et autres
notables gens de justice, les bourgeois conseilliers et autres pol-
liciers de la dite ville que nous ferions convenir et assembler
en l'hotel commun d'icelle ville où l'on traite les affaires
publiques. Et ont été par Nous ordonné et commandé aux dites
parties, mêmement aux dits maîtres chirurgiens et barbiers
mettre devers Nous leurs ordonnances, tant anciennes que nouvelles, et tout ce qu'ils auraient servant à la matière occur-
rente. Et ensurplus que de part et d'autre ils bailliassent par
bref mémoire ou avertissement leurs raisons motivées chacun
en son intention respectivement pour, le tout vu, leur faire
droit et ordonner telle sentence, ordonnance et declaration
qu'il appartient par raison. Et fut lors par nous défendu aux
dites parties (d'actempérer) pendant la mise en état du présent
procès, même aux compagnons barbiers dont il y avait lors
aucuns présents, c'est à savoir Pierre Legay, Colin Vaultiers,
et autres lesquels disaient avoir plusieurs consors en cette partie, que, désormais, et jusques à ce que autrement leur fut
permis et ordonné, ils ne fassent chose préjudiciable aux ordonnances du dit métier et état ni aux appointements et declara-
tions autrefois donnés par justice en la dépendance de la dite
matière. Jouxte l'acte et mémorial de ce pacte par Nous donné
en extraordinaire le lundi vingt septième de janvier l'an
mil quatre cents quatre vingt et dix neuf (1499). Auquel nouvel appointement les dits chirurgiens et barbiers aient fourny
de leur part, et les dits valets ou compagnons barbiers ni
autres pour eux non, et ne s'est depuis comparu aucun qui se
soit porté leur procureur ou entremetteur, ni qui ait, sur ce,
fait pour eux aucune requête, production ni poursuite.

Par quoi les productions faites de la part des dits maîtres chirurgiens et barbiers jurés ont été reçues avec leur bref mémoire ou avertissement contenant les choses dessus dites et autres entre lesquelles productions ont été trouvées trois lettres en forme authentique scellées en double queue sous le grand scel du dit bailliage de Rouen avec les signes de Jehan Puilloys et Jehan Dantigny successivement greffiers du dit bailliage au temps des dates d'icelles lettres. L'une qui touche principalement et spécialement le fait des dits cirurgiens donnée en l'assise du dit lieu de Rouen tenue par Pierre Daron, lieutenant général de Monseigneur Guillaume Cousinot lors bailly du dit lieu de Rouen, le jeudi treizième jour de mars, l'an de grâce mil quatre cent cinquante quatre (1454) dans laquelle sont insérées les lettres de feu, de très noble mémoire, le Roy Charles VIIme données à Tours au mois d'avril de l'an de grâce 1453, avant Pâques, en forme de chartre perpétuelle scellée en lac de soie et cire vert, contenant forme d'ordonnance faite par le dit feu Roy Charles en son conseil, au fait et état des maîtres chirurgiens jurés au dit lieu de Rouen.

Laquelle ordonnance contient expressément au premier article que, nul ni nulle ne puisse faire fait ni opération de cirurgie en la dite ville et cité de Rouen si premièrement il n'est examiné par les maîtres en cirurgie de la dite ville et présenté par devant justice par les dits maîtres au bailly du dit lieu de Rouen ou à son lieutenant, appelé le procureur du Roy. Et, après, un autre article y est contenu que : aucuns autres que les dits maîtres cirurgiens ne pourront appareiller plus d'une fois aucune personne navrée ou blessée par méfait, dont il y aura plainte ou haro, et que celui qui aura fait le premier appareil sera tenu le dénoncer à justice dedans le dit jour naturel, et enfin y est contenu que : aucun ne pourra faire incision en la dite ville sans le congé de justice et qu'il y ait en sa compagnie un ou deux des dits maîtres cirurgiens. Et par semblablement y est contenu : que nul ni nulle ne entreprenne de guérir aucuns malades de maladies où il y ait danger de mort ou de meshaing, sans avoir compagnie et conseil de un ou deux des dits cirurgiens, et plusieurs autres clauses et articles que les dits cirurgiens disaient suivre en leur matière. Lesquelles lettres d'ordonnances furent reçues, levées et publiée en la dite assise de Rouen, ainsi que la dite lettre le contient (1).

Parquoi iceux cirurgiens disaient que aucun n'en pouvait prétendre juste cause d'ignorance. Et les autres letttres par eux produites en forme de vidimus touchant le dit métier et état de barberie et les dépendances.

L'un d'iceux vidimus donné en l'an de grâce 1424 le 16e jour de décembre enquel sont insérées et transcrites certaines lettres royaux en forme de Chartre perpétuelle donnée à Rouen au mois de novembre l'an de grâce 1424, sous le sceau de l'Echiquier de Normendie, en nom de Henrry, lors soit disant et portant Roy de France et d'Angleterre, à la relation des gens lors tenants le dit échiquier de Normendie, esquelles lettres d'échiquier sont incorporées autres lettres par ensemble en forme de Chartre perpétuelle donnée à Paris au mois de mars en l'an de grâce 1412 par le Roy Charles, lors régnant, èsquelles lettres sont insérées autres lettres données de Jehan Davy seigneur de Saint-Père Avy jadis bailly du dit lieu de Rouen le 18e jour de décembre l'an de grâce 1407, contenant une forme d'ordonnance faite par le dit bailly de Rouen, confirmée successivement par les autres lettres royaux et chartres dessus mentionnées. En la dite ordonnance, qui est pour le dit métier et science de barberie, et les dépendances, audit lieu de Rouen, est expressément contenu, entre autres choses, au premier article que nul.., etc.... (voir anté).....

Et l'autre vidimus donné de Gamians Manniel, pour lors lieutenant général de Jehan de Monfredon Ecuyer, Seigneur de Beauvoir, lors bailly de Rouen, le 23e jour d'avril après Pâques l'an de grâce 1463, èsquelles lettres est incorporé et transcrit un autre vidimus donné du Prévost de Paris en l'an 1462 le 14e jour de janvier de certaines autres lettres données et expédiées en forme de chartre perpétuelle par feu, de très noble mémoire, le Roy Louis XIe, de Bordeaux en mois d'avril l'an de grâce 1461 avant Pâques, èsquelles lettres et chartres du dit feu Roy Loys sont insérées et par lui confirmées autres lettres

---

(1) Le registre du bailliage de l'an 1454 a disparu. Voir ordonnance de 1453.

semblablement en forme de chartre perpétuelle donnée à Poitiers en juin 1427 par le Roy Charles, lors régnant, contenant forme d'ordonnance par lui en son conseil faite en ensuivant les ordonnances anciennes, sur le dit fait et état de barberie, phlébotomie et les dépendances, èsquelles, entre autres choses, est expressément contenu que aucun barbier, ni autre de quelque état ou juridiction, ne soit si hardi de faire office de barbier s'il n'est premièrement essayé, examiné et approuvé par les maîtres jurés du dit métier, et que tous ceux qui voudront lever ouvreur et être maîtres au Châteaux, ponts, ports, bourgs et villages seront tenus d'aller à l'examen aux jurés des bonnes villes des plus prochaines des lieux où ils voudront lever ouvreur et, illec, pour faire leur devoir en la manière qu'il est accoutumé de tout temps. — Item que aucun valet barbier ne puisse ouvrer du dit métier en aucune des dites villes, Châteaux, ponts, ports, bourgs et villages s'il n'est maître par la manière que dit est et s'il n'a aveu de maître barbier, sur peine de cent sols d'amende pour chacune fois qu'il y sera trouvé, et confiscation des outils dont il sera trouvé garni. Et que celui qui le trouvera le puisse faire prendre et emprisonner ès prisons royaux pour la confiscation des dites amendes et outils. Et plusieurs autres articles servant à l'intention d'iceux maîtres de barberie. Lesquelles ordonnances icelui feu Roy Charles voulait par les dites lettres être gardées à toujours par tout son royaume et que au vidimus d'icelles soi fut ajouter comme à l'original. Et d'iceux articles contenus en icelles ordonnances disaient iceux Cirurgiens et barbiers avoir joui notoirement et en être en bonne saisine et possession. Et pour ce montrer ont été par ensemble trouvés en leurs productions plusieurs actes et mémoriaux donnés par plusieurs juges du dit bailliage en derniers temps par lesquels appert comme plusieurs avaient été approchés et contraints par le procureur du Roy, avec les gardes du dit métier et état de barberie, de faire amende de ce qu'ils avaient besogné d'icelui métier. Jacait ce qu'ils n'en fussent aucunement jurés, ni passés maîtres, ni avoués d'aucuns maîtres d'icelui. Et en spécial ont produit un acte, ou mémorial, donné en l'an de grâce 1474 le pénultième jour de février en jugement et assise du dit Rouen, céant et tenu par Jehan Gouel, pour lors lieutenant général du bailly du dit lieu de Rouen, contenant que sur l'approchement fait par le dit procureur et les gardes du dit métier de barberie, à l'encontre d'un nommé Cardinot Mengant pour ce que combien qu'il ne fut pas maître juré du dit métier, il s'était entremis d'ouvrer et besogner d'icelui et de raire et faire les barbes de diverses personnes en plusieurs et divers hotels (hostieux), dont il le contraignaient à faire amende. Duquel approchement icelui Mengant avait pris défense, disant qu'il n'avait point tenu ouvreur du dit métier, et que l'entreprise qu'il en avait faite était à la requête des bourgeois et citoyens d'icelle ville, qui, pour ce faire, l'avaient mandé en leurs hotels. Lesquels bourgeois, comme il disait, ne pouvaient ni devaient être privés de faire faire et raire leurs barbes à qui bon leur semblait, et avait appelé le procureur de la dite ville en conduit de la dite défense, et icelui sommé de soi adjoindre au dit procès. Lequel procureur de la ville ne s'était pas voulu adjoindre et avait délai pour, sur ce, avoir délibération avec ses conseils, et depuis avait été appointé, pour ce que la matière touchait fait de police, que les parties mettraient devers le dit lieutenant leurs lettres et écritures avec leur bref mémoire, pour y donner tel appointement qu'il conviendrait, ce qu'ils avaient fait. Et le tout vu, après bonne délibération, avait été dit et déclaré par icelui lieutenant que à bonne et juste cause les dits adjoints avaient fait le dit approchement, et que à tort le dire Cardin Mengant avait entrepris d'ouvrer et besogner le dit métier ès hotels des dits bourgeois de la dite ville de Rouen. Et pour ce fut mis en amende du dit approchement et entreprise.

Et par semblable ont produit autre acte ou mémorial donné en l'an 1493 le 15e jour de janvier, par Pierre Giel, lors lieutenant commis du bailly de Rouen, contenant comme un nommé Pierre Fontelaye, du métier de barberie, avait fait amende à la contrainte des dits procureur du Roy et gardes du dit métier de ce qu'il avait été trouvé en sa chambre ouvrant et besognant d'icelui métier, nonobstant qu'il n'en fut point maître. — Un autre acte ou mémorial donné du dit Giel, lieutenant, comme le jeudi 24e jour d'avril l'an 1494 contenant que Olivier Le Breton du dit métier de barberie fut par semblable amende de ce qu'il avait fait plusieurs barbes à plusieurs personnes en son hôtel et chambre, jaçait ce qu'il ne fut point juré maître et condamné aux dépends des dits gardes. Et un autre acte vu mêmement donné du dit Giel au dit an 1494 le 28e jour d'avril contenant que à la contrainte dessus dite Roger Goullé, compagnon du dit métier, serviteur et demeurant en la maison de la veuve de défunt Jehan Pain, en son vivant maître du dit métier, fut mis en amende de ce qu'il avait permis besogner en l'ouvreur de la dite veuve Perrette sa femme, et avait icelle femme mouillé et préparé à faire les barbes en icelui ouvreur. Jaçait ce que icelui Goullé ne fut pas maître du dit métier et avait icelui Goullé été condamné aux dépends des dits gardes. — Et avec ce ont été trouvés en la production des dits barbiers deux autres actes ou mémoriaux donnés de nous. Pierre Daré, lieutenant général dessus nommé, en jugement en l'an de grâce 1494 le mardi pénultième jour d'avril, l'un contenant sur ce que les dits procureur du Roy et gardes du dit métier et état de barberie avaient mis en approchement Loys de Vendôme et l'autre mémorial contenant qu'ils avaient mis en approchement Pierre Morisse, compagnon du dit métier de ce qu'il s'étaient entremis et avaient ouvré et besogné d'icelui et avaient fait plusieurs barbes à plusieurs personnes, en plusieurs hôtels, jaçait ce qu'ils n'eussent aucune autorité ni congé de justice, ni aveu d'aucun maître du dit métier dont ils auraient voulu prendre défense, disants, comme depuis, qu'il loisait et appartenait aux bourgeois de la dite ville de eux faire raire et faire faire leurs barbes en leurs hôtieux par tels ouvriers du dit métier qu'il leur plairait. Après les parties ouies en toutes leurs raisons et lecture faite en jugement des lettres et écritures que montraient les dits gardes, icelui Loys de Vendôme et Pierre Morisse et chacun d'eux avaient de ce été mis en amende et condamnés aux dépends des dits gardes, et par tous les dits actes et mémoriaux apparaissait qu'il avait été défendu aux dits approchés de plus en user ni attenter contre les dites ordonnances et sentences de justice.

Parquoi les dits maîtres chirurgiens et barbiers disaient leur possession être notoire, dûement prouvée et confirmée de plusieurs sentences de justice dont n'était dollu ni appelé. Et pour ce avaient persisté à leur requête et par longtemps poursuit que déclaration notoire et publique fut faite pour valoir une fois pour toutes et à toujours, afin que désormais les dites entreprises cessent et que aucun ne puisse prétendre ignorance des dites ordonnances et qu'ils ne soient plus en nécessité d'en susciter procès. En obtempérant à laquelle requête, afin d'avoir sur icelle avis et délibération, nous avons fait voir et visiter les dites présentes lettres, écritures et brefs mémoires, et le tout lu, vu et rapporté en dit hotel commun de la ville de Rouen, et en congrégation, et en assemblée notable en laquelle étaient les avocats et procureurs du Roy, les conseillers modernes et anciens, les pensionnaires et autres gens notables de justice et de police de la dite ville en grand nombre, tout considéré à grande et mure délibération. Nous, pour le bien de la police, conservation de la paix entre les habitants de la dite ville et éviter pour le temps à venir à tous procès et détors qui sur ce pourraient mouvoir ou être suscités, avons, sur ce fait, et donné sentence pour déclaration, interprétation, modification ou augmentation en la forme et manière ci-après déclarées :

Savoir faisons que le vendredi 17e jour de juillet de l'an de grâce 1500 en dit hotel commun de la ville de Rouen en la dite assemblée et congrégation, par nous lieutenant général dessus nommé, faite et mandée ainsi qu'il est accoutumé pour traiter les affaires publiques et politiques d'icelle ville, les dits avocats et procureur général du Roy, conseillers et pensionnaires et autres notables personnes en grand nombre présentes, auxquels la matière a été ouverte et au long déclarée tant par la lecture de la dite requête, bref mémoire ou avertissement, lettres ou écritures produites par iceux maîtres en Cirurgie et du dit métier et état de barberie et phlébotomie et les dépendances, que autrement ; et icelle matière grandement débattue, discutée et mûrement délibérée et sur le tout pris et reçu les avis et opinions d'iceux sages assistants par lesquels tous unanimement nous avons trouvé qu'il était très-urgent, requis et nécessaire pour le bien de la chose publique de remédier et pourvoir aux inconvénients dessus touchés et déclarés et y mettre et donner ordre pour le temps à venir. Jacait ce que assez amplement la décision en fut faite par les dites anciennes

ordonnances que avaient produites les dits maîtres et gardes de
barberie et Cirurgie, tout vu et considéré, en ensuivant les conseils et avis dessus dits,

Nous avons déclaré sentencié et déclaré, disons, déclarons,
sentencions et ordonnons par ces présentes et baillons pour loi,
statuts et ordonnances aux dits maîtres chirurgiens, gardes
maîtres et ouvriers du dit métier de barberie, phlébotomie et
les dépendances, et autres à qui le cas touche ou pourra toucher, soit en augmentation, modification, interprétation ou
confirmation des dites premières ordonnances, ou comme tout
de nouveau pour vider et éviter les dits procès et détors mus
et à mouvoir, les articles ci-après contenus et déclarés, pour
iceux garder et faire garder inviolablemment sans enfreindre.

Et premièrement, en tant qu'est la première instance touchant le dit art et science de Cirurgie et les dépendances l'on
prohibe et déffend à tous, de quelque état, qualité ou condition
qu'ils soient, mêmement à tous compagnons barbiers ou
autres. s'ils ne sont jurés et passés maîtres ou serviteurs
domestiques et avoués des maîtres, que désormais ils ne s'ingèrent ou entremettent de faire ou exercer icelui art et science
de Cirurgie en toutes circonstances et dépendances ; mêmement
de bailler ni administrer médicaments, faire saignées. phlébotomies, ni autres ouvertures et incisions sur les corps
humains ni quelques autres applications ni opérations dépendant du dit art et science de chirurgie et phlébotomie ; ni aussi
administrer aucunes boissons. ni drogues médicinales si ce
n'est par autorité et congé de justice, aucuns des chirurgiens
jurés ou maîtres en médecine de cette ville appelés, ainsi qu'il
est contenu ès anciennes ordonnances. Sauf toutefois en cas
d'urgente nécessité pour aucuns cas hatifs, où il pourrait avoir
péril en la demeure, et que l'on ne pourrait promptement
recouvrer aucuns des dits maîtres cirurgiens ou barbiers, ils y
pourraient recourir pour la première fois seulement sans abus
ni fraude et par les conditions et modifications contenues ès
dites anciennes ordonnances.

Et, en cas que aucun, qui serait expert en icelui art et
science de chirurgie, viendrait à la dite ville et banlieue pour
en user, il sera tenu, audevant qu'il s'en puisse entremettre,

soi manifester et donner à connaître sa suffisance à justice et aux maîtres Cirurgiens et aux gardes du dit métier, pour être interrogé, si métier est, et sur ce lui donner, si faire se doit, telle provision et licence qui au cas appartiendra pour le bien de la chose publique. Et si aucuns étaient trouvés défaillants en faisant au contraire de cette présente ordonnance par abus, ou autrement en cas dangereux, considérant les grands maux et inconvénients qui en sont advenus par ci-devant, qui sont notoires, pour remédier iceux et donner crainte et terreur aux délinquants, Nous, par l'avis et opinion dessus dits, avons ordonné et ordonnons qu'ils seront immédiatement et de fait appréhendés et constitués prisonniers ès prisons du Roy, N. d. S., en cette dite ville, sans en faire aucune délivrance, jusques à ce que par justice, la punition et correction en soit faite selon l'exigence du cas ; soit par amende ou punition corporelle à la discrétion de justice.

Et à l'autre instance touchant les barbiers et l'approchement par iceux gardes et maîtres de barberie fait à l'encontre des dits compagnons qui s'étaient entremis ou voulaient s'entremettre de faire barbe et user du dit métier à leurs maisons, ou ailleurs, sans êtres jurés ni passés maîtres, ou avoués d'aucuns d'iceux, Nous avons dit et déclaré, disons et déclarons, en ensuivant les dites ordonnances et les sentences de justice sur ce ensuis, le dit approchement fait à bonne cause, et la requête des maitres barbiers sur ce faite être due et raisonnable, les dépends compensés, considérée la qualité des personnes et ce ni autre, avons ordonné et statué, ordonnons et statuons par ces présentes que désormais aucun, s'il n'est maître juré et passé par justice du dit métier et état ou avoué serviteur d'aucun maître, ne besognera d'icelui métier, ni des dépendances ; mais est prohibé et défendu, prohibons et défendons par ces présentes à tous serviteurs et compagnons du dit métier de barberie et autres, besogner, opérer, ni en quelque manière eux entremettre du dit état et métier de barberie, ni des dépendances d'icelui en la dite ville, s'ils n'en sont maîtres jurés et passés ou avoués sous aucuns d'iceux maîtres, ou qu'ils fussent serviteurs domestiques d'aucun seigneur ou bourgeois pour en servir eux et leur famille seulement et non autres. Et que désormais ils ne s'ingèrent de barbier, raiser ou faire les barbes d'aucuns s'ils ne sont de leur famille domestique, en leurs chambres, maisons ou autres lieux ; ni faire aucunes autres opérations dépendant du dit état si ce n'est ès ouvreurs et maisons d'iceux maîtres jurés du dit métier en la dite ville et banlieue, ou par leur envoi et aveu ou par congé ou autorité de justice en aucuns cas particuliers où il serait avisé être nécessaire ou convenable et requis à justice par aucuns des bourgeois d'icelle ville ; sur peine aux défaillants de la forfaiture des bassins, rasoirs, et autres outils dont ils seraient trouvés saisis, et d'amende arbitraire selon les dites anciennes ordonnances, ou autre punition selon ce que le cas le requèrera à discrétion de justice.

Et en ensuivant les avis et opinions dessus dites pour aucunes considérations, en prononçant aux cirurgiens et barbiers le contenu ci-dessus, leur a été demandé et enjoint que quant aucun d'eux aura mis la main ou fait quelqu'opération en aucune plaie, bosse ou maladie infecte et corrompue, ou contagieuse, qu'ils s'abstiennent par temps compétent de faire barbes, toucher aux personnes saines, mais fassent faire icelles barbes et autres opérations de barberie par leurs serviteurs ou autres, qui n'auront touché ni soignent les malades d'icelles maladies périlleuses. Auquel mandement, commande et injonction iceux chirurgiens qui présents étaient obtempérèrent bénignement et se soumirent à faire faire aux autres de leur état. Lesquels articles et chacune d'icelles nous avons ordonné être publiées ès assises et autrement en telle manière que aucun n'en puisse prétendre ignorance. Les dites anciennes ordonnances demeurent au surplus en leur force et vertu en ce qu'elles contiennent.

Si donnons en mandement au Vicomte de Rouen et à ses lieutenants, au sergent ou soussergent à masse, à tous les autres sergents ou soussergents royaux du dit bailliage, mêmement à tous les maîtres, valets, ouvriers, serviteurs, apprentifs et compagnons du dit métier et estat et autres qu'il appartiendra, que cette présente notification, ordonnance et déclaration, en ce qu'elle contient ils gardent, entretiennent et fassent garder et entretenir de point en point jouxte sa forme et teneur immuablement et sans enfreindre en contraignant ni faire et souffrir tous ceux qui pour ce seront à contraindre et des deffaillants qui viendront à leur connaissance fassent rapport et dénonciation par devant mon dit seigueur le Bailly ou son lieutenant conservateur d'icelles ordonnauces afin que la correction et punition soit faite selon le cas. En témoin et approbation desquelles choses nous, lieutenant général, dessus nommé, avons scellé ces présentes du grand scel aux causes du dit bailliage, et fut fait et donné les an et jour devant dits, ainsi signé en la marge et, au bas : G. Marie.

Ensuit la copie des lettres royaux
annexés au dits procès et sentence.

Loys, par la grâce de Dieu, roy de France, à tous ceux qui présentes lettres verront, salut. Reçu avons humble supplication des maîtres jurés en l'art, science et faculté de Cirurgie et des gardes et maîtres de barberie et phlébotomie en notre ville et cité de Rouen, représentant la communauté d'icelle faculté, art et science et état contenant que pour la pacification de plusieurs procès qui étaient pendants par devant notre bailly de Rouen ou son lieutenant entre les dits suppliants, d'une part, et aucuns valets et autres personnes inconnues non expers tant hommes que femmes qui s'entremettent de faire plusieurs opérations du dit art, science faculté de Cirurgie et état de barberie sur plusieurs corps humains, appliquaient aucuns médicaments contraires aux maladies, faisant plusieurs saignées, phlébotomies et des barbes en leurs chambres ou ailleurs contre les ordonnances faites par nos prédécesseurs Roys de France et par nos baillis de Rouen et leurs lieutenants qui par ci devant ont été depuis deux cents ans en ça, dont plusieurs inconvénients se sont advenus et pouvaient plus advenir. Pour éviter auxquels et mettre ordre et police et y procéder par bonne et mûre délibération ont été par notre bailly de Rouen ou son lieutenant général faites faire plusieurs congrégations et assemblées en l'hotel commun de notre bonne ville et cité de Rouen où l'on traite les affaires publiques et politiques d'icelle ville, tant de nos avocats, procureur général, conseillers, pensionnaires de la dite ville, médecins, gens d'église et autres notables personnages en grand nombre par devant lesquels ont été levés les dites chartres, lettres et ordonnances, tant anciennes que nouvelles de nos dits prédécesseurs et aussi des dits baillis de Rouen et leurs lieutenants généraux, ensemble plusieurs sentences et actaints pour plusieurs déliquents et abuseurs ès dits art, science et faculté de chirurgie, phlébotomie, barberie et dépendances, ensemble les avertissements sur ce baillés, recueillis des dites ordonnances et de ce qui a été remontré et était nécessaire recueillir pour y mettre ordre et police, la matière à long déclarée et fort débattue, et qu'il était urgent et nécessaire de y pourvoir, et tout vu et considéré a été déclaré et baillé par ordonnance et statut que ce qui est déclaré et confirmé ès lettres et déclarations datées du vendredi 17e jour de juillet dernier passé, auxquelles ces présentes sont attachées sous le contre scel de notre Chancellerie serait observé et gardé selon la forme et teneur. Savoir faisons que après ce que par notre conseil avons fait voir les dites lettres y attachées, nous, icelles lettres et tout le contenu en icelles ensemble les articles dedans contenus avons louées, ratifiées, confirmées et approuvées, louons, ratifions, confirmons et approuvons de grâce spéciale par ces présentes. Et voulons, déclarons et accordons que les dits suppliants et leurs successeurs du dit état en la dite ville et cité de Rouen en jouissent et usent pleinement et paisiblement selon leur forme et teneur. Si donnons en mandement par les mêmes présentes à notre bailly de Rouen et à tous nos autres justiciers et officiers ou à leurs lieutenants, présents et à venir, et à chacun d'eux si comme à lui appartiendra que de nos présentes grâces, ratification, confirmation, approbation vouloir et actoir ils fassent, souffrent et laissent les dits suppliants et leurs dits successeurs jouir et user pleinement et paisiblement sans en ce leur mettre ou donner, ni souffrir leur être mis ou donné ores ni pour le temps à venir aucun detourbier ni empêchement en aucune manière, en faisant faire les contraintes contre les délinquants selon la forme et teneur contenues ès dites lettres. En témoin de ce nous avons fait mettre à ces présentes notre scel. Donné à Rouen le 27e jour de janvier l'an de grâce 1500 et de notre règne le troisième. Ainsi signé en la marge inférieure sur l'applique. Par le Conseil : Ja. Rolant.

*Sur le dos desquelles lettres royaux est écrit ce qui en
ensuit.*

En l'assise de Rouen tenue par nous Pierre Daré, conseiller
du Roy, N. d. S., lieutenant général du haut et puissant seigneur Mgr Guillaume de Poitiers, Chevalier de l'ordre, marquis de Cotron, Sr de Clérieu, conseiller, chambellan ordinaire
du Roy, N. d. S., et son bailly de Rouen, le vendredi 29e jour de
janvier continué du lundi 18e jour du dit mois, premier jour de
la dite assise, l'an de grâce 1500, à l'instance et requête des
Chirurgiens et gardes du métier état et science de barberie et
phlébotomie en la ville et banlieue de Rouen et autres maîtres
et ouvriers du dit métier, état et science, dont plusieurs en
grand nombre étaient présents, ces présentes lettres de confirmation du Roy, N. d. S., attachées aux statuts et ordonnances
de mon dit seigneur le bailly et dont mention est faite de l'autre
part, et mêmes icelles ordonnances ont été présentement levées
et notoirement publiées à l'audience publique de cette dite
assise, en la présence des avocats, procureur général du Roy,
N. d. S., au dit bailliage, les conseillers assistants à la dite
assise et grand nombre de populaire. Lequel procureur du Roy,
N. d. S., et les Cirurgiens, gardes et maîtres du dit métier
nous requièrent les dites lettres être enregistrées ès registres de
la dite assise, ce qui fait a été, et desquelles choses ce présent
endossement a été fait pour leur valoir et servir ce qu'il appartiendra. — Fait comme dessus. Ainsi signé : E. Marie.

En témoin de ce nous, lieutenant général dessus nommé,
avons scellé ce présent vidimus, ou transcrit, du grand scel
aux causes du dit bailliage, les an et jour dessus dits.

— Aprobo en glose ces mots : (errata corrigés dans le manuscrit).

Collation faite.   J. Marie : paraphé.

A tous ceux qui ici présentes lettres verront, Loys Daré, écuyer, licentié en loys, lieutenant général de noble et puissant seigneur Mgr Jean de la Barre, chevalier, seigneur du Lieu et du Plessis les Tours, Conseiller chambellan du Roy, N. Sire, et son bailly de Rouen, salut, savoir faisons que aujourd'hui 18e jour d'avril, après Pâques, 1518, nous avons vu, tenu et lu, mot après autre, deux lettres en parchemin, la première scellée sur double queue et cire jaune et la seconde et dernière signée et non scellée, le tout saines et entières seings, scel et écriture desquelles la teneur ensuit :

François, par la grâce de Dieu Roy de France à tous ceux qui ces présentes lettres verront salut. Reçue avons l'humble supplication des maîtres jurés en l'art, science et faculté de Cirurgie et des gardes et maîtres de barberie et phlébotomie en notre ville et cité de Rouen, représentants la communauté d'icelle faculté, art et science, contenant que de longtemps pour le bien, profit et utilité de la chose publique, entretenement, état et décoration de leur dite faculté et métier, plusieurs statuts, ordonnances et constitutions ont été faites en icelui, état, faculté et métier, lesquelles ont été confirmées, louées et approuvées par nos prédécesseurs, Roys de France, que Dieu absolve, et par eux voulu, statué et ordonné icelles ordonnances, statuts et constitutions être inviolablement observées et gardées, ce qui a été fait depuis et procédé à l'encontre de ceux qui se sont efforcés vouloir actempter et aller au contraire d'icelles par les amendes, punitions et condamnations.

Jouxte et selon qu'il est amplement contenu et déclaré par icelles ordonnances, constitutions et statuts, lesquelles, en tant que métier était, que le discord qui s'était mu et offert en l'an 1500 entre les maîtres et gardes d'icelle faculté, état et métier à l'encontre d'aucuns prétendants vouloir faire et exercer plusieurs actes et opérations dépendant d'icelle faculté, état et métier au contraire des dites ordonnances, statuts et constitutions, avaient été amplement levées et délibérées et consultées en l'hotel commun de notre dite ville de Rouen, en la congrégation et assemblée qui illec avait été faite par l'authorité du bailly du dit lieu et des avocat, procureur général, conseillers

et pensionnaires d'icelle année, plusieurs autres notables personnages en grand nombre et par le dit bailly ou son lieutenant par l'avis et délibération que dessus donne sentence sur le fait du dit distord et différend qui lors s'était mu en approuvant et confirmant les dites ordonnances, statuts et constitutions, ainsi que plus à plain il est contenu dans la dite sentence, ordonnance et appointement donné le 17e jour de juillet, l'an 1500, laquelle sentence avec les autres ordonnances et statuts ont été confirmées, ratifiées et approuvées par feu notre très-cher seigneur et beau-père le Roi Loys, que Dieu absolve, qui voullut, ordonna et déclara que les dits suppliants et leurs successeurs au dit état et faculté jouissent et usassent paisiblement d'iceux statuts, ordonnances et constitutions, ainsi qu'il est plus à plain contenu ès lettres patentes de notre dit feu seigneur et beaupère auxquelles est attachée la dite sentence, ordonnance et articles accordés par le dit bailly ou son dit lieutenant le tout cy attaché sous notre contre scel et à cette cause aussi que icelles ordonnances, statuts et constitutions sont justes et raisonnables et sont à entretenir observer et garder pour le bien et utilité de la chose publique de notre dite ville et cité de Rouen. Les dits suppliants qui doutent que au moyen de ce qu'ils ne sont par nous confirmés, ratifiés et approuvés, on leur (voulsist) veuille à l'entretenement et observance d'iceux faire mettre ou donner empechement, Nous ont humblement fait supplier et requérir que notre plaisir soit le leur confirmer et sur ce leur impartir notre grâce et octroyer nos lettres.

Pour quoi Nous, ces choses considérées, désirant l'augmentation et continuation du bien public et l'entretenement de la louable observance et usage des dits suppliants en leur état et faculté, icelles lettres, ordonnances, statuts et constitutions ensemble tous et chacune, les articles y contenus et cy attachés avons de notre grâce spéciale, pleine puissance et autorité royale loués, ratifiés, confirmés et approuvés et par ces présentes louons, ratifions, confirmons et approuvons et voulons et nous plaît qu'elles aient et sortent leur plein et entier effet, et que les suppliants et leurs successeurs dudit état en jouissent et usent pleinement et paisiblement, tant ainsi et par la forme et manière qu'ils en ont ci devant dûment et justement joui

et usé, jouissent et usent de présent, sans aucunement y attenter, contrevenir, ni faire chose dérogeant au contenu d'icelles,
sur les peines et amendes y contenues.

Si donnons en mandement à nos amés et féaux conseillers
les gens tenant notre cour de parlement au dit lieu de Rouen
et bailly du dit lieu, et à tous nos autres justiciers et officiers,
ou à leurs lieutenants présents ou à venir et à chacun d'eux,
comme à eux appartiendra, que de nos présentes grâce, ratification, confirmation et vouloir ils fassent, souffrent et laissent
les dits suppliants et leurs dits successeurs jouir et user pleinement et paisiblement, sans en ce leur mettre ou donner ni
souffrir leur être fait, mis ou donné, ores ni pour le temps à
venir aucun destourbier ou empêchement en aucune manière.

En témoin de ce nous avons fait mettre notre scel à ces présentes. Donné à Avignon, le 7e jour de février, l'an de grâce
1515 et de notre règne le deuxième. Ainsi signé par le Roy :
Levesque de Senlis et maître Pierre Dannet maîtres des
requêtes ordinaires, présents, Drone (ou Dorne), un paraphe.

Du mardi dixième jour de juin l'an mil cinq cents et seize, à
Rouen en la cour de parlement.

Après que, à l'instance et requête des maîtres, gardes et
ouvriers des métiers de Cirurgie et barberie, a été faite lecture
de certaines lettres de confirmation par eux obtenues du Roy
François à présent regnant, de certains privilèges, statuts et
ordonnances, touchant et concernant le fait et état de cirurgie
desquelles la teneur ensuit.....

Et que le procureur général du Roy a été accordé les dites
lettres de par la dite court interrinées pour en jouir par les dits
suppliants ainsi que par ci devant ils en avaient joui et usé, la
court entendu le dit consentement du dit procureur général a
interriné et interrine les dites lettres de conservation de privilèges pour en jouir et user par les dits maîtres et gardes « ut
rite et recte hactenne usi sunt ». Fait comme dessus. Ainsi
signé : Suvreau, un paraphe.

Sur le dos desquelles données en la dite court de parlement
est écrit ce qui ensuit :

L'an de grâce 1516 le vendredi 27e jour de juin en jugement

devant nous Loys Daré lieutenant général de noble et puissant seigneur Mgr le bailly de Rouen se comparurent Bardin Réaulx et Guillaume Morel gardes du métier de barberie en cette ville porteurs de ces présentes lesquelles en ensuivant l'arrêt de la court de parlement mentionné d'autre part, nous requirent lecture d'icelui arrêt être fait au dit jugement afin que aucuns n'en puissent prétendre cause d'ignorance pour l'avenir, et icelui enregistré en registre journal du dit bailliage, ce qui présentement a été fait, le tout en la présence et du consentement des officiers du Roy, notre sire. Fait et signé : Coudart.

En témoin de ce nous lieutenant général dessus nommé avons scellé le présent vidimus en transcript du grand scel aux causes du dit bailliage, les an et jour dessus dits.

Collation faite : Luce.

Fin du manuscrit de fondation.

1434

Admission en appel devant l'échiquier
d'un jugement du Bailly ·
contre un barbier au profit des gardes.

Donné par copie sous le scel et saing manuel de moy Jehan
Piquart sergent du Roy notre sir en la ville et banlieue de
Rouen ce qui ensuit : Guy de la Villette vicomte de Rouen et
commissaire du Roy notre sir..... au sergent ou sous sergent
Aman de Rouen ou au premier du dit sergent sergent ou soussergent royal qui bien sera requis salut, de la partie de Jacques
Vigier maître et ouvrier du métier de barberie à Rouen. Nous
ont été présentées les lettres du Roy notre sir contenant somme
de doléance requérant l'effet et accomplissement d'icelles desquelles la teneur est telle : Henry par la grâce de Dieu, Roy de
France et d'Angleterre au Vicomte de Rouen ou à son lieutenant salut, de la partie de Jacques Vigier maître et ouvrier du
métier de barberie au dit lieu de Rouen simple homme chargé
de femme et de plusieurs petits enfants demeurant au dit lieu
de Rouen nous a été exposé en soy grièvement complaignant
disant que Guillaume Delafontaine, soi disant, se portant lieutenant de notre amé et féal Jehan Salvau, notre bailly de Rouen
lui a fait tort et grief, torts ou griefs dever ou deffailli de faux
droit soit de son office ou à la requête pourfict, pourchas ou
instance de notre procureur et des gardes du dit métier de
barberie pour cette année présente au dit lieu de Rouen ou
d'aucuns d'iceux en étant cause du procès lors pendant entre
eux ou aucuns d'iceux ce par devant notre dit bailly ou son
lieutenant tant en ce que combien que par l'ordonnance d'icelui métier n'ait lieu ou ce entende sinon en la dite ville ou banlieue de Rouen et que ce aucun maître ou ouvrier souffisant
d'icelui métier veuille tenir ouvreur d'icelui métier en quelque
autre ville qu'il lui plaira en la duché de Normandie faire le
pourra sans appeler les dits gardes d'icelui métier au dit lieu
de Rouen. Ne qu'ils paient quelque regard ne visitation pour

ce (pose) ores que en la ville ou ès lieux ou le dit maître ou ouvrier voudrait tenir ouvreur d'icelui métier ne ait aucune ordonnance d'icelui métier, ce nonobstant puis certain temps en ça sous ombre de ce que l'un des valets ou ouvriers d'icelui complaignant lequel varlet ou ouvrier est souffisant et expert ouvrier d'icelui métier était allé demeurer ou ouvrer de son dit métier en la ville de Montivilliers, ou ès parties environ, ainsi que faire le povait sans qu'il fut tenu ne sujet par l'ordonnance d'icelui métier ne autrement de prendre ne avoir aucun congié des gardes d'icelui métier de barberie au dit aveu de Rouen. Iceux gardes et notre dit procureur à leur instance ont voulu contraindre le dit complaignant à faire de ce amende dont il se soit voulu défendre et neanmoins le dit lieutenant sans vouloir ouir ni recevoir icelui complaignant en ses raisons et défenses l'a mis en amende du dit cas et admis profit en cause aux dits gardes que en plus aux points, voies manières et articles indûement contre raison et la coutume de notre pays et duché de Normandie ainsi que le dit complaignant l'entend plus applain dire de tenir et preciser par ses faits et raisons en temps et en lieu à sa souffisance. Des quiceux tors et griefs et défauts de faire droit il ne loist au dit complaignant selon la dite coutume de appeler mais en doit avoir recours à nous par forme de complaisance ou doléance et nous lui devons sur ce pourvoir. Pour ce est il que nous le mandons et commettons, se métier est, que reçu plainte suffisante du dit complaignant de sa dite complainte ou doléance poursuivre et de paier le jugement et amendes, se métier est, et il en enlever les adittions ou faire ajourner le dit soi partant lieutenant à ce qu'il soit à notre prochain échiquier ordinaire de Normandie pour les dits tors et griefs et défauts de faire droit soutenir et défendre. Iceux voir corriger réparer amender et metre au plus état et dans ce par raison et la dite coutume etre le doivent et pour procéder et aller avant en outre selon raison en intimant et faisant savoir, aparoir avis qu'elle soit au dit échiquier, etc...

Donné à Rouen le merquedi 21e jour de juillet l'an de grâce mil quatre cents trente quatre. Pittache... (Parchemin, liasse 261.)

Examen en 1459. — Les gens tenant à Rouen l'échiquier (lesthiquier) de Normandie au terme Saint-Michel l'an de grâce mil ffff cinquante neuf aux vicomtes de Rouen et de l'eau du dit lieu salut. La supplication du procureur du Roy notre sir au bailliage de Rouen, et des gardes et jurés du dit métier de barberie en icelle ville de Rouen à nous reçue en eux grièvement complaignant de Pierre Minée soi portant lieutenant commis du bailly au dit lieu de Rouen disant que sa soit ce qu'ils portent par ordonnances (pièces) faites sur le fait du dit métier de barberie en notre ville et confirmées par les prédécesseurs du Roy notre sir : Que nul ne puisse louer ni tenir ouvreur du dit métier en la dite ville et banlieue si premierement avant toute œuvre il n'a été examiné par les gardes jurés du dit métier, lequel examen doit être fait chez les dits gardes et que par iceux il soit par devant justice rapport et témoignage suffisant. Et aussi portent par les dites ordonnances que cil qu'il voudra ouvrer et être maître du dit métier sera tenu faire une lancette en l'hotel de chacun des gardes qui sont trois et y pourra être en ce faisant en l'hotel de chacun huit jours. Et quand il aura fait les dites trois lancettes et que les dits gardes l'auront vu opérer et besogner de la science du dit métier ainsi qu'il appartient à opérer et ouvrer sur corps humain les dits gardes assemblés appeleront des autres maîtres et ouvriers du dit métier jusqu'au nombre de 12 des plus suffisants auxquiceux iceux gardes montreront les fers d'icelles lancettes. Lesquels gardes jureront aux dits maîtres et ouvriers que les dites lancettes n'ont point été transportées hors de leurs hotels et que ils ne lui ont aucunement aidé et si ils sont trouvées suffisantes et aussi que celui qui voudra ainsi être passé maître du dit métier soit trouvé par les dits gardes et par les dits ouvriers et maîtres du dit métier être suffisant pour être passé maître du dit métier tant pour raison de ce que les dites trois lancettes auront été trouvées suffisantes que parce que les dits gardes auront témoigné l'avoir vu opérer et besogner bien et suffisamment et aussi que par autre examen qui lui aura été semblablement fait des veines étantes sur corps humain et autres choses de ce dépendantes, il sera amené devant justice et témoigneront les dits gardes être suffisant. — Et si par les dits gardes et maîtres du dit métier il est trouvé que les dites lancettes ne soient pas suffisantes ou qu'il n'ait suffisamment opéré il sera refusé par les dits gardes et renvoyé pour aller encore apprendre le dit métier sans être mené devant justice. Pour encore qu'il n'ait point encore été examiné sur une autre chose touchante la dite science ainsi qu'il est accoutumé. — Et que un appelé Jehan Corre fils de Jacquet Corre maître du dit métier en voulant être passé maître, etc..... a fait des lancettes insuffisantes, devra recommencer sans aller plus loin. (Parchemin, liasse 261.)

1507. — Arrêt de l'échiquier condamnant Delacroix à faire son chef d'œuvre selon les ordonnances. Du vingt troisième jour de décembre mil cinq cents et sept.

En la court de l'échiquier :

Entre Nicolas de la Croix soi disant du métier de barbier porteur de dolléance sur le bailly de Rouen ou son lieutenant d'une part et les gardes et maîtres du dit métier de barberie et chirurgie intimés, d'autre part, vu par la court les griefs, mémoires et additions des dites parties offre bailler par le dit De la Croix et la réponse des dits gardes intimés, les écritures et tout ce qui a été produit d'une part et d'autre avec l'acte pour ouir droit et la closion du dit procès, dit est que premier et avant que procéder à la vuide et décision d'iceluy le dit Delacroix complaignant en ensuivant l'ordonnance sur ce faite sera et demouera à ses dépends chieux trois des dits maîtres d'icelui métier autres que les dits gardes dont les parties conviendront devant l'exécuteur de ce présent arrest, c'est assavoir chez chacun d'iceux l'espace de huit jours en l'hotel de chacun desquels il fera une lancette, lesquelles trois lancettes seront vues et visitées en la présence de maîtres Pierre Delaplace et Robert Mageret docteurs en médecine, pris et appelés avec eux douze maîtres d'icelui métier de barberie autres que les douze premiers appelés et dont semblablement les dites parties *commandées* pour tenir rapport fait devant le dit exécuteur et le tout joint audit procès leur être sur ce fait droit et ordonné en la dite nature qu'il appartiendra, fait comme dessus. Signé : Louvel. (Parchemin, liasse 252.)

1510. — Du mardi 16e jour d'avril après Pâques, devant nous Guill. le Roux conseiller du Roy notre sir en sa court de l'Echiquier.

Comparans les gardes maîtres et ouvriers du métier de barberie, Cirurgie et phlébotomie et les dépends en cette ville de Rouen porteurs de l'arrêt de la cour, apparens par Maistre Nicolle Leforestier leur procureur d'une part et Jehan Bourdon, soi disant ouvrier du dit métier de barberie et chirurgie condamné par icelui arrêt comparant en personne et par Maître Pierre Biet son procureur d'autre part. — (Malgré cet arrêt Bourdon besognait ou s'efforcait besogner faire besognes et tenir ouvreur ouvert du dit métier de barbier ès faubourgs de Martainville. Leforestier demandait que défense fut faite à icelui Bourdon d'exercer le dit état et fut mis en amende. Bourdon répliquait qu'il n'entendait pas enfreindre l'arrêt ; mais qu'il avait plusieurs fois requis les gardes maîtres et ouvriers du dit métier de lui donner jour pour faire son chef d'œuvre ce qu'ils avaient été refusants. L'arrêt défend à Bourdon de continuer à exercer tant qu'il n'aura pas fait chef d'œuvre suivant les statuts et ordonnances.) (Arch., liasse 256.)

27 avril 1521. — Arrest de Estienne Portel conseiller du Roy notre sir en la chambre des vacations de parlement de Rouen concernant Martin Maulger compagnon du métier de barberie demandant l'enterrinement d'une requête aux gardes, maîtres et ouvriers du métier de barberie et phlébotomie en cette ville représentés par *Jehan Gossé, Jehan Le Large et Roger Heuzé* gardes du dit métier pour être immatriculé. L'arrêt ordonne que Martin Mauger se retirera devant les gardes de chirurgie pour être examiné et faire chef d'œuvre où il sera venu maître Robert Magoret et Jehan Regnard docteurs en médecine à ses dépens et sans préjudicier pour l'avenir les ordonnances du dit art. (Parchemin, liasse 256.)

Création par le Roy au moyen de lettres de bulles et en mémoire de l'avénement de son très-cher et très amé fils Henry d'une place de maître dans chaque ville de son royaume pays, terres et seigneries sauf dans les communautés de chirurgiens, apothicaires, orfevres et boulangers (parchemin 1536) autre de

1548 de Henri II qui exempte les ch. et apoth. de faire chef d'œuvre.

1536. — Arrêt de la Cour de parl. de Rouen à la requête des gardes de chirurgie Jehan Le Large, Roger Heuzé et Guill... contre Simon Levesque, ordonnant que la boutique de celui ci sera fermée et lui fait défense d'exercer la chirurgie n'étant que simple barbier. (Ar., liasse 256.)

1552. — Enseignes différentes des barbiers et chirurgiens :

Il est ordonné que ce qui fait la différence d'entre les barbiers et les chirurgiens c'est que les chirurgiens doivent pendre à leur enseigne une boîte avec leurs bassins, tandis que les barbiers n'ont droit qu'aux bassins et défenses leur sont faites de pendre boîtes. (Parchemin, liasse 261, procès de Jean Le Jeune, barbier.)

1560. — Manuscrit sur parchemin portant sentence qui défend à toutes personnes de pendre enseignes boittes et signes de chirurgie s'ils ne sont maîtres jurés du dit art, ayant fait serment en justice (du 22ᵉ de nov. 1560, sentence contre la veuve Lelarge) : — Parceque plusieurs personnes blessées ou malades d'accident de vérolle ou autrement se retirent sous telles enseignes supposant être Cirurgiens. Et aussi que par les ordonnances du dit état de cirurgye, il était seulement permis aux veuves de chirurgiens après le décès de leurs maris, tenir seulement la boutique ouverte pour faire barbes non autrement, et au contraire auraient en leurs maisons serviteurs n'ayant aucun serment en justice par lesquels ils faisaient panses et médicaments, faire diettes aux personnes, chose préjudiciable au dit état et contre ordonnances et sentences de justice.

(Pour tourner la loi la veuve Lelarge avait convolé en mariage avec Jacques Faubisson, chirurgien.) (Archives, liasse 256.)

STATUTS DE 1563

Extrait des registres de la Court de Parlement.

Lettres patentes en forme de chartres données à Versailles en février 1563 — revisées et adoptées pour Rouen après entente entre les gardes et jurés de l'état, métier et art de chirurgie, barberie et phlébotomie réunis avec les six plus anciens médecins de la ville pour s'y conformer en leur loyauté et conscience.

C'est assavoir que les maîtres chirurgiens ne pourront leur prohiber ni défendre prendre et recevoir aucuns enfants pour apprendre le dit art et métier qui ne sache lire et écrire pour le moins.

Item. — Que les dits maîtres seront tenus de permettre et de donner congé à leurs apprentis et autres serviteurs d'aller ouir les lectures de chirurgie qui se feront par les médecins, lesquels apprentifs et serviteurs pour leur égard seront tenus et astreints d'y aller et continuer s'il n'y a empêchement raisonnable.

Item. — Que à l'examen des prétendants à la maîtrise accoutumée par cy devant être fait par les dits maîtres et gardes du dit état et métier seulement se fera dorénavant, pour éviter aux brigues, sollicitations, compromissions ou faveurs qui s'y pourraient faire, en la présence des médecins gardes qui pourront interroger les dits prétendants, être reçus sur la théorique et pratique si bon leur semble et en leur absence et légitime empêchement y seront appelés et présents deux autres des dits médecins et, l'examen fait, les gardes de chirurgie recueilleront les opinions des autres maîtres présents et ajouteront leur avis et opinion en la présence des dits médecins lesquels aussi auront et donneront leurs voix et opinions sur la capacité ou incapacité du prétendant être reçu et sera conclu en la pleuralité des voix et sur le tout rédigé par écrit en forme de rapport pour rapporter en justice le tout sans rien prendre ni exiger par les dits médecins.

Item. — Que les dits maîtres et autres de quelque qualité qu'ils soient ne pourront ordonner ou administrer de leur autorité médecine laxative de quelque forme ou vertu qu'elle soit ni aucunes potions ni généralement autres remèdes à prendre par dedans le corps soit par haut ou par bas spécialement en lieu où seront habitants médecins ordinairement pratiquants sans l'ordonnance d'iceux ; pourront néanmoins les dits maîtres chirurgiens bailler et administrer cristères, lavements et suppositoires aux personnes blessées qu'ils auront pansées de leur métier de chirurgie.

Item. — Ne pourront les dits maîtres chirurgiens ni autres de leur seul avis et propre autorité sans le conseil des médecins même des lieux où ils se pourront rencontrer et être consultés saigner ventouse, attacher sangsues ni appliquer autres remèdes universels ou qui aient puissance de diminuer, altérer ou évacuer tous leurs..... en cas de nécessité et au surplus ne pourront par icelles les dits Maîtres Chirurgiens toucher aux parties nobles principales sans l'avis et conseil du médecin si non en cas d'extrême nécessité prouvée. A Rouen au parlement le 8e jour de mars mil cinq cents soixante et cinq. (Archives, liasse 258.)

1565

Copie des articles des ordonnances.

Premièrement que aucuns ni aucunes de quelque état qualité ou condition qu'ils soient ne se puisse se mettre entremettre ou faire faire ni opération de chirurgie phlébotomie et barberie et leur dépendance en quelque manière que soit en privé ou en public en une ville du bailliage de Rouen si premièrement il n'est examiné par les gardes et maîtres du dit état de chirurgie phlébotomie et barberie et présenté en justice par les dits gardes et maîtres devant notre bailly du dit lieu pour recevoir le serment selon le rapport qu'il en sera fait de lui par les dits gardes et maîtres aussi appelés au procès, sur peine de cent sols d'amende moitié au Roy et l'autre moitié aux gardes et à la confrérie St-Cosme.

Item. — Pour les fautes et abus qui se sont ensuivis et ensuivent journellement en cette ville de Rouen pour la séparation des dites branches de chirurgie, phlébotomie et barberie étant aucuns seulement barbiers phlébotomistes ne cessent toutefois d'exercer ce qui dépend ou appartient au dit état de chirurgien au grand préjudice du dit état et de toute la république ordonnons que dorénavant les dites branches de chirurgie phlébotomie et barberie ne seront plus séparées et que aucuns ni aulcunes ne pourra exercer le dit état de barberie ni phlébotomie s'il n'est trouvé suffisant et capable en l'état de chirurgie et examiné par les maîtres et gardes du dit état comme il est dit, sur peine de cent sols d'amende à appliquer comme dessus.

Item. — Premier avant que l'aspirant puisse être reçu maître du dit état de chirurgie, phlébotomie et barberie sera tenu être présenté aux gardes qui pour lors seront et aviseront avec eux du jour que se pourra faire son examen selon la commodité du temps et des dits gardes. Auquel examen sera procédé par les dits gardes ou autres maîtres jurés du dit état de chirurgie en la ville de Rouen et non autres, c'est assavoir le premier examen se fera le lundi premier jour de la semaine en la maison du premier garde, appelés tous les maîtres du dit état ou autre nombre suffisant, à laquelle sera tenu y demeurer une semaine entière à ses dépens durant laquelle sera tenu faire une lancette bonne et suffisante pour saigner toutes veines et aussi de faire les opérations de chirurgie phlébotomie et autres qui lui seront présentées par les dits maîtres et gardes ou qui s'offriront durant le dit temps et conséquemment sera tenu de faire le semblable dans la maison des deux autres gardes. Au bout de trois semaines dûment accomplies lesquelles lancettes seront essayées par l'un des dits maîtres ordonnés des dits gardes et ses opérations référées par les dits gardes aux maîtres du dit état par le rapport desquels tant des dits maîtres que des dits gardes et par la pluralité des voix, s'il est trouvé suffisant et capable de faire le dit métier de chirurgie, phlébotomie et barberie sera présenté par les dits gardes et maîtres du dit état devant notre bailly ou son lieutenant pour recevoir le serment du dit prétendant et aura notre bailly pour son salaire la somme de vingt sols et les dits gardes pour leur peine et vacation auront la somme de dix sols.

Item. — Qu'aucune personne de quelque état qualité condition qu'ils soient ne pourra faire rapport en justice des blessés, tués, étouffés soit par feu, strangulation eau ou poison ni de quelque autre de malfaçon que ce soit s'il n'est maître juré de cet état de chirurgie ou médecine et ce sur peine de cinquante sols d'amende appliqués comme dessus.

Item. — Pour ce que sous les abus d'aucuns comme triacleurs, draguieurs, inciseurs et autres ampiriques qui font que les simples gens sont souvent déçus en la dite science de chirurgie mise airière en duperie par telles manière de gens ordonne que les triarcleurs, draguieurs (?) inciseurs de pierre ou de rupture (1) ne pourront faire incision sans le congé et permission de justice que et préalablement il ne soit examiné du dit fait par les gardes et maîtres et du dit état et que en leur compagnie ait un ou deux maîtres chirurgiens jurés, ni vendre leur triacle ni autres potions, bols, poudres ou autre chose jusqu'à ce que justice ai fait visiter par les dits chirurgiens, appelés les apothicaires si besoin est, sur peine de cent sols d'amende appliqués comme dessus.

Item. — Que aulcune personne tenant ouvreur du dit état de chirurgie ne exerce le dit état à méséant ou (lardre) et aussi qu'ils soient tenus et réputés de bonne vie et honêtes sans être notoirement diffamés de tenir et retirer en leurs maisons gens mal vivant comme larrons, bordelles maquereaux, et maîtresses. Sur peine de dix livres appliquées comme dessus.

Item. — Que tous ceux qui voudront tenir ouvreur et être maîtres aux châteaux, ponts, ports, bourgs, faubourgs et villages sous quelque juridiction que ce soit seront tenus à des examens des jurés des plus prochaines bonnes villes des lieux où ils voudront avoir leurs ouvreurs, par quoi les passants, allants et venants et demeurant en iceux lieux puissent mieux

---

(1) Ruptures : hernies.

et plus sûrement se servir du dit état de chirurgie, sur peine de cent sols appliqués comme dessus.

Item. — Que nul de quelque autorité qu'il soit ne puisse oter ne fortraire en un de son apprentis ou valet, sur peine de trente cinq sols d'amende appliqués comme dessus.

Item. — Que voulant venir à l'examen pour avoir et acquérir la maîtrise du dit état de chirurgie phlébotomie et barberie ne puisse venir ni être reçu jusqu'à ce qu'il soit hors de son apprentissage et quitte envers les maîtres chez lesquels il aura demeuré et que les examens se fassent en temps convenable et accoutumé.

Item. — Que aucun tenant ouvreur de quelque autorité qu'il soit ne puisse avoir que un ouvreur et un apprentis à la fois et que le dit apprentis soit tenu d'être aux apprentissages par le temps accoutumé qui est de trois ans jurés devant justice, présents les dits gardes du dit état qui à icelle le conduiront. Il fournira sous maître le temps susdit. Lesquels gardes auront pour leur salaire et vacation la somme de quinze sols à prendre sur les apprentis et ne pourra le dit maître tenir le dit apprentis que huit jours seulement avant le serment fait si ce n'est par la permission des dits gardes qui lui pourront donner temps jusques quinze jours et non plus, sur peine de 20 sols d'amende à prendre sur les dits maîtres, appliqués comme dessus.

Et avec ce le dit maître ne pourra avoir que le dit apprentis durant les dits trois ans si le dit apprentis n'est juré le dit état devant justice devant les dits gardes, sur peine de soixante sols d'amende appliqués comme dessus.

En quoi échèra le dit maître faisant le contre, et auront les dits gardes pour peine et salaire du dit fors événement chacun la somme de dix sols à prendre sur le dit apprentis.

Item. — Que si aucun plet au procès était mu ou se mouvait en temps avenir ou que en autre manière convint se miser (s'immiscer) en dépences pour la consignation et dépence des ordonnances pour la poursuite des dits procès pour la confrairie du dit état ou autrement pour le bien commun d'entre eux et dudit état que chacun d'eux y contribue selon sa faculté et puissance, en cas que la plus grande et saine partie de ceux des lieux y consentira.

Item. — Si aucun des maîtres du dit état allait de vie à trépas sa femme pourra tenir son ouvreur tant comme elle se tiendra de se remarier, aussi pourra avoir et tenir l'apprentif que son dit feu mari avait juré de son vivant et s'y pourra avoir et tenir valets gagnant argent pourvu qu'ils soient suffisants et capables au regard des dits gardes et maîtres du dit état.

Item. — Que aucune personne de quelque état, qualité ou condition qu'il soit ne pourra pendre ni lever boîtes ou enseignes de St-Cosme et St-Damien s'il n'est maître juré du dit état de chirurgie, sur peine de vingt sols d'amende à appliquer comme dessus.

Et s'il advenait qu'aucun d'iceux maîtres allat de vie à trépas est enjoint à la veuve du dit défunct de dépendre les dites boîtes et enseignes, sur peine de vingt sols d'amende comme dessus.

Item. — Que nul étant en la chambre du dit état ou en quelqu'autre lieu ne puisse blasphémer Dieu ni ses saints, ne faire ne dire injure, ni dire chose provoquant à faire pareille chose par d'autres, sur peine de cinq sols d'amende ou d'être expulsé hors de la chambre à la discrétion et pluralité des voix des dits gardes et maîtres.

Item. — Que pour le gouvernement et entretien du dit état de chirurgie, phlébotomie et barberie et pour garder, faire garder et observer ces présentes ordonnances mêmement pour recevoir à l'avenir au serment tous les maîtres vallets et apprentif du dit état, faire la visitation... et dénoncer à justice toutes les fraudes et déceptions qu'ils trouveront, seront élus par la communauté des maîtres du dit état trois maîtres jurés pour être gardes du dit état lesquels ainsi élus feront bon et loyal serment à justice de bien et loyalement gouverner leur dit état et garder et faire garder les statuts et ordonnances sans faveur ou acceptation de personne dans toute la ville et banlieue de notre dite ville de Rouen, lequel office de garde sera renouvelé par chacun an au terme de Noël.

Quant au regard de l'un des dits gardes au lieu duquel sera établi et ordonné par la pluralité des voix des maîtres et gardes du dit état un autre des dits maîtres avec lequel (celui là) demeureront les deux autres qui étaient tenus précédents, et si ainsi était que aucun des dits gardes fit aucune fraude ou déception au dit état ou à aucun de ses compagnons fera de ce amende selon l'exigence du cas et sera démis de son dit office de garde au lieu duquel en sera ordonné un autre en la manière comme dit est.

Item. — Les dits gardes pourront faire venir en la chambre du dit état ou ailleurs ou besoin sera tous les maîtres du dit état, valets et apprentifs toutes et quantes fois que bon leur semblera pourvu que la chose soit raisonnable soit pour les affaires du dit état ou autrement pour les faire jurer s'ils ont point délinqué ou failli ou vu aucun délinquant au dit état et contre icelles ordonnances pour faire rapport en justice si faute ils y trouvaient, sur peine aux désobéissants s'il n'y a excusation légitime de vingt sols d'amende appliqués comme dessus. (Prononcé à Rouen en la Cour du parlement le 8° jour de mars, l'an de grâce mil cinq cents soixante et cinq. — Signé Pruvost, un paraphe.) (Liasse 258.)

Modifications locales à l'Édit du Roi de 1581.

L'Edit du Roi de 1581 sur les Communautés d'arts et métiers portait, article 6 :

« Tous les artisans qui auront été reçus maîtres en notre ville de Paris pourront aller demeurer et exercer leurs dits métiers en toutes les villes, faubourgs, bourgs, bourgades et autres lieux de notre royaume, sans être pour ce tenus de faire nouveau serment en dites villes et lieux ; mais seulement faire aparoir de l'acte de leur réception à la dite acte au greffe de la justice ordinaire du lieu où ils iront demeurer, soit royal ou subalterne. »

La Cour du parlement de Normandie a enregistré cet édit à l'exception du 6° article ci-dessus, en 1584. La même Cour a encore en 1598 vérifié l'édit de 1597 par lequel le Roi ordonnait que celui de 1581 fut gardé et observé suivant ses forme et teneur par tous les lieux de son royaume, mais elle ne l'a registré qu'aux charges et modifications qui suivent :

« 1º Pour le 6e article attendu la diversité des ordonnances et privilèges des artisans en chacune province et reports de parlemens en sera usé comme il a été fait comme ci-devant, sans qu'aucuns puissent exercer leurs métiers en cette province s'ils n'ont été reçus en icelle.

2º Quant au 12e article concernant la création de trois maîtres de chacun métier sans faire aucun chef d'œuvre, en faveur des entrées et mariage, la dite Cour a ordonné qu'il aura lieu fors et excepté les métiers d'apothicaire, chirurgien, barbier, boulanger, boucher, orfèvre et serrurier, duquel ceux qui seront pourvus en vertu du dit édit seront tenus faire chef d'œuvre et expérience suivant les règlements et arrêts sur ce donnés par la dite Cour.

3º En tant que le 20e article de l'édit de 1581 et deux de l'édit de 1597 concernant l'examen des apothicaires et chirurgiens, la dite Cour a ordonné et ordonne que les ordonnances et anciens règlements sur ce fait seront gardés et observés. » (Liasse 250.)

Confirmation des statuts par jugement en 1584.

Du 29e jour de mai mil L c quatre vingt quatre à Rouen du greffe de la Court de parlement.

Entre Gabriel Foignard prétendant être reçu maître chirurgien (cyrurgien) en cette ville de Rouen appellant du dit bailly de Rouen ou son lieutenant présent en personne et par Me Nicolas Adelin procureur occupant pour Me Hemery son procureur, assisté de Me François Echard son avocat, d'une part, et maître Jean de Sahurs chirurgien en cette ville, lieutenant du premier barbier du Roy, Guil. Varembault, Etienne Lomblays et Gilles Ruelle, aussi chirurgiens en cette ville et maîtres et gardes du dit état intimés au dit appel, et autrement demandeurs en requête par eux présentée à la Cour du 27e de ce présent mois et an pour être reçus de leur part appelant de la dite sentence comparants, assistant le dit Sahurs en personne et par

M⁰ Etienne Guersont son procureur assisté de M⁰ Jehan Laldorm son conseil et les dits Varembault, Lomblays et Ruelle aussi en personne et par M⁰ Jehan Goullé leur procureur, assisté de M⁰ Richard Myre leur conseil, d'autre (part).

Appointé à être du consentement du procureur général du Roy et des parties comparant comme dessus. Que les dites appellations d'icelles parties ensemble la sentence dont est appelé datées du 22ᵉ jour de décembre dernier sont mis à néant et en amendant le jugement ordonne que le dit Foignard se représentera tant par devant le dit de Sahurs lieutenant que maîtres et gardes du dit état pour être examiné et faire chef d'œuvre, suivant les ordonnances du dit état, pour, ce fait, être reçu au serment d'icelle ainsi qu'il appartiendra. Et sans dépens d'une part et d'autre du consentement des parties. Fait comme dessus. De Borsleriesqrie (?). (Parchemin manuscrit. Arch., liasse 256.)

27 février 1587. — Extrait des registres de la Court de parlement :

Entre Jean Buisson prétendant être reçu M⁰ du métier de barbier ès trois chefs de barberie phlébotomie et cirurgie ès faulsbourgs de Sᵗ-Gervais lès cette ville d'une part et M⁰ Jehan de Sahurs, Jacques Desdames et Jacques Marguerite, M⁰ˢ et gardes du dit état de Cirurgie et barberie au dit Rouen, défendeurs. La Cour ordonne que le dit Buisson sera examiné par les gardes du dit état en cette dite ville en la présence de deux médecins et par devant deux des conseillers de la dite cour qui seraient députés par icelle pour ce fait et pour après rapport à la cour être ordonné ce que de raison. — Fait défense d'agir autrement à l'avenir comme cela avait été entendu en 1575 entre Gilles Delabarre compaignon du dit métier prétendant être autorisé à exercer l'état de barberye et tenir ouvroir au fauxbourgs de Sᵗ-Sever et M⁰ˢ Jacques Faubuisson, Jean Titaire et Etienne Lomblaye lors gardes du dit état de Cirurgie. (Parchemin, liasse 256.)

— Un arrêt du grand Conseil du 3 mai 1616 ordonne les mêmes garanties pour l'examen de Claude Bouafle chirurgien au faubourg de Cauchoise, devant un jury parisien. — (*Id.*)

— L'an de grâce 1619 le 1ᵉʳ juin procès au bailliage entre honorable homme Jacques Hellot lieutenant du 1ᵉʳ barbier et Mᵉ chirurgien à Rouen et les gardes année présente du dit état contre honorable homme Nicolas Gueroult l'aisné, Guillaume Poisson, Jean Legris, Henry Yvelin, Jean Delabarre et Nicolas Gueroult le jeune, aussi maîtres du dit état qui ne s'étaient pas rendus à une assemblée à laquelle ils avaient été convoqués au lieu habituel. Le lieutenant et les gardes disent que par sentence du 26 mai dernier les dits maîtres étaient tenus de s'assembler le lendemain pour délibérer sur les affaires de la communauté et ne l'ont pas fait. — Le jugement les y oblige sous peine d'amende. (Liasse 256.)

1631. — **Procédure des examens.** — Arrêt de la Cour obtenu par Nicolas Lempereur et Arthur Heurtault, gardes, contre Jacques Hellot, lieutenant, accusé d'abus et de malversations.

« Et fait défenses au dit Hellot et autres maîtres et gardes de chirurgie de mettre et établir aucune barberie, chirurgie en autres lieux et bourgs que ceux auxquels d'ancienneté et depuis trente ans il y en a eu et que ceux qui seront pourvus ou reçus à l'avenir hors la ville aux faubourgs auront été pour le moins deux ans apprentifs et auront vu et hanté autres boutiques et en autres lieux que ceux de leur apprentissage ainsi qu'il est accoutumé pratiqué aux autres provinces, dont ils feront apparoir ainsi que de leur apprentissage par connues et valables certifications pour, ce fait, être procédé à leurs examens suivant les arrêts de la Cour et réception d'iceux s'ils sont trouvés suffisants et capables et au surplus que les requêtes qui seront présentées par les prétendants ou aspirants au dit art de chirurgie seront communiquées aux maîtres et gardes avec leurs certifications avant que de leur répondre et enjoint au dit Hellot et autres maîtres et gardes de chirurgie de garder les règlements portés par le dit arrêt de la Cour du 30 mai dernier sans y contrevenir. » — 30 août 1631.

1643. — Chirurgiens des faubourgs limités à deux. —
Sentence obtenue par les gardes de Chirurgie Jean d'Amamne
et Etienne Havache contre Claude de Bouaffes lieutenant du
1er barbier pour limiter le nombre des chirurgiens à recevoir
dans les faubourgs, celui-ci ayant tendance à les peupler outre
mesure. Il est dit par Arthur Godard, lieutenant général au
bailliage, qu'à l'avenir il n'y aura que deux maîtres en chacun
faubourg de cette ville, lesquels pourront seulement exercer la
barberie et phlébotomie suivant leur acte de commission et
iceux qui sont actuellement établis aux dits faubourg y demeureront sans tirer à conséquence, défenses faites au dit de
Bouaffes de procéder à la réception de ceux qu'il sera nécessaire de mettre aux dits faubourgs autrement que par les
formes qui seront arrêtées par les dits maîtres chirurgiens. A
laquelle fin assemblée sera faite de leur communauté à peine
de nullité des dites réceptions. » (Archives, liasse 256.)

1650

Affiche apposée aux carrefours à propos de la peste.
(Arch., liasse 251.)

L'an de grâce mil six cents cinquante, le jeudi dixième jour
de novembre, de matin en la chambre du conseil du Bailliage
de Rouen, devant Nous Charles Boullais, Conseiller du Roy, lieutenant au bailliage et siège présidial de Roüen, sur la requête présentée par les lieutenant, Mes et gardes de la communauté des
maîtres chirurgiens de cette ville de Rouen, expositive qu'ayant
été ci-devant par diverses fois avertis qu'on menait plusieurs malades au lieu de santé chargés d'emplâtres et de médicaments sur
leurs tumeurs et leurs charbons, dont les officiers du dit lieu de
santé se plaignaient avec raison, attendu que par là on voit que
les dits malades de la contagion étaient pansés et médica-
mentés plusieurs jours dedans leurs maisons pendant lequel
temps ils vendaient publiquement leurs denrées, hantaient et
fréquentaient indifféremment avec un chacun, comme faisaient
pareillement ceux qui les pansaient et médicamentaient en

cachette, ce qui même aurait été reconnu plusieurs fois par les suppliants, qui en des visites des corps morts de la dite maladie qu'ils n'avaient point vus pendant icelle maladie pour n'en avoir été requis, ils se seraient informés des personnes de la maison quels médecins ou chirurgiens avaient vu les dits malades avant leur mort, les dits suppliants ne l'auraient pu apprendre des dites personnes, qui ne veulent déceler ou quelques compagnons chirurgiens qui, sortant des maisons des dits maîtres chirurgiens chez lesquels ils ont fait quelques habitudes dans la dite ville secrètement en chambre, ou entrent chez les barbiers-étuvistes chez lesquels au préjudice des arrêts du privé conseil du Roi du 18 août 1634 ils ne laissent de saigner et panser plusieurs malades de diverses maladies où ils ne connaissent rien, ce qui arrive aussi par l'abus que commettent plusieurs veuves des maîtres chirurgiens de cette dite ville, lesquelles au lieu de demeurer actuellement avec leurs serviteurs pour les tenir en subjection, à ce qu'ils n'entreprissent rien au préjudice du public ni des ordonnances, transportent leurs droits aux dits serviteurs compagnons chirurgiens, et par ce moyen n'ayant personne qui veille sur leurs actions, traitent indifféremment toutes sortes de maladies, et même toutes sortes de blessés, tant de nuit que de jour, ainsi comme font quantité d'autres personnes, comme charlatants, opérateurs, empiriques, dont la ville est remplie, ce qui fomente, nourrit et entretient visiblement la peste en cette ville, qu'on prend peine de nettoyer, attendu que quantité de personnes s'adressent à ces sortes de gens, qui n'ayant aucun serment en justice, connivent avec eux pour les conceler, soit par argent ou par ignorance, comme font plusieurs blessés en flagrant délit, pour mettre leurs mauvaises actions à couvert, ainsi que diverses fois se sont plaints les officiers de justice, pour ne voir aucuns rapports de quantité de blessés pendant la nuit, ce qui entretenait les meurtres et voleries en cette dite ville. Pour à quoi remédier les suppliants auraient fait tout leur possible, ce qui se voit par plusieurs sentences qu'ils auraient obtenues en ce siège dont ils sont porteurs, par lesquelles on a condamné en amende, même banni de cette ville plusieurs de ces sortes de personnes, après qu'il était apparu du désordre qui en arrivait, au préjudice de la perte de plusieurs familles. Mais comme ils contreviennent directement aux dites sentences et que le mal est pire que jamais, les suppliants se sont avisés de se conformer aux lieutenant, maîtres et gardes chirurgiens de la communauté de Paris, qui ayant présenté requête au juge politique de la dite ville, aurait obtenu sur ce sentence de règlement. A ces causes les dits suppliants requéraient que conformément au dit règlement défenses fussent faites tant aux dits compagnons chirurgiens étant en chambre, que opérateurs, empiriques et autres personnes s'entremettant de faire le dit art, en quelque manière que ce soit, de s'immiscer de panser, médicamenter, soigner aucunes personnes pour quelque maladie que ce soit, s'il n'est maître chirurgien en cette dite ville, ou demeurant actuellement chez les dits maîtres chirurgiens, à peine de telle amende qu'il nous plaira ordonner. Qu'il fut enjoint aux dits compagnons chirurgiens d'entrer chez les dits maîtres pour y servir en qualité de serviteurs ou compagnons du dit art, ou vider la ville et faubourgs d'icelle, pour ce que si après la huitaine expirée du règlement qui interviendra, où seront trouvés, tant les dits compagnons, qu'opérateurs et empiriques, les dits suppliants seront permis les faire emprisonner aux prisons de ce dit bailliage, pour leur être leur procès fait et parfait, comme réfractaires aux ordonnances, et de faire par le premier huissier ou sergent faire ouverture de leurs chambres et coffres, saisir tous leurs médicaments et ustensiles et les mettre en la main de justice. Que conformément aux arrêts et règlements du privé conseil du Roy ci-devant daté, défenses soient faites aux barbiers-étuvistes de faire aucune fonction de chirurgie ni de prendre aucuns compagnons chirurgiens chez eux sortant de chez les dits maîtres, leur enjoindre de les mettre hors dans la huitaine de la publication de l'ordonnance qui interviendra à peine d'en répondre en leur propre et privé nom. Et que pour le regard des veuves défenses leurs soient faites de transporter leur droit, ains tiendront leurs serviteurs sous elles, conformément aux statuts et ordonnances, afin d'empêcher leurs malversations et afin que le public ne soit circonvenu et que les maîtres chirurgiens soient distingués des serviteurs compagnons que les dites veuves sont permises prendre avec elles pour tenir leurs boutiques, elles oteront leurs tableaux et boîtes de leurs enseignes, se contentant d'avoir des bassins, conformément aux dites ordonnances. Et pour éviter aux inconvénients des dits serviteurs qui pourraient réclamer quelque maître étant pris en flagrant délit défenses soient faites aux dits maîtres chirurgiens de la dite ville et veuves de prendre aucun compagnon chirurgien pour servir en sa maison, s'il n'a certificat valable, comme il aura servi son maître fidèlement de la maison duquel il sera sorti. Et que le règlement qui interviendra sur les fins et conclusions de la dite requête soit lu publiquement et affiché ou besoin sera, à ce qu'aucun n'en prétende cause d'ignorance.

Suit l'arrêt avec fixation des amendes à 30 ou 50 livres, signé Boullais et Samson ; puis, ensuite :

L'an mil six cents cinquante, le 25e jour de décembre, à la requête des lieutenant, maîtres et gardes de la communauté des maîtres chirurgiens de cette ville de Rouen, et vertu de sentence donnée de Monsieur Boullais conseiller du Roy, lieutenant particulier au bailliage et siège présidial de Rouen ci-dessus mentionnée, Moi huissier du Roy, priseur, vendeur de biens au bailliage et vicomté de Rouen, je me suis exprès transporté aux carrefours ordinaires de cette ville de Rouen, lieux accoutumés à faire les publications, auxquels lieux étant, j'ai à son de trompe et en public, lu et publié le contenu en la dite sentence, à ce qu'aucune personne n'en puisse ignorer ; à laquelle fin j'ai mis et affiché autant de la susdite sentence que de la présente publication, ès présence de Guillaume Grenet, trompette ordinaire de la ville et autres témoins.

Signé Le Bremen — Grenet.

Lettres patentes de 1647 réglementant le nombre des examens à 14, le salaire du lieutenant à 4 livres, celui des gardes à 40 sols, et des maîtres à 20 sols, à chacun des examens, défendant de faire aucuns festins pendant et en conséquence de la réception. (Jacques Hellot, lieutenant.)

1663. — Protestants. — Arrêt du Parlement de Normandie de 1663 limitant à 2 le nombre des médecins du collège de Rouen pouvant être de la religion réformée. — Requête au grand conseil par les chirurgiens de Rouen se plaignant qu'il y ait parmi eux jusqu'à 4 de la religion, avec facilité d'en recevoir de nouveaux, due à la liberté que prend à ce sujet Laurent Laisné, lieutenant du 1er barbier. C'est ainsi qu'il est sur le point de donner jour à Jacques Audrux, protestant, pour ses examens. Il en résulte des troubles dans la communauté où les gens de la religion réformée ne peuvent exercer de charges, tel Pierre Delaballe qui ne peut être premier juré garde. Ils demandent qu'on interdise pareil pouvoir à Laurent Laisné. (Archives, liasse 256.)

1667. — Edit du Roy à propos de la naissance du Dauphin créant partout quatre lettres de maîtrise. (Celle-ci concerne Pierre Vaillant, perruquier-étuviste.) Copie de lettres de bulles données au mois d'avril 1667 par lesquelles le Roy excepte les chirurgiens-barbiers, avec copie d'un arrêt du privé conseil, donné au sujet de quatre barbiers, qui les établissent barbiers seulement, avec défense de faire aucune fonction de chirurgie à peine de 300 sols d'amende. Donné pour Bordeaux du 20 août 1669. (Arch., liasse 250.)

Statuts et règlements pour les barbiers-perruquiers-étuvistes, 1685 (établis par édit de 1673 *homologué au parlement* en 1687, au nombre de 20 à Rouen.) (Arch., liasse 266.)

1673. — Edit du Roi enregistré au parlement du 23 mars 1673 établissant la nouvelle communauté des barbiers-baigneurs-étuvistes-perruquiers, qui devront spécifier ces titres sur leur enseigne. (Arch., liasse 257.)

1680

Comptes rendus financiers.
Constitution d'une Commission spéciale.
Arrêt du parlement du 25 mai 1680
à propos du règlement d'un procès de la communauté.

Les comptes seront rendus par devant six des plus anciens et six des plus jeunes maîtres du dit art de chirurgie dont on conviendra en assemblée de la communauté, et autres que le père, fils, frère, gendre, beau-frère, oncle, neveu ou descendants de ceux qui rendront les comptes. Ceux-ci seront tenus 8 jours avant l'examen des dits comptes de donner communication des pièces justificatives dont ils laisseront un double dans le coffre de la communauté, et ensuite seront les dits comptes enregistrés sur le livre et signés par les oyants. Il est fait inhibition et défense aux maîtres et gardes de faire aucuns voyages, de prendre aucune somme d'argent, aucuns deniers en constitution de rentes sans autorité de justice, ni d'entreprendre aucun procès considérable sans délibération faite d'une assemblée générale de tous les maîtres du dit art et sans l'avis de deux anciens avocats de notre Cour. — Fait aussi défense aux gardes et anciens chirurgiens de faire porter le registre des délibérations aux maisons des maîtres particuliers pour y signer, à peine de 300 livres d'amende sur les contrevenants. — Les comptes seront écrits chaque année sur le registre. — Chaque année sera élu un garde qui, un mois après son élection, sera obligé de faire faire, suivant l'usage, une répartition des arrérages des rentes dues par la communauté sur les maîtres particuliers d'icelles qui se trouveront solvables et d'en recouvrer le paiement à la fin de son année, à peine de répondre pour ceux lesquels ils auraient négligé de faire payer. Quinze jours après l'élection d'un nouveau garde, celui qui aura fait son exercice sera tenu de rendre son compte en la forme ci-dessus ordonnée. (De France, insolvable, paiera, et sa qualité d'insolvable sera biffée.) (Arch., liasse 248.)

1681. — A propos de l'ouverture d'une boutique par un nommé Bréant, ancien garçon de la veuve de Beaurain, les chirurgiens, par l'organe de Michel de Saint-Aubin garde, année présente, demandent au bailliage que les garçons ne puissent entrer chez aucun maître sans le consentement de celui de chez qui ils sortent ou sans avoir été absents de Rouen au moins pendant 6 mois. (Arch., liasse 253.)

1692.— Règlement entre chirurgiens et perruquiers.

— La Cour a ordonné et ordonne que les statuts des barbiers-perruquiers-étuvistes seront registrés au registre de la dite Cour pour être exécutés selon leur forme et teneur, parce que néanmoins, faisant droit sur les oppositions des maîtres et gardes de l'art de chirurgie aux articles 4, 5, 15, 16, 18, 25, 28, 30 des dits statuts, ordonne que les chirurgiens se serviront de leur montre accoutumée, et les barbiers-perruquiers de montres à grands carreaux et fait défense auxdits chirurgiens de se servir des montres des barbiers et aux barbiers de se servir des montres des chirurgiens. Que les barbiers conformément à leurs statuts pourront visiter chez les chirurgiens en la présence de deux d'iceux, ou eux dûment appelés. Et en cas de refus, après sommation faite, permis aux dits barbiers de se faire assister d'un huissier ou sergent. Lesquels barbiers ne pourront conserver pendant six semaines leurs montres aux maisons qu'ils auront quittées parce qu'ils n'y pourront faire aucune fonction de leur métier, et en cas de contravention permis aux chirurgiens de faire les approchements. Que les dits barbiers-perruquiers pourront vendre ou louer leurs privilèges sans être obligés de demeurer chez le locataire ou chez icelui qui en sera pourvu, parce que défenses sont faites à celui qui en aura disposé de faire aucune fonction directement ou indirectement à peine d'être privé de son privilège et autres peines au cas appartenant. Les dits chirurgiens maintenus à faire des bains pour les malades comme par le passé et ne pourront les dits barbiers faire ou vendre aucuns remèdes ny composition pour les dits ou douleurs des dits mais seulement pour les nettoyer et en applicant l'article 28 les dits barbiers pourront avoir le nombre de garçons ou compagnons qu'ils aviseront bien, sans néanmoins aucune association à côté de leur métier. Et faisant droit sur l'opposition des maîtresses coëffeuses tresseresses, la dite Cour leur a fait défense de faire des perruques pour des hommes, parce quelles pourront faire conjointement avec les dits barbiers-perruquiers des paresseuses et autres ouvrages de cheveux pour les coiffures des femmes et sans préjudice de la liberté du commerce des cheveux qui demeurera libre comme par le passé et du privilège des bourgeois. Dépends compensés entre toutes les parties. Payeront les chirurgiens les deux tiers du rapport et des vacations extraordinaires et les barbiers-perruquiers l'autre tiers.

1693

Réglement pour les jurés royaux.
(Liasse 217-221.)

Registre des affaires qui seront faites et gérées par M⁰ Nicolas de Grouchy en qualité de premier juré Royal conformément à l'édit du mois de février 1692, confirmé par arrest du conseil d'état du 27 janvier 1693 qui incorpore les charges de juré Royal à la communauté des M⁰ˢ chirurgiens de la ville de Rouen.

Le 3 avril 1693 la communauté des M⁰ˢ chirurgiens assemblée en leur chambre commune pour délibérer de quelle manière se gouverneront ceux d'entre eux qui seront nommés pour exercer les charges de jurés royaux, il a été arrêté que ceux qui seront nommés présentement et à l'aveuir seront tenus exécuter les onze articles ci-dessous, ce qui sera signé et arrêté de toute la compagnie :

1º Que ceux d'entre eux qui seront nommés reconnaîtront comme tous les autres maîtres de la communauté qu'icelles charges appartiennent à la communauté comme ayant été achetées des deniers communs d'icelle.

2º Que iceux nommés les exerceront au nom de la communauté et au profit d'icelle sans lui pouvoir faire causer ni exciter aucuns troubles ni procès; mais iceux nommés seront tenus être du sentiment de la communauté, de suivre et ponctuellement exécuter les délibérations d'icelle communauté qui seront faites à la pluralité des voix sur toutes les affaires qui pourront arriver, ni par des repoussés sur les requêtes des aspirants à la maîtrise qui leur seront présentées pour leur donner lieu de se pourvoir. Lesquels susdits nommés seront obligés de communiquer les dites requêtes à la communauté, ou à ses députés, auparavant que les répondre, à peine de nullité de ladite réponse de requête. Lesquels aussi ne pourront faire aucuns accomodements touchant les approchements qu'ils auront fait avec les approchés que par le consentement de la communauté ou de ses députés.

3° Que ceux qui seront nommés en charge auront à leur profit le quart des droits et émoluments des dites charges provenant des raports, réponses des requêtes et examens des aspirants seulement. Et seront tenus et obligés de compter tous les ans dans le mois de janvier de tous les dits émoluments des dites charges et de la recette qu'ils auront faite au nom et pour la communauté pour être les deniers provenants employés au paiement des dettes d'icelle communauté ou raquit des rentes par elle dues. Et ce suivant la délibération d'icelle à l'égard des droits de réception des sages-femmes, serment des apprentifs barbiers et visites, il n'en auront aucune rétribution. Et à l'égard des examinateurs, ou prévost, et du doyen, ils ne pourront prendre que la moitié de ce qui leur est attribué lorsque les payes des maîtres de la communauté seront mises en total et réservées pour le raquit des rentes.

4° Que les dits nommés, ni autres maîtres de la communauté qui feront les dissections et démonstrations anatomiques ordonnées par la déclaration de Sa Majesté ne pourront prétendre exiger avoir, ni prendre sur la communauté les cinquante livres à eux accordées par ladite déclaration, mais le feront en cas de nécessité et besoin gratuitement, icelle communauté en demeurant déchargée et fera seulement les menus frais d'icelles dissections.

5° Que la communauté sera et demeurera en pouvoir et liberté en cas de contravention par les dits nommés aux charges y contenues, ou autrement, les révoquer changer et destituer, nommer et substituer en leur lieu et place un autre maître d'icelle, si elle le juge à propos et qu'elle le veuille pour son plus grand bien et utilité quoique leur temps et année ne soit finie ni expirée.

6º Que ceux des maîtres qui ne voudront signer la présente délibération ou qui seront de contraire avis, ni les absents d'icelle ne pourront être nommés pour exercer des dites charges, sinon, et au cas qu'en se résiliant, il ne l'agréent, l'acceptant et ne le signant. Comme aussi ne pourront en nulle façon être nommés pour exercer les charges aucuns sans avoir les qualités requises conformément à l'édit.

7º Que tous et un chacun les maîtres de la communauté pourront donner un premier rapport démonstratif, comme ils ont fait par le passé, des blessés et malades qui leur tomberont entre les mains, même des noyés, mutilés et tous autres quand ils en seront requis et appelés, desquels ils en tiendront registre, et de ce qu'ils auront reçu afin d'en rapporter la moitié de la rétribution à la bourse commune. Et au cas des rapports de contrevisite ordonnés ils seront faits par les dits jurés en charge en la présence du maître auquel sera la pratique qui y sera appelé.

8º A l'égard des rapports qu'il conviendra délivrer pour les blessés et autres affaires de chirurgie qui tomberont entre les mains des garçons des veuves des chirurgiens des faubourgs, de Dernétal et de la banlieue, ils seront faits par les jurés royaux nommés par la communauté, en charge, à l'exclusion de tous les autres maîtres de la communauté et en cas de contravention par les maîtres particuliers de la communauté iceux seront exclus de la chambre pour trois mois et privés de nomination pour l'exercice des charges de chirurgiens jurés royaux et seront contraints de rapporter à la dite communauté le droit du rapport délivré par les contrevenants.

9º Que cette année il sera nommé deux jurés royaux desquels le premier présidera et le second servira de greffier lequel ne pourra devenir premier l'année prochaine parce qu'il sera nommé un premier juré et celui qui aura exercé la charge de premier cette année deviendra greffier et le greffier de la présente année deviendra prévost et ce pour cette année seulement, lequel usage de nomination sera continué à l'avenir dans un an.

10° Que les clefs du cofre de la communauté seront tenues, l'une par le greffier, et l'autre par le premier prévost de la communauté.

11° Que aucun maître ne pourra lever l'appareil de son confrère sans qu'il y soit présent et dûment appelé à peine d'exclusion de la chambre pour trois mois.

1692. — Jurés des campagnes. — Arrest du Conseil d'Etat portant que les chirurgiens particuliers qui achèteront des charges de jurés pour faire des rapports dans les villes et bourgs esquels il n'y a point de communauté de chirurgiens jouiront héréditairement des fonctions et privilèges créés en février 1692. Ce sera possession des veuves et enfants qui pourront les vendre. — (Prêteront serment devant les jurés royaux des communautés du ressort.) (Archives, liasse 259.)

1694

Règlements provenant du procès des chirurgiens avec les barbiers-perruquiers.

Les chirurgiens-barbiers se plaignent que les barbiers-perruquiers refusent d'exécuter l'article 5 des statuts de février 1762. — Cet article ordonne que pour éviter les abus les barbiers-perruquiers seront tenus de déclarer au greffe de la communauté des chirurgiens les garçons qu'ils prendront à leur service par noms, surnoms et leur pays, à peine de 50 livres d'amende. Un certain nombre se sont soumis au décret et ont fait les déclarations régulières. Il ne s'agit donc pas de poursuivre la communauté entière des 20 barbiers, mais quelques personnalités seulement.

Les perruquiers, en revanche, se plaignent que les chirurgiens usent de vexation à leur égard en voulant les obliger : 1° à prêter serment ; 2° à donner déclaration de leurs garçons pour, en cas qu'ils fissent apprentissage chirurgique, le leur faire perdre ; 3° à leur porter honneur et respect. — Ils objectent que le serment ne peut être exigé que des perruquiers nouveaux nommés par l'édit de 1673 et 1691. Avant, il n'était pas question de serment. Ces nouveaux ne font pas partie de la communauté. (Les charges nouvelles avaient été créées pour fournir des subsides pour la guerre.) Les majors de l'armée se plaignent que les garçons ne sachent plus la chirurgie, parce qu'ils se placent chez les perruquiers, où ils n'en font plus ; mais la vérité est qu'ils se placent aussi bien chez les chirurgiens que chez les barbiers indifféremment et qu'on n'a jamais manqué de fraters ni de chirurgiens. Au reste, chez les chirurgiens, les garçons ne font guère que le poil et on ne leur apprend pas tous les secrets du métier, de peur d'en faire des concurrents. — Ces garçons chirurgiens, avec leur liberté d'entrer chez un barbier, forment une pépinière de chirurgiens qui n'existerait pas sans cela. Ils peuvent aller aux dissections et aux anatomies publiques, entendre les discours et toutes les démonstrations sans qu'on puisse les empêcher. Après s'être façonnés dans les boutiques des perruquiers, où, du propre aveu des chirurgiens, ils gagnent plus que dans leurs boutiques, ils vont avec ce qu'ils ont épargné suivre un cours d'anatomie à Paris et voir toutes les choses nécessaires à leur art, ce qui ne s'enseigne point en province, et particulièrement à Rouen. — Si les chirurgiens ne veulent pas que les barbiers aient chez eux des garçons chirurgiens, pourquoi auraient-ils, eux, des garçons barbiers ?

(Dans les villes principales, les barbiers devaient payer vingt livres pour leur serment.)

Les barbiers-perruquiers-étuvistes ont été condamnés à prêter serment aux jurés royaux successeurs des lieutenants du barbier-chirurgien du Roy, à qui ils prêtaient serment auparavant. Les barbiers-perruquiers de la création de 1648 étaient reçus par la communauté des barbiers-chirurgiens. Les seconds, ceux de la création de 1673, étaient reçus par le lieutenant du 1er chirurgien, et les troisièmes, ceux de la dernière création (1791), sont de deux sortes : ceux qui ont pu prêter leur serment avant que la communauté n'ait à elle les charges de jurés royaux, et ceux qui ont été reçus depuis. Ils doivent montrer leur acte de serment.

N.-B. — Les barbiers-perruquiers avaient payé leurs charges nouvelles plus de 40 mille livres et ne voulaient plus rien payer.

1693. — Avant 1648, on ne connaissait pas de barbiers-perruquiers. Avant l'édit de 1673, ils ne pouvaient avoir de boutiques ouvertes, mais seulement une enseigne et tenue salle haute. Aussi avait-on alors d'habiles serviteurs chirurgiens. Mais les chirurgiens-majors, après l'édit de 1673, se sont plaints de l'incapacité des serviteurs chirurgiens s'engageant aux armées, tenant à ce qu'ils demeuraient plutôt chez les perruquiers, où ils gagnaient plus et étaient plus libres. Alors que chez les chirurgiens ils étaient obligés d'étudier, de voir et aller panser les malades blessés, et même d'être instruits chez eux des opérarations chirurgicales et de l'anatomie, ce qui les porte dans une perpétuelle contemplation de leur art. (Pièces du procès contre les barbiers-perruquiers-étuvistes, 1693.) (Liasse 254.)

Juillet 1702. — Edit du Roy portant création d'un trésorier receveur et payeur des deniers communs de la communauté. (Registre 235.)

1702. — Edit créant les trésoriers et obligeant les chirurgiens à payer 735 livres pour confirmation des droits d'hérédité.

1706. — Droit de paraphe des registres attribués aux offices de police, créés par édit de novembre 1706 (le roi avait conféré à ces conseillers le droit et fonction de parapher les registres qui sont tenus dans les corps et compagnies faisant bourse commune). (Arch., liasse 248.)

Il y avait à Rouen, en 1725, 147 communautés et jurandes.

1712. — Jugement qui confirme le droit des chirurgiens royaux de faire prêter serment aux barbiers-perruquiers dans leur chambre de juridiction. (Affaire Mauaret, perruquier.) (Arch., liasse 250.)

1725. — Arrêt de la Cour de parlement qui fait deffenses à tous maîtres chirurgiens, excepté leur lieutenant, de tenir leurs boutiques autre part qu'où eux et leurs familles font résidence actuelle, à peine de 500 livres d'amende (1725). (Archives, liasse 248.)

1735. — Les chirurgiens apprennent que les barbiers-baigneurs-étuvistes ont obtenu des statuts. Ils demandent à les voir et, réclament des modifications aux articles 40 et 44 :

A l'article 40, ils demandent que lors des visites réciproques, les barbiers ne puissent pénétrer dans les diettes des chirurgiens ni les lieux où des personnes du sexe seraient pour faire leurs couches.

A l'article 44, que la vente par les barbiers des poudres, pommades pour les cheveux, savonnettes, essences pour les mains, et tout ce qui peut servir pour l'ornement et la propreté de la la peau, n'appartiennent qu'aux seuls médecins et chirurgiens de vaquer à la santé du corps humain.

17 août 1737. — Circulaire imprimée des chirurgiens d'Orléans demandant des renseignements et proposant de grouper les différentes communautés pour résister au rétablissement de lieutenants par La Peyronie en 1723, et conserver l'égalité de tous les maîtres avec le bénéfice des rapports. (Arch., liasse 253.)

STATUTS
ET
PRIVILÉGES
DU COLLÉGE
DE SAINT COSME
DE ROUEN.

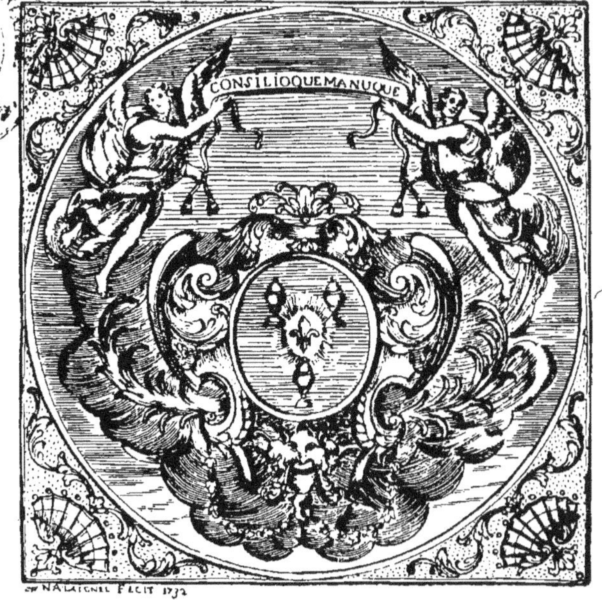

A ROUEN,

Chez Jac. Jos. le Boullenger, Imprimeur du Roi & du
Parlement, ruë du Grand-Maulévrier.

M. DCC. LXII.

7

LETTRES PATENTES

Portant confirmation de Statuts pour la Communauté des Maîtres en Chirurgie de la Ville de Roüen.

Donné au mois de Février 1756.

LOUIS, par la grace de Dieu, Roi de France et de Navarre, à tous présens et à venir ; Salut. Par notre Edit du mois de Septembre mil sept cent vingt-trois, & notamment par notre déclaration du vingt-quatre Février mil sept cent trente, confirmative des Statuts généraux de la même année, donnés pour toutes les Communautés de Chirurgiens des Provinces du Royaume ; Nous avons ordonné que lesdits Statuts seroient observés dans toutes lesdites Communautés, dans lesquelles il n'y auroit pas de Statuts particuliers revêtus de nos Lettres Patentes, & enregistrés dans nos Cours de Parlement & qu'à l'égard de celles qui avoient des Statuts particuliers duëment autorisés ou qui désireroient en obtenir, elles seroient tenuës de nous les représenter dans six mois, à compter du jour de l'enregistrement de ladite Déclaration, dans nos Cours du Parlement avec les Mémoires qu'elles jugeroient à propos d'y joindre, pour après que le tout auroit été vû & et éxaminé dans notre Conseil, sur l'avis de notre Premier Chirurgien, y être fait lesdites additions & retranchements nécessaires afin d'établir une Police et une Discipline uniforme dans tout notre Royaume en ce qui concerne la Chirurgie ; & que faute par lesdites Communautés de Nous présenter leurs projets dans le tems de six mois ci-dessus prescrit, elles seroient tenuës de se conformer auxdits Statuts généraux de l'année mil sept cent trente, & de les observer seuls & définitivement, selon leur forme & teneur ; les Maîtres en Chirurgie de la ville de Roüen Nous ayant en conséquence fait remontrer que ladite Déclaration du vingt-quatre Février mil sept cent trente, & les Statuts généraux ayant été enregistrés en notre Cour de Parlement de Roüen le dix-huit Mai de l'année mil sept cent cinquante-deux, & désirant profiter de la permission que Nous leur avons donné de se pourvoir pardevant Nous pour l'obtention des Statuts particuliers pour leur Communauté, ils Nous supplioient d'agréer et confirmer un projet qu'ils Nous ont fait présenter à cet effet, contenu en cent vingt articles, visés & approuvés par le Sieur de la Martiniere notre Premier Chirurgien ; qu'ils se flattoient d'autant plus de Nous trouver disposés à leur accorder la demande qu'ils Nous faisoient à cet égard, que la ville de Roüen étant une des premieres & des plus considérables de notre Royaume, la Communauté de Chirurgiens qui y étoit établie, sembloit ne devoir pas être confondue avec celles des autres Villes inférieures, pour lesquelles les Statuts généraux de l'année mil sept cent trente avoient principalement été dressés : que quoique ces Statuts continssent des dispositions très-utiles, ils ne renfermoient cependant pas toutes celles auxquelles les Chirurgiens de Rouën consentoient de s'obliger pour porter la Chirurgie à une plus grande perfection, & digne de la distinction de leur Ville ; que d'ailleurs il étoit nécessaire, soit pour les mettre à portée d'acquitter les charges & rentes qu'ils avoient contractées lors des différentes taxes auxquelles leur Communauté avoit été imposée pour les besoins de l'Etat, soit pour soûtenir les dépenses que leur occasionnoient l'instruction de leurs Éléves & la poursuite d'un grand nombre de contrevenans ; d'assigner pour la réception de leurs Aspirans à la maîtrise, des droits plus forts que ceux qui sont prescrits par les Statuts de mil sept cent trente, dont la modicité ne peut convenir qu'aux Chirurgiens des petites Villes. A ces Clauses, voulant favorablement traiter lesdits exposans & donner des marques de notre bienveillance pour un Art qui mérite d'autant plus nos attentions, que ceux qui le professent nous donnent chaque jour de nouvelles preuves de leur zèle & de leur application pour ce qui peut tendre à la conservation de nos Sujets. Nous, de l'avis de notre Conseil qui a vû le Cayer des Statuts des Maîtres en Chirurgie de Roüen, contenus en cent vingt Articles, & l'avis du Sieur de la Martiniere notre Premier Chirurgien, ci-attaché sous le contre-scel de notre Chancellerie ; & de notre certaine science, pleine puissance & autorité royale, avons approuvé, autorisé, confirmé, & par ces Présentes signées de notre main, approuvons, confirmons & autorisons lesdits cent vingt Articles des Statuts : Voulons et Nous plaît qu'ils soient éxécutés, gardés et observés selon leur forme & teneur dans la Communauté des Maîtres en Chirurgie de la dite ville de Roüen & ressort du Bailliage de ladite Ville. Si donnons en mandement à nos amés et féaux Conseillers, les Gens tenans notre Cour de Parlement à Roüen, & à tous autres nos Officiers et Justiciers qu'il appartiendra, que ces Présentes ils ayent à faire enregistrer, & du contenu en icelles faire joüir & user les Maîtres de ladite Communauté pleinement & paisiblement, cessant & faisant cesser tous troubles & empêchemens quelconques, nonobstant tous Edits, Déclarations, Statuts, Arrêts & Réglemens à ce contraires, auxquels nous avons dérogé & dérogeons par ces Présentes nonobstant clameur de Haro, Chartre Normande & Lettres à ce contraires, CAR TEL EST NOTRE PLAISIR, et afin que ce soit chose ferme & stable à toujours, Nous avons fait mettre notre Scel à ces Présentes. Donné à Versailles au mois de Février l'an de grace mil sept cent cinquante-six, & de notre règne le quarante-unième.

Signé, LOUIS. *Et plus bas* par le Roi, *Signé*, PHELYPEAUX. *Visa* MACHAULT.

Pour confirmation de Statuts à la Communauté des Maîtres en Chirurgie de la Ville de Roüen.

Signé, PHELYPEAUX.

Lesdites Lettres ont été enregistrées ès registres de la Cour pour être exécutées selon leur forme & teneur, & joüir par les Impétrants de l'effet & contenu d'icelles aux modifications portées en l'Arrêt de la Cour du quatorze de ce mois. A Roüen, en Parlement, la Grande-Chambre assemblée, le trente-un Juillet mil sept cent soixante-deux.

Par la Cour, *Signé* AUZANET.

STATUTS ET RÉGLEMENS

Pour la Communauté des Maîtres en Chirurgie de la Ville, Fauxbourgs et Bailliage de Roüen.

TITRE PREMIER.

Des droits & prérogatives du Premier Chirurgien du Roi, son Lieutenant et Greffier.

ARTICLE PREMIER.

LES Statuts, Priviléges et Ordonnances accordés au Premier Chirurgien du Roi, ses Lieutenant et Commis, Arrêts & Réglemens rendus en éxécution d'iceux, seront observés selon leur forme & teneur, en conséquence, le Premier Chirurgien du Roi, en qualité de chef & garde des Chartres, Statuts & Priviléges de l'Art et Science de la Chirurgie, continuëra par lui, ou par son Lieutenant d'avoir toute inspection, juridiction & connoissance du fait de la Chirurgie sur tous les Maîtres, Privilégiés, Sages-Femmes, Éléves & tous autres, éxerçans ledit Art & Science, ou partie d'icelui, dans la Ville, Fauxbourgs & Bailliage de Roüen, formant la dépendance ou département de la Communauté des Chirurgiens de ladite Ville, ainsi et de la même maniére qu'il l'éxerce dans toutes les autres Communautés de Chirurgiens du Royaume.

II.

Le Premier Chirurgien du Roi aura pareillement droit d'avoir la Chambre de Jurisdiction dans ladite Communauté; il jouïra, tant par lui que par son Lieutenant, du droit de faire assembler ladite Communauté pour les affaires d'icelle, ensemble pour les Actes nécessaires à la réception des Aspirans; de présider aux Assemblées, d'y porter le premier la parole, de recüeillir les voix, de prononcer, de recevoir le serment, d'entendre les comptes des Prévôts & Receveurs, de les clore définitivement, comme aussi de faire observer la Discipline, les Statuts & Réglements de ladite Communauté.

III.

Lorsque la place de Lieutenant de ladite Communauté sera vacante, par démission, décès ou autrement, le Premier Chirurgien du Roi continuëra de nommer l'un des Maîtres en Chirurgie de la ville de Roüen, qu'il choisira dans le nombre des trois qui lui auront été présentés par les Maire & Echevins de ladite Ville, dans le mois de la vacance, conformément à l'Edit du mois de Septembre mil sept cent vingt-trois; & pour Greffier, tel des Maîtres de ladite Communauté qui entendra les affaires, ou telle autre personne d'honnête profession & de bonne vie & mœurs, & de capacité requise, lequel Greffier choisi par le premier Chirurgien, sera obligé d'éxercer par lui-même son emploi.

IV.

Le Lieutenant, outre les Droits attribués à sa place, jouïra de tous ceux dont jouïssent les autres Maîtres; il en sera de même du Greffier lorsqu'il sera l'un des Maîtres de la Communauté, sauf au Lieutenant à commettre tel autre Maître qu'il voudra à l'éxercice de sa Place, lorsque ce Greffier sera l'un des interrogateurs ou sera absent; & le Greffier commis tiendra compte au titulaire de la moitié des Droits qu'il percevra pour raison de son éxercice.

V.

La Déclaration du vingt-cinq Août mil sept cent quinze sera éxécutée selon sa forme & teneur; en conséquence, toutes les contestations qui pourroient s'élever au sujet des Droits utiles & honorifiques de la Charge du Premier Chirurgien du Roi, ses Lieutenant, Greffier & Commis de quelque nature qu'ils puissent être, seront portées directement en la Grand'Chambre du Parlement de Paris.

TITRE SECOND.

Des Droits, Prérogatives, Immunités & Franchises des Maîtres en Chirurgie de Roüen.

VI.

Aucunes personnes de quelque qualité & condition qu'elles soient ne pourront éxercer la Chirurgie dans l'étenduë de la

Ville, Fauxbourgs, Banlieuë & Bailliage de Roüen, s'ils n'ont
été admises à la Maîtrise par la Communauté des Chirurgiens
de ladite Ville, dans une des formes qui seront ci-après expliquées. Défenses sont faites à tous autres d'éxercer, conjointement ou séparément, ou de démontrer publiquement quelques
unes des parties de la Chirurgie, même à tous Ecclésias-
tiques Séculiers ou Réguliers, Religieux, Médecins, Apoticaires
ou autres de faire aucune incision, opérations ni pansemens, à
peine de cinq cent livres d'Amende, même de plus grande
peine en cas de récidive ; sans qu'aucunes personnes de
quelque qualité ou condition qu'elles soient, Gouverneurs,
Lieutenants du Roi, Magistrats ou Seigneurs de Paroisses,
puissent en accorder la faculté, sous quelque prétexte que ce
puisse être. Ne pourront les Particuliers non reçus, aggrégés ou
approuvés avoir aucune action pour leurs salaires, pansemens
ou médicamens, arrêtés ou non arrêtés, ni leur rapport faire
foi en Justice, nonobstants tous Arrêts, Brevets, ou Lettres
Patentes, Priviléges ou autres Titres à ce contraire.

VII.

Les dispositions du précédent Article auront aussi lieu généralement à l'égard des Apprentis ou Éléves, qui ne sont point
actuellement chez les Maîtres en Chirurgie, auxquels il est très-
expressément défendu d'éxercer la Chirurgie, en tout ou en
partie, dans la Ville, Fauxbourgs, Banlieuë & Bailliage de
Roüen.

VIII.

Pareilles défenses sont faites d'éxercer la Chirurgie dans
ladite Ville, Fauxbourgs et Bailliage, aux Chirurgiens Soldats
servant dans quelque Régiment, & même aux Chirurgiens
Majors desdits Régimens. Ceux du Château, Palais et Gouvernement de la Ville, ne pourront, sous les mêmes peines, éxercer aucune partie de la Chirurgie que pour les Officiers, Soldats
& autres personnes employées au Service desdites Places &
Régimens. Et en cas que les places de Chirurgien Major des
Châteaux, Palais et Gouvernement soient remplies par des
Maîtres de la Communauté, ils ne pourront faire éxercer la
Chirurgie par des Garçons, indépendamment de l'éxercice qu'ils

en feront personnellement, ni être dispensés de contribuer aux charges de la Communauté en la même maniére que les autres Maîtres.

IX.

Les Maîtres qui seront reçus ou aggrégés à la Communauté apres le présent Réglement, ne pourront éxercer la Barberie ni en tenir Boutique ouverte ; mais pourront seulement avoir des Apprentifs ou Éléves pour la Chirurgie, & à l'égard des Maîtres actuellement reçus, ou aggrégés, ils seront exhortés d'en faire de même, & en conséquence, tous les dits Maîtres présens & à venir éxerçant purement & simplement l'Art de Chirurgie, sans aucun mélange de Profession non libérale & étrangére audit Art, jouïront de tous les Priviléges accordés aux Arts libéraux, & de tous les droits honneurs & prérogatives dont jouissent les notables Bourgeois de Roüen ; à l'effet dequoi ils ne pourront être compris dans les Rôles des corps d'Arts & Métiers.

X.

Le Lieutenant du Premier Chirurgien du Roi & les Prévôts en Charges, nommeront, de mois en mois, deux d'entre les Maîtres Maîtres visiteurs de la Communauté ; sçavoir, un Ancien en réception, & l'autre du nombre des Jeunes qui seront choisis à tour de rôle, pour se trouver les jours à l'Hôpital général de la Ville de Roüen & y visiter gratuitement les Pauvres malades, donner par écrit leurs avis, sur les qualités des maladies qui doivent être traitées par le soin des Administrateurs ; sur les besoins plus ou moins pressans, & même sur l'état des convalescens ; à l'effet dequoi le Chirurgien préposé à la conduite de l'Hôpital & traitement desdites maladies, représentera lesdits convalescents auxdits deux Maîtres Chirurgiens-Visiteurs qui lui en donneront des Certificats : Et en considération desdits services, que les Maîtres de ladite Communauté rendront chacun à leur tour auxdits Pauvres malades, Sa Majesté éxempte les dits Maîtres de tout Guet, Garde, Recette, Commission publique, Police de Ville, de Paroisse & de logement de Gens de Guerre.

TITRE TROISIÉME.

De la forme de la Communauté, de ses Assemblées & du Conseil.

XI.

La Communauté des Maîtres en Chirurgie de Roüen sera composée du Lieutenant du Premier Chirurgien du Roi, de deux Prévôts, du Doyen, de tous les Maîtres reçus ou aggrégés à icelle & du Greffier, lesquels seront inscrits sur un Tableau distribué en deux Colonnes, dont la premiere contiendra en cet ordre les noms, surnoms qualités & demeures du Lieutenant du Premier Chirurgien, des Prévôts, & de tous les anciens Maîtres, suivant les dates de leur réception, sous laquelle dénomination d'*Anciens* ne pourront être compris que ceux qui auront passés par les Charges de Prévôts, conformément à l'Article trente-six cy-après. Dans la seconde Colonne seront inscrits aussi suivant la date de leur réception, tous les autres Maîtres de ladite Communauté, & ensuite le Greffier.

XII.

Outre ce Catalogue, il en sera tenu un second qui contiendra pareillement les noms, surnoms & demeures de chaque Veuves de Maîtres, des Experts, des Sages-Femmes, & généralement de tous ceux qui seront soumis à la Communauté, suivant le rang de leur réception Ces Catalogues seront imprimés aux frais de la Communauté à la diligence des Prévôts. Il en sera fourni tous les ans à chacun des Maîtres un Exemplaire, & aux Veuves de Maîtres, Experts, Sages-Femmes et Chirurgiens de Campagne, un Exemplaire de celui qui les concerne.

XIII.

Les Maîtres reçus pour la Campagne par la légère expérience, ne seront point censés faire membre de ladite Communauté, ils n'auront ni voix ni entrée dans les Assemblées.

XIV.

Ladite Communauté continuëra de s'assembler dans la Chambre commune ordinaire, ou dans tel autre lieu qui sera convenu par elle, à la pluralité des voix des Maîtres qui la composent. La Maison dans laquelle ladite Communauté tien-

dra les assemblées sera appelée Collége de Saint Côme de
Roüen ; toutes les Affaires de la Communauté y seront traitées
et les Elections des Prévôts, Redditions de Comptes, Réceptions
de Maîtres et de Sages-Femmes, même les Installations des
Lieutenans et Greffiers y seront faites, à peine de nullité.

XV.

Les assemblées seront convoquées sur les Mandemens ou
Billets du Lieutenant du Premier Chirurgien du Roi, signés de
lui, et distribués par le Clerc de la Communauté ; défenses sont
faites aux Prévôts, Doyen et autres Maîtres de convoquer
aucune assemblée de leur autorité, si ce n'est en cas de vacance
de la place de Lieutenant, ou de son refus, trois jours après la
Sommation qui lui aura été faite.

XVI.

Il sera établi une Chambre du conseil, à laquelle l'assemblée
générale renverra, lorsqu'elle le jugera à propos, les affaires
difficiles dont l'éxamen & la discussion pourroient occasionner
de la confusion & de la longueur dans les séances, notamment
dans les affaires qui pourroient tendre à intenter quelqu'action
ou à engager la Communauté.

XVII.

Le Conseil sera composé du Lieutenant du Premier Chirurgien
du Roi, des Prévôts en charge, du Doyen, de quatre Maîtres de
la première colonne du Tableau, & de deux de la seconde, qui
auront au moins six années de réception.

Le Lieutenant, les Prévôts en charge, le Doyen & le Greffier
seront toujours membres du Conseil, & à l'égard des six autres
Maîtres, ils n'entreront au conseil que pendant un an, & ils ne
pourront être continués ni même élus de nouveau qu'après un
interstice de trois ans au moins ; l'élection s'en fera à la pluralité des voix, le même jour que l'élection du Prévôt, & en cas
de mort ou longue absence de l'un desdits Maîtres avant la fin
de son année, le conseil même en nommera un autre pour remplir sa place pendant le tems qui restera à expirer de ladite
année.

XVIII.

Le Greffier n'aura de voix délibérative au Conseil, que lorsqu'il sera l'un des Maîtres de la Communauté.

XIX.

Le Conseil s'assemblera ordinairement deux fois chaque mois, à deux heures de relevée; sçavoir, le quinze & le dernier jour du mois; & cependant s'il survient quelques affaires pressantes, il s'assemblera extraordinairement sur les Billets ou Mandemens du Lieutenant du Premier Chirurgien, lesquels indiqueront le jour & l'heure de l'assemblée.

XX.

Le Conseil délibérera sur les affaires communes, Police & Discipline des Maîtres, Veuves des Maîtres, Privilégiés, Aspirans, Apprentifs ou Eléves en Chirurgie, & de tous ceux qui seront aggrégés ou soumis à ladite Communauté. Il ne pourra délibérer sur les affaires graves & importantes, notamment sur l'emploi des fonds de la bourse commune, qu'autant qu'elles lui auront été renvoyées par l'assemblée générale; & ce qui aura été délibéré & arrêté par le Conseil dans les cas qui le concernent, à la pluralité des voix, sera éxécuté & aura la même force que s'il avoit été délibéré dans une assemblée générale.

XXI.

Dans toutes les assemblées générales ou particuliéres & du Conseil, le Lieutenant du Premier Chirurgien du Roi présidera & aura la premiere Place, ensuite les Prévôts, le Doyen & les autres Maîtres, suivant le rang du Tableau; & à l'égard des consultations, les avis seront d'abord donnés par les plus jeunes, ensuite, en rétrogradant, par les autres Maîtres en quelque lieu que la consultation se fasse. Tous porteront honneur & respect au Lieutenant du Premier Chirurgien du Roi, aux Prévôts en charge, au Doyen & à tous les Anciens, en observant aussi de se respecter mutuellement. En cas de contravention au présent article, les contrevenans seront exclus des entrées de la Chambre commune pour autant de tems qu'il sera déterminé à la pluralité des voix.

XXII.

Le Lieutenant du Premier Chirurgien du Roi, ou celui qui présidera en son absence, fera l'exposition du sujet de l'assemblée ; après quoi les opinions seront prises, en commençant par les Prévôts, le Doyen & les autres Maîtres suivant l'ordre du Tableau, chacun ne pourra parler qu'à son rang et lorsque son nom sera appelé par le Greffier, sous les peines portées par l'Article vingt-un ci-dessus. Lorsque chacun aura dit son avis, le Lieutenant du Premier Chirurgien ou autre président en sa place dira aussi le sien, & après avoir compté les suffrages il prononcera la délibération qui sera transcrite sur le Registre, ainsi qu'elle aura passé à la pluralité des voix : & en l'absence du Lieutenant du Premier Chirurgien, il ne pourra rien être décidé que l'assemblée ne soit au moins composée d'un tiers des Maîtres de la Communauté, & en ce cas le plus ancien des Prévôts en charge présidera, recueillera les voix, prononcera les délibérations, qui pour lors seront signées de tous les Assistans. Lorsque le Lieutenant sera présent il suffira qu'elles soient signées de lui, des Prévôts en charge & du Greffier.

XXIII.

Nul Officier de la Communauté ne pourra faire aucun emprunt, obligations ni dépenses extraordinaires qu'en vertu d'une délibération prise dans une assemblée générale, & à la pluralité des voix, à peine par celui qui aura fait autrement lesdits emprunts ou dépenses, d'en être tenu & responsable en son propre & privé nom, encore qu'il prouvât que ce fut pour le bien & l'avantage de la Communauté.

XXIV.

Les deniers de la bourse commune seront employés à l'acquit des charges ordinaires & annuelles de la Communauté, suivant l'état qui en sera arrêté dans une assemblée générale de la Communauté ; & s'il restoit des deniers après l'acquittement des charges ordinaires & annuelles, il n'en pourra être fait emploi qu'en vertu d'une délibération de la Communauté, fondée sur des raisons justes et nécessaires. Au défaut des délibérations ci-dessus, les dépenses employées par le Receveur seront rayées dans ses comptes.

XXV.

Tous les Maîtres, Veuves de Maîtres, Privilégiés, Aspirans &
tous autres soumis à la Communauté, seront tenus de se trouver
à toutes les assemblées auxquelles ils auront été mandés, soit
générales ou du conseil, sous peine, à l'égard des Maîtres, de
payer une livre dix sols d'amende au profit de la bourse
commune & d'être privés de leur portion des émolumens, qui
dans ce cas, ainsi que dans celui des Articles vingt-un & vingt-
deux ci-dessus reviendra à la bourse commune. Ne seront
exceptés de la peine d'amende que les seuls Chirurgiens Majors
de l'Hôtel-Dieu en tous tems, & les Professeurs, lorsque les
assemblées tomberont pendant le temps fixé pour leurs leçons :
lès uns & les autres seront seulement privés de leurs honoraires
dans les Actes des réceptions auxquels ils n'auront pas assistés.
Pourront néanmoins les autres Maîtres qui s'absenteront desdites assemblées proposer des raisons ou excuses par lettre
écrite de leur main, ou les faire proposer verbalement, lorsque
par maladie ou autrement ils ne pourront écrire. Lesdites
excuses ne pourront leur servir qu'autant que le Lieutenant,
ou autre Président en son absence, en aura été instruit avant la
cloture de l'Assemblée, & en cas qu'elles soient trouvées légi-
times par la Communauté, ceux qui les auront proposées
seront censés présens.

XXVI.

Il y aura dans la Communauté quatre Registres principaux ;
sçavoir, un Registre où seront transcrits les Actes d'apprentissages, un autre qui contiendra tous les Actes concernant les
réceptions des Aspirans pour la Ville, un troisiéme pour les
réceptions des Chirurgiens de la Campagne, des Experts & des
Sages-Femmes, & un quatriéme dans lequel seront écrites les
délibérations prises par la Communauté sur toutes les affaires,
lesquels Registres seront en papier marqué, cottés, numérotés
& paraphés par premiere & derniere feuille par le Lieutenant
du Premier Chirurgien, qui ne pourra pour raison de ce, éxiger
aucune rétribution ; lesquels Registres contiendront tous les
Actes par ordre de dates, sans aucun blanc ni interligne, à
peine de cinquante livres d'amende contre le Greffier pour
chaque contravention.

XXVII.

Les Registres courans resteront entre les mains du Greffier jusqu'à ce qu'ils soient remplis, & à l'égard des anciens Registres, Titres Fonds & Papiers de la Communauté, ils seront enfermés dans une Armoire placée à cet effet dans la Chambre commune, à laquelle Armoire il y aura trois différentes serrures & trois différentes clefs, dont l'une sera remise au Lieutenant du Premier Chirurgien, l'autre au premier Prévôt, & la troisiéme au Greffier.

XXVIII.

Pour la conservation des Titres, Papiers, Registres & Fonds de la Communauté, il en sera fait chaque année un inventaire ou répertoire signé du Lieutenant & des Prévôts, lequel inventaire sera déposé dans l'Armoire pour y avoir recours en cas de besoin. Aucuns desdits Titres, Papiers & Registres ne pourront être tirés de l'Armoire que sous un récépissé de celui qui les prendra, lequel récépissé sera mis sur un Registre particulier, qui sera tenu à cet effet par le Receveur, & qui demeurera dans la même Armoire, & en marge duquel il sera fait mention de la remise des Piéces par le Receveur.

XXIX.

Outre le Professeur-Démonstrateur royal en Chirurgie déjà établi dans la ville de Roüen, & qui sera toujours & à l'avenir nommé par Sa Majesté sur la présentation de son Premier Chirurgien, ladite Communauté se choisira elle-même, à la pluralité des voix, quatre autres Maîtres pour, ainsi que ledit Professeur-Démonstrateur royal, enseigner & démontrer publiquement toutes les parties de l'Art & Science de la Chirurgie, dans l'Amphithéâtre royal établi dans ladite Ville, lequel aura doresnavant le titre d'*Ecole publique de Chirurgie*.

Tant ledit Professeur nommé par Sa Majesté que les quatre autres élus par la Communauté, seront à l'avenir & toujours, choisis dans le nombre des Maîtres-ès-arts de la Communauté des Maîtres en Chirurgie de Roüen qui auront au moins dix années de Maîtrise : & au défaut des Maîtres-ès-arts de ladite qualité, ils seront choisis parmi les plus expérimentés des autres Maîtres en Chirurgie de ladite Ville sans exception. Ces

cinq Professeurs partageront entr'eux le cours complet de
toutes les études de la Chirurgie, conformément aux Lettres
Patentes du mois de Septembre mil sept cent vingt-quatre
portant établissement de cinq places de Professeurs & Démonstrateurs au Collége de Saint Côme de Paris. Ils seront indépen-
dans les uns des autres, & feront leurs leçons à des jours &
heures fixés, suivant le Réglement qui en sera arrêté par délibération de la Communauté sur l'avis du Premier Chirurgien.
Les cadavres nécessaires pour les Démonstrations seront, suivant l'usage, délivrés gratuitement et sans frais par Ordonnance
des Juges, lorsqu'ils en seront requis : défenses sont faites aux
Barbiers Perruquiers & à leurs Garçons d'entrer dans ladite
Ecole à peine d'amende, & aux Eléves en Chirurgie d'y assister
avec Epées, Cannes ou Bâtons. Ils seront tenus de s'y comporter
avec respect à peine de punition exemplaire, & d'être procédé
extraordinairement contr'eux, ainsi qu'il sera ordonné par le
Lieutenant général de Police.

XXX.

Il sera donné à chacun des quatre Professeurs-Démonstra-
teurs nommés par la Communauté cinquante livres par année
des deniers de la Bourse commune : & au cas qu'elle estimât
que quelqu'un de ceux qu'elle auroit choisi, s'acquittât mal de
ses fonctions ou donneroit autrement lieu à quelques plaintes
sur son compte, il lui sera libre d'en élire un autre à la pluralité des voix. Ce qui sera pareillement observé, vacance arrivant desdites Places, par mort ou démission.

XXXI.

Lorsqu'il sera question de nommer & choisir un Chirurgien
pour l'Hôpital général des Pauvres valides de la ville de Roüen,
aux fins d'y servir les Pauvres malades en qualité de gagnant
maîtrise, l'on admettra au concours tous ceux qui se présenteront, & par préférence à tous autres, les Fils de Maîtres, en
observant qu'ils soient de bonnes vie & mœurs, de Religion
Catholique, Apostholique & Romaine, qu'ils ayent au moins
vingt ans & qu'ils ayent servi trois ans les Maîtres de quelque
Communauté, ou fait apprentissage chez l'un d'iceux, ou servi

dans les Hôpitaux de l'Armée ou autres pendant trois ans ; & seront les concurrens, pour ladite place de gagnant maîtrise, examinés gratuitement par le Lieutenant du Premier Chirurgien, les Prévôts en charge, le Doyen & tous les Maîtres de la Communauté, dans quatre Actes en quatre jours consécutifs ; sçavoir, le premier sur les principes & l'Anatomie, le second sur les maladies chirurgicales, le troisiéme sur les opérations, & le quatriéme sur les médicamens : le tout en présence du Médecin & des Gouverneurs & Administrateurs dudit Hôpital ; & celui des concurrens qui sera admis, demeurera audit Hôpital l'espace de six années entières et consécutives, sans qu'il lui soit permis de tenir boutique ouverte ou de travailler en ville pendant ledit tems, sous quelque prétexte que ce soit, à peine de trois cens livres d'Amende.

XXXII.

Ne pourront encore lesdits gagnans maîtrise, après leur six années accomplies, exercer la Chirurgie dans la Ville jusqu'à ce qu'ils ayent été reçus & aggrégés dans la Communauté des Maîtres Chirurgiens en la forme qui sera expliquée au Titre des Aggrégations à l'Article soixante dix-neuf, au moyen de laquelle aggrégation ils jouïront des mêmes droits & émolumens que les autres Maîtres de la Communauté.

TITRE QUATRIÉME.

De l'Election des Prévôts & de leurs Fonctions.

XXXIII.

Il sera fait tous les ans, dans le mois de Mars, une assemblée générale de la Communauté, convoquée sur les Mandemens ou Billets du Lieutenant du Premier Chirurgien, à l'effet de procéder à la pluralité des voix à l'élection d'un Prévôt pour remplacer celui qui aura été élu deux années auparavant, lequel sortira de fonction. Chaque Prévôt sera deux années en éxercice. Le dernier élu, conjointement avec celui qui aura été nommé l'année précédente, géreront les Affaires de la Communauté, & veilleront, de concert avec le Lieutenant du Premier Chirurgien, à l'observation des Statuts & de la Discipline de la Chirurgie.

XXXIV.

Aussi-tôt après son élection, le Prévôt prêtera serment entre les mains du Lieutenant du Premier Chirurgien, de laquelle prestation de serment sera mention dans l'Acte de l'élection qui sera inscrit par le Greffier sur le Registre des délibérations, & sera payé par ledit Prévôt; sçavoir, six livres au Lieutenant, & trois livres au Greffier.

XXXV.

Le Greffier délivrera au Prévôt une expédition de son Acte d'élection pour lui servir de commission, en vertu de laquelle il pourra entrer en fonctions, après toutesfois qu'elle aura été présentée au Lieutenant général de Police, à l'effet de la faire seulement registrer au Greffe de la Police. Le Prévôt prendra en même-tems du Lieutenant de Police un Mandement pour lui servir, conjointement avec son collègue, pour les contraventions qui viendront à leur connoissance; desquelles contraventions les Prévôts donneront avis dans les vingt-quatre heures au Lieutenant du Premier Chirurgien, & en feront ensuite leur rapport audit Lieutenant de Police, à l'effet d'y être par lui pourvû ainsi qu'il appartiendra.

XXXVI.

Les Prévôts éxerceront deux années consécutives, ainsi qu'il a été ci-dessus dit, & ne pourront être continués sous quelque prétexte que ce puisse être, pourront néanmoins être élus une seconde fois, & même plus, pourvû qu'ils ayent les deux tiers des voix au moins; nul ne pourra se présenter pour Prévôt qu'il n'ait au moins six années de réception.

XXXVII.

Le premier Prévôt, c'est-à-dire celui qui commencera sa seconde année, sera Receveur des deniers de la Communauté, pendant ladite année seulement, sans que la fonction de Receveur puisse être prorogée au delà ni attribuée à d'autres; & aussitôt que l'année de recette sera expirée, il rendra son compte définitivement en assemblée générale de tous les Maîtres, pardevant le Lieutenant du Premier Chirurgien du Roi. Et afin que ledit compte puisse être éxaminé & discuté avec toute l'éxactitude convenable, le comptable, huit jours au moins avant la reddition de son compte, sera tenu de communiquer l'état de sa recette & dépense, & les Piéces justificatives d'icelle, tant au Lieutenant qu'au second Prévôt & à ceux qui composeront la Chambre du conseil; s'il survient des contestations au sujet de la reddition du compte. les Parties se pourvoiront pardevant le Lieutenant général de Police pour y faire statuer; & en cas que par la clôture du compte le Receveur se trouve Créancier, le surplus lui sera rendu des fonds de la bourse commune, s'il y en a, sans quoi il sera fait une répartition de la somme qui lui sera duë, sur tous les Maître par portion égale; laquelle répartition les Prévôts en charge seront tenus de faire, au plûtard dans un mois, à compter du jour de la clôture du compte, & dans trois mois le nouveau Receveur en fera le remboursement.

TITRE CINQUIÉME.

De la Réception des Aspirans à la Maîtrise
en l'Art & Science de Chirurgie, par le grand Chef-d'œuvre.

XXXVIII.

Aucun Aspirant ne pourra se présenter à la Maîtrise, s'il n'est de la Religion Catholique, Apostolique & Romaine, âgé au moins de vingt ans s'il est Fils de Maître, & de vingt-deux s'il ne l'est pas.

XXXIX.

Nul ne pourra être admis à la Maîtrise en Chirurgie par le grand Chef-d'œuvre, à l'effet de pouvoir s'établir dans la Ville & Fauxbourgs de Roüen, qu'il ne soit ou Fils de Maître de ladite Ville, ou qu'il n'ait resté pendant deux années en qualité d'Apprentif ou d'Éléve chez quelque Maître de ladite Ville, ou ou de quelqu'autre où il y ait un Lieutenant du Premier Chirurgien & une Communauté en forme, & qu'il n'ait, de plus, travaillé chez les Maîtres ou dans les Hôpitaux, trois ans depuis son apprentissage, ou enfin qu'il n'aît éxercé la Chirurgie pendant six années dans les Hôpitaux de l'Armée, ou dans quelqu'un des principaux Hôpitaux du Royaume, desquels services il sera rapporté des Certificats en bonne & duë forme, légalisés

par les Juges des lieux ou par les Colonels des Régimens &
autres Officiers en chef pour les Chirurgiens qui auront servis
dans les Armées. Les nouveaux Maîtres seront tenus, pendant
les deux premières années de leur réception, d'appeller deux
des autres Maîtres ayant au moins douze années de réception
aux opérations difficiles comme la Taille, la Fistule, le Trépan
& autres qu'ils entreprendront sans qu'ils puissent en faire
aucune de ladite qualité qu'en la présence & par le conseil desdits Maîtres à ce appellés.

XL.

Les Maîtres qui auront des Apprentifs passeront avec eux
des Brevets d'apprentissage pour deux années sans interruption,
pendant lequel tems le Apprentifs seront obligés de demeurer
chez le Maître à peine de nullité de l'apprentissage; & ledit
tems passé, ils continuëront de travailler en qualité d'Éléves
chez lesdits Maîtres ou chez d'autres, en observant de ne sortir
de chez aucun sans congé par écrit, le tout sous les peines
portées par l'Article cent quatorze.

XLI.

Les Brevets d'apprentissage seront enregistrés au Greffe du
Premier Chirurgien, dans la quinzaine de leur date pour tout
délai, & la minute en sera signée par le Lieutenant & le
Greffier à peine de nullité de Brevet; pour chaque enregistrement il sera payé par l'Apprentif, la somme de dix livres au
Receveur de la Communauté au profit d'icelle. Les Apprentifs
dont les Brevets ne seront point encore enregistrés, pourront
les faire enregistrer dans le mois, à compter du jour de l'enregistrement des presents Statuts en payant les droits ci-dessus;
& après le délai passé, tous Brevets non enregistrés demeureront nuls.

XLII.

Les Chirurgiens qui n'auront été admis à la Maîtrise que par
la legere expérience pour éxercer la Chirurgie dans les petites
Villes, Bourgs & Villages dépendans du Bailliage de Roüen,
non plus que les Veuves des Maîtres ou leurs Privilégiés, ne
pourront avoir aucun Apprentif ou Éléve, à quelque titre que
ce soit; & les Maîtres de la Communauté ne pourront avoir

plus d'un Apprentif à la fois, il ne leur sera libre d'en prendre un second qu'après l'expiration totale du tems d'apprentissage du premier.

XLIII.

Les Aspirans pour le grand Chef-d'œuvre ne pourront se présenter à la Maîtrise que pendant le mois de Mars de chaque année, à moins que par des raisons particuliéres & pour le bien de la Communauté il n'en fut autrement délibéré dans une assemblée générale; néanmoins les Fils de Maîtres pourront se présenter en tout tems, & seront préférés aux autres pour faire leurs Actes, sans cependant que cette préférence empêche ou interrompe le cours des semaines Anatomiques.

XLIV.

Dans le concours entre les Aspirans, les Maîtres-ès-arts auront le premier rang sans distinction de tous les autres; entre les Maîtres-ès-arts les Fils de Maîtres auront la préférence, & les autres suivant l'ordre de la date de leurs Lettres de Maîtrise ès-arts. Entre ceux qui ne seront point gradués, le premier rang sera donné pareillement aux Fils de Maîtres, & les autres suivant la date de leur Brevet d'apprentissage.

XLV.

Les Fils de Maîtres qui seront Maîtres-ès-arts, ne payeront que le tiers des droits qui seront fixés ci-après pour le grand Chef-d'œuvre, soit à la bourse commune ou autrement. Ceux des Fils de Maîtres qui ne seront point Maîtres-ès-arts payeront la moitié, & tous les autres Aspirans qui seront Maîtres-ès-arts ne payeront que les deux tiers.

XLVI.

Les Droits & Priviléges accordés aux Fils de Maîtres n'auront lieu que pour deux Enfans mâles de chaque famille, sans que les Filles ou ceux qui auront épousé une Fille de Maître puissent y prétendre.

XLVII.

Aucun aspirant ne pourra se présenter à la Maîtrise sans être assisté d'un Conducteur qu'il pourra choisir parmi les

Maîtres de la Communauté qui auront au moins six années de réception. Aucun Maître ne pourra conduire qu'un Aspirant à la fois.

XLVIII.

Après que l'Aspirant aura été présenté dans une assemblée générale & agréé, le Conducteur l'accompagnera chez tous les Maîtres pour leur faire sa visite. Le Conducteur n'aura point de voix délibérative sur le refus ou l'admission du Sujet qu'il aura présenté, il ne pourra pas même l'interroger, mais il sera obligé d'être présent à tous les Actes, à peine d'être privé de sa distribution, laquelle demeurera en ce cas, ainsi que celle des Maîtres absens, réunie au profit de la Communauté, à moins que leur absence ne soit occasionnée par maladie ou autre cause bien & duëment prouvée.

XLIX.

Si l'Aspirant ne fait pas ses Opérations ou Démonstrations suivant les Régles, le Conducteur y supléra, & en cas que le Conducteur n'y satisfasse pas, le Lieutenant & les Prévôts y pourvoiront.

L.

Le grand Chef-d'œuvre sera composé d'une *Immatricule ou Tentative, du premier Examen, des Actes des trois semaines, du dernier Examen & de la prestation de Serment*, sans que l'ordre en puisse être changé. Chaque semaine conservera la dénomination des Matiéres qui y seront traitées, c'est-à-dire, que la première, suivant l'usage, sera appellée *Semaine d'Ostéologie & de maladie des Os*, la seconde d'*Anatomie & d'Opération de Chirurgie*, & la troisiéme, *des Saignées & Médicamens*.

LI.

Les Aspirans seront tenus, pendant le cours de leur Chef-d'œuvre, de présenter au Lieutenant du Premier Chirurgien du Roi trois Requêtes signées d'eux & de leur Conducteur ; la pre-mière, pour l'Immatricule à laquelle seront joints les Extraits Baptistaires des Aspirans, ensemble leurs Certificats de vie & mœurs & Catholicité, & ceux de Service ; la seconde, pour l'entrée en semaine, & la troisiéme, pour le dernier Examen.

Le Lieutenant répondra les Requêtes *d'un soit communiquée aux Prévôts en charge pour donner leurs avis sur les qualités de l'Aspirant.* S'ils jugent qu'elles soient suffisantes, l'Aspirant accompagné de son Conducteur, ainsi que pour les Actes suivans, portera ses Billets de Convocation chez les Maîtres, lesquels Billets, ainsi que ceux pour tous les Actes des Aspirans, seront écrits par le Greffier, signés & délivrés par le Lieutenant & seront portés, pour tous les Examens, huit jours d'avance, excepté ceux pour la semaine d'Anatomie & des Opérations, qui pourront être portés la veille ou le jour même du premier Acte.

LII.

Toutes les Requêtes, tant pour le grand Chef-d'œuvre, les legeres Expériences, les Sages-Femmes & Experts pour les Hernies et autres, seront dressées par le Greffier du Premier Chirurgien du Roi dans ladite Communauté.

IMMATRICULE.

LIII.

Après que la supplication de l'Aspirant aura été admise dans l'assemblée, il sera d'abord sommairement interrogé par le Lieutenant & les Prévôts sur les Principes de la Chirurgie; & s'il est jugé suffisant & capable dans cet Examen, le Lieutenant ordonnera qu'il soit Immatriculé sur les Registres, & renvoyé à un mois pour son premier Examen, lequel ne pourra être différé tout au plus que de deux mois, à compter du jour de l'Immatricule, à peine de nullité.

LIV.

Tous les Actes seront faits en présence du Lieutenant du Premier Chirurgien, des Prévôts, du Doyen & de tous les Maîtres, & chacun ne pourra durer moins de deux heures.

Premier Examen.

LV.

Pour le premier Examen, le Lieutenant du Premier Chirurgien du Roi fera tirer au sort quatre Maîtres, pour, avec les Prévôts & lui, interroger l'Aspirant; sçavoir, sur les Principes de la Chirurgie, sur le Chapitre Singulier, sur le général des Playes, des Ulcéres & Apostumes. Chacun d'eux, à leur choix, en commençant par le Lieutenant du Premier Chirurgien & les Prévôts en charge, interrogera au moins une demie heure.

LVI.

L'Acte fini, l'Aspirant se retirera, ensuite le Lieutenant du Premier Chirurgien recueillera les voix sur la capacité ou incapacité de l'Aspirant; s'il est jugé incapable, il sera renvoyé à trois mois pour recommencer le même Examen; si au contraire il est trouvé capable, il sera admis à faire, un mois après, les deux Actes par semaine d'Ostéologie ou de Maladies des Os, entre lesquels deux Actes, il y aura deux jours d'intervalle.

Semaine d'Ostéologie.

LVII.

Le premier jour, l'Aspirant sera interrogé par le Lieutenant du Premier Chirurgien du Roi, les Prévôts & deux Maîtres tirés au sort, sur le général de l'Ostéologie, sur toute la Tête, sur la Poitrine & l'Epine, & sur les extrêmités, tant supérieures qu'inférieures; ledit Acte fini, l'Aspirant se retirera & il en sera usé sur sa capacité ou incapacité, ainsi qu'au précédent Article.

LVIII.

Le second jour l'Aspirant sera interrogé par les mêmes Exa-minateurs sur les maladies des Os, sur les Bandages & Appareils; l'Acte fini, l'Aspirant se retirera & il en sera usé ainsi que dessus, tant sur sa capacité que sur son incapacité, & au cas qu'il soit admis à faire son Anatomie & ses Opérations, il ne pourra les commencer que depuis la Toussaint jusqu'au dernier jour d'Avril suivant, & à la fin de cet Acte, le Lieutenant du Premier Chirurgien tirera au sort quatre Maîtres, dont deux interrogeront le matin sur les Opérations, & les deux autres l'après-midi sur l'Anatomie.

LIX.

Semaine d'Anatomie & d'Opérations.

La semaine d'Anatomie & d'Opérations ne pourra se faire que sur un Cadavre humain, lequel sera préalablement visité par

le Lieutenant du Premier Chirurgien & les Prévôts en charge,
& sera ledit Cadavre délivré *Gratis* & sans frais par Ordonnance
des Juges, lorsqu'ils en seront requis.

LX.

Pendant cette semaine qui sera composée de huit Actes en
quatre jours consécutifs; sçavoir, le matin pour les Opérations
& l'après-midi pour les Démonstrations Anatomiques; le Lieutenant du Premier Chirurgien & les Prévôts feront faire alter-
nativement le matin à l'Aspirant chacun deux Opérations;
sçavoir, le Lieutenant fera opérer seul le premier jour, le
Premier Prévôt fera opérer seul le second jour, le second Prévôt
le troisième jour; les deux Examinateurs feront faire le quatrième jour chacun une opération & interrogeront chaque jour,
conjointement avec le Lieutenant & les Prévôts, sur les Opérations qui auront été faites; l'après-midi, le Lieutenant, les
Prévôts & les deux Examinateurs interrogeront l'Aspirant &
lui feront faire la démonstration des Parties principales du
Corps humain, en commençant le premier jour par celle du
bas-Ventre, continuant le deuxième jour sur la Poitrine, le
troisième sur la Tête, & le quatrième sur les Extrêmités.

LXI.

Au dernier Acte de cette semaine, l'Aspirant se retirera pour
être délibéré sur sa capacité ou incapacité ainsi qu'au précédent
Acte; & en cas qu'il soit admis, il se disposera pour la semaine
des Saignées & Médicamens, sur lesquels il subira deux Examens, entre lesquels il y aura deux jours d'intervale.

LXII.

Semaine des Saignées & Médicamens.

Le premier jour l'Aspirant sera interrogé par le Lieutenant
du Premier Chirurgien, les Prévôts en charge, & deux Maîtres
tirés au sort, sur la Théorie & la pratique de la Saignée, qu'on
lui fera éxécuter en différentes parties sur le Corps humain
vivant avec leurs bandages, & appareils, sur les maladies Chirurgicales qui éxigent la Saignée, comme aussi sur l'application
des Ventouses, Cautéres & Vésicatoires.

LXIII.

Le deuxiéme jour l'Aspirant sera interrogé par le Lieutenant, les Prévôts & les deux mêmes Examinateurs, sur les Médicamens simples, comme Emoliens, Carminatifs, Apéritifs, Caustiques, & sur les Vulnéraires, comme aussi sur les Médicamens composés, Emplâtre de différentes natures, Cataplasmes, Fomentations d'huiles, Baumes simples & composés, sur leurs vertus & effets. Il en sera usé à la fin de cet Acte sur la capacité ou l'incapacité des Aspirans, ainsi & de la même maniére que pour les Actes précédents ; il se préparera ensuite à faire son dernier éxamen appellé de rigueur.

LXIV.

Dernier Examen.

Au dernier Examen le Lieutenant du Premier Chirurgien, les Prévôts & six Maîtres tirés au sort, interrogeront l'Aspirant chacun suivant leur rang, en commençant par le Lieutenant, sur toute la pratique de la Chirurgie, & principalement sur la Théorie & la pratique des rapports en Chirurgie, l'acte fini l'Aspirant sera renvoyé au lendemain pour sa réception en présence de toute la Communauté assemblée pour cet effet.

RÉCEPTION.

LXV.

Dans le dernier Acte, apellé de *Réception ou de Prestation de Serment*, le Lieutenant du Premier Chirurgien, & les Prévôts, feront à l'Aspirant tel nombre de questions qu'ils jugeront à propos sur le fait & la matière des rapports & lui sera proposé par le Lieutenant une maladie, sur laquelle l'Aspirant fera sur le champ le rapport par écrit, & qu'il lira ensuite dans l'assemblée. Si l'Aspirant est jugé capable à la pluralité des voix, il sera reçu Maître, en prêtant serment entre les mains du Lieutenant du Premier Chirurgien du Roi, ou de celui qui présidera en son absence.

LXVI.

Après que l'Aspirant aura prêté Serment, l'Acte de sa réception sera dressé, rédigé & transcrit par le Greffier sur le Re-

gistre des réceptions, dans lequel seront visés les Extraits
Baptistaires, Certificats de vie & mœurs, Religion Catholique,
Apostolique & Romaine, le Brevet d'apprentissage & son enregistrement, les Attestations soit des Maîtres sous lesquels
l'Aspirant aura travaillé, soit des Administrateurs des Hôpitaux
où il aura servi, ou des Chirurgiens Majors des Armées dans
lesquelles il aura éxercé sa Profession pendant le tems prescrit,
& la légalisation desdites Attestations, ensemble le nombre &
la qualité des Examens par lui subis & autres Actes proba-
toires. Ledit Acte de réception sera ensuite signé, tant par le
Lieutenant du Premier Chirurgien & les Prévôts, que par tous
les Maîtres qui auront reçu des droits comme présens aux
Actes de l'Aspirant.

<h3 style="text-align:center">LXVII.</h3>

Les dispositions du précédent article seront observés à peine
de faux, à l'effet dequoi le Procès sera fait & parfait par les
Officiers du Bailliage à ceux qui auroient signé ledit Acte de
réception sans qu'il leur soit apparu desdites Piéces desdits
Examens & Actes justificatifs.

<h3 style="text-align:center">LXVIII.</h3>

Après que l'Aspirant aura été ainsi admis à la Maîtrise, le
Lieutenant du Premier Chirurgien lui fera délivrer par le Greffier, Coppie en parchemin de son Acte de reception pour lui
servir de lettres de Maîtrise, lesquelles seront signées du Lieutenant seulement & contresignées par le Greffier; il sera fait
mention dans lesdites Lettres de Maîtrises généralement de
tous les Certificats, Examens, Actes approbatoires & signatures
portées dans l'Acte de réception, en la maniére qu'il a été dit
à l'article soixante-quatre ci-dessus.

<h3 style="text-align:center">LXIX.</h3>

Lorsque le nouveau Maître sera pourvû de ses Lettres de
Maîtrise, il ne pourra encore éxercer la Chirurgie qu'il n'ait
préalablement fait enregistrer lesdites Lettres au Greffe du
Bailliage de Roüen, & ce en vertu d'Ordonnance du Juge sur les
conclusions du Procureur du Roi, dans lesquelles seront visées
les Pièces mentionnées en l'Acte de réception dudit Maître, ce

qui sera fait sans aucuns frais & sans prêter de nouveau Serment; pourra ensuite ledit nouveau Maître requérir l'enregistrement de ses Lettres au Greffe de la Police pour y donner connoissance de sa qualité, sans que cependant pour raison de ce, il soit obligé de prêter aucun Serment, ni de payer plus grands droits que la somme de trois livres pour tout frais.

LXX.

Lorsqu'il s'agira de procéder à la réception d'un Aspirant, le Médecin royal de la Ville sera averti par l'Aspirant, assisté de son Conducteur, pour être présent à la tentative, au premier & dernier Examen, & à la prestation de Serment, & ce, trois jours avant lesdits Actes. Le Médecin aura la Place d'honneur à la droite du Lieutenant ou de celui qui présidera en son absence, & à l'égard de ses droits utiles, il lui sera payé la somme de trois livres par chaque assistance, laquelle sera pure & simple, sans aucun droit d'interroger les Aspirans ou de donner son suffrage sur son admission ou son refus.

LXXI.

Si quelques Maîtres de ceux qui auront été tirés au sort, pour interroger dans les Actes des Aspirans, se trouvent absens, le Lieutenant pourra choisir d'autres Examinateurs entre les présens, auxquels sera donné la part de ceux qu'ils auront remplacés, ce qui sera pareillement observé à l'égard des Prévôts, à moins qu'ils ne fussent absens pour affaires de la Communauté, au quel cas les Maîtres qui interrogeront en l'absence des Prévôts, seront pris dans le nombre des plus anciens en réception, & tiendront compte aux Prévôts de leurs droits.

LXXII.

Si l'Aspirant est refusé dans quelqu'éxamens par cause d'incapacité, & qu'il se prétende capable, il se fera donner un Acte de refus, & se pourvoira devant le Premier Chirurgien, pour subir les mêmes Examens au Collége de Saint Côme à Paris en la manière accoutumée, & s'il est jugé capable, ce nouveau Examen tiendra lieu de celui où il aura été refusé.

TITRE SIXIÉME.

Des Réceptions qui se feront par la Légère Expérience.

LXXIII.

Les Aspirans qui voudront se faire recevoir pour les petites Villes, Bourgs ou Villages dépendans du Bailliage de Roüen, seront admis à la Maîtrise en subissant seulement une legere Expérience, laquelle sera composée de deux Examens de trois heures chacun, à deux jours différens ; ils rapporteront pour cet effet des Certificats de bonnes vie & mœurs, de Religion Catholique, Apostolique & Romaine, & de deux années d'apprentissage chez un Maître Chirurgien de Communauté ou de service dans les Hôpitaux, ou chez leur Pere s'ils sont Fils de Maître, & de trois années d'éxercice chez les Maîtres ou dans les Hôpitaux ; ensuite ils présenteront au Lieutenant du Premier Chirurgien une Requête suivant toutes les formalités prescrites par l'article cinquante-un ci-dessus. Si la Requête est admise par les Prévôts, ils se retireront pardevant le Lieutenant du Premier Chirurgien pour obtenir jour, & porteront leurs Billets la veille du jour indiqué pour les Examens, accompagnés de leur Conducteur chez les Maîtres qui auront droit d'y assister, & chez le Médecin.

LXXIV.

Les Aspirans pour la legere Expérience seront interrogés en présence du Médecin, du Greffier & des Maîtres de la Communauté qui jugeront à propos de se trouver à leurs Actes, par le Lieutenant, les Prévôts, le Doyen & deux autres Maîtres, l'un du nombre des anciens, & l'autre du nombre des modernes, pris à tour de Rôle pour chacune des réceptions suivant l'ordre du Tableau.

LXXV.

Le premier jour, l'Aspirant sera interrogé sur les Principes, l'Ostéologie, l'Anatomie, les Fractures, Luxations & les Bandages, le second jour, sur les Apostêmes, Playes, Ulcéres, Saignées, les Appareils & les Bandages ; & s'il est jugé suffisant & capable à la pluralité des voix, il prêtera Serment & sera reçu en payant les droits qui seront ci-après marqués, l'Acte de la réception sera dressé et transcrit par le Greffier sur le Registre des réceptions de la Campagne ; duquel Acte le Greffier lui délivrera une expédition en forme, signée du Lieutenant.

LXXVI

Les mêmes formalités prescrites par les articles 64, 65 & 67, pour les Chirurgiens qui se feront recevoir par le grand Chef-d'œuvre, seront également observés pour ceux que l'on admettra à la Maîtrise par la legere Expérience ; c'est-à-dire, que leurs Certificats & Examens seront visés, tant dans leurs Actes de réceptions que dans leurs Lettres de Maîtrise, & qu'ils seront pareillement tenus de faire enregistrer leurs dites Lettres au Greffe du Bailliage & de la Police des lieux de leur résidence.

LXXVII.

Ne pourront lesdits Chirurgiens reçûs par la legere Expérience, faire aucune Opération décisive, comme la Taille, la Fistule, le Trépan & autres, ni lever aucune appareil en occasion grave & importante, sans appeler un des Maîtres, reçu par le grand Chef-d'œuvre. Ne pourront non plus lesdits Chirurgiens avoir aucun Apprentif ou Alloüé, ni s'établir dans un endroit différent de celui pour lequel ils auront été reçûs, sans un consentement par écrit du Lieutenant et des Prévôts de la Communauté.

TITRE SEPTIÉME.

Des Aggrégations.

LXXVIII.

Ceux qui auront été reçûs Maîtres dans une autre Communauté où il y aura Archevêché ou Evêché, pourront se faire aggréger dans celle de Roüen, pourvû qu'ils ayent résidé au moins dix ans dans la premiere Communauté où ils auront été reçus.

LXXIX.

Ne pourra ladite aggrégation être accordée qu'à ceux qui, outre leurs Lettres de Maîtrise, rapporteront des Certificats en bonne forme du Lieutenant du Premier Chirurgien & des Prévôts de la Communauté établie dans la Ville *où ils auront été reçûs*, & auront éxercé ; comme aussi du Lieutenant général & du Procureur du Roi au Bailliage ou Senéchaussée, ou Juges Royaux de ladite Ville ; lesquels Certificats porteront qu'ils ont pratiqué l'Art de Chirurgie avec honneur et capacité pendant le tems ci-dessus marqué ; au moyen dequoi ils pourront être admis à l'aggrégation par le Lieutenant du Premier Chirurgien & par les Prévôts, en présence des Maîtres de ladite Communauté seulement, après avoir subi un seul Examen de trois heures, sur les principales parties de la Chirurgie & en payant pour ladite aggrégation les droits fixés ci-après pour les aggrégations ; & sera ledit Acte d'aggrégation inscrit sur le Registre, dans lequel, ainsi que dans l'expédition qui en sera délivrée au Maître, seront visés, & ses premières Lettres de Maîtrise, les Certificats & l'Acte qu'il aura subi ; après quoi ledit Maître aggrégé fera enregistrer ses nouvelles Lettres au Greffe du Bailliage & à la Police, ainsi qu'il a été dit à l'article soixante-neuf ci-dessus.

LXXX.

Les Maîtres aggrégés seront inscrits sur le Catalogue du jour de leur aggrégation, & prendront rang après le dernier reçû, & jouïront de tous les mêmes droits Priviléges, Franchises & Prérogatives dont jouïssent les autres Maîtres Chirurgiens établis dans la Ville & Fauxbourgs de Roüen.

TITRE HUITIÉME.

De la Réception des Experts.

LXXXI.

Ceux qui voudront éxercer la partie de la Chirurgie appelée Herniaire, ou ne s'occuper qu'à la fabrique des Bandages ou à la cure des dents, dans quelque lieu que ce soit, dépendant du Bailliage de Roüen, seront tenus, avant d'en faire aucun éxercice, de se faire recevoir dans la Communauté, en présentant Requête à cet effet, qui sera reçuë & consentie par les Prévôts ; ils subiront deux Examens en deux jours différents, l'un sur la Théorie, & l'autre sur la Pratique, devant le Lieutenant du

Premier Chirurgien, les Prévôts, le Doyen & deux autres Maîtres, dont un ancien & l'autre moderne, pris à tour de Rôle suivant l'ordre du Tableau, & seront reçus s'ils sont jugés capables, en prêtant Serment & payant les droits ci-après fixés pour les Experts. Il leur sera délivré, par le Greffier, une copie de leur Acte de réception signée du Lieutenant.

LXXXII.

Défenses sont faites auxdits Experts, à peine de trois cent livres d'amende, d'éxercer aucune partie de la Chirurgie que celle pour laquelle ils auront été reçus, & de prendre sur leurs Enseignes, Placards, Affiches ou Billets la qualité de Chirurgiens, sous pareille peine de trois cent livres d'amende ; pourront prendre seulement celle d'Expers Herniaires, Bandagiste ou Dentiste.

TITRE NEUVIÉME.

De la Réception des Sages-Femmes.

LXXXIII.

Aucune Aspirante en l'art des Accouchemens ne sera admise à l'Examen pour la Maîtrise de la Ville et Fauxbourgs, si elle n'est de bonne vie & mœurs, de la Religion Catholique, Apostolique & Romaine, Fille de Maîtresse de la Ville & Fauxbourgs, ou Apprentisse ; sçavoir, d'une année chez un Maître Chirurgien qui se sera particuliérement appliqué aux Accouchemens, ou de deux années chez une Maîtresse Sage-Femme, ou d'une année dans l'Hôtel-Dieu de ladite Ville, ou de trois mois dans l'Hôtel-Dieu de Paris ; ne sera admise aucune Aspirante qu'elle ne sçache lire & écrire, & qu'elle ne soit au moins âgée de vingt-quatre ans.

LXXXIV.

Les Brevets d'apprentissage qui se feront chez les Maîtres Chirurgiens ou chez les Maîtresses Sages-Femmes de la Ville & de l'Hôtel-Dieu de Roüen, seront enregistrés au Greffe de la Communauté, dans la quinzaine de la passation, en payant les droits marqués à l'article 41 ci-dessus.

LXXXV.

Les Aspirantes présenteront leurs Requêtes au Lieutenant du Premier Chirurgien, signées d'elles & de l'un des Maîtres Chirurgiens de la Ville, avec leur Extrait Baptistaire, Certificats d'Apprentissage, de vie & mœurs & Religion, l'Acte de célébration de Mariage, si elles ne sont pas Filles.

LXXXVI.

La Requête sera réponduë par le Lieutenant du Premier Chirurgien du Roi, *d'un soit communiqué aux Prévôts en charge, pour donner leur consentement ;* après quoi l'Aspirante sera tenuë de se présenter à la Chambre commune aux jour & heure marqués par le Lieutenant pour subir son Examen.

LXXXVII.

L'Aspirante sera éxaminée pendant quatre heures par le Lieutenant, les Prévôts, le Doyen, quatre autres Maîtres dont deux anciens & deux modernes, pris suivant l'ordre du Tableau, sur la matiére des Accouchemens, & si elle est jugée capable & suffisante à la pluralité des suffrages, elle sera reçuë en prêtant Serment, & en payant les droits ci-après marqués pour les réceptions des Sages-Femmes de la Ville.

LXXXVIII.

A l'égard de celles qui voudront éxercer l'art des Accouchemens dans les petites Villes, Bourgs ou Villages, il sera procédé à leur réception dans la même forme que ci-dessus, à l'exception qu'elles ne seront interrogées que par le Lieutenant, les Prévôts & le Doyen pendant deux heures, & payeront pour leur réception les droits marqués ci-après pour la réception des Sages-Femmes des petites Villes, Bourgs & Villages, en cas qu'elles en ayent les moyens, sinon, elles seront reçûës gratuitement en rapportant un Certificat de pauvreté, signé de leur Curé.

LXXXIX.

Le Greffier délivrera aux unes & aux autres une expédition en forme de leur Acte de réception, signée du Lieutenant du Premier Chirurgien, elles ne pourront changer le lieu de leur résidence sans un consentement par écrit du Lieutenant & des Prévôts.

TITRE DIXIÈME.

Des droits qui seront payés pour les différentes espèces de Réception.

LXXXX.

Droits qui seront payés pour le grand Chef-d'œuvre.

Il sera payé au Lieutenant du Premier Chirurgien pour chaque Requête la somme de trois livres.

Au Greffier aussi pour chaque Requête deux livres.

Pour les Billets de chaque convocation, au Lieutenant trois livres, & au Greffier deux livres.

Pour l'Immatricule, au Lieutenant trois livres, à chacun des Prévôts, Doyen & Greffier deux livres.

L'Aspirant consignera en outre la somme de trois cent livres pour la bourse commune.

Pour le premier Examen, au Lieutenant dix livres.

A chacun des Prévôts & Doyen quatre livres.

A chacun des Maîtres Interrogateurs trois livres.

Au Greffier quatre livres.

A chacun des Maîtres présens deux livres.

Pour chaque Acte de la semaine d'Ostéologie, pareils droits qu'au Premier Examen.

Pour chacun des huit Actes de la semaine d'Anatomie pareils droits qu'au Premier Examen.

Pour chacun des deux Actes de la semaine des Saignées & Médicamens pareils droits que ci-dessus.

Pour le dernier Examen pareils droits qu'au premier.

Pour la réception ou prestation de Serment, l'Aspirant donnera au Lieutenant du Premier Chirurgien du Roi quatre jettons.

Aux Prévôts & au Greffier à chacun trois jettons.

A chacun des Maîtres du Conseil deux jettons, & à chacun des Maîtres présens un jetton.

Et seront lesdits jettons d'argent du poids de 36 à 38 au marc.

Il sera, de plus, donné au Médecin la somme de douze livres pour ses quatre assistances, ainsi qu'il a été dit article 70 ci-dessus.

LXXXXI.

Droits pour les Réceptions par la legere Expérience.

Les Aspirans pour la legere Expérience payeront pour tous frais la somme de cent livres ; sçavoir, au Lieutenant vingt livres.

A chacun des deux Prévôts dix livres.

Au Doyen & au Greffier à chacun dix livres.

Au deux Examinateurs à chacun cinq livres.

Au Médecin six livres.

A la Bourse commune vingt-quatre livres.

LXXXXII.

Droits pour les Aggrégations.

Sera payé par les Chirurgiens qui se feront aggréger, même par les gagnans maîtrise quoiqu'ils ne soient assujettis qu'à un seul Examen, le tiers des droits qui sont fixés ci-dessus pour chacun des Actes du grand Chef-d'œuvre, à l'exception de la bourse commune qui sera payée en entier.

LXXXXIII.

Droits pour les Experts.

Les Experts, soit pour les Hernies, Bandages, ou pour la cure des dents, payeront la somme de cent livres distribuable comme en l'article 91 ci-dessus.

LXXXXIV.

Droits pour la Réception des Sages-Femmes.

Les Sages-Femmes qui seront admises à la Maîtrise pour la Ville, payeront pour tous droits la somme de soixante livres, distribuable comme il suit :

Au Lieutenant dix livres, à chacun des Prévôts cinq livres, au Doyen & Greffier à chacun pareille somme de cinq livres, aux quatre autres Examinateurs à chacun quatre livres, à la bourse commune quatorze livres.

LXXXXV.

A l'égard des Sages-Femmes qui seront admises à la Maîtrise pour les petites Villes, Bourgs ou Villages du ressort du Bailliage de Roüen, elles payeront pour tous frais la somme de vingt livres si elles n'ont point de Certificats de Pauvreté.

Sçavoir, au Liéutenant cinq livres, aux Prévôts chacun deux livres dix sols.

Au Doyen & au Greffier aussi à chacun deux livres dix sols, à la bourse commune cinq livres.

LXXXXVI.

Défenses sont faites d'éxiger de plus grands droits que ceux ci-dessus spécifiés, même de recevoir aucun présent ni repas, à peine de concussion et de restitution du quadruple.

LXXXXVII.

De la Police générale qui doit s'observer dans la Ville,
Fauxbourgs, Banlieuë, Bailliage & Vicomté de Roüen
par tous ceux qui éxerceront la Chirurgie ou partie d'icelle.

Il ne sera plus doresnavant reçu aucun Chirurgien pour les Fauxbourgs et Dernetal, qu'ils ne subissent les Actes ci-dessus prescrits pour le grand Chef-d'œuvre, à l'effet de ne faire qu'un seul & même Corps avec la Communauté des Maîtres Chirurgiens de Roüen ; mais à l'égard de ceux qui auront été reçus pour lesdits Fauxbourgs et Dernetal avant le présent Réglement, ils continuëront, eux & leurs Veuves, d'éxercer l'Art de Chirurgie sans être aggrégés à ladite Communauté, si bon ne leur semble, ainsi et de la même maniére qu'il en été usé jusqu'à présent.

LXXXXVIII.

Au cas que quelques-uns desdits Chirurgiens des Fauxbourgs & Dernetal désirent d'être aggrégés à la Communauté des Chirurgiens de Roüen, ils pourront se présenter à cet effet dans six mois pour tout délai à compter du jour de l'enregistrement des présents Statuts, & seront reçus en subissant seulement l'Examen prescrit au titre des Aggrégations ci-dessus, & en payant les droits portés pour les Aggrégations, article 92, passé lequel tems ils ne pourront plus être admis dans ladite Communauté qu'en subissant les Actes & en payant tous les droits du grand Chef-d'œuvre.

LXXXXIX.

Le Lieutenant du Premier Chirurgien du Roi & les Prévôts feront célébrer le Service Divin en telle Eglise qu'ils trouveront à propos; sçavoir, les premieres Vêpres la veille de Saint Côme & Saint Damien, une Messe solemnelle, Vêpres, Sermon & Salut ledit jour de Saint Côme & Saint Damien & un Service le lendemain pour le repos des ames des défunts Confréres, auxquels Services lesdits Officiers & Maîtres de la Communauté seront tenus d'assister sous peine de vingt sols d'amende au profit de la Confrérie, si ce n'est par maladie ou autre cause légitimement prouvée.

C.

Sera payé une fois seulement tant pour les dépenses à faire pour le Service Divin, mentionné en l'article 99 ci dessus, que pour l'entretien de la Chambre commune & autres frais; sçavoir, par chaque Maître de la Communauté qui sera reçu par le grand Chef-d'œuvre, quarante livres; par ceux reçu par la legere expérience, Herniaire, Dentistes dix livres, & par les Privilégiés & Sages-Femmes une livre dix sols.

CI.

Les Prévôts en charge feront leurs visites toutes & quantes fois ils le croiront nécessaires, même les Fêtes & Dimanches, dans les Maisons particuliéres, Palais, Maisons, Hôtels, Colléges, Prisons, Enclos, Communautés Religieuses et autres lieux privilégiés ou prétendus tels, & ce en vertus de l'Ordonnance du Lieutenant général de Police, & accompagnés d'un de ses Officiers pour découvrir & vérifier les contraventions au présent Réglement. Les Prévots ne pourront faire aucun accommodement avec les contrevenans sans l'avis du conseil.

CII.

Le Lieutenant du Premier Chirurgien fera tous les ans une visite, assisté du Greffier, chez tous les Maîtres en Chirurgie de

la Communauté, les Veuves de Maîtres & leurs Privilégiés pour
voir s'il ne se commet point d'abus, tant par rapport aux
Apprentifs qu'autrement ; chacun de ceux chez qui la visite se
fera, payera ; sçavoir, au Lieutenant deux livres, & au Greffier
une livre.

CIII.

Sera pareillement fait une visite tous les ans par le Lieutenant, accompagné par un des Prévôts en charge seulement,
chez tous les Chirurgiens des Villes, Bourgs & Villages & lieux
du ressort du Bailliage de Roüen, aux fins d'éxaminer s'ils
observent éxactement les Statuts & Réglemens, s'ils sont munis
des Médicamens simples & composés, & des instrumens nécessaires à leur Art, comme aussi pour entendre les Plaintes
qu'on pourroit rendre contre les contrevenans, en dresser Procès verbal, & ensuite faire leur rapport aux Juges des lieux,
pour y être par eux pourvû suivant l'éxigence des cas, & sera
payé au Lieutenant par chaque Chirurgien deux livres pour
ladite visite à son profit, & au Prévôt six livres pour le profit
de la bourse commune & acquittement des charges de la Communauté, suivant l'usage observé jusqu'ici. Les Maîtres de la
Ville seront dispensés du payement de ladite somme attendu
l'obligation qui leur est imposée par l'article 37 ci-dessus, de
répartir entr'eux, par portions égales, l'excédent de la dépense
sur la recette.

CIV.

Défenses sont faites à tous les Maîtres en Chirurgie de ladite
Communauté de consulter avec d'autres Chirurgiens que ceux
qui seront admis & reçus, à peine d'amende et d'interdiction,
comme aussi tant aux Maîtres de ladite Communauté qu'aux
Chirurgiens qui pourront être revêtus de quelque charge ou
office que ce soit, de lever aucun Appareil posé par d'autres
Maîtres, à moins qu'il n'y eût un péril évident de la part du
malade, qu'en présence de celui qui aura posé l'Appareil, ou
après une Sommation à lui bien & dûement faite, à peine d'interdiction & de cinq cent livres d'amende ; ladite amende
applicable, moitié à l'Hôpital général & l'autre moitié à la Communauté, & seront tenus les Maîtres qui auront posé l'Appa-

reil, de répondre & de satisfaire auxdites Sommations sous lesdites peines.

CV.

Il est enjoint sous les peines portées par les Ordonnances & Réglemens, à tout Chirurgien qui sera appelé pour visiter & traiter les malades, d'en donner avis aux Curés des Paroisses ou autres personnes par eux proposées, aussi-tôt que les maladies ou blessures paroîtront dangereuses.

CVI.

L'ouverture des Cadavres ne pourra être faites que par des Maîtres de la Communauté, & il ne pourra y être procédé, depuis le mois d'Avril jusqu'au premier Octobre, que douze heures au moins après la mort, & depuis le premier Octobre jusqu'au premier Avril, que vingt-quatre heures après ; ceux qui décéderont subitement ne pourront être ouverts en toutes saisons que vingt-quatre heures après, s'il n'en est autrement ordonné par Justice.

CVII.

Les Veuves des Maîtres de ladite Communauté qui voudront faire exercer la Chirurgie dans la Ville & Fauxbourgs de Roüen, pourront avoir Boutique ouverte sans être obligées d'y résider, & seront tenuës de présenter au Lieutenant du Premier Chirurgien & aux Prévôts en charge, un Garçon qui sera par eux éxaminé sans frais, & s'ils le jugent suffisant & capable, son nom sera inscrit dans un Registre particulier qui sera tenu à cet effet par le Greffier, auquel sera payé par ledit Garçon une livre pour le droit d'enregistrement, & ne pourront lesdits Garçons faire aucune Opération décisive, ni lever aucun Appareil par eux posé en occasion grave & importante, sans appeller un des Maîtres & prendre son avis, qu'il sera obligé de lui donner gratuitement pour la premiere & seconde visite seulement, & faute par ledit Garçon de se conformer aux présentes dispositions, il sera condamné en cinquante livres d'amende.

CVIII.

Les Garçons ainsi agréés seront tenus de se présenter une fois l'an à la Chambre commune, accompagnés des Veuves dont ils tiendront les Boutiques ; sçavoir, depuis le premier jour de Janvier jusqu'au dernier Mars suivant, à l'effet d'y faire renouveller leur enregistrement, faute dequoi & ledit tems passé, ils ni seront plus reçus ; & ne pourront lesdits Garçons, ni Veuves qui les auroient employés, tenir Boutiques ouverte pendant ladite année, & pour ce nouvel enregistrement, sera payé au Greffier pareil droit qu'en l'article précédent.

CIX.

En cas que le Lieutenant du Premier Chirurgien et les Prévôts estiment que les Garçons présentés par les Veuves ne doivent point être agréés, ou qu'après l'avoir été pour une année, il ne convienne pas de les agréer pour continuer à tenir Boutique ouverte sous le nom des mêmes Veuves, ou de quelqu'autre, soit par impéritie, mauvaise conduite ou contravention aux Réglemens, il leur sera libre de le refuser, & les Veuves seront tenuës de présenter un autre Garçon un mois après, sinon les Boutiques demeureront fermées ; & les Veuves & Garçons qui contreviendront au présent article, seront condamnés solidairement en trois cent livres d'amende applicable, moitié à l'Hôpital général, & l'autre moitié à la Communauté.

CX.

Défenses sont faites à tous Maîtres, sans exception, de faire tenir leurs Boutiques par des Garçons sous quelque prétexte que ce soit en d'autres lieux que ceux, où eux & leur Famille seront leur habituelle résidence, à peine de cinq cent livres d'amende applicable comme ci-dessus, nonobstant tous Arrêts à ce contraires, auxquels sera pour ce dérogé.

CXI.

Le Clerc de la Communauté aura par préférence le droit de placer chez les Maîtres & les Veuves des Maîtres les Garçons Chirurgiens dont ils auront besoin, auquel lesdits Garçons donneront la somme de douze sols lorsqu'ils seront agréés.

CXII.

Ne pourront les Garçons sortir de chez les Maîtres de la Communauté ou les Veuves des Maîtres sans un congé par écrit, & en cas qu'ils veuillent entrer chez un Barbier-Perruquier, ils seront tenus de déclarer aussi par écrit, au Maître Chirurgien ou à la Veuve de chez laquelle ils sortiront, qu'ils renoncent pour toujours à l'Art de Chirurgie.

CXIII.

Ceux des Garçons Chirurgiens qui sans avoir fait cette déclaration soit au Greffe du Premier Chirurgien, soit par Acte bien & dûëment signifié au Maître ou la Veuve de chez qui ils sortent, entreront chez les Barbiers-Perruquiers, ne pourront être reçus ni dans l'une ni dans l'autre Communauté, à peine de nullité de réception & de trois cent livres d'amende applicable comme ci-dessus.

CXIV.

Les Garçons qui sortiront de chez un Maître ou Veuve de Maître avec un congé par écrit, ne pourront être reçus au service d'un autre Maître ou Veuve de Maître si ce n'est du consentement de ceux d'où ils sortent actuellement, quoiqu'ils ayent des congés par écrit, & seront les Maîtres & Veuves de Maîtres qui recevront quelque Garçon au préjudice des défenses portées par le présent article, tenus de les congédier à la première requisition qui leur en sera faite par les Maîtres ou Veuves de Maîtres dont lesdits Garçons auront quitté le service, le tout à peine de deux cent livres d'amende applicable comme ci-dessus, & en cas que lesdits Garçons sortent de chez les Maîtres ou veuves sans un congé par écrit, ils ne pourront servir dans une autre Boutique de la Ville et Fauxbourgs que six mois après.

CXV.

Les Barbiers-Perruquiers qui retiendront à leur service un Garçon sortant de chez un Maître Chirurgien ou Veuve de Maître, au préjudice de la requisition qui leur en sera faite à la requête dudit Maître ou Veuve que le Garçon aura quitté, seront condamnés en deux cent livres d'amende applicable comme ci-dessus, à moins que lesdits Garçons ne se soient conformés à l'article 112 ci-dessus.

CXVI.

Pourront les Prévôts de la Communauté des Chirurgiens aller
en visite pour fait de contravention, chez les Barbiers-Perruquiers, en se faisant assister de l'un des Syndics des Perruquiers, comme aussi pourront les Syndics des Maîtres Perruquiers aller en visite pour le même fait, chez les Maîtres
Chirurgiens en se faisant assister de l'un des Prévôts desdits
Maîtres Chirurgiens, & en cas de refus par les uns ou les autres,
passer outre à ladite visite après une Sommation préalablement faite, en se faisant assister d'un Huissier ou Sergent,
sans néanmoins que lesdits Syndics des Maîtres Perruquiers
puisse visiter dans les Chambres ou endroits où lesdits Maîtres
Chirurgiens déclareront avoir des malades.

CXVII.

Les Sages-Femmes seront tenuës de mettre leurs noms au
bas de leurs Enseignes. Défenses à elles d'en inscrire d'autres
& de mettre d'autres marques extérieures. Plusieurs Sages-
Femmes ne pourront demeurer dans la même maison si ce
n'est du consentement de la plus ancienne dans la maison.

CXVIII.

Aucun ne pourra faire imprimer, afficher ou débiter tel
reméde que ce soit, dépendant de la Chirurgie, s'il n'est muni
d'un Brevet de la commission. Ne pourront les Brevets être
accordés que pour le tems & espace de trois années, passé
lequel tems ceux qui les auront obtenus seront obligés de les
faire renouveller, & pour éviter toute surprise dans le public
de la part des distributeurs desdits remédes, ils n'en pourront
débiter aucun dans la Ville, Fauxbourgs & Banlieuë de Roüen
qu'après que leurs Brevets auront été éxaminés & visés par le
Lieutenant du Premier Chirurgien du Roi & qu'ils n'ayent obtenus, en conséquence, la permission du Lieutenant général de
Police, de vendre et distribuer leurs Remédes. Ceux qui obtien-
dront lesdites permissions seront tenus d'exprimer dans leurs
Placards, Affiches ou Billets, leurs noms & demeures à peine de
cinquante livres d'amende ; & les Imprimeurs qui imprime-
ront lesdits Placards et Billets seront tenus d'y faire mention

desdites permissions, & d'exprimer leurs noms & demeures à peine de punition éxemplaire, tant contre lesdits Imprimeurs, que contre les Afficheurs & Colporteurs.

CXIX.

Toutes les amendes & intérêts encourus pour raison des contraventions aux présens Réglemens prononcés par les Juges, seront éxécutés par corps, & remis entre les mains du Receveur de la Communauté qui sera tenu de s'en charger dans son compte de recette.

CXX.

Les présens Statuts seront éxécutés selon leur forme et teneur, nonobstant toutes Déclarations, Statuts, Arrêts et Réglemens qui pourroient être contraires; & les contestations qui pourront s'élever, soit sur l'éxécution d'iceux, oppositions, ou sous quelque prétexte que ce soit, tant de la part d'aucuns Maîtres Chirurgiens & autres particuliers, même du chef de quelques autres Communautés ou des personnes privilégiées ou prétenduës telles, même par rapport à l'étenduë de leurs Priviléges, soit personnels, soit réels, seront portés en premiere instance devant le Lieutenant général de Police de la Ville de Roüen entre les personnes domiciliées dans ladite Ville & Fauxbourgs d'icelle ; & à l'égard des contestations qui naîtront dans les petites Villes, Bourgs & Villages du ressort du Bailliage de Roüen, elles seront portées audit Bailliage, & par appel dans l'un & l'autre cas en la Cour de Parlement de ladite Ville, sans néanmoins déroger aux droits du Premier Chirurgien du Roi, de son Lieutenant, Greffier & Commis portés par l'Edit du mois de Septembre mil sept cent vingt-trois, & par les Déclarations du vingt-quatre Février 1730, & trois Septembre 1736, lesquelles seront éxécutées, & les contestations, à ce sujet, seront portées en la Grand-Chambre du Parlement de Paris conformément à la Déclaration du vingt-cinq Août 1715.

Fait & arrêté au Conseil d'Etat du Roi, Sa Majesté y étant, tenu à Versailles le vingt-un Février mil sept cent cinquante-six. *Signé*, PHELYPEAUX.

Lesdits Statuts ont été registrés ès Registres de la Cour pour être exécutés selon leur forme & teneur, & jouïr par les Impétrans de l'effet & contenu d'iceux aux modifications portées en l'Arrêt de la Cour du quatorze de ce mois. A Roüen, en Parlement, la Grand-Chambre assemblée, le trente-un Juillet mil sept cent soixante-deux.

Par la Cour, Signé, AUZANET.

VU par Nous GERMAIN PICHAULT DE LA MARTINIERE, Conseiller, Premier Chirurgien du Roi, Chef de la Chirurgie du Royaume, & Président de l'Académie Royale de Chirurgie, le présent projet de Statuts pour la Communauté des Maîtres en Chirurgie de la Ville de Roüen contenus en cent vingt articles, Nous estimons, sous le bon plaisir de Sa Majesté, qu'ils peuvent être accordés à ladite Communauté comme renfermant les dispositions les plus sages pour le bon ordre, la discipline & les progrès de la Chirurgie dans ladite Ville et Bailliage de Roüen. Fait à Versailles le quinze Septembre mil sept cent cinquante-deux.

Signé, LA MARTINIERE.

EXTRAIT D'ARREST DE LA COUR

Portant modification des Articles 9, 29, 30, 74, 81, 91, 93, 102,
103, 107, 116 & 118,
des Statuts des Chirurgiens de la Ville, Fauxbourgs & Banlicuë
de Roüen.
Du 22 Mars 1760.

LOUIS, par la grace de Dieu, Roi de France & de Navarre : A tous ceux qui ces Présentes Lettres verront. SALUT ; sçavoir, faisons que cejourd'hui la Cause dévolute en notre Cour de Parlement de Roüen. Entre le Sieur Louis-Augustin Dambrin, Lieutenant de notre Premier Chirurgien en la Communauté des Maîtres en Chirurgie de la Ville de Roüen, demandeur en enregistrement de Lettres patentes, portant confirmation des

Statuts pour ladite Communauté, données à Versailles, au mois de Février mil sept cent cinquante-six : défendeur de Requête d'opposition formée contre l'enregistrement desdits Statuts, en date des cinq Mai mil sept cent cinquante-six, & vingt Janvier mil sept cent cinquante-sept ; demandeur en Requête du dix-neuvième jour de Juin mil sept cent cinquante-neuf, & défendeur de celle du vingt Février audit an, d'une part ; les Sieurs Prévôts & Maîtres en Chirurgie de ladite Ville de Roüen, demandeurs en éxécution d'Arrêt de notre Cour du quatorzième jour de Mai mil sept cent cinquante-six, en ladite requête d'opposition par eux formée contre l'enregistrement desdits Statuts, en date du cinq Mai mil sept cent cinquante-six ; autrement demandeurs en ladite Requête du vingt Février mil sept cent cinquante-neuf, & défendeurs de celle du dix-neuf Juin suivant d'autre part ; & la Communauté des Maîtres Perruquiers, Barbiers, Etuvistes de la Ville, Fauxbourgs & Banlieuë de Roüen, aussi demandeurs en ladite Requête d'opposition formée par eux contre ledit enregistrement, en date du vingt Janvier mil sept cent cinquante-sept, encore d'autre part. Vu, &c. Ouï le rapport du Sieur Guenet de Saint Just, Conseiller, Commissaire : Tout considéré. NOTREDITE COUR, par son Jugement & Arrêt, faisant droit sur les Ecritures, Requêtes & Conclusions des Parties, le tout joint, a reçu & reçoit la Communauté en l'Art de Chirurgie de ladite Ville, opposante à l'enregistrement des Articles neuf, vingt, vingt-neuf, trente, soixante-quatorze, quatre-vingt-un, quatre-vingt-onze, quatre-vingt-treize, cent deux, cent trois & cent dix-huit des Statuts de ladite Communauté, faisant droit sur son opposition.

En ce qui touche l'Article IX, a maintenu & maintien lesdits Chirurgiens dans le droit d'éxercer la Barberie comme par le passé, aux termes des Arrêts et Réglemens.

En ce qui touche l'Article XX, a ordonné que le Conseil pourra seulement traiter, dans les Assemblées de chaque mois, des affaires de la Communauté, & ne pourra délibérer par écrit sans une assemblée générale de ladite Communauté.

En ce qui touche les Articles XXIX & XXX, qu'il sera libre à ladite Communauté de démontrer publiquement & gratuitement comme par le passé, sauf à ladite Communauté à se reti-

rer par devers Nous pour obtenir l'établissement de Démonstrateurs, conformément à ce qui se pratique pour la ville de
Paris, en éxécution des Lettres patentes du mois de Septembre
mil sept cent vingt-quatre.

En ce qui touche l'Article LXXIV, faisant droit à l'opposition
sur ledit Article, en tant qu'il n'y est pas porté que la Communauté sera convoquée, aux fins d'assister à l'Examen des Aspirans pour la légère Expérience ; a maintenu & maintien ladite
Communauté dans le droit d'assister, par assemblée générale, à
l'Examen & Réception desdits Aspirans ; à l'effet de quoi convocation sera duëment faite, aux fins que ladite Communauté
soit duëment avertie de l'Examen & Réception d'iceux.

En ce qui touche l'Article LXXXI, a ordonné & ordonne qu'il
en sera usé pour l'Examen & Réception des Aspirans, Dentistes
& Herniaires comme en l'Article soixante-quatorze.

En ce qui touche les Articles LXXXXI & LXXXXIII, a
ordonné que des cent livres portées au Tarif, il en sera payé ;
sçavoir, au Lieutenant de notre Premier Chirurgien, pour l'Examen & Réception desdits Dentistes & Herniaires, la somme de
vingt livres, aux deux Prévôts chacun quatre livres, au Greffier dix livres, au Doyen trois livres, au Médecin six livres, aux
Maîtres présens lors desdits Examen & Réception chacun une
livre, & le surplus de ladite somme de cent livres, sera mise
dans la Bourse commune.

En ce qui touche l'Article CII, faisant droit sur l'opposition
audit Article, en tant que par icelui les Prévôts ne sont pas
maintenus dans le droit & usage de faire les visites dans la
ville de Roüen, conformément aux Edits de mil six cent quatre-
vingt-onze, mil six cent quatre-vingt-douze & mil sept cent
quarante-cinq ; & en tant que par ledit Article il est attribué
audit Lieutenant la somme de deux livres, & une livre à son
Greffier pour la visite qu'il feroit tous les ans chez les Maîtres
en Chirurgie, les Veuves desdits Maîtres & leurs Privilégiés ; a
maintenu & maintien lesdits Prévôts dans le droit de faire lesdites visites comme par le passé, & conformément auxdits
Edits ; pourra néanmoins ledit Lieutenant, assisté de son Greffier, en faire de sa part sans pouvoir éxiger aucun émolument,
ni pour lui ni pour son Greffier.

En ce qui touche l'Article CIII, faisant droit sur l'opposition audit Article, en tant que par icelui lesdits Prévôts ne sont pas maintenus dans le droit & usage de faire les visites dans les Campagnes, & en tant que par ledit Article il est attribué la somme de deux livres audit Lieutenant pour celles qu'il feroit tous les ans chez les Chirurgiens desdits Lieux ; a maintenu lesdits Prévôts dans le droit de faire lesdites visites comme par le passé ; pourra cependant ledit Lieutenant en faire de son chef sans pouvoir éxiger aucun émolument.

En ce qui touche l'Article CXVIII, a maintenu lesdits Prévôts dans le droit d'éxaminer, conjointement avec ledit Lieutenant, les Brevets de la commission.

Faisant droit sur la demande formée par la Requête de la Communauté desdits Chirurgiens du quatre Août mil sept cent cinquante-sept ; a ordonné & ordonne qu'à l'avenir, il y aura deux Registres qui seront fournis par la dite Communauté, & paraphés gratuitement par ledit Lieutenant, dont l'un servira pour transcrire les Délibérations, & l'autre pour transcrire les Avis des Maîtres Chirurgiens qui ont délibéré.

Ordonne en outre que le Greffier sera tenu de délivrer gratuitement & sans frais, des copies desdites Délibérations & Avis des Maîtres lorsqu'il en sera requis, parce que néanmoins il ne pourra délivrer les copies des Avis des Maîtres que quand il y sera autorisé par la Communauté ou par Justice.

Faisant droit sur les plus amples conclusions de notre Procureur général, vû les réponses & obéissances dudit Dambrin à ses interpellations, a mis & met ledit Dambrin hors de Cour à cet égard.

A reçû et reçoit pareillement les Maîtres et Gardes Perruquiers opposans aux Articles cent sept & cent seize desdits Statuts ; faisant droit sur ladite opposition, ensemble sur les Requêtes & conclusions desdits Perruquiers & desdits Chirurgiens, a ordonné que les Veuves desdits Maîtres Chirurgiens seront tenuës de résider dans les lieux & maisons où elles feront valoir leurs Priviléges, sans pouvoir en user par location ; a maintenu & maintien lesdits Perruquiers dans le droit d'aller en visite chez les Chirurgiens, parce qu'en cas de déclation de la part desdits Chirurgiens d'avoir des Malades dans leurs Chambres, & sous ce prétexte en refuseroient l'ouverture, le fait sera vérifié sur le champ par le Prévôt des Chirurgiens qui assistera à ladite visite, lequel Prévôt ne pourra entrer dans les dites Chambres qu'autant qu'il sera nécessaire pour apercevoir le Malade, & sera tenu de se retirer incontinent & sans éxaminer qu'elle est la figure & son état.

Ordonne au surplus que lesdits Statuts seront enregistrés ès Registres de notre Cour, pour être éxécutés selon leur forme & teneur, aux modifications portées au présent Arrêt.

Faisant droit sur la demande portée en la Requête de la Communauté des Chirurgiens, du vingt-quatre avril mil sept cent cinquante-huit, a permis & permet à ladite Communauté d'employer dans ses comptes les frais & débours que les Lettres de Cachet ont occasionnés comme frais de Communauté.

Faisant droit sur la demande dudit Dambrin Lieutenant, portée par sa Requête du premier Juillet mil sept cent cinquante-sept, tendante à ce que les frais auxquels l'opposition de ladite Communauté avoit donné & donne lieu, lui seront passés en compte de Communauté ; à accordé Acte à ladite Communauté de son consentement, porté en sa Requête du quatre Août suivant ; & en conséquence, ordonne que les frais de la Requête du quinze Mars mil sept cent cinquante-six, seront passés audit Dambrin Lieutenant, comme frais de Communauté ; a condamné & condamne ledit Dambrin Lieutenant, personnellement aux dépens faits depuis le vingt-quatre Avril mil sept cent cinquante-huit, envers ladite Communauté ; a condamné la Communauté desdits Chirurgiens, envers celle des Perruquiers, aux dépens pour leur fait & regard ; & sur les autres demandes & conclusions des Parties, icelles mises hors de Cour : condamne la Communauté desdits Chirurgiens en vingt-deux heures de Vacations extraordinaires, lesquelles elle est autorisée d'employer dans ses comptes comme frais de Communauté. A condamné ledit Dambrin personnellement en sept heures de vacations extraordinaires, huit autres heures desdites vacations remises aux Parties ; payeront ladite Communauté des Chirurgiens, & ledit Dambrin, le rapport & coût du présent Arrêt, à proportion des vacations auxquelles ils sont condamnés. Si donnons en Mandement, &c.

Signifié aux Procureurs le 18 Avril 1760, le même jour au Sieur Dambrin Lieutenant, & à la Communauté des Maîtres Perruquiers.

EXTRAIT D'ARREST DE LA COUR

Rendu entre la Communauté des Chirurgiens de Roüen,
& Messieurs les Administrateurs de l'Hôtel-Dieu.

Du 14 Juillet 1762.

LOUIS, par la grace de Dieu, Roi de France & de Navarre : A tous ceux qui ces présentes Lettres verront. SALUT ; sçavoir, que cejourd'hui la Cause dévolute en notre Cour de Parlement de Roüen. Entre la Communauté des Maîtres en l'Art de Chirurgie de la Ville de Roüen, demanderesse en enregistrement de leurs Statuts du mois de Février mil sept cent cinquante-six, & défenderesse de Requête d'opposition formée contre ledit enregistrement, en date du deux Juin mil sept cent soixante d'une part, & les Sieurs Gouverneurs et Administrateurs de l'Hôtel-Dieu de cette Ville, demandeurs en ladite Requête d'opposition, d'autre part. Vu, &c. Ouï le rapport du Sieur Guenet de Saint Just Conseiller-Commissaire : Tout considéré : NOTREDITE COUR a reçu & reçoit lesdits Gouverneurs & Administrateurs de l'Hôtel-Dieu, opposans aux Articles trente-deux, soixante-dix-neuf, quatre-vingt-dix, quatre-vingt-douze des Statuts du mois de Février mil sept cent cinquante-six ; faisant droit sur leur opposition, a ordonné et ordonne que conformément aux Lettres Patentes du quinze Janvier mil sept cent trente-huit, le gagnant Maîtrise aura la liberté d'ouvrir la Boutique ainsi que les autres Maîtres, sans aucun nouvel Examen, en rapportant les Certificats desdits Administrateurs des six années de service par lui rendus à leur satisfaction, & à la charge d'être tenu de continuer pendant six autres années à servir les Pauvres dans ledit Hôtel-Dieu, ou autre Maison de santé en cas de peste, ou autres maladies contagieuses seulement ; parce que néanmoins dans le cas où ledit gagnant Maîtrise voudroit se faire aggréger à la Communauté desdits Chirurgiens, il sera tenu de se conformer à ce qui est porté dans lesdits Statuts du mois de Février mil sept cent cinquante-six, aux Articles soixante-dix-neuf, quatre-vingt-dix, quatre-vingt-douze, dépens compensés entre les Parties, payeront les Administrateurs le coût du présent Arrêt. Si donnons en Mandement, &c.

Signifié le 22 Juillet 1762, à Procureur, & le 24 à Messieurs les Administrateurs.

ARREST DE LA COUR

Portant enregistrement des Statuts & Lettres Patentes de la confirmation d'iceux aux modifications y référées.

Du 31 Juillet 1762.

Extrait des Registres de la Cour de Parlement de Roüen.

VU par la Cour, la Grand'Chambre assemblée, les Lettres Patentes accordées par le Roi, à Versailles au mois de Février mil sept cent cinquante six, à la Communauté des Maîtres en l'Art de Chirurgie de la ville de Roüen & ressort du Bailliage de ladite Ville, par lesquelles Sa Majesté approuve, autorise & confirme les Statuts et Réglemens faits pour ladite Communauté, contenant cent vingt Articles. Veut Sadite Majesté & lui plaît qu'ils soient éxécutés, gardés & observés selon leur forme & teneur dans ladite Communauté, le tout suivant qu'il est plus au long mentionné auxdites Lettres ; Requête présentée à la Cour par ladite Communauté des Maîtres en l'Art de Chirurgie de la Ville de Roüen, tendante à ce qui lui plaise ordonner que lesdits Statuts & Lettres Patentes seront registrés ès Registres de la Cour pour être éxécutés selon leur forme & teneur, aux modifications portées aux Arrêts de la Cour des vingt-deux Mars mil sept cent soixante, & quatorze de ce mois ; Ordonnance de la Cour étant au bas de ladite Requête en date du vingt-six de cedit mois, portant soit communiqué au Procureur général du Roi ; les conclusions d'icelui, & ouï le rapport du Sieur Guenet de Saint Just, Conseiller-Commissaire : Tout considéré.

10

LA COUR, la Grand'Chambre assemblée, a ordonné &
ordonne que lesdits Statuts & Lettres Patentes de confirmation
d'iceux seront registrés ès Registres de la Cour pour être éxécutés selon leur forme & teneur, & jouïr par les Impétrans de
l'effet & contenu d'iceux, aux modifications portées en l'Arrêt
de la Cour du quatorze de ce mois. A Roüen, en Parlement, le
trente-un Juillet mil sept cent soixante-deux.

Par la Cour. *Signé*, AUZANET.

Collationné. *Signé*, Fouet.

*Le présent Arrêt a été registré sur les Registres du Greffe du
Siége de la Police du Bailliage de Roüen, en conséquence de la Sentence dudit Siége de cejourd'hui vingt-quatre Août mil sept cent
soixante-deux, par nous Greffier en chef audit Siége, soussigné.*

Signé, MATHEZ.

SENTENCE DE POLICE,

Portant enregistrement desdits Statuts.

Du 24 Août 1762.

L'AN de grace mil sept cent soixante-deux, le vingt-quatriéme
jour d'Août, en la Chambre de Police du Bailliage de Roüen ;
devant Nous JEAN-CLAUDE TRUGARD, Conseiller du Roi,
Lieutenant général de Police audit Bailliage, Ville & Vicomté
de Roüen : Sur la Requête à Nous présentée par les Lieutenants
& Prévôts du Collége de Chirurgie de cette Ville ; contenant
qu'ils ont obtenu de Sa Majesté un corps de Statuts, contenant
cent vingt Articles, en date du vingt-un Février mil sept cent
cinquante-six, avec les Lettres patentes y attachées, en vertu
desquels ils auroient obtenu deux Arrêts du Parlement des
vingt-deux Mars mil sept cent soixante, & quatorze Juillet dernier, portant modification sur plusieurs Articles desdits Statuts, en vertu desquels ils auroient été enregistrés au Parlement,
aux modifications portées en l'Arrêt du quatorze Juillet dernier, par arrêts de ladite Cour du trente-un dudit mois de Juillet ; & comme ils désirent pour la pleine éxécution desdits Sta-

tuts les faire enregistrer en ce Siége, ils Nous auroient donné ladite Requête, tendante pour les Causes y contenës à ce qu'il Nous plaise, vû lesdits Statuts, Lettres Patentes et Arrêt de la Cour y attachés, ordonner sur les conclusions du Procureur du Roi qu'ils seroient registrés au Greffe de ce Siége, & leur permettre de les faire lire, publier & afficher par-tout où besoin sera. Vû ladite Requête, signés Thibault, Quesnay & Leger, & de Maître de la Neuville, Procureur. Notre ordonnance étant ensuite du vingt de ce mois, d'être ladite Requête, Statuts et Arrêts y joints communiqués au Procureur du Roi. Les Statuts accordés par le Roi le vingt Février mil sept cent cinquante-six, pour servir de Réglemens à la Communauté des Maîtres en Chirurgie de la Ville, Fauxbourgs et Bailliage de Roüen, contenant cent vingt Articles : Lettres patentes accordées par le Roi sur lesdits Statuts données à Versailles au mois de Février mil sept cent cinquante-six, signés par le Roi, Phelipeaux. Arrêt de la Cour du vingt-deux Mars mil sept cent soixante, rendu entre le sieur Louis-Augustin Dambrin Lieutenant du Sieur Premier Chirurgien du Roi en ladite Communauté des Chirurgiens, demandeur en enregistrement desdits Statuts, & la Communauté des Maîtres Barbiers, Perruquiers, Baigneurs, Etu_ vistes de cette Ville, Fauxbourgs & Banlieuë, qui ordonne, entr'autres choses, que lesdits Statuts seront registrés au Greffe de la Cour pour être éxécutés selon leur forme & teneur, aux modifications portées par ledit Arrêt. Autre Arrêt de la Cour du quatorze Juillet dernier, rendu entre ladite Communauté des Chirurgiens de cette Ville, demanderesse en enregistrement desdits Statuts, & les Sieurs Gouverneurs & Administrateurs de l'Hôtel-Dieu de cette Ville, opposans à iceux. Autre Arrêt de la Cour du trente-un Juillet dernier, portant que lesdits Statuts & Lettres de confirmation d'iceux seront enregistrés ès Registres de la Cour pour être éxécutés selon leur forme & teneur, aux modifications portées par l'Arrêt de la Cour du quatorze dudit mois. Conclusions du Procureur du Roi étant ensuite de ladite Requête : Tout considéré, Nous ordonnons que lesdits Statuts & Arrêts de la Cour ci-dessus datés, seront registrés sur les Registres du Greffe de ce Siége, pour ête éxécutés selon leur forme & teneur, parce que cependant on ne pourra induire de la présente aucune approbation de notre part de l'Article cent vingt desdits Statuts en la disposition qui porte que les contestations qui naîtront dans les petites Villes seront portées audit Bailliage, lesquelles contestations, suivant les Edits et Réglemens, & nos provisions, doivent être portées devant Nous au Siége de la Police du Bailliage de Roüen, Nous réservant expressément de nous pourvoir en la Cour pour faire réformer ladite disposition, & seront lesdits Statuts et Arrêts, avec la présente, lûs, publiés & affichés, tant dans cette Ville, Bourgs & Villages de ce Bailliage, que par-tout ailleurs où il appartiendra ; & mandé au premier des Huissiers de ce Siége, autre Huissier ou Sergent royal sur ce requis, la présente bien & duëment éxécuter selon la forme & teneur, de la part desdits Sieurs Lieutenant & Prévôts du Collége de Chirurgie de cette Ville, qui l'ont requise & obtenuë : donné comme ci-dessus.

Signés, TRUGARD.

Mathez, avec paraphe.

Scellé à Roüen, le six Septembre mil sept soixante-deux.

Signé, PREVOST.

LETTRES PATENTES SUR ARRÊT

En faveur des Chirurgiens.

Du 10 Août 1756.

LOUIS par la grace de Dieu, roi de France & de Navarre : A nos amés & féaux Conseillers les Gens tenans nos Cours de Parlement & des Aydes & Finances à Roüen ; SALUT. Sur ce qui Nous a été représenté par notre cher & bien amé le Sieur de la Martiniere, notre premier Chirurgien, que les progrès que la chirurgie a faits depuis plusieurs années, sont dùs aux prérogatives & distinctions que Nous avons accordées depuis le commencement de notre régne, à ceux qui se sont adonnés à cet Art : qu'en confirmant par notre Déclaration du 24 Février 1730, l'Edit du mois de Février 1692, Nous avons autorisé les Statuts & Réglemens faits pour les Chirurgiens de nos différentes Provinces ; que suivant ces Statuts, qui éxerceront purement & simplement la Chirurgie, sont réputés éxercer un Art libéral, & doivent jouïr de tous les privilégés attachés aux Arts libéraux ; que par notre Déclaration du 24 Avril 1743, Nous avons donné des marques signalées de notre protection aux Chirurgiens de notre bonne Ville de Paris ; que notre Déclaration a rendu à cet Art le lustre et la considération qui lui sont propres, & qui cependant étoient presqu'entierement effacés par l'avilissement dans lequel il étoit tombé : qu'elle a ranimé le zéle & l'application des Chirurgiens de notre bonne ville de Paris ; les Ecoles en sont devenuës plus célébres, les Eléves qui y ont été formés, ont répandu dans nos Provinces l'esprit d'émulation qu'ils y avoient puisé : les Chirurgiens des autres Villes de notre Royaume ont bientôt été animés du même esprit ; on a vû s'établir des Ecoles publiques à Montpellier, Toulon, Bordeaux, Roüen, & tous ceux ceux qui ont embrassé cette Profession, contribuer à la gloire de leur Art par leur application à former les Sujets qui s'y destinent, & par leurs travaux multipliés pour étendre leurs connoissances & perfectionner leurs recherches : que dans la vûë de leur en marquer notre satisfaction, Nous avons, par différens Arrêts de notre Conseil, revêtus de nos Lettres patentes, déclaré les Chirurgiens de plusieurs Villes dans lesquelles ils éxerçoient purement & simplement la Chirurgie, notables Bourgeois des Villes de leur résidence, & avons ordonné qu'ils jouïroient des prérogatives attachées à cette qualité ; qu'il Nous supplioit de vouloir bien expliquer pareillement nos intentions en faveur de ceux qui s'adonnent entierement & sans aucune restriction à cet Art dans les autres Villes de notre Royaume, & de confirmer en même-tems les autres prérogatives & éxemptions, qu'il Nous a déja plû d'accorder à ceux qui éxercent cet Art & qui s'y destinent ; & desirant exciter encore plus, s'il est possible, le zéle et l'émulation de ceux qui s'adonnent à un Art si nécessaire pour la conservation de nos Sujets, persuadé que les nouvelles marques de notre protection les engageront à redoubler leurs efforts pour ne négliger aucune des connoissances qu'éxigent la Profession qu'ils ont embrassée : à quoi Nous y avons pourvû par l'Arrêt de cejourd'hui rendu en notre Conseil d'Etat, Nous y étant, pour l'éxécution duquel Nous avons ordonné que toutes Lettres nécessaires sont expédiées. A CES CAUSES, de l'avis de notre Conseil, qui a vû ledit Arrêt, dont l'Extrait est ci-attaché sous le contre-scel de notre Chancellerie, & conformément à icelui, Nous avons ordonné. & par ces Présentes signées de notre main, ordonnons que les Maîtres en l'Art & Science de Chirurgie, les Villes & Lieux où ils éxerceront purement & simplement la Chirurgie, sans aucun mêlange de méchanique & sans faire aucun commerce ou trafic, soit par eux ou par leurs Femmes, seront réputés éxercer un Art libéral, & jouïront en cette qualité des honneurs, distinctions & priviléges dont jouïssent ceux qui éxercent les Arts libéraux. Voulons et & entendons que lesdits Chirurgiens soient compris dans le nombre des notables Bourgeois des Villes & lieux de leur résidence, & qu'ils puissent à ce titre être revêtus des offices municipaux desdites Villes dans le même rang que les notables Bourgeois : défendons de les comprendre dans les Rôles d'Arts & Métiers, ni de les assujétir à la taxe de l'Industrie ; & seront lesdits Chirurgiens éxempts de la collecte de la Taille, de Guet & Garde, de Corvées & de toutes autres charges de Villes & publiques, dont sont éxempts, suivant les usages & Réglemens observés dans chaque Pro-

vince, les autres notables Bourgeois & Habitans des Villes &
lieux où ils auront leur établissement : permettons auxdits Chirurgiens d'avoir un ou plusieurs Eléves, soit pour être aidés
dans leurs fonctions, soit pour les instruire des principes de la
Chirurgie ; lesquels Eléves, au nombre de deux, seront éxempts
de tirer à la Milice, le tout à la charge, tant par lesdits Maîtres
que par leurs Elèves, d'éxercer purement & simplement la Chirurgie ; dérogeons à tous usages, coûtumes et Réglemens contraires à notredit Arrêt & à ces présentes. Si vous mandons
que ces Présentes vous ayez à faire registrer, (même en tems
de vacation) & le contenu en icelles, ensemble ledit Arrêt, éxécuter selon leur forme & teneur ; CAR tel est notre plaisir.
DONNÉ à Compiegne, le dixiéme jour d'Août, l'an de grace mil
sept cent cinquante-six, & de notre régne le quarante-uniéme.
Signé, LOUIS. *Et plus bas*, Par le Roi, *Signé* PHELYPEAUX,

*Lesdits Arrêt du Conseil & Lettres patentes ont été enregistrés
ès registres de la Cour des Comptes, Aydes & Finances de Normandie au Bureau des Comptes, pour jouïr par les Impétrans de leur
effet. Fait ce vingt-trois d'Avril mil sept cent soixante-un. Signé,*
LE JUGEUR.

*Lesdits Arrêt du Conseil & Lettres patentes ont été registrés ès
registres de la Cour des Comptes, Aydes & Finances de Normandie
au Bureau des Aydes, ce consentant le Procureur Général du Roi,
pour être éxécutés selon leur forme & teneur, aux réserves portées en
l'Arrêt de ladite Cour rendu les Bureaux assemblés en celui des
Aydes, cejourd'hui vingt-troisiéme Avril mil sept cent soixante-un.
Signé,* LE JUGEUR.

Extrait des Registres du Conseil d'Etat.

SUR la Requête présentée au Roi, étant en son Conseil, par
le sieur de la Martiniere, son premier Chirurgien, contenant
que les progrès que la Chirurgie a faits depuis plusieurs
années, sont dûs aux prérogatives & distinctions que Sa
Majesté a accordées, depuis le commencement de son régne, à
ceux qui se sont adonnés à cet Art : qu'en confirmant par la
Déclaration du 24 Février 1730, l'Edit du mois de Février 1692,

Sa Majesté a autorisé les Statuts & Réglemens faits pour les Chirurgiens des différentes Provinces ; que, suivant ces Statuts, ceux qui éxerceront purement & simplement la Chirurgie, sont réputés éxercer un Art libéral, & doivent jouïr de tous les Priviléges attachés aux Arts libéraux : que par la déclaration du 24 Avril 1743, Sa Majesté a donné des marques signalées de sa protection aux Chirurgiens de la Ville de Paris ; que cette déclaration a rendu à cet Art le lustre & la considération qui lui sont propres, & qui cependant étoient presque entierement effacés par l'avilissement dans lequel il étoit tombé ; qu'elle a ranimé le zéle & l'application des Chirurgiens de Paris : les Ecoles en sont devenuës plus célébres, les Eléves qui y ont été formés ont répandu dans les Provinces l'esprit d'émulation qu'ils y avoient puisé : les Chirurgiens des autres Villes du Royaume ont bien-tôt été animés du même esprit : on a vû s'établir des Ecoles publiques à Montpellier, Toulon, Bordeaux, Roüen, & tous ceux qui ont embrassé cette Profession, contribuer à la gloire & au progrès de leur Art, par leur application à former les Sujets qui s'y destinent & par leurs travaux multipliés pour étendre leurs connoissances & perfectionner leurs recherches ; que dans la vûë de leur en marquer sa satisfaction, Sa Majesté par différents Arrêts de son Conseil, revêtus de Lettres patentes, a déclaré les Chirurgiens de plusieurs Villes dans lesquelles ils éxerçoient purement & simplement la Chirurgie, notables Bourgeois des Villes de leur résidence, & a ordonné qu'ils jouïroient des prérogatives attachées à cette qualité : qu'il supplioit Sa Majesté de vouloir bien lui expliquer pareillement ses intentions en faveur de ceux qui s'adonnent entierement & sans restriction à cet Art dans les autres Villes du Royaume, & de confirmer en même tems les autres prérogatives & éxemptions qu'il a déja plû à Sa Majesté d'accorder à ceux qui éxercent cet Art ou qui s'y destinent... Requeroit à ces causes, le Suppliant, qu'il plût à Sa Majesté ordonner que les Maîtres en l'Art & Science de Chirurgie des Villes & lieux du Royaume qui éxerceront purement & simplement la Chirurgie sans aucun mêlange de Profession mécanique & sans faire aucun commerce ou trafic, soit par eux ou par leurs Femmes, seront réputés éxercer un Art libéral &

scientifique, & jouïront en cette qualité des honneurs, distinctions et priviléges dont jouïssent ceux qui éxercent les Arts
libéraux ; que lesdits Chirurgiens seront compris dans le
nombre des notables Bourgeois des Villes & lieux de leur résidence, & pourront à ce titre être revêtus des Offices municipaux desdites Villes dans le même rang que les notables Bourgeois; qu'ils seront éxempts de la Collecte de la Taille et Guet &
Garde, de Corvées & de toutes autres Charges de Villes &
publiques, dont sont éxemps, suivant les usages et Réglemens
observés dans chaque Provinces, les autres notables Bourgeois
& Habitans des Villes & lieux où ils auront leur établissement ;
que lesdits Chirurgiens pourront avoir ou ou plusieurs Eléves,
soit pour être aidés dans leurs fonctions, soit pour les instruire
des principes de la Chirurgie, lesquels Eléves seront éxempts
de tirer à la Milice ; le tout à la charge, tant par lesdits Maîtres
que par leurs Eléves, d'éxécuter purement & simplement la Chirurgie. Et Sa Majesté désirant exciter encore plus, s'il est possible, le zéle & l'émulation de ceux qui s'adonnent à un Art si
nécessaire pour la conservation de ses Sujets, persuadée que
les nouvelles marques de sa protection les encourageront à
redoubler leurs efforts pour ne négliger aucune des connoissances qu'éxige la Profession qu'ils ont embrassée ; à quoi
étant nécessaire de pourvoir : oüï le rapport du Sieur Peirene
de Moras, Conseiller d'Etat & ordinaire au Conseil royal, Contrôleur général des finances, LE ROI ETANT EN SON CONSEIL, a
ordonné et ordonne que les Maîtres en l'Art & Science de Chirurgie des Villes et lieux où ils éxerceront purement & simplement la Chirurgie, sans aucun mêlange de Profession mécanique,
& sans faire aucun commerce ou trafic, soit par eux ou par leurs
Femmes, seront réputés éxercer un Art libéral & scientifique,
& joüiront en cette qualité des honneurs, distinctions & priviléges dont jouïssent ceux qui éxercent les Arts libéraux : veut
& entend Sa Majesté que lesdits Chirurgiens soient compris
dans le nombre des notables Bourgeois des Villes & lieux de
leur résidence, & qu'ils puissent à ce titre être revêtus des
Offices municipaux desdites Villes, dans le même rang des
notables Bourgeois : défend Sa Majesté de les comprendre dans
les Rôles d'Arts et Métiers, ni de les assujettir à la taxe de l'In-

dustrie, & seront lesdits Chirurgiens éxempts de la collecte de la Taille, de Guet & Garde, de Corvées & de toutes autres charges de Ville & publiques, dont sont éxempts, suivant les usages & Réglemens observés dans chaque Province, les autres notables Bourgeois & Habitans des Villes & lieux où ils auront leur établissement : permet Sa Majesté auxdits Chirurgiens d'avoir un ou plusieurs Eléves, soit pour être aidés dans leurs fonctions, soit pour les instruire des principes de la Chirurgie ; lesquels Eléves, au nombre de deux, seront éxempts de tirer à la Milice ; le tout à la charge, tant par lesdits Maîtres que par leurs Eléves, d'éxercer purement & simplement la Chirurgie : dérogeant Sa Majesté à tous usages, coûtumes et Réglemens contraires au présent Arrêt qui sera exécuté selon la forme & teneur, & sur lequel toutes Lettres nécessaires seront expédiées. Fait au Conseil d'Etat du Roi, Sa Majesté y étant, tenu à Compiegne le dixiéme jour d'Août mil sept cent cinquante-six. *Signé*, PHELIPEAUX.

Surannation sur Lettres patentes en faveur des Chirurgiens.

LOUIS, par la grace de Dieu, Roi de France & de Navarre : A nos amés & féaux Conseillers les Gens tenans notre Cour de Parlement et celle des Aides & Finances à Roüen, & à tous nos autres Officiers ou Justiciers qu'il appartiendra ; Salut. Nous avons, le dix Août mil sept cent cinquante-six, donné en notre Conseil des Lettres patentes sur l'Arrêt rendu en icelui ledit jour, concernant les Priviléges dont Nous entendons que jouïssent les Maîtres en Chirurgie de notre Royaume, qui éxerceront purement & simplement leur Profession : mais lesdites Lettres patentes n'ayant pas été enregistrées dans l'année de leur date, & voulant néanmoins qu'elles ayent leur pleine & entiere éxécution : A ces causes, Nous vous mandons & enjoignons, par ces présentes, signées de notre main, que vous ayez à procéder à l'enregistrement desdites Lettres patentes du dix Août mil sept cent cinquante-six, ci-attachées sous le contre-scel de notre Chancellerie, ensorte qu'elles puissent être éxécutées selon leur forme & teneur, nonobstant la surannation d'icelles que Nous entendons ne pouvoir être objectées ; Car tel est notre plaisir. Donné à Versailles, le treiziéme jour du mois de Novembre, l'an de grace mil sept cent soixante, & et de notre régne le quarante-sixiéme. *Signé*, LOUIS. *Et plus bas*, Par le Roi. *Signé*, PHELIPEAUX.

Lesdites Lettres ont été registrées ès Registres de la Cour, pour être exécutées selon leur forme & teneur, pour jouïr par les Impétrans de l'effet & contenu d'icelles, suivant l'Arrêt de la Cour rendu la Grande Chambre assemblée le trois Avril mil sept cent soixante-un. Signé, BRANDIN SAINT LAURENT.

Lesdites Lettres ont été enregistrées ès Registres de la Cour des Comptes, Aides & Finances de Normandie, au Bureau des Comptes, pour jouïr par les Impétrans de leur effet. Fait ce vingt-trois d'Avril mil sept cent soixante-un. Signé, LE JUGEUR.

Registrées ès Registres de la Cour des Comptes, Aides & Finances de Normandie, au Bureau des Aides, ce concentant le Procureur du Roi, pour être exécutées selon leur forme & teneur, aux réserves portées en l'Arrêt de ladite Cour, rendu les Bureaux assemblés en celui des Aides, cejourd'hui vingt-troisiéme Avril mil sept cent soixante-un. Signé, LE JUGEUR.

Extrait des Registres de la Cour de Parlement de Roüen.

VU par la Cour, la Grande Chambre assemblée, les Lettres de surannation accordées par le Roi à Versailles, le treize Novembre dernier, sur les Lettres patentes accordées par Sa Majesté au dit lieu de Versailles, le dix Août mil sept cent cinquante-six, aux Maîtres en l'Art de Chirurgie des Villes du Royaume, par lesquelles Sadite Majesté ordonne que lesdits Maîtres en l'Art & Science de Chirurgie desdites Villes où ils éxerceront purement & simplement la Chirurgie, sans aucun mêlange de Profession méchanique, & sans faire aucun commerce ou trafic, soit par eux ou leurs Femmes, soient réputés éxercer un Art libéral, & jouïssent en cette qualité des honneurs, distinctions, priviléges & droits plus au long mentionnés auxdites Lettres et Arrêt du Conseil y recours. Et par les dites Lettres de surannation, Sadite Majesté veut & ordonne qu'il soit procédé à l'enregistrement desdites Lettres et Arrêts du Conseil nonobstant la surannation d'icelles. Requête présentée à la Cour par les Lieutenant & Prévôts de la Communauté des Maîtres en l'Art de Chirurgie de la Ville, Fauxbourgs & Banlieuë de Roüen, tant pour eux que pour les autres Maîtres dudit Art de Chirurgie de la Province de Normandie, tendante à ce qu'il plaise à la Cour ordonner que lesdits Arrêt du Conseil & Lettres patentes sur icelui, du dix Août mil sept cent cinquante-six, & lesdites Lettres de surannation du treize Novembre dernier, seront enregistrées ès registres d'icelle, pour être éxécutées selon leur forme & teneur, & jouïr par eux de l'effet & contenu d'icelles. Ordonnance de la Cour étant au bas de ladite Requête, en date du vingt-cinq Février dernier, portant soit communiqué au Procureur Général du Roi; les conclusions d'icelui; & oüi le rapport du Sieur Guenet de Saint Just, Conseiller-Commissaire; tout considéré. La Cour, la Grande Chambre assemblée, a ordonné & ordonne que lesdites Lettres patentes sur Arrêt du Conseil, & Lettres de surannation d'icelles, seront registrées ès Registres de la Cour, pour être éxécutées selon leur forme & teneur, & jouïr par lesdits Impétrans de l'effet contenu d'icelles. A Roüen, en Parlement, le trois Avril mil sept cet soixante-un. *Signé*, BRANDIN SAINT LAURENT. Collationné. *Signé*, FOUET.

---

*Extrait des Registres de la Cour des Comptes,
Aides & Finances de Normandie, au Bureau des Aides.*

VU par la Cour, les Bureaux assemblés en celui des Aides, les Lettres patentes du Roi données à Compiegne le dix Août mil sept cent cinquante-six, sur Arrêt du Conseil rendu audit lieu le même jour, accordées par Sa Majesté aux Maîtres en l'Art & Science de Chirurgie du Royaume, signées Loüis & plus bas par le Roi, Phelypeaux, par lesquelles dites Lettres, sur la représentation faite à Sa Majesté par le Sieur de la Martiniere, son premier Chirurgien, que les progrès de la Chirurgie a faits depuis plusieurs années sont dûs aux prérogatives & distinctions que Sa Majesté a accordées à cet Art, & autres motifs contenus auxdites Lettres patentes et Arrêt; Sa Majesté, con-

formément audit Arrêt, a ordonné que les Maîtres en l'Art &
Science de Chirurgie des Villes & lieux où ils éxerceront purement & simplement la Chirurgie, sans aucun mêlange de Profession mécanique, & sans faire aucun commerce ou trafic, soit
par eux ou par leurs Femmes, soient réputés être un Art libéral, & jouïront en cette qualité des honneurs & distinctions
dont jouïssent ceux qui éxercent les Arts libéraux. Veut &
entend Sa Majesté que lesdits Chirurgiens soient compris dans
le nombre des notables Bourgeois des Villes & lieux de leur
résidence, & qu'ils puissent, à ce titre, être revêtus des Offices
municipaux desdites Villes, dans le même rang que les notables
Bourgeois; défend Sa Majesté de les comprendre dans les Rôles
d'Arts & Métiers, ni de les assujettir à la taxe de l'Industrie, &
seront lesdits Chirurgiens éxempts de la collecte de la Taille,
de Guet & Garde, & de toutes autres charges de Villes &
publiques, dont sont éxempts, suivant les usages & Réglemens
observés dans chaque Province, les notables Bourgeois & Habitans des Villes & lieux où ils auront leur établissement. Permet
Sa Majesté auxdits Chirurgiens d'avoir un ou plusieurs Eléves,
soit pour être aidés dans leurs fonctions, soit pour les instruire
des principes de la Chirurgie; lesquels Eléves, au nombre de
deux, seront éxemps de tirer à la Milice; le tout à la charge,
tant par lesdits Maîtres que par leurs Eléves, d'éxercer purement & simplement la Chirurgie; dérogeant Sa Majesté à tous
usages, coûtumes & Réglemens contraires audit Arrêt & auxdites Lettres patentes; Lettres de surannation sur lesdites
Lettres patentes, accordées par Sa Majesté auxdits Chirurgiens
du Royaume, données à Versailles le onze Novembre mil sept
cent soixante, signées Loüis, & plus bas par le Roi, Phelypeaux,
scellées en queuë du grand Sceau de cire jaune, & contre-scel-
lées de même cire, addressantes à la Cour de Parlement & à
cette Cour, par lesquelles Sa Majesté ordonne de procéder à
l'enregistrement desdits Arrêts & Lettres patentes, ensorte
qu'elles puissent être exécutées selon leur forme & teneur,
nonobstant la surannation d'icelles que Sa Majesté entend ne
pouvoir être objectée; au bas desquelles est l'enregistrement
d'icelles en ladite Cour de Parlement, du troisiéme jour du présent mois & an. Requête présentée à la Cour par les Lieutenans

& Prévôts de la Communauté des Maîtres en l'Art de Chirurgie de la Ville, Fauxbourgs & banlieuë de Roüen, tant pour eux que pour les autres Maîtres dudit Art de Chirurgie de la Province de Normandie, tendante à ce qu'il plaise à la Cour voir lesdits Arrêts du Conseil, Lettres patentes sur icelui & Lettres de surannation, ordonner qu'ils seront registrés ès Registres de la Cour, pour être éxécutés selon leur forme & teneur, & jouïr par les Impétrans de leur effet ; ladite Requête souscrite d'Ordonnance de la Cour, portant soit communiqué au Procureur général du Roi de cejourd'hui, Conclusions du Procureur général du Roi ; & oüi le rapport du Sieur le Planquois, Conseiller-Commissaire ; tout considéré. LA COUR a ordonné & ordonne que lesdites Lettres de surannation, Arrêt du Conseil & Lettres patentes, seront registrées ès Registres d'icelle, pour être éxécutées selon leur forme & teneur, & jouïr par les Impétrans de leur effet, sans approbation des Edits & autres Lettres concernant les Chirurgiens qui n'ont point été registrées en la Cour. Donné à Roüen, en ladite Cour, les Bureaux assemblés en celui des Aides, le vingt-troisiéme jour d'Avril mil sept cent soixante-un. *Signé*, LE JUGEUR. Collationné.

1756

Discussions et litiges
pour les statuts définitifs précédents.

Les statuts dits de Versailles, donnés en même temps pour tous les chirurgiens du royaume, en dehors de Paris, statuts révisés en 1730 furent le départ, à Rouen, de controverses sans fin. La communauté demanda, avant de les adopter, des modifications considérables. La grande affaire était surtout la suppression de la boutique de barbier que la plupart ne voulaient pas admettre. Pendant plusieurs années les uns voulaient être examinés sous le régime antérieur à ces statuts tels celui établi en 1611, 1671, 1692 et 1647, alors que le premier chirurgien du Roy, Maréchal, recommandait le régime des statuts de

Versailles. A ce sujet les querelles au sein de la communauté furent nombreuses, ainsi qu'en témoignent les comptes-rendus des réunions, et elles amenèrent un procès long et compliqué entre les maîtres rouennais partagés en deux camps ; ce fut le procès Dambrin qui ne se termina qu'en 1760.

Voici quelques données sur ce long débat à propos de chacun des articles discutés.

Requête imprimée chez J. Dumesnil, rue de la Poterne, 1756, contre Dambrin.

Art. 9. — La communauté réclame le droit d'exercer la barberie comme par le passé, sans que cette branche de la chirurgie put être réputée un mélange de profession mécanique, elle demande que les maîtres exerçant ou non exerçant la barberie puissent jouir des privilèges accordés aux arts libéraux, tandis qu'on leur offre d'avoir des apprentis élèves pour la chirurgie seulement.

Art. 20. — La communauté trouve que les attributions données au Conseil composé de dix membres, sont trop étendues et privent le reste de la communauté de se tenir au courant d'affaires importantes. Elle ne lui veut pas plus de pouvoir que ce que lui en octroyait les statuts de 1723 quand il n'était composé que du lieutenant, les prévosts, le greffier et le doyen.

Art. 29 et 30. — Il est ainsi conçu dans le projet :

Outre le professeur-démonstrateur royal en chirurgie déjà établi en la ville de Rouen, et qui sera toujours, à l'avenir, nommé par Sa Majesté, sur la présentation de son premier chirurgien, la dite communauté se choisira elle-même, à la pluralité des voix, quatre autres maîtres, pour, ainsi que le dit professeur démonstrateur royal, enseigner et démontrer publiquement toutes les parties de l'art et science de chirurgie dans l'amphithéâtre établi dans la dite ville, lequel aura dorénavant le titre d'Ecole publique de chirurgie ; tant le dit professeur nommé par Sa Majesté que les quatre autres élus par la communauté, seront à l'avenir et toujours choisis dans le nombre des maîtres ès arts de la communauté des maîtres chirurgiens de Rouen, qui auront au moins 10 années de maîtrise ; et au défaut de maîtres ès arts de la dite qualité, ils seront choisis parmi les plus expérimentés des autres maîtres en chirurgie de la dite ville, sans exception : ces cinq professeurs partageront entre eux le cours complet de toutes les études de la chirurgie, conformément aux lettres patentes du mois de septembre 1724, portant établissement de cinq places de professeurs et démonstrateurs au collège de St Côme de Paris.....

Il sera donné à chacun des quatre professeurs démonstrateurs, nommés par la communauté, cinquante livres par année des deniers de la bourse commune ; et au cas qu'elle estimât que quelqu'un de ceux qu'elle aurait choisis s'acquitât mal de ses fonctions, ou donnerait autrement lieu à quelque plainte sur son compte, il lui sera libre d'en élire un autre à la pluralité des voix, ce qui sera pareillement observé vacance arrivant des dites places par mort ou démission.

Une partie de la communauté objecte à cet article que d'après le règlement de 1723 les maîtres de la communauté pouvaient démontrer publiquement et gratuitement dans leur chambre commune toutes les opérations de la chirurgie. Ceux de 1730 n'obligent qu'à un démonstrateur auquel ils attribuent à la vérité 50 livres sur la bourse commune. Cette charge est remplie dans la ville de Rouen par un démonstrateur royal. Mais pour les autres places on ne voit pas pourquoi en obérer la bourse commune qui ne suffit déjà pas à payer les frais indispensables. Si Sa Majesté croit que 4 nouveaux professeurs soient nécessaires il devrait les payer sur ses domaines comme il le fait par les 500 livres attribuées à chaque place de Saint Côme.

Art. 74. — Examens de la légère expérience. La communauté demande que tous les maîtres puissent être examinateurs et susceptibles d'interroger l'aspirant et non que le jury soit limité au lieutenant, prévosts, doyen et deux maîtres un ancien et un jeune.

Art. 102. — Il porte que les visites seront faites chez les maîtres, les veuves et leurs privilégiés, par le lieutenant et le greffier qui toucheront le lieutenant 2 livres et le greffier une livre.

Or, Henri IV, après avoir fixé l'attribution du 1er chirurgien et de ses lieutenants ordonne de désigner 3 ou 4 maîtres chargés de visiter les autres et veiller à la bonne exécution des statuts. Ce droit a été dévolué aux jurés royaux qui ont remplacé les prévosts, puis aux inspecteurs-contrôleurs (qui ont coûté à la communauté de Rouen 8,830 livres). C'est charger chaque maître d'un nouvel impôt contre lequel la communauté proteste de même que contre pareille visite et pareille charge imposée par l'article 103 aux chirurgiens des faubourgs et de la campagne.

Art. 118. — Le lieutenant est chargé de donner son visa à tous les remèdes nouveaux qu'on peut vendre ou afficher à Rouen. La communauté demande qu'on lui adjoigne les prévôts en charge.

Elle a déjà antérieurement demandé des modifications aux articles 9, 74, 102 et 103. — Elle se refuse surtout à l'extension des droits de lieutenant du 1er chirurgien. Ces choses font que l'affaire traîne depuis mars 1752 où furent homologués les statuts envoyés de Paris au parlement.

Les partisans de Dambrin étaient : Jourdain, Hélie, Chiffaudel Desbarre, Thibaut, Desnos, Perrier, Lecat, Grillon, Léger, Compaing et Drouet.

— Lettre de La Martinière, 1er chirurgien du Roy, disant qu'il ne peut tolérer plus longtemps une cabale au sein de la communauté et qu'il faut remplacer Rouverel prévost, frappé par la lettre de cachet (1).

— L'article 9 faisait défense aux chirurgiens d'exercer la barberie et de tenir boutique ouverte afin qu'ils soient rangés dans les arts libéraux avec toutes les prérogatives que cela comportait.

La communauté disait que le 1er chirurgien était aussi le premier barbier et qu'on ne pouvait pas faire de chirurgie sans être appelé à raser. De plus c'est le gagne-pain des apprentis, supprimer les boutiques c'est supprimer les élèves. L'Etat n'aura plus de chirurgiens pour ses armées (et il en est péri plus de 800 dans la dernière guerre des Flandres). Supprimer les boutiques c'est supprimer le droit des veuves, il faut maintenir les boutiques avec le droit d'y raser, poudrer et faire les

____

(1) Rouverel habitait rue Malpalu, paroisse Saint-Maclou.

cheveux comme par le passé. — Que ceux qui veulent s'en passer le fassent.

Pour les inspections par le lieutenant et le greffier, c'est donner une valeur commerciale à leur charge et supposer que M. de La Martinière peut exiger des tributs des communautés ce que ses prédécesseurs n'ont pas fait. A-t-il donc financé pour sa charge ? Or la place est gratuite et à sa nomination M. de La Martinière a reçu de tous ses ressortissants vingt sols parisis, ce qui lui a fait plus de cent mille francs.

(La charge d'inspecteur et contrôleur donnée aux prévosts l'a été moyennant finances comme pour les jurés royaux et a profité à la bourse commune.) La charge des chirurgiens royaux avait coûté plus de dix mille livres et celle des inspecteurs en 1745 plus de trois cents livres.

La discussion commence en 1752. Il y avait 6 voix pour l'homologation contre 12 contraires, puis désistement de 13 voix contre 12.

Marette (1) prévost était opposant avec les perruquiers et Jamet, leur prévost. Ceux-ci étaient en procès avec les chirurgiens pour obliger les veuves à résider dans la maison où s'exerçait leur privilège et à ne pas louer indifféremment leur droit au premier venu. Ils n'attaquaient pas les vrais chirurgiens mais ceux qui empiétaient à chaque instant sur leurs privilèges de perruquiers. Les perruquiers s'élevaient contre les articles 107, 116 des nouveaux statuts qui supprimaient l'obligation de résidence des veuves, et les visites des perruquiers chez les chirurgiens maintenant autorisés à leur refuser l'entrée des chambres ou se trouveraient des malades.

Lettres de La Martinière aux récalcitrants, 1755, pour les engager à rentrer dans le rang.

L'opposition aux articles instruite et jugée au profit de la communauté par arrêt du 22 mars 1760.

Dambrin a traversé l'instruction et l'opposition ; il sut même tenter un désistement de la part de plusieurs maîtres, tels que Elie, Dehenault, Thibaut, Beaumont, Desbarres, Dorignac, Gril-

---

(1) Marette habitait cul-de-sac du Vert-Buisson.

lon, Gravé, Compaing, Léger, Drouet, etc... L'artifice échoua sur la réclamation de Marette, Delalonde, Lefebvre, Guillot, Dufay, Delacroix, Rioulfe, Rouverel, Quesnay, Nicolle, Pillore, Lepère et Bonamy.

Le 29 mars 1757 la Cour condamne les parties de Falaize (avocat de Dambrin) aux dépends envers celles de Lehoué (avocat de Marette et joints).

Dambrin avait tenu des assemblées clandestines chez Elie pour faire échouer l'opposition et tracasser les votants.

Autre résumé par un avocat.

Depuis et avant 1647 les chirurgiens de Rouen (dit la communauté) ont toujours suivi leurs usages confirmés par les arrêts du conseil de 1647 et 1693.

Quoique la communauté n'ait aucune part à l'enregistrement des statuts de 1723 et qu'il fût aisé de s'apercevoir que M. le 1er chirurgien du Roy n'avait fait enregistrer les statuts que pour assurer ses droits, on ne se trouva pas moins embarrassé. La communauté subordonna ses doutes à M. le Maréchal et il décida que les statuts de 1723 ne devaient avoir lieu que pour les villes et communautés qui n'avaient point de règlements, et non pour les grandes villes.

De Moyencourt, alors lieutenant, pour ôter tout prétexte, crut devoir se renfermer dans les règlements de 1730 enregistrés au parlement de Rouen en 1752 ; mais toute la communauté s'y opposa. Leurs raisons étaient fondées sur ce qu'ils avaient envoyé dès 1736 ou 1737 un projet de statuts pour la ville de Rouen, que M. le premier chirurgien crut devoir différer de présenter au conseil, parce qu'on venait d'y travailler à un nouveau règlement ; mais ayant fait prévenir la communauté en 1752 qu'il était temps de reprendre la suite de son projet, elle fit ce qui convenait à cet égard. C'aurait été abandonner la suite de ses statuts que d'exécuter ceux de 1730. L'honneur de la communauté et le bien public en auraient souffert puisque ces statuts de 1730 ne prescrivaient pas les mêmes examens (1).

____

(1) Voir encore procès Dambrin. (Liasse 246 des archives.)

1768. — Lettre du 1er prévost de Toulouse, Barbé, se mettant à la tête d'une pétition pour demander que la chirurgie seule soit bornée au droit exclusif à la rature et fasse abandon du droit de faire les cheveux papillottes, pommades et accomoder les cheveux et perruques.

La rature n'étant exercée que par les aides. (Liasse 258.)

— Déclaration du Roy concernant l'exercice de la chirurgie dans les maisons de la Charité. Imprimé 1761..., chefs de service, gagnant maîtrise, élèves..., élèves religieux. (Arch., lias. 260.)

— Lettre imprimée de La Martinière (octobre 1746) accompagnant l'envoi de l'arrêt qui sépare les chirurgiens purs des artisans et en fait de notables bourgeois.

Arrêt de la Cour du Parlement de Rouen rendu le 4 juin 1768 contre les charlatans et les garçons chirurgiens.
(Imprimé chez P. Seyer, rue Ecuyère.)

Sur la requête présentée à la Cour par les lieutenant, doyen, prévost et maîtres de l'art de chirurgie au collège de cette ville, expositive que les abus et les entreprises qui se découvrent tous les jours de la part des charlatans, empiriques, et des garçons en chirurgie, tant internes qu'externes, dans l'exercice de la chirurgie, au préjudice des ordonnances et statuts, et au détriment de la vie et de la santé des citoyens, ont engagé la communauté de demander au juge de police l'exécution stricte des ordonnances, en rendant une espèce de règlement de discipline capable de remédier aux artifices et aux subtilités que les intrus emploient pour rendre inutiles les perquisitions et approchements de la communauté. Le juge de police informé des abus qu'il reçoit, de sa part, du public trompé par sa crédulité, a rendu un jugement par forme de discipline, ci-attaché, sur les conclusions de M. le procureur du roi, en date du 14 de mai dernier, portant : Nous ordonnons que tous garçons chirurgiens, chambrelans et autres, sans aucune exception, qui s'immiscent, sans droit ni qualité, d'exercer quelque partie de la chirurgie, seront tenus de se retirer dans la huitaine de ce jour, vers le clerc du collège, pour être placés chez les différents maîtres, en se conformant, pour leur sortie, aux statuts ; faute de quoi iceux déclarés errans, qu'ils seront tenus de quitter la ville, faubourgs et banlieue, sous peine de cinq cents livres d'amende et par corps, pour le paiement de laquelle ils seront tenus garder prison ; la dite amende applicable aux termes de l'article VI des statuts, défendant à tous cabaretiers, hôteliers, gens tenant chambres garnies et autres de donner retraite et logement aux dits garçons, chambrelans et autres, sans èn avertir le prevost ou le lieutenant du collège en exercice, à peine d'être pris comme complices, garants des contrevenants, et d'être déclarés susceptibles des peines ci-dessus prononcées contre les dits garçons et autres. Défendons pareillement à toutes personnes de s'immiscer dans l'art de chirurgie sans qualité, et de faire imprimer ou distribuer aucuns remèdes que les brevets de la commission, qu'ils pourront avoir obtenus, n'aient été examinés et visés par le lieutenant du premier chirurgien, et qu'ils n'en aient requis et obtenu de Nous la permission, le tout conformément à l'article CXVIII des statuts et sous les peine y portées. Et afin que la présente soit notoire, ordonne qu'elle sera lue, publiée et affichée partout où il appartiendra, et exécutée nonobstant appel, opposition et autres voies quelconques. Rien n'est plus intéressant pour les exposants et pour le public que l'exécution de ce jugement, lequel, quoique très juste en ce qu'il contient, deviendrait cependant bientôt illusoire si la Cour ne se prêtait pas à y mettre le sceau de son autorité, en ordonnant son homologation et en y ajoutant quelques dispositions sans lesquelles on ne peut en tirer aucun fruit.

Ceux contre lesquels les exposants réclament sont la plupart gens sans aveu et sans fortune, et qui profitent de leur misère pour contrevenir avec impunité aux règles que l'on a établies avec sagesse et précaution pour le bien de la société. Ces gens pris en flagrant délit en sont quittes ordinairement pour prendre la fuite, après avoir constitué le collège des exposants dans des frais considérables. Il est donc de toute justice de les soutenir, avec d'autant plus de raison que dans une circonstance aussi essentielle ils font plus pour le bien public que pour leur intérêt particulier. Le secours qu'ils implorent de la Cour ne peut avoir lieu qu'en leur accordant mandement général d'ouverture pour faire leur perquisition et dresser leurs procès-verbaux *hic et nunc*, et en les autorisant de forcer les délinquants de donner caution *judicatum solvi*, ou de garnir prison jusqu'à ce.

Les exposants ne peuvent trop le répéter ; sans le mandement qu'ils sollicitent de la justice de la Cour, toutes leurs demandes deviendraient inutiles pour le public et très onéreuses pour eux. En effet, un homme sans domicile, logé en auberge ou en chambre garnie, ferme la porte de l'aître qu'il occupe dès qu'il s'aperçoit qu'on veut l'inquiéter. Si les exposants sont obligés de se pourvoir devant le juge ordinaire pour être autorisés d'ouvrir sa porte, tandis qu'ils s'y transportent il s'échappe. A leur retour, ils en sont pour leurs frais. C'est pour prévenir ces inconvénients et garantir en même temps la société des accidents auxquels elle est exposée par l'impéritie des charlatans et des empiriques, pour quoi les exposants ont recours à l'autorité de la Cour, à ce qu'il lui plaise ordonner que la sentence du siège de police du bailliage de Rouen du 14 mai dernier sera registrée ès registres de la Cour et homologuée en icelle, pour être exécutée selon la forme et teneur comme règlement de police générale.

Le 14 mai 1768 cette requête est admise par Jean Claude Trugard, seigneur et patron de Maromme, lieutenant général de police du bailliage, ville et vicomté de Rouen, étendue aux garçons perruquiers et homologuée au Parlement le 4 juin suivant, signé Auzanet. (Liasse 249.)

1772. — Déclaration du Roi concernant les études et exercices des élèves en chirurgie. Versailles, 12 avril 1772 ; enregistrée à Rouen, mai 1772.

Elle ordonne trois ans de stage chez les maîtres et un an de cours dans une ville où il en existe ; les trois ans peuvent être faits aux armées, ou deux ans dans les hôpitaux de Paris. (Archiv., liasse 263.)

A consulter :

La jurisprudence particulière de la chirurgie, ou.... etc., par M. Verdier. 2 volumes ; Paris, 1764. (Bibliothèque de l'hôpital Saint-Louis.)

PIÈCES OFFICIELLES

CONCERNANT

LES LIEUTENANTS, PRÉVOSTS, MAITRES

PRÉPOSÉS, APPRENTIFS

VEUVES, SAGES-FEMMES, DENTISTES

HERNIAIRES, ETC.

EXAMENS — AGGRÉGATIONS

STATUTS, PRIVILÈGES ET ORDONNANCES
accordés et confirmés
ci-devant par les rois à leur premier barbier,
et aujourd'hui par Louis quatorze,
à présent régnant, à son premier chirurgien
et à ses successeurs, lieutenants ou commis.

Premièrement.

Voulons que notre premier barbier et valet de chambre et ses successeurs soient maîtres et gardes de l'état des maîtres barbiers-chirurgiens par toutes les villes, bourgs, bourgades, villages et autres endroits de cestui notre royaume, pays, terres et seigneureries de notre obéissance, lui donnons plein pouvoir, puissance et autorité de mettre et ordonner en chacune des villes de notre dit royaume, pays, terres et seigneureries de notre obéissance, ainsi qu'il verra bien être, un lieutenant ou commis par lui qui aura égard et visitation chez tous les barbiers-chirurgiens de ces villes, lieux, banlieues, villages appartenant et dépendant d'icelles ; auxquels lieutenants ou commis les autres barbiers-chirurgiens seront tenus d'obéir comme à notre premier barbier en tout ce qui au dit état appartiendra.

II.

Qu'aucun barbier-chirurgien ne pourra prendre ni s'attribuer la qualité de lieutenant ou commis de notre premier barbier s'il n'a pris lettres d'icelui signées de sa main et scellées de ses armes et prêté le serment devant icelui, ainsi qu'il est requis à la manière accoutumée.

III.

Que pour l'entretenement et manutention du dit état de maître barbier-chirurgien, le dit premier barbier ou ses commis ou lieutenants auront pouvoir de faire assembler par toutes les bonnes villes et autres de notre royaume tous les ans les maîtres barbiers-chirurgiens en la chambre commune des dits maîtres, pour y être élues et choisies trois ou quatre personnes d'entre eux, au moins, selon que le nombre en pourra porter d'un an ou de deux ans en la matière accoutumée pour être maîtres jurés du dit état. Et en ce faisant auront égard de visitation sur les autres maîtres en ce qu'il ne se commette aucuns abus et malversations en l'exercice du dit état; feront bien loyalement entretenir les statuts, ordonnances et privilèges sans permettre qu'aucune chose se commette au préjudice d'iceux. Ains si aucun se commet seront tenus en avertir notre premier barbier ou ses lieutenants et commis auxquels ils feront bons et loyaux rapports de leurs dites visites; et pour ce entrants ès dites charges et élections présenteront le serment entre les mains de notre premier barbier ou son lieutenant et commis, afin que le peuple puisse mieux et plus sûrement être servi et que les dits privilèges, statuts et ordonnances soient bien et dûment observés.

IV.

Que toutes les communautés des maîtres barbiers-chirurgiens de nos bonnes villes et autres seront tenus d'observer ces présents statuts et ordonnances sans qu'ils se puissent prévaloir ni aider d'aucuns autres privilèges, ordonnances ni règlements pour ce qui concerne le dit état de barbier-chirurgien.

V.

Que tous ceux qui auront été ouïs, examinés et interrogés par notre premier barbier ou ses lieutenants et commis, en la présence d'un ou deux docteurs en médecine et des jurés du dit état, les maîtres de chef-d'œuvre présents, et iceux trouvés capables et suffisants seront reçus maîtres du dit état, et pour ce il leur sera loisible de travailler d'icelui et le pratiquer et en jouir en les lieux et endroits où ils auront été reçus et admis, et y tenir ouvroirs et boutiques suivant et conformément à leurs réceptions.

VI.

Et aucun barbier-chirurgien ne pourra se présenter et ne sera admis aux examens et chef-d'œuvre s'il n'est de bonnes vie et mœurs, de conversation, s'il n'a fait son apprentissage chez un maître de chef d'œuvre, bien et dûment achevé son apprentissage, et pour ce deffendons à tous barbiers-chirurgiens, veuves et autres, s'ils ne sont maîtres de chef-d'œuvre, de tenir aucuns apprentis.

VII.

Que tous ceux qui voudront jouir et user des privilèges et être reçus maîtres au dit état, seront examinés et interrogés tant sur la connaissance du corps humain, sujet de chirurgie, maladies externes qui adviennent en lui comme apostèmes, plaies, ulcères, fractures et dislocations et autres dépendances de la chirurgie, que sur la connaissance des remèdes et médicaments, tant simples que composés, comme onguents, emplâtres, cérats, poudres lumineuses (?), huilles Céroüantes et toutes espèces de pyrotiques tant actuels que potentiels. Comme aussi sur les opérations qui sont nécessaires pour la guérison des dites maladies ; ensemble seront tenus de faire pour chef-d'œuvre démonstration anatomique du corps ou de quelques parties d'icelui avec les opérations chirurgicales comme bandages, saignées, applications de cautères, trépans et autres, ainsi qu'il leur sera ordonné et limité par les dits premier barbier, son lieutenant ou commis, et jurés du dit état, en présence des autres maîtres.

VIII.

Défendons à toutes personnes, de quelque état et condition qu'elles soient, de faire aucune œuvre ni exercice de l'état de maître barbier-chirurgien en aucune ville, villages, bourgs et bourgades de notre royaume, si premièrement il n'a été ouï et examiné et approuvé par notre premier barbier, lieutenant ou commis en la manière susdite.

IX.

Que tous ceux qui voudront tenir boutique et faire exercice du dit état en quelque façon et manière que ce soit aux villes et villages, bourgs et bourgades, ports, ponts et passages, seront tenus d'aller à l'examen par devant notre premier barbier, ses commis ou lieutenants et jurés des plus prochaines villes des lieux où ils voudront résider et tenir boutiques. afin que les passants allants et venants et séjournants en iceux puissent mieux et plus sûrement être secourus du dit état.

X.

Défendons, en confirmant les dits privilèges, à tous barbiers-chirurgiens et autres personnes, de quelque qualité et condition qu'ils puissent être, de faire aucune œuvre, ni exercice du dit état de barbier-chirurgien ès villes, villages, bourgs et bourgades, ports, ponts, châteaux, passages de notre royaume, pays, terres, seigneuries de notre obéissance, s'il n'est approuvé par notre premier barbier, ses commis ou lieutenants de la manière susdite, à peine de cent sols parisis d'amende pour chacune fois et confiscation des instruments dont il sera trouvé garni, applicable la moitié à nous, l'autre à notre premier barbier, ses lieutenants et commis, et que celui qui les trouvera les puisse faire prendre et emprisonner en nos prisons pour la confiscation des dites amendes et outils.

XI.

Qu'aucuns maîtres barbiers-chirurgiens, femmes ou veuves, ne feront aucune œuvre du dit état s'ils ne sont de bonne et louable vie et honnête conversation, et au cas où ils se trouveraient tenir en leurs maisons choses diffamantes l'état ou retirer personnes scandaleuses ou de mauvaise vie, nous les avons dès à présent privés et privons des dits privilèges et feront amende comme dessus.

XII.

Qu'aucun maître du dit état ne fera exercice de barbier-chirurgien à lépreux ou lépreux s'il n'est particulièrement désigné pour cet effet, sur les mêmes peines applicables comme dessus.

XIII.

Qu'aucun maître barbier-chirurgien ne pourra ôter ni soustraire à un autre son apprenti ou serviteur, sur les mêmes peines applicables comme dessus.

XIV.

Que tous ceux qui voudront être examinés et faire chef-d'œuvre pour être reçus maîtres et exercer le dit état ès villes, villages, ports, ponts, passages, bourgs et bourgades de notre royaume, seront tenus prendre et lever les lettres de notre dit premier barbier ou ses lieutenants et commis, scellées de leurs sceaux, desquels ils ne paieront que cinq sols pour l'enregistrement des dites lettres et pour le droit de notre premier barbier ; ses commis ou lieutenants et jurés auront leur distribution suivant les arrêts et règlements de notre grand conseil sur ce donnés.

XV.

Que si aucuns barbiers-chirurgiens sont contredisants à obéir à notre premier barbier ou à ses lieutenants ou commis ou jurés du dit état et des ordonnances d'icelui, pourra notre premier barbier ou ses lieutenants et commis appeler et prendre nos sergents pour leur aider et faire à leur réquisition tous exploits de justice, en les payant de leurs salaires.

XVI.

Que si aucun barbier-chirurgien ou serviteur d'iceux est mandé à cause du dit état et pour chose concernant icelui par devant le premier barbier ou son lieutenant ou commis, voulons qu'il soit tenu d'y comparoir sous peine de cinq sous d'amende au profit de notre premier barbier ou son lieutenant et commis.

XVII.

Que tous les maîtres barbiers-chirurgiens tenant ouvroir ou boutique du dit état ou autrement ès dites villes, villages, bourgs, bourgades et autres lieux de notre royaume, sont et seront tenus payer à notre premier barbier, ses lieutenants et commis, pour une fois seulement durant sa vie, cinq sols parisis, ainsi que ses prédécesseurs premiers barbiers ont toujours accoutumé de prendre et avoir à cause du dit état et office de notre premier barbier.

XVIII.

Et afin que les dits maîtres barbiers-chirurgiens puissent avoir une confrérie en l'honneur de Dieu et des benoits saint Cosme et saint Damien en leurs communautés et bonnes villes de notre royaume et autres où bon leur semblera pour faire le divin service, leur permettons qu'ils se puissent assembler pour le dit fait quand besoin en sera pourvu qu'en ce soient appelés aucuns de nos principaux officiers ou leurs lieutenants des dits lieux auxquels se feront les dites assemblées, aussi notre premier barbier ou son lieutenant et deux jurés du dit état.

XIX.

Payeront les dits maîtres barbiers-chirurgiens chacun quand ils seront passés maîtres cent sous tournois pour aider à subvenir aux frais qu'il conviendra faire tant pour l'entretenement que pour l'établissement de la dite confrairie à ce que avec l'aide de Dieu et des benoits saint Cosme et saint Damien ils puissent plus sûrement opérer au corps humain.

XX.

Que quand un maître ou une maîtresse du dit état mourra, sera tenu chacun barbier-chirurgien passé maître en la ville où aurait été et demeuré le dit trépassé d'aller accompagner le corps, sous peine de trois sous d'amende applicable comme dessus.

XXI.

Que pour subvenir aux procès et différends qui sont mus et qui se meuvent journalièrement pour l'entretenement des dits privilèges et ordonnances et en ladite confrairie et pour la correction des abus et malversations qui se commettent au dit état, ou autrement pour le bien commun des dits chirurgiens, paieront tous les maîtres barbiers-chirurgiens tenant ouvroirs ou boutiques ou autrement faisant profession du dit état par toutes les villes, villages et autres lieux de notre royaume, à notre premier barbier ou ses lieutenants et commis, quinze sols pour une fois seulement durant sa vie, ainsi que nous lui avons attribué et attribuons, afin qu'il puisse subvenir ès frais, mises et dépens de l'entretenement des dits statuts.

XXII

Si aucuns barbiers-chirurgiens voulaient faire le contraire et ne reconnaître le dit premier barbier ou son lieutenant et commis et ne lui obéir et qu'il entrevint procès et différentes oppositions et appellations pour l'entretien des dits privilèges, statuts et lettres de lieutenance, maîtrises et commissions données et à donner par notre premier barbier, pour éviter confusion et diversité de jugements qui pourraient sur ce intervenir, ayant égard que les dits privilèges, statuts et ordonnances s'étendent par tout le royaume et au ressort de toutes nos cours de parlement, où s'en pourraient ensuivre divers jugements et arrêts contraires, et que le Roy Henry III, par ses lettres patentes du 4 avril 1578, a attribué toute juridiction de connaissance à notre grand Conseil, et de tous les procès, différends, empêchements, contraventions, oppositions, ou appellations quelconques, qui, pour raison des dits privilèges, statuts ou ordonnances, pourraient intervenir en notre grand Conseil, les dits privilèges et statuts ont été vérifiés, et sur l'exécution d'iceux été donnés plusieurs arrêts ; voulons et ordonnons que la connaissance d'iceux procès, différends, oppositions, contraventions et appellations quelconques concernant les dits privilèges, statuts et ordonnances et lettres de lieutenance et commissions données et à donner appartiennent à notre grand Conseil privativement à tous autres cours et juges.

Enregistré au grand Conseil, Paris, 28 mars 1671.

A propos du procès De Goüey. — Dans le Règlement du *28 mars 1611* intitulé statuts, privilèges et ordonnances accordés par le roi à son premier chirurgien, il est dit, article 1er : Que le premier barbier du roi aura plein pouvoir, jouissance et autorité de mettre et ordonner en chacune des villes du royaume, ainsi qu'il verra bon être, un lieutenant ou commis par lui. (C'est tout ; ne lui donne pas pouvoir de recevoir les aspirants.)

Les choses restèrent ainsi jusqu'en 1671 ; puis survinrent des contestations, et le sieur Félix, alors premier chirurgien, n'avait pas le débit de ses charges. La Provence et la Bretagne décidèrent que personne dans leurs communautés ne solliciterait la place de lieutenant et de greffier. Alors Félix craignant la diminution de son autorité et de *ses revenus* obtint du roi, au mois de septembre 1679, une déclaration portant entre autres choses que sans lieutenants et greffiers les communautés ne pourraient recevoir d'aspirants.

Dans les registres du grand conseil du roy, à la date du 14 octobre 1679 — confirmant l'arrêt de 1611 — se trouve cette confirmation obtenue par Félix et collationnée aux originaux par le conseiller secrétaire du roy, maison couronne de France, et de ses finances de l'ancien collège. (*Arch., liasse 250.*)

Création du lieutenant du premier barbier pour Rouen.

Extrait des registres du grand Conseil du Roy (1579).

(Manuscrit sur parchemin. Liasse 256 des Arch. dép.)

Entre Jehan de Précontal, premier barbier, valet de chambre du Roy, demandeur et requérant l'enterinement à notre registre du vingtième juin mil cinq cents soixante dix neuf tendant afin que Jehan de Sahurs, nommé par lui pour être son lieutenant en la ville de Rouen, suivant l'arrest du conseil du neuvième avril au dit an, jouisse du dit état, d'une part, et les médecins et gardes de la chirurgie et barberie de la dite ville de Rouen, défendeurs, d'autre (part). Et entre le dit de Précontal, demandeur et requérant l'enterinement dans nos registres du vingt-deuxième octobre, au dit an, tendant affin de l'affaire des procédures faites en la chambre de parlement de Rouen, au préjudice de la juridiction du conseil, d'une part, et les sieurs médecins, défendeurs, d'autre (part). *Vu par le Conseil* les dits registres, actes, accords des dites parties des dernier septembre et dixième novembre au dit an, avertissement des dits médecins à Précontal, lequel arrest par lequel est ordonné que le dit premier barbier, suivant ses privilèges, pourra nommer et instituer pour l'avenir en l'assemblée des dits médecins et gardes un lieutenant, maître barbier de chef-d'œuvre, qui aura superintendance sur les autres barbiers seulement tenant boutique. Procès-verbal d'exécution du dit arrêt du dix huitième mai au dit an soixante dix neuf. Requête présentée par les dits médecins à la dite chambre de parlement des dits mois et an, arrêt de la dite chambre de parlement des dix septième septembre soixante dix huit et dix neuvième juin soixante dix neuf. Et tout ce que par les dits médecins et Précontal a été mis par devant le commissaire à ce député par le dit conseil, et que de la part des dits maîtres et gardes de la barberie et chirurgie a été déclaré ne vouloir autre chose écrire ni produire que ce qu'ils ont dit et écrit aux dits actes et accords. Ouï le rapport du dit commissaire *Dit a esté* que le conseil en faisant droit sur la dite requête du vingtième juin a ordonné et ordonne que le dit de Précontal en l'assemblée des maîtres et gardes pourra nommer et instituer le dit Jehan de Sahurs ou autre de la qualité requise pour être son lieutenant en la dite ville de Rouen. A la réception duquel sera procédé par l'avis ou opinion en l'assemblée des dits maîtres et gardes et pour procéder à la nomination et réception d'icelui Précontal convoquera les dits maîtres et gardes en un lieu convenable qui leur sera par lui assigné ; autre toutefois que en la maison de celui qu'il voudra nommer, auquel lieu les dits maîtres et gardes seront tenus de s'assembler. Et en tant que touche la dite requête du 22 octobre, le dit conseil a mis et met les dites parties hors de cause et de procès et sans dépens des dites instances. Prononcé aux promesses (?) des parties à Paris le vingt quatrième jour de novembre mil cinq cents soixante dix neuf. — Thiélament. — Collationné.

20 juin 1579. — Délibération du grand conseil du Roy autorisant Jehan de Précontal, premier barbier et valet de chambre, à installer comme son lieutenant à Rouen Jehan de Sahurs devant l'assemblée des médecins et des maîtres barbiers-chirurgiens qui s'y opposaient. (*Parchemin, liasse 261.*)

Déclaration du Roy de 1769 sur les droits du premier chirurgien. (*Arch., liasse 250.*)

Louis par la grâce de Dieu roy de France et de Navarre, à tous présents, et à venir, salut ; les privilèges qui appartiennent à l'office de notre premier chirurgien, étant établis, expliqués et confirmez par plusieurs édits, déclarations, statuts, arrests et règlements sur ce faits et donnés par les Roys nos prédécesseurs, et par nous, spécialement par ceux des mois de janvier 1484, mai 1575, décembre 1514, 4 et 13 août 1578, octobre 1592, janvier 1611, février 1656, 8 août au dit an, et 28 juillet 1671, il est juste de réprimer les troubles que les particuliers se donnent la licence d'apporter en leur exécution sur de vains prétextes et par des explications qu'ils donnent aux dits édits, arrêts et règlements contraires à nos intentions, tant sur le fond des dits droits et privilèges que sur la compétence et juridiction de notre grand conseil, lequel par tous les dits édits ou déclarations et arrests a toujours été établi juge et conservateur des dits droits et privilèges et de l'état et art de chirurgie à l'exclusion de tous autres. Nos cours et Nous nous sommes portés à retrancher ces abus, et ce d'autant plus volontiers que en ce faisant nous donnons au sieur Félix qui est pourvu de la dite charge et en fait les fonctions près de notre personne un nouveau témoignage de notre satisfaction pour ses services et ceux de son père, etc..... (la déclaration confirme avec les prolixités habituelles des formules de l'époque les privilèges, droits, fonctions et franchises, libertés et exemptions qui ont été accordées ci-devant aux charges du premier barbier et chirurgien et de ses lieutenants ou commis et greffiers par les prédécesseurs au trône.)

Suivant les statuts vérifiés au grand conseil le 28 mars 1611, et pour les 3ᵉ et 20ᵉ articles du règlement du 28 juillet 1671, le premier chirurgien ou son lieutenant en notre bonne ville de Paris continueront de recevoir en leurs maisons les aspirants à la maîtrise en la banlieue de notre ville de Paris et ceux des autres villes et lieux de notre royaume, pays, terres et seigneureries de notre obéissance auxquels les lieutenants et les maîtres des lieux auront fait des refus injustes et lesquels auront obtenus en notre grand conseil des arrêts portant renvois par devant notre premier chirurgien, lequel comme responsable des dites réceptions, nous chargeons de faire choix de telles personnes capables qu'il estimera à propos et au nombre prescrit par les dits arrêts pour assister avec lui aux réceptions, pourvu néanmoins que l'un des chirurgiens qu'il choisira soit prévost en charge et que les autres maîtres aient au moins douze années de maîtrise en la ville de Paris. Moyennant quoi le nom de ceux que notre dit premier chirurgien devra ainsi appeler ne pourra être dorénavant inséré dans les dits arrêts de renvoi, ni les dits renvois être ordonnés par notre dit grand conseil, qu'il ne lui soit apparu des dits refus injustes, ou d'autres considérations suffisantes. Et d'autant part que nous avons été informés que plusieurs corps de communautés de maîtres chirurgiens, et particulièrement ceux de Provence et de Bretagne, font des délibérations entre eux de ne point tenir les dits offices de lieutenant de notre dit premier chirurgien, afin que n'ayant point d'inspecteurs sur leurs conduites ils puissent admettre qui bon leur semble dans leur corps et s'y rendre ainsi maîtres absolus des statuts qu'ils violent impunément par des compositions qu'ils font avec les aspirants.

Nous statuons et ordonnons que notre premier chirurgien et ses successeurs en la dite charge continueront de nommer, pourvoir et instituer dans toutes les villes, bourgs et autres lieux de notre royaume, sans aucun réserver ni excepter, où il le jugera nécessaire, des lieutenants et commis, qui seront installés en vertu de ses lettres par les juges des lieux ; qu'à cet effet les maîtres des communautés de chirurgiens dans les lieux où il y a maîtrises pourront, si bon leur semble, tenir les dites charges de lieutenant qui sont présentement vacantes, et d'en faire pourvoir l'un d'entre eux dans le délai d'un mois après la publication qui aura été faite de notre présent édit, dans les bailliages et sénéchaussées dans le ressort desquels les dites villes et lieux sont situés, et qu'à l'avenir, vacation arrivant des dites charges, ils les feront remplir par l'un d'entre eux, dans le même temps, à compter du jour du décès du dernier pourvu et jusqu'à ce que les dites communautés ne pourront s'ingérer à la réception d'aucun aspirant, laquelle appartiendra à notre dit premier chirurgien durant le temps que la dite lieutenance sera vacante pour y procéder par lui en la manière prescrite par le troisième article de ce règlement du 28 mars 1671, avec les examinateurs qu'il voudra choisir, en présence de l'un des substituts de notre procureur général en notre grand conseil, en faisant par les dits aspirants asavoir du décès du dit lieutenant par des extraits des registres des mortuaires tirés sur les registres des lieux de leur résidence, attesté du juge des dits lieux, sans que notre premier chirurgien soit tenu d'aucune autre formalité. Et à faute par les dites communautés d'avoir

fait pourvoir l'un d'entre eux aux dites lieutenances vacantes
dans leur temps, il sera libre à notre premier chirurgien d'y
nommer et pourvoir d'icelles tels maîtres chirurgiens qu'il avisera bon être, nonobstant même qu'ils n'aient pas rempli le
temps de maîtrise requis suivant les arrêts pour parvenir à la
lieutenance, lesquels seront installés sur les lieux par le premier de nos officiers sur ce requis, et jouiront de la maîtrise et
de tous les honneurs, profits et émoluments attribués aux dites
charges de lieutenants et maîtres conformément aux statuts et
règlements du dit art. Le tout nonobstant les consentements et
autres actes à ce contraire, qui pourraient avoir été donnés par
les prédécesseurs aux dites charges de notre premier chirurgien, lesquels nous avons déclaré nuls et de nul effet, comme
donnés au préjudice de nos droits.

Comme aussi nous avons confirmé et confirmons l'article vingt
du dit règlement de 1671, et conformément à icelui avons de
rechef attribué, et attribuons à notre grand conseil juge conservateur des privilèges du dit état et art de chirurgie, toute cour,
juridiction et connaissance des procès concernant les statuts,
ordonnances, privilèges, droits utiles et honorables, fonctions
et émoluments des dites charges de notre premier chirurgien,
ses lieutenants, commis et greffier, ensemble de tous les procès
et différents mus et à mouvoir dans tous les lieux de notre
royaume entre les lieutenants de notre premier chirurgien et
les jurés maîtres du dit art pour raison de la manutention des
statuts, police, droits, émoluments et privilèges du dit art, circonstances et dépendances et des contraventions qui se font à
iceux par les particuliers qui prétendent l'exercer sans avoir
été reçus maîtres, et ceux concernant la capacité des aspirants,
tant en la théorie qu'en la pratique du dit art, et même de
juger seul, à l'exclusion de tous autres juges des refus faits aux
aspirants par les dits lieutenants et maîtres chirurgiens, sauf à
notre grand conseil, suivant l'exigence des cas, de commettre,
comme il est accoutumé, les juges des lieux pour y former et
juger lesdits procès en première instance, à la charge de l'appel en notre dit conseil sans que néanmoins notre dit grand
conseil puisse connaître des différends de la communauté des
maîtres chirurgiens, barbiers et autres, de notre bonne ville de

Paris et autres villes dans lesquelles il sera question en particulier ou en général d'abus ou malversations, visite de jurés, certificat de vie et de mœurs, apprentissage et service des aspirants ou autres choses généralement quelconques. La procédure sera d'aller en première instance, puis en appel au parlelement. On n'aura recours au grand conseil que pour ce qui touche aux droits du premier chirurgien ou de ses lieutenants et greffiers.

Ordre d'enregistrer au grand conseil. — Envoi en exécutoire aux bailliages et sénéchaussées.

En 1723, un édit supprime la présence du substitut du grand conseil aux examens des aspirants devant le premier chirurgien ; mais pour qu'il n'y ait pas de réceptions furtives à l'insu des communautés intéressées, l'édit veut que le premier chirurgien ne puisse recevoir que les aspirants qui se seraient présentés aux communautés qui alors sont en état de répondre au premier chirurgien des mœurs et qualités des aspirants.

Lettre de nomination d'un lieutenant.

1671. — François Félix conseiller et premier chirurgien du roy, maître chirurgien en cette ville de Paris, garde des chartres et privilèges des maîtres barbiers-chirurgiens du royaume, à tous ceux qui les présentes lettres verront, salut, savoir faisons que pour le bon et louable rapport qui nous a été fait de la personne de David De Lamare, maître barbier-chirurgien en la ville de Rouen de ses sens, suffisance, loyauté, prudhommie, capacité, fidélité, expérience en l'art de chirurgie, pour ces causes et autres bonnes considérations, nous avons avec lui, David De Lamare, créé, établi, constitué, créons, établissons, constituons par les présentes notre lieutenant commis en la ville de Rouen, bailliage et vicomté, de même que jouissait par ci devant le dernier possesseur, sans en réserver les villes et les lieux où nous et nos prédécesseurs pouvions avoir ci devant pourvu et non ailleurs, pour en notre absence notre personne y représenter, garder et faire garder les statuts et privilèges et ordonnances du dit état, de point en point selon leur forme et teneur, sans y commettre, ni souffrir être commis aucun abus, ni malversation, entreprise ni trouble contre les droits et privilèges de notre dite charge. Ains si aucuns cy commettaient les faire corriger par devant nos seigneurs du Grand Conseil du Roy, seuls juges et conservateurs des privilèges et des différents (mues) et à mouvoir sur iceux, en faire les poursuites, fournir aux frais qu'il conviendra faire pour ce regard à ses dépends, sauf à se rejeter par lui contre les réfractaires et non contre nous et, en cas qu'il se présente à nous quelqu'aspirant à la maîtrise pour les dits lieux, il le reconnaîtra en le satisfaisant de ses droits. Si mandons à tous les maîtres chirurgiens de la dite ville qu'ils aient à obéir au dit David De Lamare comme à notre personne si présente y était en tant qu'aux dits cas appartient, conformément aux dits statuts et ordonnances de celui dont lui avons donné copie vidimée et sans qu'il soit besoin d'autre serment que celui qu'il a ci devant fait. Au moyen de quoi nous avons signé les présentes et à icelles fait apposer le cachet de nos armes et contresigner par notre greffier ordinaire à notre chambre de juridiction à Paris ce 26ᵉ jour de juillet 1671, aux conditions toutefois qu'il ne recevra aucun maître pour la campagne qu'en présence d'un médecin et deux chirurgiens, faute de ce l'acte sera nul. Signé : Félix, de Lamarche.

Liste de lieutenants.

(Arch., registres 217-221, page 245.)

Mᶜ Claude de Bouafles lieutenant du premier chirurgien du roy depuis le 5 juin 1640 jusqu'au 25 septembre 1645.

Mᵉ Adrien de Grouchy du 15 septembre 1645 au 12 mars 1695 qu'il aurait remis la charge aux mains de la communauté.

Mᵒ David Delamare a eu la charge du 11 décembre 1655 jusqu'au 1ᵉʳ juillet 1662, que Laurent Lainey l'a eue par démission volontaire du dit Delamare et ce du sieur François Barnouin premier barbier du roy.

Laurent Lainey a eu la charge de lieutenant du 1er juillet 1662 jusqu'au 5 octobre 1667 que Eloy Felon l'a eue par démission du dit Lainey, et ce du dit Barnouin.

M° Henry Felon a possédé la charge du 5 octobre 1667 jusqu'environ le 26 juillet 1671 que le dit Felon est décédé et ce du sieur Barnouin.

M° David Delamare a été repourvu de la charge de lieutenant par M° Félix premier chirurgien du roy seulement pour un an suivant le billet qu'il en a fait et par corps envers M. Félix le 26 juillet 1671 jusqu'au 28 juillet 1672.

M° Charles de Grouchy a été pourvu de la charge par M. Félix le 28 juillet 1672 et en jouit présentement (autre écriture) M° Nicolas de Grouchy a été pourvu de la charge suivant la démission du sieur Charles de Grouchy, son père, du 23 avril 1676 et en jouit présentement.

1671. — Différent David Delamare — Laurent Laisné.

Dans un jugement du Grand Conseil du Roy devant lequel l'affaire avait été portée il est spécifié que De la Mare ancien juré et lieutenant du premier barbier à Rouen pourvu de cette charge pendant plusieurs années était tombé dans une extrémité de maladie. Il en fut spolié par Laurent Laisné qui en prit possession sous prétexte de provisions par lui obtenues par méprise. Attaqué par Delamare, Laurent Laisné se démit de la charge et la rendit à Henri Felon qui en jouit quelque temps puis mourut. Delamare obtint alors de Félix, premier barbier du roy, nouvelle provision de la charge que Laisné prétendait exercer sans droit puisqu'il l'avait *vendue* au dit Felon. Delamare était autorisé à réclamer à Laisné le remboursement des 20 sols parisis que chacun de ceux qui avaient été commissionnés irrégulièrement par celui-ci, devaient payer une fois pour toutes au lieutenant du premier chirurgien. — *Imprimé, liasse 257.*

Par édit du roi du mois de février 1692 Sa Majesté supprime toutes et une chacunes les charges de lieutenant de son premier chirurgien et les commis de son premier médecin et, au lieu, crée dans chaque ville principale deux chirurgiens jurés royaux qui auront les mêmes prérogatives que les lieutenants de son premier chirurgien et les commis de son premier médecin pour à l'exclusion de tous autres faire les rapports tant dénominatifs que ordonnés par justice et recevoir les aspirants, comme il est plus à plein mentionné en l'édit, et un commis pour les rapports de chaque bourg.

Le 27 janvier 1693 la communauté des maîtres chirurgiens de Rouen ayant traité des dites deux charges avait obtenu un arrêt au conseil d'état qui incorpore les dites charges dans leur corps et ordonne qu'il ne sera rien changé en la manière de recevoir les aspirants à la chirurgie pour la ville. (*Arch., reg. 217, 221.*)

Par édit du roy donné à Versailles au mois de septembre 1723 les offices de lieutenant de M. le premier chirurgien de S. M. ont été rétablies.

Mᵉ Louis Leger de Goüey a été pourvu le 3 janvier de la charge par Mᵉ Marechal alors premier chirurgien du Roy et installé dans la communauté le 16 de ce mois de janvier 1724.

(Ce dernier paragraphe doit être écrit de la main de de Goüey. En tous cas l'écriture parait identique à celle de l'indication des nominations si sommaires de 1724, des pages 180, 181 et 182 du présent registre.)

La charge de premier barbier du Roy s'achetait. Félix avait acheté la sienne. (*Verdier, t. I, p. 35.*)

Commission de Prévost : 1768.

Louis François Thibault, lieutenant de M. le premier chirurgien du Roy, garde des chartres, statuts, privilèges et ordonnances de l'art de chirurgie de la ville, faubourgs et bailliage de Rouen, ancien directeur de l'Académie des sciences arts et belles lettres de la dite ville et démonstrateur royal en l'art des accouchements.

A tous ceux qui les présentes lettres verront salut, savoir faisons qu'après et sur notre mandat avoir assemblé le collège des chirurgiens de cette ville, tous les membres bien et dûment convoqués le 12 de mars dernier, pour l'élection d'un prévost et pris l'avis de l'assemblée qui le compose et bien informés des talents, capacité et expérience du sieur Honoré Riouffe, membre du dit collège, nous l'avons nommé et commis, nommons et commettons par ces présentes pour remplir les fonctions de prévost pendant deux ans. En conséquence le chargeons de veiller conjointement avec le sieur Pillore, son collègue, aux affaires qui regardent le dit collège et à tout ce qui peut contribuer à y maintenir le bon ordre, de faire exécuter les statuts et règlements de la chirurgie, d'empêcher qu'aucuns particuliers ne l'exercent sans qualité et que les autres ne tombent pas dans des abus ou malversations et, en cas de contravention, nous en donner avis et poursuivre les réfractaires par devant M. le Lieutenant général de police, le tout suivant les édits, déclarations et règlements. De ce faire lui donnons pouvoir et commission par les dites présentes ; le dit sieur Riouffe acceptant la dite charge et commission. Et a prêté entre nos mains le serment en pareil cas requis et accoutumé dont il est tenu pour la place de prévost à l'effet de pouvoir librement en exercer les fonctions. En témoin de quoi nous avons signé la présente et à icelle fait apposer le scel de nos armes et contresigner par Me Pierre Louis Drouet, notre greffier ordinaire. Fait et passé en notre chambre de juridiction les jour et an que d'autre part et délivré aujourd'hui cinquième octobre de la présente année : Thibault, Drouet.

Lettre de maître chirurgien. (*Sur parchemin.*)

30ᵉ DÉCEMBRE 1717.

L'an de grâce mil sept cent dix sept le jeudi trentième jour de décembre devant nous François de Houppeville, écuyer, seigneur de Semilly, conseiller du Roy, lieutenant général de police en la ville, bailliage et vicomté de Rouen, se sont comparus honnêtes hommes Pierre le Terrier et Jacques Aveaux, maîtres chirurgiens jurés royaux année présente, en cette ville, et bailliage de Rouen et François Thibaut fils et Louis Chupaut prévosts de la dite communauté, lesquels nous ont attesté que Jacques Mesnard est capable et suffisant d'être reçu maître du dit art de chirurgien par chef d'œuvre en ayant fait expérience. Et à cette fin nous le présente. A ces causes et du consentement du procureur du Roy de ce siège, Nous avons le dit Jacques Mesnard juré et reçu maître chirurgien en cette ville et bailliage de Rouen, par chef d'œuvre, pour par lui en jouir et l'exercer de ce jour à l'advenir ainsi que les autres maîtres du dit art.

Fait comme dessus :

De Houppeville,   Germain,   Beurey.

Scellé à Rouen, le 14 janvier 1718. Coût : Ving cinq sols. Delaurier. (*Arch. dép., 253.*)

Commissionnement d'un chirurgien préposé (1672).

Adrien de Grouchy chirurgien juré à Rouen lieutenant de Monsieur le premier barbier et chirurgien du roy, garde des chartres, statuts et privilèges et ordonnances royaux faits sur l'art et état de maître barbier chirurgien de la ville, bailliage et vicomté du dit Rouen à tous ceux qui les présentes verront salut savoir faisons sur la requête à nous présentée par Nouel Jouenne, natif de la paroisse de Motteville, lequel est aspirant à la maîtrise de chirurgie au bourg d'Elbeuf attendu qu'il a exercé l'état l'espace de dix ans et plus tant en cette ville de Rouen, Paris que autres villes de ce royaume, même aux armées et en l'Hôtel Dieu de la ville de Paris, ayant fait son apprentissage sous Me Isidore Fauconnet Me chirurgien demeurant au bourg de Saint Valery en Caux selon ce qu'il nous est apparu de l'attestation signée du sieur Fauconnet passée devant Auvray tabellion de la haute justice assisté de Mathieu le Rouge son adjoint le xxc de ce mois par laquelle il est établi que Jouenne a fait actuelle demeure en sa maison l'espace de trois années consécutives qui ont fini en l'année 1645, le tout signé de Jouenne, Auvray et Mathieu le Rouge, tendant le dit Jouenne à être admis à faire le chef d'œuvre de barberie phlébotomie, d'étancher un flux de sang aux personnes malades ou devenant blessées et faire barbes et cheveux et ce qui dépend de la fonction, de tenir boutique ouverte au bourg d'Elbeuf, pendre bassin et non ailleurs. Nous avons délibéré après avoir ouï et interrogé le dit Jouenne et instruit sur les points contenus en icelle et à lui fait faire plusieurs opérations chirurgicales en la présence de Me Jacques Le Vilain Maître garde, année présente, du dit état de chirurgie, Michel Lambert, Antoine de Henault, Guill. Daubin et François Roussel Maîtres particuliers de l'art et nonobstant la non compagnie de Me Nicolas de Sahurs et Daniel Aveaux invités pour le sujet à notre hotel d'école, desquelles interrogations et opérations il s'est bien et dûment acquitté a cause de ce nous l'avons jugé capable de faire l'exercice de l'art de chirurgie barberie phlebotomie, d'étancher un flux de sang, asseoir un premier appareil aux personnes malades ou récemment blessées, pour ces causes et autres bonnes considérations nous avons permis au dit Jouenne d'exercer l'art de chirurgie aux bourgs d'Elbeuf et villages circumvoisins, non ailleurs, tenir boutique ouverte, pendre bassins, faire phlébotomie, étancher un flux de sang aux personnes malades ou récemment blessées, barbes et cheveux, de jouir des privilèges ainsi que les autres qui ont exercé le dit art de chirurgie au bourg d'Elbeuf ; parce que le dit Jouenne, en cas de conflit, appellera quelque maître de la ville pour conseil, à laquelle fin avons au dit Jouenne permis de prononcer le serment en la forme requise et accoutumée. A lui enjoint de garder et observer les statuts et ordonnances de l'art en la forme entendue, sans souffrir ni laisser souffrir aucun abus et, s'il s'en commettait, nous en donner avis pour le faire corriger devant Notre Seigneur du grand conseil du Roi, duc, écuyer et conservateur des privilèges. A quelle fin avons signé et scellé de notre cachet et contresigné par notre greffier ordinaire à Rouen le lundi 27e jour d'août 1651. Signé : de Grouchy et Pigeon, greffier, chacun paraphé et scellé du sceau de cire rouge et les présentes lettres en date du 29 août 1651 dûment signées et scellées en reconnaissance d'icelles par David Delamare ci devant lieutenant, du 2 octobre 1671.

Le clerc greffier nous avons permis au dit Jouenne de jouir

des privilèges suivant les lettres à nous assignées et apposé notre scel ordinaire et fait signer par notre greffier à Rouen cejourd'hui xxbm° octobre. gbci soixante et douze (1672.) — (*Arch.*, *reg. 217-221.*)

Apprentifs.

Inscription. — Devant nous Pierre Alexandre Le Périgé, chevalier seigneur de Porpinché (?) conseiller du roy, lieutenant particulier au bailliage et siège présidial de Rouen, Paul Leroux, fils de Charles, a été juré apprenti de l'art de chirurgien juré royal, en cette ville et banlieue de Rouen sous Louis François Thibault maître reçu aujourd'hui, pour le temps de l'ordonnance, pendant lequel le dit maître sera tenu de fournir à son dit apprentif, boire, manger, feu, lit et l'hostel, lui montrer son dit art suivant les accords et pactions faites entre eux, nonobstant la non comparance des gardes et prévost du dit art nommés à cet effet aujourd'hui 8 heures du matin par exploit de Petit huissier etc... (1731.)

Démission. — En 1732, le 4 janvier, pareil engagement et serment pour Jean Dumesnil Huard. Puis, en marge, se trouve à la date du 26 août même année : Je soussigné Jean Bapt. Huard, natif du diocèse de Coutance, déclare que comme la profession de l'art de chirurgie ne me convient plus et que j'ai demandé à ce sujet à sortir de chez le sieur Ménard, chirurgien juré à Rouen, sous lequel je me suis engagé en qualité d'apprentif pour le temps de trois années consécutives aux termes des règlements du dit art, ainsi qu'il est porté dans l'accord fait entre nous le 3 décembre 1731 et dans l'acte de serment que j'ai fait en conséquence devant M. le lieutenant général de police de Rouen le 4 janvier 1732, je renonce dès ce jour et à toujours à faire aucuns actes de la dite profession et art de chirurgie dans la ville et banlieue de Rouen sous et chez aucuns des maîtres qui composent la communauté des chirurgiens de cette ville. Fait à Rouen en présence de Me Guilyot premier prévost, receveur de la communauté, déposé au greffe de Me Jourdain greffier de M. le premier chirurgien du roi dans la communauté de la ville, le 26 août 1732. A ce moyen le marché d'apprentissage a été sauvé. Signatures Huard, Guilyot, Gaultier, Jourdain.

Renvoi par un maitre. — Nicolas Frenel, fils de Jean a prêté serment d'apprentif le 25 février 1734 sous Me Pierre Rouverel et, en marge de ce serment, à la date du 13 mars 1736, on trouve : Je certifie avoir cejourd'hui remis au coffre de la communauté le brevet d'apprentissage en parchemin de Nicolas Frenel dont la copie est cy à costé, parce que le dit Frenel n'a pas rempli ni satisfait aux conditions portées dans l'accord que nous avions fait ensemble verbalement, ni aux statuts et règlements. — A Rouen 13 mars 1736. — Rouverel, Roussel.

Brevet d'apprentissage.

(Registre des délibérations, décembre 1728.)

Le soussigné Charles Léger, maître chirurgien juré demeurant rue Orbe, paroisse de Saint-Nicaise, connais et confesse avoir fait marché avec le sieur Jean Louis Briffaut père pour montrer l'art de chirurgie à son fils Charles Briffaut, savoir de montrer ma profession, à raser, à faire les cheveux, saigner, panser et étudier la profession de chirurgien et généralement tout ce qui lui sera possible dans sa boutique, pendant l'espace de trois années consécutives à commencer le 1er de décembre 1726 et finir à pareil jour que l'on comptera 1729 et s'oblige pendant les dites trois années à le nourrir, coucher, blanchir. Outre cela le dit sieur Léger s'oblige de le faire jurer de la dite profession devant les prévost de notre profession à ses dépends, et le sieur Briffault s'oblige par le présent, pour satisfaction du présent marché et pour en supporter les frais, de payer, savoir la somme de deux cents cinquante livres. Le premier paiement sera dans le mois de janvier prochain la somme de cent livres et le second paiement à la Saint-Jean sera de vingt-cinq livres et le restant à la fin des trois années. Fait double à Bonsecours ce deuxième jour de décembre 1726, approuvé, signé Léger et Briffault, chacun un paraphe.

Le présent brevet d'apprentissage registré suivant les règlements par moi Henri François Jourdain greffier ordinaire du premier chirurgien du Roy et approuvé à Rouen 6 décembre 1728.

1773. — Certificat de stage.

David, Docteur en médecine, maître en chirurgie de Paris, professeur et démonstrateur royal de chirurgie et d'anatomie, lithotomiste, pensionnaire, chirurgien major de l'Hôtel-Dieu et membre de l'Académie des sciences, belles-lettres et arts de la même ville, certifie que le sieur Charles Martin Hareng, de Lindebeuf, pays de Caux, a travaillé à l'Hôtel-Dieu de Rouen, l'espace de deux ans et trois mois en qualité de chirurgien externe, et que pendant le dit temps il a suivi avec exactitude le cours public de chirurgie et de médicaments, de la maladie des os, d'ostéologie, d'anatomie et d'opérations que j'ai faits ; qu'en outre, il s'est appliqué à la dissection ; en foi de quoi, etc. 14 septembre 1773.

Modèle de requête d'inscription.

1670. — *Monsieur le lieutenant de Monsieur le premier chirurgien du Roy,*

Messieurs les Maîtres et Gardes de l'art de Chirurgie de la ville de Rouen,

Supplie humblement Pierre Le Clerc, fils de maître Anthoine Le Clerc, aussi maître chirurgien en cette ville, et vous remontre que le dessein de son père ayant été de le rendre capable d'exercer aussi à l'avenir le dit art, il l'aurait instruit dans sa jeunesse, aux préceptes et enseignements nécessaires pour le faire parvenir à la connaissance de sa profession, et que, non content de ce qu'il lui avait montré, il l'aurait mis et envoyé chez plusieurs bons maîtres, tant de cette ville que d'autres bonnes villes, tant de ce royaume que pays éloignés, et même l'aurait fait exercer sur la mer en qualité de chirurgien approuvé par celui qui est proposé pour les interrogations de la marine. Le tout pour sa plus grande perfection. Ce considéré, mes dits sieurs et qu'il vous appert de ce que dessus par les pièces cy attachées, il vous plaise accorder jour au suppliant au premier lundi d'après la fête de Quasimodo, prochainement tenant, pour passer par devant vous les examens requis et accoutumés, tant sur la théorie que sur la pratique de chirurgie pour, s'il est jugé par tous, capable d'exercer le dit art, lui accorder lettres de maîtrise. Et s'obligera à prier Dieu pour vos prospérités et santés. (*Arch., reg. 225.*)

Requête pour les examens de préposé.

AVRIL **1682.** — *A Monseigneur de Gruchy chirurgien Juré Barbier Lieutenant de Monsieur le premier chirurgien du Roy en la Ville Bailliage et Vicomté de Roüen,*

Suplie humblement Pierre Levesque compagnon chirurgien aspirant pour estre admis et proposé au faubourg de Saint-Sever de cette ville.

Et vous remontre qu'il auroit bien et duement accomply le temps de son aprentissage de l'art de chirurgie souz maître Nicolas Saccepée chirurgien juré à Caudebec et depuis soubz plusieurs maistres en diverses villes de ce royaume notamment et souz Monsieur le Huc (1) chirurgien juré ordinaire de l'hostel Dieu de cette ville pendant deux années et désirant toujours se perfectionner pour parvenir à la maistrise de chirurgie ce quil ne peut quant à présent et, en atendant quil se soit rendu capable de subir les examens, de faire les actes nécessaires pour ce sujet, désirant commencer un établissement Il vous auroit présenté sa requête afin destre par vous en la Communauté admis et propozé au faubourg de Saint-Sever pour au

---

(1) Charles Le Huc (2ᵉ du nom) remplaça son père comme chirurgien à l'Hôtel-Dieu le 18 décembre 1657. Il mourut le 24 novembre 1699 et fut inhumé dans l'église de l'Hôtel-Dieu. (*Monographie de M. Ch. de Beaurepaire.*)

dit lieu et grade observer et étancher un flux de sang, panser en premier appareil, le tout nuitamment et les portes de la ville étant fermées ; faire saignées, barbes et cheveux, pendre bassins. Le tout conformément aux sentences et arrestés intervenus en conséquence.

A ces causes Mondit sieur, Il vous plaise donner jour au supliant au Lundy vingt deuxième jour de Juin prochain duement venant pour par vous et en présence de toute la communauté estre instruit et examiné sur les points concernant ladite admission et sil est capable estre par vous admis et proposé au faubourg de Saint-Sever et pour ce luy accorder vos lettres. Et ledit supliant sera tenu de prier Dieu pour votre prospérité de santé.

Signé Levesque et de Grouchy.

En plus de la présente, suit un brevet d'aprentissage bien et dùement accomply, en conséquence avons au supliant accordé le jour par luy demandé, renvoyé à la chambre au dit jour et sera tenu de prendre billet de Nous dans la huictaine avant ledit jour par luy demandé expiré, pour advertir les gardes des maistres chirurgiens pour estre présents à ses examens auxquels et néanmoins il rendra ses visites comme aussy advertira Messieurs les doyens en charge des médecins pour estre aussy présents à ses examens.

Donné en nostre chambre de juridiction le 24ᵉ jour d'avril 1682. Signé de Grouchy.

Collationné par nous conseiller secrétaire du roy
maison et couronne de France et de ses finances.

Le Masson.

Arrêt du grand conseil
réglant l'immatriculation des requêtes (1663, 25 mai) au bénéfice de Guérin.

(Pièce sur parchemin. Arch., liasse 254.)

Entre les maîtres et gardes de l'art de chirurgie de la ville de Rouen demandeurs requérant l'antérinement d'une requête par eux présentée au conseil le 26ᵉ février 1663 tendante afin d'être reçus opposants à l'exécution d'un arrêt du conseil du 7 novembre 1662 obtenu par le défendeur ci-après nommé, et faisant droit sur la dite opposition il soit ordonné que le dit défendeur rapportera les lettres de maîtrise de maître chirurgien en la ville de Rouen à lui délivrées par le premier barbier du Roy, lui faire défense de l'exercer en la dite ville de Rouen jusqu'à ce qu'il ait subi les examens et fait les opérations au nombre de 14 actes qui se font en la dite ville de Rouen et pour remé- dier à tels abus qui se pourraient commettre à l'avenir qu'il soit ordonné que le lieutenant du premier barbier du Roy en la dite ville de Rouen recevra à l'avenir les requêtes qui seront présentées par les aspirants pour être reçus à leurs examens et opérations lesquelles le dit lieutenant sera tenu répondre et y donner le jour conformément aux arrêts et règlements du conseil du 28 mars 1618 et 10 avril 1622 et ensuite les rapporter dans l'assemblée de la communauté pour être agréés et inscrits dans les registres d'icelle, et la signature tant du dit lieute- nant que des aspirants et jurés dans la huitaine du jour qu'elles auront été présentées au dit lieutenant et paieront les aspirants les assemblées qui se feront pour l'aggrégation et enregistrement des dites requêtes conformément aux anciens usages à peine de nullité d'icelles et de tous les actes qui se pourraient faire tant de la part du dit lieutenant que des aspi- rants sans avoir observé cette formalité et de tous dépends, dommages et intérêts des suppliants et condamner le dit défen- deur aux dépends d'une part et Louis Guérin maître chirur- gien en la dite ville de Rouen reçu au dit acte par le premier barbier du Roy en conséquence du dit arrêt du conseil du 7 novembre 1662 deffendeur, d'autre et entre les maîtres et gardes de chirurgie de la ville de Rouen demandeurs et requé- rants l'entérinement d'une requête par eux présentée au con- seil le 17 du présent mois et an aux fins pour les causes y contenues qu'il soit ordonné que les requêtes qui y seront pré- sentées par les aspirants pour être reçus aux examens et opé- rations pour parvenir à la maîtrise seront signées de leurs con- ducteurs, que défenses soient faites à Laurent Laisné maître chirurgien et lieutenant du premier barbier du Roy de donner aucun refus aux dits aspirants sans au préalable avoir fait

assembler la communauté des dits maîtres chirurgiens, pour
en délibérer d'une part. Et le dit Laisné déffendeur d'autre,
sans que les qualités puissent nuire ni préjudicier, après que
Duhamel pour les dits gardes assisté de Biry comme procureur
et Jean Félon l'un d'iceux présent à l'audience, Porlier pour le
dit Guérin aussi présent assisté de Le Bonnier son procureur.
Le conseil sur l'opposition des dits demandeurs a mis et met
les parties hors de Cour et de procès. Ce faisant ordonne que
le dit Guérin jouira de la maîtrise en la dite ville de Rouen
ainsi que les autres maîtres de la dite ville et que les aspirants
à la maîtrise de chirurgie en la dite ville de Rouen seront
tenus de faire signer les requêtes qu'ils présenteront pour cet
effet par leur conducteur, lesquelles seront registrées et imma-
triculées dans le registre de la dite communauté dans la huitaine et à cette fin le dit Laisné lieutenant sera tenu de convoquer à s'assembler la dite communauté et ne pourra le dit lieutenant refuser les dites requêtes sans en avoir délibéré avec la
dite communauté. Fait au dit conseil à Paris le 25e may 1663.
Herbin, Bordes. (Collationné.)

1665. — Olivier Delamare aspirant à la maîtrise de barbier-
chirurgien demande à ce que l'on procède à sa réception suivant les arrêts et règlements approuvés par la Cour, tandis que
Laurent Laisné lieutenant prétend le contraindre à suivre des
règlements qu'il a fait reviser au grand conseil. La Cour donne
raison à Delamare. Il sera procédé à sa réception conformément
aux arrêts et règlements de la Cour. (*Parchemin, liasse 262.*)

1787. — Affaire Deschamps. — Gamarre étant lieutenant à
Rouen.

Deschamps demande son aggrégation qui lui est refusée parce
qu'il ne remplit pas les conditions de l'article 78 des règlements qui disent que les chirurgiens reçus dans une communauté de ville à archevêché ou évêché pourront être agrégés à
Rouen à condition d'avoir résidé 10 ans dans la première ville.
Deschamps n'a pas résidé 10 ans donc qu'il se fasse recevoir
par la voie ordinaire mais on ne peut l'agréger d'emblée.

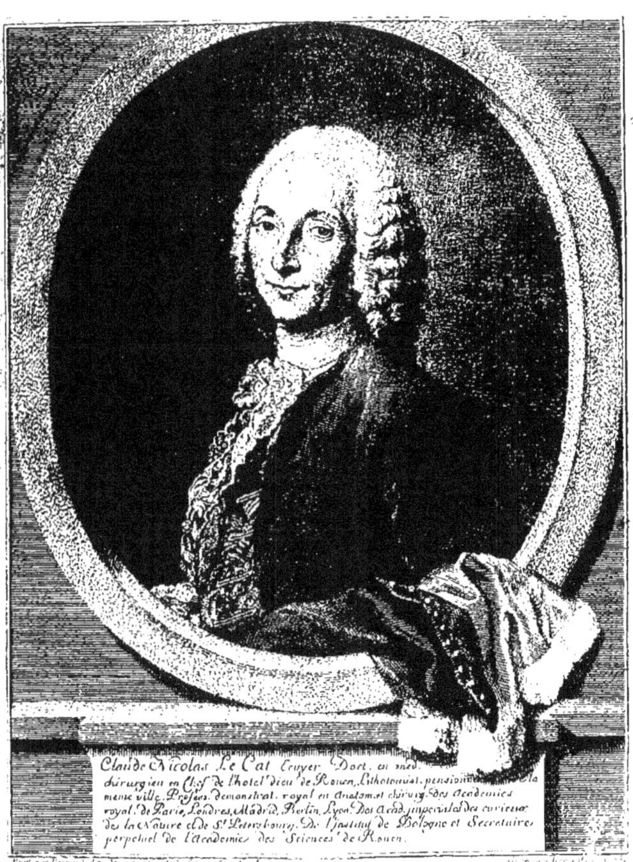

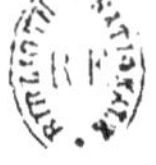

Claude-Nicolas LE CAT

en 1756

D'après la gravure de Houbraken, 1762.

Type des procès-verbaux pour les examens de grand chef-d'œuvre. — Le Cat.

Le jeudi 23 juillet 1733, la communauté des maîtres chirurgiens est assemblée pour l'acte d'immatriculie de Claude Nicolas Le Cat aspirant à la maîtrise de chirurgie par le grand chef-d'œuvre. Est arrêté d'une voix à l'unanimité que la requête de l'aspirant sera immatriculée et renvoyée pour son premier examen au terme de l'ordonnance et a payé le dit aspirant le droit de bourse commune suivant les règlements en la chambre commune au jour et an que dessus.

Demande de Le Cat. — A M. de Goüey, lieutenant du premier chirurgien du Roy et chirurgien juré en cette ville supplie humblement Claude Nicolas Le Cat, chirurgien de feu Monseigneur l'Archevesque, fils de maître Claude Le Cat, maître chirurgien à Blérencourt, province de Picardie, faisant profession de la religion catholique, apostolique et romaine, comme il paraît par l'extrait baptistaire ci-joint, aspirant à la maîtrise de chirurgien en cette ville par le grand chef d'œuvre, vous remontre le suppliant que depuis douze à treize années il se serait appliqué à l'étude de l'art de chirurgie tant chez son père que sous les plus excellents maîtres de l'art à Paris, dont il aurait vu pratiquer et pratiqué lui-même devant eux, comme il vous paraîtra, Monsieur, par les certificats attachés à la présente. Et comme il désirerait parvenir à la maîtrise du dit art en cette ville par le grand chef-d'œuvre ce qu'il ne peut qu'en subissant les examens et faisant les expériences devant vous, les sieurs prévôts et la communauté, suivant et conformément aux règlements, pourquoi il a l'honneur de vous présenter sa très humble requeste, à ce qu'il vous plaise Monsieur accorder jour, pour commencer le chef-d'œuvre et subir devant vous, les sieurs prévosts et la communauté (etc.)…, pour en cas de capacité reconnue être reçu maître chirurgien en cette ville et jouir des droits et privilèges dont jouissent les autres maîtres, et vous ferez bien.

Signé Le Cat et Dufay.

Soit communiqué aux prévosts, gardes en charge à Rouen ce 9 juillet 1773.

Signé De Goüey.

Nous prévosts en charge de la communauté des chirurgiens avons pris communication de la présente et des attachées, n'empêchons la fin d'icelle suivant et conformément à l'article 36 des statuts, à Rouen 9° juillet 1733.

Signé Gaultier, Chiffandel, chacun un paraphe.

Le 21 août 1733, premier examen de Marette.

Le 31 août, lundi, premier examen de Claude N. Le Cat, alloué et renvoyé à la semaine d'ostéologie.

Lundi 5 octobre, semaine d'ostéologie de Le Cat.

8 octobre id., alloué et renvoyé à la semaine d'anatomie et opérations.

Suite reprise en 1734.

La communauté avait décidé en 1721 que les examens malgré les nouveaux édits continueraient comme par le passé, que les aspirants seraient reçus à leur examen en tous temps sauf à la communauté de les renvoyer à un autre moment, en cas d'insuffisance ; que ceux qui se présenteraient dans la saison propre pour faire l'anatomie seraient tenus de le faire lorsqu'il se présenterait un sujet (ordre du procureur général du 27 février 1721).

— Le lundy cinq d'avril 1734 neuf heures du matin, la communauté des maîtres chirurgiens assemblés en leur chambre commune et de juridiction, sur le mandat de Me Louis Léger de Goüey, lieutenant du premier chirurgien du roy pour le premier acte d'opérations de Sulpice Nicolas Marette et de Claude Nicolas Le Cat, tous deux aspirants à la maîtrise de l'art de chirurgie, pour le grand chef-d'œuvre, l'acte fait du dit Sulpice Nicolas Marette il a été arresté d'une voix unanime que le dit Marette est renvoyé à deux heures de relevée pour le premier acte d'anatomie. Et après l'acte exercé de Claude Nicolas Le Cat, il a été aussi pareillement arrêté d'une voix unanime que le dit

Le Cat est renvoyé à cejourd'huy, trois heures de relevée, pour son premier acte d'anatomie.

(*M° de Manteville absent.*)

       Signé : De Goüey, Chifandel, Guilyot, Jourdain.

L'après-midi Marette et Le Cat sont renvoyés au lendemain pour continuer.

Mardi 6 avril, 2ᵉ acte d'anatomie à 9 heures; tous deux renvoyés à l'après-midi 2 heures pour continuer.

A la réunion de l'après-midi on renvoie au lendemain pour continuer.

Mercredi 7 avril, 3ᵉ épreuve pour les 2 aspirants.

Jeudi 8, 4ᵉ épreuve le matin et après l'épreuve de l'après-midi le jury arrête, après avis pris, que la semaine d'anatomie et d'opérations leur sont alloués à tous deux Marette et Le Cat et qu'on les renvoie à la semaine de saignée et médicaments.

Absents du présent acte : *Mᵉˢ de Manteville et Henault l'aisné, De Goüey, Chifandel, Guilyot et Jourdain.*

Marette continue sa semaine de saignée et médicaments le lundi 3 mai 1734 et le jeudi 6 et Le Cat le mardi 4 mai, le premier acte de cette semaine lui est alloué et pour l'acte des médicaments il est renvoyé à vendredi prochain. (*De Manteville et Henault l'aisné toujours absents.*)

Le vendredi 7 mai l'acte des médicaments est alloué à Le Cat. (*Manteville absent.*)

Le lundi 17 mai, Marette passe son dernier acte et est reçu maître chirurgien.

Le même jour Le Cat passe le dernier examen du chef-d'œuvre, qui lui est alloué à une voix unanime et il est reçu maître chirurgien en cette ville ; « par quoi le sieur lieutenant du premier chirurgien du Roy a pris et reçu du dit Le Cat le serment au tel cas requis et accoutumé, en la chambre commune le jour et an que cy dessus. »

Absent du présent acte, *M. de Manteville.*

    Ont signé : Le Cat, De Goüey, Chifandel, Guilyot, L. Helye, Marette, L. Chupault, Darracq, Elie, Roumer (?), Gaultier, Nicolle, Danbrin, Gigo, J. Mesnard, de Moyencourt, Roussel, Chupault, Drouet, Baptiste Sonnes, Dufay,

*Le Cauchois, Charles de Hesnault, Enquehard, Dubuisson,
L. Thibault, Perrier, Jourdain, Marette fils, Le Bigre.*

1721. — Différend de la communauté avec l'aspirant Chirurgien *Desbarres* à propos du mode de chef-d'œuvre à faire, ancien ou nouveau règlement, avec opérations sur le cadavre. Desbarres argue que la mauvaise volonté des chirurgiens à son égard tient à ce qu'il refuse de leur offrir un repas ou une buvette.

Frais d'examen. — *Honorarium.*

Fixé à la suite d'un procès qui dura de 1659 à 1662 et fut intenté par Louis Hellye garde, puis Michel de Saint-Aubin, à Raoult Delamarre, Pierre Quesnel, Jacques Fournier et Jean Félon. La cour saisie en appel ordonna : « Que Delamarre, Quesnel, Fournier et Félon sont condamnés au paiement de la somme de cinquante livres chacun et ordonne qu'à l'avenir les aspirants au dit art paieront pareille somme de cinquante livres lors de leur réception pour le louage de la chambre et les frais ou honorarium de la communauté dont les gardes sont obligés de rendre compte sans qu'aucun, même les fils de maîtres, puissent en être exempts ni dispensés ». (*4 août 1662, liasse 262.*)

Pour la campagne, les aspirants ne feront que quatre examens et 3 requêtes : la tentative, le premier examen, l'ostéologie, bandages, médicaments ou examen de rigueur. Le droit de la bourse commune sera de soixante-quinze livres.

Pour le grand chef-d'œuvre le compte total des frais paraît s'élever à 881 l. 10 sous, dans une communauté comptant 30 maîtres, comme à Rouen. (*Arch., liasse 249.*)

1595. — Bienaise condamné à payer les vacations des examinateurs, bien qu'il n'ait pas été reçu à cause de son insuffisance. (*Li. des parch.*)

1712. — Statuts des chirurgiens d'Avranches
concernant les jurés royaux
et la réception des aspirants

(demandés par ceux de Rouen, pour se documenter).

Ils auront à présenter au chirurgien royal en charge trois requêtes : la première pour être immatriculés, la seconde pour entrer en semaine, la troisième pour l'examen de rigueur dont les droits seront payés par l'aspirant, savoir au premier chirurgien 4 livres, au greffier 2 livres.

Au greffier 2 l. pour communiquer les requêtes au prévost, aux prévosts chacun 3 l. et aux autres maîtres 2 l.

LE DROIT A PAYER LE JOUR DE L'IMMATRICULE :

Au chirurgien en charge.	4 l.
Au greffier.	2 l.
A chaque prévost 3 l.	6 l.
Aux autres maîtres.	2 l.

POUR LA TENTATIVE :

Au premier chirurgien.	6 l.
Aux conseillers médecins	6 l.
Au greffier.	3 l.
Aux prévosts chacun 3 l.	6 l.
Aux autres maîtres chacun	2 l.

Mêmes sommes pour le premier examen.
Mêmes sommes pour l'acte d'ostéologie.

POUR L'ANATOMIE :

Au médecin.	11 l.
Au premier chirurgien.	11 l.
Au greffier.	5 l. 10 s.
Aux deux prévosts.	6 l.
Aux autres maîtres.	2 l.

Pour l'acte des saignées et médicaments, comme l'ostéologie.
Pour l'acte des opérations et bandages, comme l'ostéologie.

Pour l'examen de rigueur on enverra des billets, et pour cela le premier chirurgien aura. . . . . 6 l.

    Et pour assistance à cet acte. . . . 6 l.

    Le médecin . . . . 6 l.

    Le greffier. . . . . 3 l.

    Les prévosts. . . . . 6 l.

    Les autres maîtres. . . . . . . 2 l.

Lors de la réception des aspirants sera donné, suivant les statuts de Paris, au premier chirurgien 8 jettons d'argent, deux paires de gants, l'une garnie et l'autre simple. Au greffier 4 jettons et une paire de gants. Mais le greffier n'aura rien à réclamer pour l'expédition de l'acte de chef-d'œuvre, à peine de concussion.

En outre des droits ci-dessus, l'aspirant aura à payer pour la bourse commune la somme de cent cinquante livres, à Avranches, avant d'avoir ses lettres de maîtrise. (*Arch.*, *liasse 249.*)

Gagnant maîtrise par l'Hospice-Général.

Edit du Roi portant établissement de l'*Hôpital-Général* pour le renfermement des pauvres mendiants de la ville et fauxbourgs de Rouen, donné à Versailles au mois de mai 1681, vérifié en parlement, les chambres assemblées le 23e juin ensuivant (1).

Article 21. — Voulons aussi que le corps des apothicaires et chirurgiens, donnent chacun deux compagnons de leurs dits corps capables, pour servir gratuitement au dit hopital, et y assister les pauvres et officiers domestiques d'iceluy, pour les indispositions communes des pauvres et les maladies ordinaires des officiers et domestiques : et après le temps de six ans les dits compagnons apothicaires et chirurgiens gagneront pareillement leur maîtrise sur les certificats des six directeurs, et auront les mêmes droits et privilèges que tous les autres maîtres.

— Le premier fut *Charles Got*, qui était présenté par Michel de

---

(1) Voir *Histoire de l'Hospice-Général*, par François Ilce. Rouen. Lestringant, 1903.

Saint-Aubin, de Manteville et Roux Lesguile (surnom probable de Raux Delamare).

Ses successeurs furent :

En 1685, Gilles Roussel.	En 1728, Lefebure.
1692, Godin.	1737, Du Cancel.
1698, Amyot.	1742, Grillon.
1703, Jourdain.	1748, Bonamy.
1709, Colette de Chamsieu.	1755, Leschevin.
1716, Enquehard.	1792, Maury.
1722, Dubuisson.	

On trouvera dans l'histoire de l'Hospice-Général les difficultés que chacun de ces gagnants maîtrise eut avec la communauté pour arriver à être agrégé sans passer par les examens du grand chef-d'œuvre et sans payer les droits d'examen toujours élevés. La querelle se renouvelle à chaque fois jusqu'à la suppression de la communauté, de sorte que Maury fut choisi seulement par l'administration du bureau des Valides. — Cela paraît avoir été aussi cause de la prolongation des mandats des gagnants maîtrise au-delà des six ans de l'édit de 1681, car la communauté ne donnait son concours pour l'examen des candidats qu'en rechignant.

Gagnants maîtrise par l'Hôtel-Dieu.

Article 23 des lettres patentes de l'Hôtel-Dieu du mois de mai 1730.

Permettons aux dits administrateurs de nommer et faire installer tous les douze ans en la manière accoutumée et après les examens et opérations en tel cas requis faits au concours, tant en la présence des médecins et chirurgiens du dit Hôtel-Dieu qu'en la présence des dits administrateurs, un chirurgien et un apothicaire qui auront été trouvés les plus dignes : pour après leur réception en qualité de maîtres tenir boutiques ouvertes dans la dite ville de Rouen à la charge par eux de servir pendant 12 ans du jour de leur nomination et installation dans l'hopital de Saint-Louis du lieu de santé, en cas qu'il arrive quelque maladie contagieuse dans la dite ville, et ce conformément à l'arrêt du conseil de 1671 et à ceux de notre Cour de parlement de Rouen des 3 décembre 1688 et 27 janvier 1693. (Le chirurgien n'était payé qu'en cas de maladie contagieuse. 800 l. de gages. Gravé.) (*Arch., liasse 257.*)

Hotel-Dieu : jury d'examen des gagnants maîtrise.
Conseil d'Etat 19 octobre 1737.

Au lieu de tous les 12 ans le chirurgien sera nommé de six ans en six ans au concours. Celui-ci sera annoncé 2 mois avant la date fixée. Les candidats auront 24 ans au moins et déjà 4 ans d'études soit à l'Hôtel-Dieu de Rouen, soit à celui de Paris. Le jury sera composé du lieutenant de la communauté des chirurgiens et de deux prévosts en charge ou leurs suppléants, le premier chirurgien de l'Hôtel-Dieu en présence des gouverneurs et administrateurs, du doyen des médecins de Rouen et de deux médecins de l'Hôtel-Dieu. Le jury dressera la liste des candidats par ordre de mérite et les administrateurs choisiront. L'élu sera tenu de panser les malades de l'Hôtel-Dieu sous le premier chirurgien pendant six années consécutives, sans pouvoir travailler en ville pendant ce temps en qualité de maître. Après ces six ans il aura faculté d'ouvrir boutique ainsi que les autres maîtres sans aucun nouvel examen, simplement sur certificat de la commission administrative. Le tout à charge de continuer pendant dant six autres années à servir les pauvres en l'hôpital de Saint-Louis, en cas de peste ou autre maladie contagieuse seulement.

Lettres patentes confirmatives du 17 mars 1749. — Confirmation en parlement de Rouen le 19 juillet 1768 avec explication sur le tirage au sort des questions.

Pièces officielles d'un chirurgien gagnant maîtrise
par l'Hôtel-Dieu.

(JACQUES GRAVÉ, *1721-1737.*) (*Arch., liasse 254. — Parchemin.*)

1° IMMATRICULATION D'ASPIRANT.

L'an de grâce mil sept cents vingt et un, le mercredi douzième jour de novembre, devant nous Jean Pierre Le Pesant,

chevalier seigneur de Monpertuis, conseiller du Roy, lieutenant
général de police alternatif et mitriennal en la ville, bailliage
et vicomté de Rouen, Jacques Gravé a été juré apprentif de l'art
de chirurgien en cette ville et banlieue de Rouen sous Christophe
Chifandelle dit Débarre maître du dit art, reçu le 28 d'août
dernier, pour le temps de l'ordonnance, pendant lequel le dit
maître sera tenu de fournir à son dit apprentif boire, manger,
feu, lit et hôtel et lui montrer son dit art suivant les accords et
pactions faites entre eux, en la présence d'honnorables hommes
Louis Chupaut et Adrien Dambrin chirurgiens jurés royaux
année présente du dit art et de Louis Elye et Pierre Rouverel
prévosts de la dite communauté.

Fait comme dessus.

Lepesant.   Laisnel.

2° Brevet d'apprentissage.

Je soussigné, Christophe Chiffandel dit Desbarres, maître
chirurgien juré à Rouen, certifie à tous ceux qu'il appartient
que Jacques Gravé a fait son apprentissage chez moi pendant
le temps et espace de trois années consécutives, lequel s'est bien
acquitté de son devoir ; en foi de quoi je lui ai signé et délivré
le présent brevet pour lui servir et valoir au besoin. A Rouen,
ce vingt et un novembre mil sept cent vingt-quatre. — Chiffan-
delle dit Desbarres.

3° **Brevet de chirurgien de marine.**

Nous, maîtres chirurgiens jurés royaux pourvus par lettres patentes de Son Altesse Sérénissime Monseigneur l'Amiral
pour examiner tous les chirurgiens qui s'embarqueront sur les
navires marchands et en course, attestons cejourd'hui avoir bien
et dûment examiné le sieur Jacques Gravé, natif de la ville de
Rouen en Normandie, tant sur constitution du corps humain,
opérations manuelles et diverses infirmités corporelles, que sur
la qualité, faculté et mélange des médicaments contenus dans
un coffre de médecine ; lequel a très bien satisfait aux demandes
ci-dessus mentionnées, ce qui nous a obligés de lui expédier les

présentes lettres d'approbation en lui protestant qu'elles n'auront de valeur que pour la mer et qu'elles seront enregistrées au greffe de l'amirauté de cette ville.

En foi de quoi nous, nous sommes soussignés à la Ciotat, le septième août mil sept cents vingt-six. — Rastel, Guaydon.

4° Lettre de gagnant maîtrise par l'Hôtel-Dieu.

(26 septembre 1732.)

Extrait du registre des délibérations du bureau de l'Hôtel-Dieu de Rouen :

Du vendredi 26 septembre mil sept cents trente-deux, au bureau de l'Hôtel-Dieu, devant nous les gouverneurs et administrateurs d'icelui.

En exécution de la délibération du dernier jour sont entrés au bureau Messieurs Néel et Larchevesque, médecins, et Godin, chirurgien, aux fins par eux d'examiner le sieur Jacques Gravé sur l'état de chirurgie, vu que le dit Gravé a présenté sa requête à la Compagnie, tendante à être reçu chirurgien de l'hôpital Saint-Louis, dit la Santé, pour succéder au sieur Poignon Delalonde, actuellement pourvu, et vu le décès arrivé du sieur Bidaut, qui y avait été reçu par délibération du 11 août 1730. Et à l'instant s'est présenté le sieur Gravé, lequel a été examiné par les dits sieurs médecins et chirurgien en présence de la Compagnie, et après le dit examen fait, les dits sieurs médecins et chirurgien ont attesté que le dit sieur Gravé était capable et qu'ils estimaient que la Compagnie pouvait le recevoir chirurgien du dit hôpital Saint-Louis en la manière ordinaire.

Délibéré et arrêté, vu le rapport fait par les dits sieurs médecins et chirurgien de la capacité du dit sieur Gravé après l'examen par lui subi, que la Compagnie reçoit le dit sieur Gravé pour être chirurgien ordinaire de l'hôpital de Saint-Louis, dit la Santé, et jouir de la maîtrise de chirurgien en cette ville, comme les autres maîtres d'icelle, concédée et accordée en faveur de ceux qui sont nommés chirurgiens du dit hôpital de la Santé. A commencer du jour que les douze années du dit sieur Poignon Delalonde, actuellement pourvu, seront expirées, que sera au mois de mai mil sept cents trente-six ; à la charge qu'à compter du mois de mai 1736 le sieur Gravé sera tenu de servir pendant douze années entières. Au cas qu'il arrivast de la maladie contagieuse, auquel cas de contagion seulement il lui sera payé par l'Hôtel-Dieu huit cents livres de gages par chacun an, payable par quartiers et par avance, à laquelle fin le dit sieur Gravé en a prêté le serment au cas requis et accoutumé, et tiendra sa boutique ouverte sous le bon plaisir de nos seigneurs de parlement à l'expiration des douze années du dit sieur Delalonde ou son décès arrivant.

Signé : de Brinon, Le Baillif, Mesnager, Le Bourgeois, de Belleville, Guillaume Ellye, Ph. Thiron, F. Henry, De Saint-Aubin. — Controllé.

Enregistré en la Cour de Parlement de Rouen, après rapport de Le Pesant de Boisguilbert, le 19 décembre 1732.

5º **Lettre de maîtrise.** (*Sur parchemin.*)

L'an de grâce mil sept cents trente-sept, le samedi vingt-huitième jour de décembre, devant nous Jacques Billiard de Mainville, écuyer, conseiller du Roy, lieutenant général de police au bailliage, ville et vicomté de Rouen, s'est présenté Jacques Gravé, lequel nous a exposé qu'il a travaillé l'espace de treize années consécutives dans l'hôpital de Saint-Louis, dit lieu de santé de cette ville en qualité de chirurgien, savoir trois années externe et dix années en qualité de premier compagnon, après des examens par lui subis devant les sieurs Néel, Larchevesque et Godin, médecins et chirurgiens, suivant qu'il paraît par l'extrait de l'acte de délibération du bureau de l'Hôtel-Dieu du vingt-six septembre mil sept cent trente deux, contrôlé le vingt-huit février dernier, en conséquence duquel ayant présenté sa requête à la Cour par arrest du 19 décembre 1732 est ordonné que la dite délibération et réception sera registrée ès registres d'icelle pour être exécutée selon sa forme et teneur et jouir par le dit Gravé de l'effet d'icelle, vu la dite délibération portant réception du dit Gravé le dit arrêt par copie le tout devant daté, Nous, du consentement du procureur du Roy de ce siège, avons permis et autorisé le dit Jacques Gravé d'ouvrir boutique en cette ville et de faire la profession de l'art de chirurgien juré aux charges portées par la dite délibération et arrest de la Cour et de se bien et fidèlement comporter dans la dite profession, à l'effet de quoi de lui pris et reçu le serment requis et accoutumé, donné comme dessus.

Billard,   Germain,   Lhernault.
Scellé à Rouen le 27 février, reçu trente sols.

Différend des chirurgiens avec l'Hôtel-Dieu, 1737.

Les administrateurs de l'Hôtel-Dieu avaient obtenu, en mai 1730, sur simple requête, des lettres patentes enregistrées à la Cour du parlement, et qui n'avaient pas été communiquées aux chirurgiens intéressés, lettres patentes qui portaient :

Permettons aux administrateurs de nommer et faire installer tous les douze ans, en la manière accoutumée, et après les examens et opérations en tel cas requis, faits au concours, tant en la présence des médecins et chirurgiens du dit Hôtel-Dieu, qu'en la présence des administrateurs, un chirurgien et un apothicaire qui auront été trouvés les plus dignes.

— A propos de la nomination de Gravé les chirurgiens reprochent aux administrateurs de ne pas avoir suivi les réglements, de nommer sans concours vrai, en éliminant les concurrents possibles, le garçon du chirurgien en titre qui se trouve reçu sans aucune garantie d'examen sérieux. De plus, il ne reste pas ses douze ans et s'en va avant la fin, un autre lui succède de même, ce qui en fait deux dans ce laps de temps qu'on leur impose ensuite comme agrégés sans qu'ils aient jamais subi des épreuves sérieuses.

Pareille chose n'a pas lieu pour l'Hôpital-Général, pour lequel la communauté réunie dans sa chambre fait subir aux candidats quatre sévères examens, en présence des administrateurs et d'un médecin.

Gravé avait été nommé, en effet, pour succéder à Poignon Delalonde avec un seul examen passé devant le médecin et le chirurgien de l'Hôtel-Dieu, et nommé chirurgien ordinaire de l'Hôtel-Dieu pour 12 ans sans gages, sauf si la peste survenait, auquel cas de contagion il lui serait payé, par l'Hôtel-Dieu, huit cents livres de gages par chacun an, payables par quartier et par avance. Il avait par la même occasion la maîtrise de son art et pouvait tenir sa boutique ouverte sous le bon plaisir de nos seigneurs du parlement. (Délibération de la Commission administrative de l'Hôtel-Dieu du vendredi 26 septembre 1732, contrôlée le 28 février 1737. Entrée en fonction en 1736.) (*Arch.,* *liasse 247.*)

— Gravé habitait place de la Calendre, paroisse Saint-Etienne-la-Grande-Eglise.

La demande d'aggrégation de Gravé était parvenue pendant un interrègne de de Moyencourt, lieutenant, ce qui en retardait l'examen suivant les ordres de La Peyronie, premier chirurgien du roy.

1764. — (Le chirurgien gagnant maîtrise à l'Hôtel-Dieu servait 6 ans plus 6 années en oultre, mais en cas de peste ou maladie contagieuse seulement.)

Gagnants maîtrise par la peste.

Afin de s'assurer le concours d'un chirurgien pour les pestiférés la municipalité avait obtenu du parlement, pendant le temps de l'épidémie, de nommer à ce poste officiel un compagnon chirurgien qui, de ce fait, gagnerait maîtrise. Les compagnons chirurgiens paraissant s'être succédé rapidement dans ce poste périlleux (1); cependant quelques-uns échappèrent à la contagion et eurent alors à soutenir une lutte avec les chirurgiens de chef-d'œuvre qui admettaient difficilement leur agrégation à la communauté.

---

(1) Voir les relations d'épidémies de peste à Rouen : Dʳ Boucher, Dʳ Panel.

Nomination par la ville d'un chirurgien
du danger.

(Extrait des registres de l'Hôtel commun.) (Arch., liasse 251.)
Peste de 1668.

Les conseillers échevins de la ville de Rouen réunis pour le décès arrivé à M. Charles Pelé, vivant commis pour panser les malades de peste en cette ville, décidant qu'il soit besoin de pourvoir d'une personne capable au lieu et place du dit défunt Pelé, savoir faisons que pour le bon et louable rapport qui nous a été fait de Louis Leprévost compagnon chirurgien en la dite ville de Rouen et étant duement informés de ses suffisantes capacités et expérience au fait de la chirurgie par l'examen qu'il en a prêté devant nous sur les questions et opérations qui lui ont été proposées en deux divers jours par les doyens du collège des médecins de cette ville et les maîtres et gardes de la présente année de l'état de chirurgie, iceluy pour les causes et autres considérations à nous mouvants avons commis, institué et établi, commettons, instituons et établissons à la charge de chirurgien au dit Rouen au lieu et place du dit Pelé pour par le dit Leprévost duement panser et médicamenter gratuitement les malades de peste, les visiter en leurs maisons et leur aider de son état en ce qu'il connaîtra en sa conscience être propre et nécessaire pour le recouvrement de leur santé, aux gages de trois cents livres par chacun an, tant en temps de maladie que de santé à commencer de ce jour date des présentes et continuer à l'avenir, outre son demeure en la maison qui lui sera baillée par la ville dans le clos ordonné pour les officiers de la dite maladie de peste, laquelle maison il entretiendra bien et duement accordée pourvue de grosses et menues réparations. Et au moyen que sous le bon plaisir de la Cour et eu égard aux dits examens prêtés par iceluy Leprévost et du danger auquel il s'expose il lui sera permis de tenir boutique de son état de chirurgie dans icelle ville ainsi que les autres maîtres du dit état. Disons que de ce que dessus le dit Leprévost en fera le serment par devant M. le Bailly de Rouen ou son lieutenant. Cy donnons en mandement au receveur de la dite ville pour l'avenir que les dits gages soient payés par le dit receveur comptant au dit Leprévost ainsi qu'il est cy dessus déclaré. Et rapportant ces présentes ou vidimus d'icelles duement collationnées pour une fois seulement les dits gages lui seront passés et alloués en la dépense de ses comptes de la manière ordinaire sans difficulté et lui avons accordé la somme de trente livres en considération de ce qu'il entre présentement dans la dite maladie contagieuse. Donné sous les seings de nous : Jacques Duhamel, écuyer, Jacques Langlois, sieur de Fumechon, Alexandre Varin, écuyer, sieur de Bouville, Jacques Bulteau, Toussaint Guenet et Pierre Fermanel, écuyer, sieur du Mesnil-Godefroy, Conseiller du Roy, lieutenant particulier au Bailliage, siège présidial du dit Rouen, le septième jour de septembre 1668. — Signatures...

En 1690, François de Beaurain fut nommé pour succéder à Louis Leprévost après avoir passé un examen qui dura deux jours, en présence des sieurs Porée et Noël, médecins, de Grouchy, chirurgien, et autres maîtres. Il était nommé « pour panser et médicamenter les malades de la peste, les visiter en leurs maisons et leur venir en aide de son état et ce qu'il connaîtra en sa conscience être propre et nécessaire pour le recouvrement de leur santé ». Aux gages de 300 livres par an, tant en temps de maladie que de santé, à commencer du moment où il entrait au service de la *contagion*. « Et demeurera en la maison occupée ci devant par l'apothicaire, sise dans l'enclos ordonné pour la maladie de peste, etc... et sera permis de tenir boutique dans cette ville ainsi que les autres maîtres du dit état. » Signé : Etienne Lecouteulx, Ch. le Ber, Godefroy Dehors, Beaudoin, sieur de *(?)*, P. Godefroy, René Dehors et Pierre Locque. — 12 octobre 1690.

La nomination de de Beaurain n'avait pas eu lieu sans secousses. S'il avait été reçu par les médecins et les échevins, il avait été refusé par les chirurgiens. Ceux-ci lui déniaient le droit de tenir boutique. Ils avaient même protesté, après un repas de remerciement que Beaurain avait offert chez lui à ses examinateurs, parce qu'il n'avait pas été reçu par chef-d'œuvre et ils avaient fait fermer sa boutique. On plaida et de Beaurain eut gain de cause devant la Cour qui confirma son droit de tenir boutique, le 8 août 1691. Les chirurgiens tinrent bon, car de Beaurain, qui avait à se plaindre de la concurrence de son voisin Adeline exerçant sans mandat, chose constatée par huissier pendant qu'Adeline pansait d'une plaie de jambe une de ses pratiques, ayant porté les pièces de sa contestation aux autres maîtres, ceux-ci retinrent les pièces et ne voulurent plus les rendre. Ils firent de nouveau fermer la boutique de Beaurain. Celui-ci dut adresser une supplique à M. de la Berchère, intendant de la justice, police et finances de la province de Normandie, qui fit rouvrir la fameuse boutique le 9 déc. 1692 (1).

Droit de veuve. — Bail.

Je soussignée, Eléonor Miré, veuve de feu Brasdefer, confesse par ce présent avoir cédé et transporté à François Rondel mon droit et privilège de barberie et chirurgie que je peux avoir en qualité de veuve de chirurgien juré à Rouen, pour le temps et espace de trois ans, à commencer à Pâques prochain et finir à même jour et termes que nous compterons par la grâce de Dieu en l'année mil six cent soixante huit, et ce, par le prix et somme de cinquante livres par chacun an, payables de terme en terme parce qu'il me sera permis, comme au dit François Rondel, reprendre et remettre le susdit droit et privilège toutes fois et quantes en l'avertissant trois mois devant. Et dès à présent je lui cède mon dit droit jusques au terme de Pâques suivant les pactions verbales entre nous convenues et le paiement que lui fait présentement.

Fait à Rouen ce 27 janvier 1665. (*Arch.*, *liasse 247.*)

Bail de garçon élève, 1664. — Bail par lequel Jean Nicolle exerçant la chirurgie à Rouen prend à bail la maison occupée par la veuve de Lempereur, chirurgien, et par sa fille Marie,

---

(1) Voir au chapitre des procès la supplique où Beaurain dit qu'il a été deux ans en prison, qu'il a 40 ans de pratique dans l'art chirurgical, médicinal et non pas barbotal !

veuve elle-même de Jean Brasdefer aussi chirurgien. Elles continuent à habiter la maison sise près la fontaine de Saint-Ouen, paroisse Sainte-Croix-Saint-Ouen. (Pièce du procès de Laurent Laisné, lieutenant des chirurgiens.) (*Arch., liasse 247.*)

1672. — Arrêt de la Cour déchargeant les veuves de leur cote-part des dettes de la communauté sur requête d'Hélène Joigneaux, veuve de Me Baltazar Paillet Rombaut.

1695. — Procès contre Jonas qui a tenu la boutique de la veuve De la Roche même après sa mort. Défense est faite à tous garçons d'exercer la chirurgie autrement qu'en qualité de garçons travaillant sous les veuves ou maîtres et demeurant avec elles ou iceux maîtres *à feu et à pain*. (*Arch., liasse 247.*)

Livre des veuves. — Présentation annuelle par les veuves des garçons qui tiennent leur privilège, afin qu'ils soient agréés par la communauté après examen. Du 11 juillet 1712 au 9 mars 1789.

— Le droit à payer était cette dernière année de 200 livres pour un an. (*Arch., registre 235.*)

— Renonciation au privilège du mari par une veuve par acte notarié (veuve Gravé, 1782) avec dépôt au coffre des chirurgiens des diplômes de son mari. (*Liasse 257.*)

Réception de sages-femmes. — Modèle.

Registre des obstétrices, 1693 à 1720. (*Registre 235, Arch. dép.*)

Messieurs les chirurgiens jurés royaux, syndics et communauté de la ville de Rouen, supplie humblement Marie Barbe Enguehart, fille âgée de 35 ans, et vous remontre qu'elle est au service des pauvres de l'Hôtel-Dieu, dans la gésine d'iceluy depuis plus de dix années, où elle a fait depuis le dit temps tous les accouchements des femmes qui s'y sont présentées, avec succès, ce qui est connu par Messieurs les administrateurs de l'Hôtel-Dieu qui l'y ont admise, même des sieurs médecin et chirurgien du dit Hôtel-Dieu, pour quoi elle vous présente sa requête pour être reçue à faire les fonctions de sage-femme dans la ville et pour l'exercer comme les autres et vous obligerez la suppliante à prier Dieu pour vos prospérités et santés.

Par collation : Signé Marguerite Enguehart et Thibaut.

Le lundi 12ᵉ jour de juillet 1706 les jurés royaux, syndics et communauté des chirurgiens assemblés en leur chambre commune pour l'examen de Marie Barbe Enguehart aspirante à être reçue à continuer l'exercice des accouchements, après que la dite Enguehart a été interrogée et examinée tant par Monsieur Duvivier, docteur en médecine conseiller et médecin ordinaire du Roy, que par les jurés royaux, syndics et communauté, elle a été jugée capable d'exercer l'art des accouchements en cette ville, pour quoi elle a été reçue à exercer l'art des accouchements et a prêté serment entre les mains de Mᵉ Thibaut père, premier juré royal, de bien et fidèlement exercer le dit art des accouchements, de ne jamais se livrer à aucune manœuvre abortive, ce qu'elle a signé.

— Une autre (1720) a étudié à Paris à l'Hôtel-Dieu, puis reçue à Saint-Cosme, et a exercé à Lisieux avant de venir à Rouen. Elle a présenté ses certificats.

Dans ce même registre 235.

Barbiers. — Nominations des barbiers-étuvistes de 1693 à 1701 et prestations de serment devant la communauté avec déclaration des noms des garçons perruquiers employés et assurance qu'ils n'entreprendront rien de chirurgie.

Dentiste-bandagiste.

Pierre Desforge, dit La Roche, demande à être examiné et dit qu'il a été élève de chirurgiens de Rouen, de Hénaut, Beaurain, Thiphaigne, et enfin de Surin, expert à Paris pour ces matières.

— *1703.* — Procès de Pierre Desforge, dit Laroche, qui demande à continuer la profession qu'il fait depuis huit ans sous la veuve de Guil. Thiphaigne, dit Laroche, de forger, faire, garnir et appliquer bandages, tirer les dents et appliquer d'artificielles pour l'utilité du public, comme a fait le dit défunt De la Roche tant qu'il a vécu et que la dite veuve a continué depuis son décès avec Guil. Thiphaigne son neveu et qu'elle a fait exercer par le dit Desforge la même profession depuis le dit temps de huit ans qu'il a épousé sa fille et que le dit Thiphaigne a pris le parti de se faire chirurgien et de quitter sa tante. Les chirurgiens royaux prétendaient l'obliger à passer le chef-d'œuvre de chirurgie. La Roche soutenait son droit d'être examiné seulement pour sa spécialité comme à Paris. Pour avoir la paix il s'engage à passer chirurgien. De plus, comme il s'était inscrit sur sa boutique sous le nom de Laroche, le premier Laroche, en réalité Thiphaigne, l'accusait d'usurper son nom. Le tribunal décide que c'est un nom de guerre appartenant aussi bien à l'un qu'à l'autre. (*Arch.*, *liasse 256.*)

———

Réclame de dentiste. 1753.

(Liasse 257.)

Lebigre premier prévost attaque devant le lieutenant au bailliage le nommé Landumiey, soi disant dentiste, qui avait fait distribuer dans la ville le billet suivant :

Avis au Public :

Messieurs et dames,

Landumiey, de Paris, fils du sieur Landumiey, dentiste de la Cour, et ancien chirurgien du Roi, donne avis qu'il est arrivé en cette ville, il tire les dents avec toute la dextérité possible, les lime, les plombe, les nettoye, les redresse, et en fait d'artificielles. Il espère que l'attention avec laquelle il exerce cette partie de la chirurgie, lui attirera la confiance du public. Il a un élixir parfait pour blanchir les dents.

Le matin il va en ville, et l'après-midi on le trouve chez lui, chez le sieur Aubin, rue des Ramassés, paroisse Saint-Vincent, vis à vis le « Lion fumant ».

———

— *1771.* — Pelou chirurgien herniaire et dentiste rue Etoupée se plaint par huissier à Quesnay, prévost en charge des concurrences déloyales qui lui sont faites à Rouen. (*Liasse 249.*)

— *1772.* — Sentence de Trugard de Maromme, lieutenant de Police, à la requête du collège contre Leroy exerçant la chirurgie dentaire clandestinement chez Danton dont la femme est sage-femme. Objets saisis rue Dinanderie : imprimés où on prétend guérir les maladies des gencives venant de chez Leroy père demeurant à Paris rue Saint-Honoré, vis à vis celle de l'Arbre sec, au grand balcon. — Plus deux petits pots d'étain contenant de l'opiat brun et deux brosses à queue propres pour les dents.

— *15 janvier 1780.* — Balan et Martin dentistes sont condamnés par le lieutenant de police à payer chacun 8 livres au collège des chirurgiens pour une année de droit de visite due.

(*Arch.*, *liasse 249.*)

Abbé des Etudiants.

Du douzième d'octobre 1677 devant nous, Nicollas de Grouchy, lieutenant du premier chirurgien du Roi, s'est présenté Eloi Vignier, écolier en chirurgie, nommé par les autres écoliers en chirurgie demeurants à présent en cette ville de Rouen pour leur abbé, lequel nous a requis lui délivrer nos lettres pour conformément à icelles jouir de la prééminence sur les autres écoliers en chirurgie ainsi qu'il ensuit : Nicolas de Grouchy, chirurgien juré et barbier, lieutenant de Monsieur Félix, conseiller premier barbier chirurgien du Roy en la ville, bailliage et vicomté de Rouen, garde des chartes, statuts et privilèges de l'art de chirurgie, à tous ceux qui les présentes lettres verront salut, savoir faisons que sur la requête verbale qui nous a été humblement présentée par les écoliers étudiants en chirurgie et demeurant chez les maîtres barbiers chirurgiens de cette ville, lesquels nous ont représenté que pour s'avancer et perfectionner dans l'art et science de chirurgie et pour maintenir les bonnes coutumes qui de tout temps ont été observées par les écoliers en chirurgie qui ont accoutumé en toutes les bonnes villes du royaume, chaque année, d'aller aux leçons qui leur sont faites tant par messieurs les médecins que maîtres barbiers chirurgiens, même d'avoir soin des pauvres serviteurs passants, et pour empêcher autant qu'ils pourront les désordres et abus qui pourraient se commettre par quelqu'écolier mal intentionné et pour parvenir à toutes ces choses suivant la coutume des autres villes de ce royaume, nous ont requis leur vouloir permettre s'assembler le 27 septembre dernier dans le couvent des révérends pères carmes de cette ville pour choisir et élire un d'entre eux pour leur abbé et enfin choisir plusieurs autres pour officiers, pour tout ensemble avoir soin de leur faire faire des leçons afin de se perfectionner au dit art et science de chirurgie, offrant payer chacun à leur égard tous ensemble aux frais nécessaires, ce qu'ils ne peuvent faire sans notre permission, que leur avons accordé faire au dit lieu ce qu'ils ont fait. Et après icelle tous les dits écoliers sont revenus par devers nous où tous unanimement ont dit et déclaré qu'ils avaient nommé, élu et choisi, et que d'abondant ils nomment et choisissent, en notre présence, pour leur abbé, Eloy Vignié, natif de Péronne en Picardie, un des dits écoliers en chirurgie professant la religion catholique, apostolique et romaine, comme connaissant ces mœurs en suffisance et le plus expert d'iceux, demeurant à présent chez la dame veuve du feu maître Pierre Lemoyne, en son vivant un des maîtres barbiers chirurgiens en cette ville, ayant enfin nommé et établi du consentement de tous pour son lieutenant Pierre le Blanc, natif de Beaune, en Bourgogne ; Philippe Agasse, natif d'Abbeville, en Picardie ; premier conseiller et trésorier, Jean-Baptiste de Lamarche, natif du Havre-de-Grâce, en Normandie ; second conseiller, Claude Monthieu, natif de Bourg-en-Bresse ; troisième conseiller, François Grosos, natif de Nogent-sur-Seine ; quatrième conseiller, Jacques Le Maryé, natif de Honfleur, en Normandie ; cinquième conseiller, Nicolas Lefevre, natif d'Amiens, en Picardie ; sixième conseiller, Pierre Cogmer, natif du Havre-de-Grâce, en Normandie ; greffier, Firmin Le Roy, natif d'Amiens, en Picardie ; pour prévosts, tous iceux officiers nommés par le dit Vignié abbé approuvé et reconnu par tous les autres écoliers en chirurgie, lesquels ont promis obéir au dit Vignié, leur abbé, en tout ce qu'il appartiendra et comme fut de tout temps observé dans toutes les bonnes villes de ce royaume, même à tous les officiers, chacun à leur égard, après quoi le tout bien considéré, nous, lieutenant du dit sieur premier chirurgien de sa majesté, avons consenti et consentons à la dite élection du dit Eloi Vignié pour abbé, et les autres par lui nommés pour ses officiers ; parce qu'il ne sera rien inové tant par iceux que par les autres écoliers en chirurgie sur le choix que les dits maîtres barbiers chirurgiens de cette ville voudront faire des écoliers en chirurgie arrivants qu'ils jugeront à propos prendre à leur service conformément aux statuts, sans par les présentes en rien déroger. Et avons ceci expressément recommandé, tant au dit Vignié qu'aux autres officiers et écoliers, de bien et décement faire et exercer leur charge sans commettre ni souffrir être commis aucun abus ni malversation contre le dit art, même particulièrement de porter, faire porter honneur et respect à nous lieutenant et à tous les autres maîtres barbiers chirurgiens de cette ville. Si donnons en mandement à tous et un chacun les écoliers étudiants en chirurgie qu'ils aient à obéir au dit Vignié, leur abbé, en tant que de raison, et le reconnaissant tel, ce qu'ils nous ont promis de faire. A laquelle fin lui avons délivré et signé ces présentes et à icelles apposé le cartel de nos armes et fait contresigner par notre greffier ordinaire, en notre Chambre de juridiction, ce jourd'hui, douzième octobre, l'an de grâce mil six cents soixante et dix sept.

> *E. Vignier, abbé ; J. Lamarche, deuxième conseiller ;*
> *Pierre Leblanc, lieutenant ; Philippe Agasse, premier*
> *conseiller et trésorier ; Mathieu, Grosos, Fizet, De*
> *Grouchy.* (L'acte paraît de l'écriture de Lamarche.)
> (*Arch., registres 217-224.*)

RECETTES ET DÉPENSES

DE

LA COMMUNAUTÉ

POSTES OFFICIELS ET HONORAIRES

Règlement pour la reddition des comptes de la communauté.

Compte rendu réglé par arrêt de la Cour de Rouen du 25 mai 1680, à la suite d'un procès où appelle Nicolas de Sahurs d'une part, Jean de la Grange, Jacques Levillain, et Michel de Saint-Aubin d'autre part, Louis Le Prévost, Martin du Vaupay, Jean Félon, anciens gardes d'autre part, et encore François de France, tous chirurgiens.

« Les comptes seront rendus à l'avenir par devant six des anciens et six des plus jeunes maîtres du dit art de chirurgie dont on conviendra en l'assemblée de la communauté qui à cet effet sera convoquée, autres que le père, le fils, le frère, le gendre, beau-frère, oncle et neveu des rendants comptes ; lesquels seront tenus huit jours avant l'examen des dits comptes de donner communication des pièces justificatives des dits comptes dont ils laisseront un double qui sera mis dans le coffre de la communauté et ensuite seront les dits comptes enregistrés sur le livre assigné par les oyants. — (La cour) a fait inhibitions et deffenses aux maîtres et gardes de faire aucuns voyages, de lever aucune somme d'argent, de prendre aucuns deniers en constitution de rente sans autorité de justice, ni d'entreprendre aucun procès considérable sans délibération faite par une assemblée générale de tous les maîtres du dit art et sans l'avis de deux anciens avocats de notre court, a fait aussi défenses aux gardes et autres chirurgiens de faire porter les registres des délibérations aux maisons des maîtres particuliers pour y signer, à peine de trois cents livres d'amende sur les contrevenants et ordonne que les anciens gardes qui ont rendu leurs comptes depuis 1669 seront tenus de les transcrire par chacune année sur le registre des comptes. Qu'à l'avenir au commencement de chaque année il sera fait élection d'un garde lequel un mois après son élection sera obligé de faire faire suivant l'usage la répartition des arrérages des rentes dues par la communauté sur les maîtres particuliers d'icelle qui se trouveront solvables et en recouvrer le paiement à la fin de son année à peine de répondre pour ceux lesquels il aura négligé de faire payer ; que quinze jours après l'élection d'un nouveau garde, celui qui aura fourni son exercice sera tenu de rendre son compte en la forme ci-dessus ordonnée.

(Parchemin officiel, liasse 262.)

Comptes rendus depuis l'an du Seigneur 1662.

(*Registre 241. Archives.*)

NOMS DES MAÎTRES QUI ONT GÉRÉ LES AFFAIRES DE LA COMMUNAUTÉ DES MAÎTRES CHIRURGIENS BARBIERS EN QUALITÉ DE GARDES ET JURÉS ROYAUX :

Me Louis Thibaut.....	1660
Michel de St-Aubin.	1662
Pierre de la Balle..	1663
Michel de St-Aubin.	1663
Jean de la Granche.	1663
Michel de St-Aubin.	1665
Jacques Le Vilain..	1666
Pierre de la Balle (pour Delaroche).	1667
Michel de St-Aubin député...	1666 et 1667
Claude Beaudouin.	1668
Dominique Sonnes	1669
Jacques Lambert..	1669
Jacques Fournier..	1670
André Forbras....	1671
Rault Delamare...	1672
Louis Hélye.......	1673
Adrien Lambert...	1674
Martin du Vaupay.	1675
Martin du Vaupay.	1676
Jean Félon.......	1677
Louis Leprévost...	1678
Mc Charles de Grouchy	1679
Dominique Sonnes	1680
Michel de St-Aubin.	1681
Nicolas de Manteville...........	1682
Michel de St-Aubin contre Martin du Vaupay...	1683
Adrian Lambert...	1684
Pierre Lemoine ...	1683
Jean Félon.......	1685
Jacques Cahagne..	1686
Louis Le Houé l'aisné.............	1688
Jean Veayres......	1687
Théodore Bréhu...	1689
Jean Bordenave ...	1690
Adrian Lambert je.	1691
Louis Desportes...	1692
Nicolas de Grouchy, 1er juré........	1693
Pierre de Manteville, 2e juré.....	1693

Mᵉ Jean Veayres, 1ᵉʳ juré............ 1694
Nicolas de Grouchy, 2ᵉ juré......... 1694
Jean Veayres, 2ᵉ juré............ 1695
Jean Loyseau, 2ᵉ juré... 1696
Louis Helye .. 1696-1697
Nicolas de Grouchy. 1698
Jean de Henaut ... 1699
Edouard Lepicard. 1700
Adrian Lambert... 1700

Mᵉ Pierre de Manteville 1701
Robert Marette.... 1702
Jourdan...... 1705-1706
François Thibaut, major 1707
Jean Lemonnier... 1708
Guil. Thiphaigne Delaroche....... 1709
Gilles Roussel..... 1710
Louis Hélie, major. 1711
François Thibaut fils 1712

Premier compte rendu 1663.

Compte qu'a présenté et rendu Mᵉ Michel de Saint-Aubin, chirurgien juré à Rouen de la gestion et conduite qu'il a eue des affaires de la communauté des maîtres chirurgiens de cette ville de Rouen en qualité de premier garde en l'année ghjᶜ soixante et deux le vingt troisième janvier ghjᶜ soixante et trois pour être vu par la compagnie des maîtres chirurgiens et y donner blames, s'ils avisent que bien soit, pour après être procédé à l'examen d'icelui, etc.

Recettes.

Restes rendus par Levillain à la communauté.. . 700 l.
Jacques Fournier pour son honorarium de la chambre . . . . 50 l.
Paul Delamare, honorarium. . . . . . . 50 l.
Dépends payés par Mᵐᵉ Lespée condamnée pour avoir transporté son droit. . . . . 35 l.
Payé par Henry Félon lors de son chef-d'œuvre pour les maîtres . . . . 643 l.

A reporter. . . . 1.478 l.

Report. . . . 1.478 l.

Payé par Henry Félon pour son honorarium. . . 50 l.

Encore cent livres reçues du dit Félon pour la communauté au lieu d'un festin de remerciements qu'il eût voulu donner à la Compagnie après sa réception . . . . 100 l.

De Pierre Quesnel pour son honorarium. . . . 50 l.

Somme toute. . . . . 1.678 l.

Chapitre de dépenses faites pour plusieurs affaires.

Le 3 janvier, pour la compagnie de garde . . . 9 l. 5 s.

Le 9 janvier, une main de papier pour faire les feuilles des délibérations. . . . . 4 s.

Le 10, une main de papier fin pour écrire à Paris pour toutes les affaires que nous y avons . . . . 7 s.

A M⁰ Bourdon, avocat au bailliage, pour lui faire rechercher plusieurs sentences qu'il avait données contre les chirurgiens des faubourgs. . . . . 30 s.

Au même pour ses plaidoyers contre Pierret qui n'auraient pas été payés par Hélye garde antérieur. . . . . . 30 s.

Au sieur Mallet procureur de la communauté pour la même cause et les mêmes raisons. . . . . 30 s.

Le même jour 20 janvier, au clerc du sieur Mallet pour être venu chez Bourdon prendre les pièces et en donner décharge.. . . . . 5 s.

Item. — Le dit 20⁰ du dit mois reçu de quelqu'un des maîtres qui a voulu donner un écu par avance pour faire les affaires, deux louis de trente sous faux que je représente en partant. . . . . 3 l.

(On lui alloue 40 s. parce qu'ils ont été rachetés, après, 20 s. par un maître.)

Envoi au sieur de La Virge, ami de M⁰ de Manteville étant à Paris, pour fonder un procureur au grand Conseil pour nous, de peur de surprises de la part du nommé Laisney ou autres, comme il appert par la charge du livre de la messagerie tenu

par le sieur Pellerin, faite au nom de Mᵉ de Manteville,
cy . . . . 11 l.

Au sieur Pellerin pour le port. . . . . 5 s. 6 d.

1ᵉʳ février, pour un pot de beurre pesant 19 livres et délivré
à 7 sous la livre et demie. . . . . 6 l. 16 s. 6 d.

Item. — Pour trois pots chopines de vin d'Espagne à cinquante sous le pot. . . . . 8 l. 15 s.

Item. — Pour six bouteilles à 6 liards la bouteille. 9 s.

Item. — Pour le port de ces trois choses à Paris le beurre
pesant pot et beurre vingt quatre livres et demie à six liards la
livre et sept sous pour chaque bouteille, payé . . 3 l. 18 s.

9 février, pour le denier à Dieu de louage de la chambre d'un
guichet proche de Saint-Nicolas . . . . . . 1 s. 3 d.

A Mᵉ de Manteville qui avait prêté ces sommes jusqu'à ce
qu'on ait trouvé moyen d'avoir de l'argent, rendu. . 30 l.

A Mᵉ de la Granche pour arrérages de rente d'hypothèques
dues. . . . . 348 l. 5 s.

Pour le coût de contrat de l'argent pris en rente de Mᶜ de
Manteville à Mᶜ Borel tabellion. . . . . . . 7 l. 10 s.

Pour mises faites par Mᵉ Jacques Levillain pendant son
séjour à Paris, suivant mémoire. . . . . . 13 l. 14 s.

Au commis du greffe du bailliage pour copies de sentences,
etc. . . . . 20 s.

Pour le denier à Dieu du louage de la chambre de
Mᵉ Grouard. . . . . 1 s. 3 d.

Au brouettier qui a apporté ensemble et monté nos meubles à
notre chambre . . . . 20 s.

Pour avoir fait peindre notre chambre. . . . . 30 s.

Une main de papier pour porter en la chambre pour écrire les
examens de Laurent Lainey, aspirant, suivant arrêt du conseil. . . . . 4 s.

Au garçon du menuisier pour deux bancs apportés dans la
chambre . . . . 45 s
plus 2 sous pour lui.

Au serrurier qui a pendu la banière et fourni trois
gonds. . . . . 10 s.

Pour un livre pour mettre et mieux garder les acquits des
rentes dues par la communauté . . . . 5 s.

Plus pour frais de justice de toutes sortes et détails de billets de convocation, etc. (le total arrive à monter à 1,232 l. 6 s. 6 d.).

— Mais vient un second chapitre des mises faites à la suite du procès au Grand Conseil contre Laurent Lainey aspirant. Alors quatre grandes pages de détails de frais de justice arrivant au total de 239 l. 19 s. 6 d.

— 3e chapitre de mises faites à la suite de deux procès à la Cour, l'un pour faire payer l'honorarium et l'autre contre Madame Lespée qui avait transporté son droit, en tout . . . . 64 l. 18 s. 3 d.

— 4e chapitre de mises faites à la suite du procès contre les chirurgiens des faubourgs . . . . 14 l. 1. s. d.

— 5e chapitre de dépenses faites à la suite de plusieurs procès au bailliage à l'encontre de quelques maîtres s'opposant aux délibérations de la compagnie . . . . 11 l. 1 s. 10 d.

— 6e chapitre. — Procès contre Leclerc et Lainey pour l'honorarium (2 pages) . . . . 19 l. 6 s. 8 d.

— 7e chapitre. — Mises faites pour plusieurs procès au bailliage contre quelques maîtres s'opposant aux délibérations de la communauté (3 pages de détail). . . . 16 l. 3 s. 10 d.

Autres frais pour l'affaire Lainey. . . . 2 l. 12 s. 6 d.

En totalité 1,600 l. 3 s. 9 d. de dépenses.

Compte 48 ans plus tard,

QUE LOUIS HÉLYE, SECOND CHIRURGIEN JURÉ ROYAL A ROUEN, REND AUX MAITRES CHIRURGIENS DE CETTE VILLE, TANT DE LA RECETTE QUE DES MISES EN LA GESTION ET CONDUITE DE LEURS AFFAIRES, EN L'AN 1711.

RECETTES.

Reçu de Charles Léger, le jeune, de Dernetal, immatriculation de sa requête. . . . . 2 l.

Reçu de Lenoble, médecin du Roy, 70 livres que le collège de Messieurs les médecins devait à la Communauté suivant le billet de M. Lhonoré le père.. . . . . 70 l.

De Léger pour ses sept examens. . . . . . . 14 l.

De Jean Mathias Duval pour l'immatriculation. . . 2 l.

De Jourdain, chirurgien, pour l'honorarium . . . . 50 l.

    —   —   pour le droit royal. . . . 30 l.

    —   —   pour les frais du procès. . 20 l.

Immatriculation de Guil. Gréhalle, aspirant. . . . 2 l.

    —   de Jacques René Lebourdais. . . 2 l.

Pour les 14 examens de Gréhalle. . . . . . . 28 l.

De M. de Grouchy pour un rapport de contrevisite revenant à la charge du chirurgien royal 2 l. 10 s. dont 1 l. pour le chirurgien et le reste à la compagnie. . . . . . 1 l. 10 s.

De même de M. Hénault . . . . 1 l. 10 s.

De Lebourdais, pour son premier examen, pour la communauté . . . . 2 l.

Pour trois actes du même chef-d'œuvre. . . . . . 6 l.

Plus de 34 maîtres pour trois actes. . . . . . 102 l.

136 livres pour 4 actes de 34 maîtres dont j'ai rendu sept livres au conducteur, des payes de Me Desportes, lors du partage, et partant reste dû à la communauté . . . . 129 l.

Pour 6 actes de la charge de royal . . . . . . 12 l.

Id. pour 4 actes de royal . . . . 8 l.

De J. Le Bourdais pour l'honorarium et le droit royal. 80 l.

De Gréhalle pour le droit royal . . . . 30 l.

Du sieur Davracq pour son apprenti . . . . . 15 l.

Chapitre des recettes des visites des syndics tant chez les veuves de la ville que chez les chirurgiens et veuves préposés aux faubourgs et banlieue de Rouen en l'an 1711 :

De Madame Forbras pour 4 visites . . . . . . 6 l.

De Madame Bordenave. . . . . 6 l.

Id. Mesdames Fournier, Saint-Aubin, Desfriches, Lemoine, de Manteville, Delamare, Linant . . . . 42 l.

De feue Madame Hélye pour un quartier . . . 1 l. 10 s.

De défunte Madame Cabagne pour un quartier . 1 l. 10 s.

De Madame de Mollen et de Madame Play. . . . 12 l.

Des chirurgiens préposés aux faubourgs de banlieue :

Gueroult à Martainville 6 l., Duhaut à Bouvreuil 6 l., Du Lys à Saint-Sever . . . . 4 l. 10 s.

De M. Hébert . . . . »
De M. Levesque. . . . . 3 l.
De M. Barberie . . . . »
De la veuve Noël au faubourg Cauchoise . . . . . 3 l.
De M. Drouet . . . . 4 l. 10 s.
De M. Noël . . . . 3 l.
De M. Laserve, de Croisset . . . . 6 l.
De M. Doubleaux, de Dernetal . . . . 6 l.
De M. Servant . . . . 6 l.
De la veuve Audierne . . . . 4 l. 10 s.
De M. Léger le jeune . . . . 4 l. 10 s.
De M. Léger l'aîné. . . . . » »

Reçu des maîtres pour le rejet et débet du compte de Me Gilles Roussel (1710), sauf la reprise . . . . . . 389 l. 16 s.

MISES PENDANT CETTE ANNÉE. (DÉPENSES.)

Deux charges de bois et un paquet de bourrées. 2 l. 3 s. 3 d.

A un serrurier qui a raccomodé deux serrures, fourni deux clefs et un fer pour notre grand coffre . . . . . 1 l. 15 s.

Pour du bois en la chambre de M^e De la Roche . 7 s. 6 d.

Pour du bois au nommé Lecointe, chandelier. . 7 s. 6 d.

Payé à un brouettier qui a apporté notre coffre chez moi . . . . 3 s. 6 d.

Pour du bois chez M^e De la Roche . . . . . . 3 s.

A De la Roche pour les paraphes suivant sa quittance. . . . . 27 l. 10 s.

A notre clerc pour une demi-année de ses gages. . 4 l.

Deux mains de papier et de la poudre. . . . 6 s. 6 d.

Au menuisier qui a raccomodé notre coffre . . . 5 s.

A M. Machuel, imprimeur, pour 500 billets de convocation . . . . 2 l. 10 s.

A notre clerc pour une demi-année de ses gages. . 4 l.

Au serrurier pour une clef du coffre que les Carmes nous ont fourni pour mettre nos torches. . . . . . . 11 s.

Pour une main de papier, des plumes et de l'encre. 4 s.

Pour le denier à Dieu d'une chambre rue Saint-Eloi.   2 s. 6 d.

Pour le denier à Dieu d'une chambre derrière le cimetière Saint-Maclou . . . .   2 s. 6 d.

Du clou à crochet pour notre chambre . . . .   1 s. 6 d.

Pour le port de nos meubles . . . .   1 l. 5 d.

A un menuisier qui a raccomodé un de nos bancs.   3 s.

A Monsieur Lucas, notre hôte, une année d'avance qui échéera à Noël 1712 . . . .   50 l.

Payé à Mlle Jourdain pour les réparations de la chambre que nous avons été obligés de quitter au Clos Saint-Marc, étant inhabitable . . . .   1 l.

A M. Machuel, imprimeur, pour cinquante imprimés de notre concordat avec les médecins. . . . . . .   4 l.

(30 déc.) à M. Lucas notre hôte, pour viron un mois de sa chambre. . . . .   3 l.

Pour six fagots 7 s., et du bois 10 s. . . . . .   17 s.

Mémoire des mises au sujet du procès contre le sieur Jourdain, pour les visites qu'il n'a pas voulu payer :

A l'officier qui a verbalisé pendant trois heures chez Jourdain le sommant de payer, et le lendemain a saisi ses meubles avec deux assistans — pour ses diligences . . . . . .   5 l.

Consultation, conférence et plaidoirie de notre avocat, des médecins et de Jourdain. . . . .   1 l. 10 s.

Au sergent faisant diligences contre Jourdain . .   10 l.

A notre avocat qui a plaidé contre Jourdain . .   1 l. 5 s.

Id . . . .   1 l. 5 s.

Procès-verbal en notre chambre par Coüette, sergent ; signification à Jourdain . . . .   4 l. 15 s.

Pour plusieurs postillons envoyés au bailliage porter nos requêtes et autres pièces. . . . .   6 s.

Mémoire de dépenses contre les barbiers touchant le serment qu'ils doivent à la communauté :

Exploit à Navarrel l'un d'iceux . . . .   1 l.

Requête au lieutenant puis au procureur . .   2 l. 12 s. 6 d.

Pour le sceau . . . .   7 s. 6 d.

Pour le papier de formule . . . . . .   2 s. 6 d.

Au procureur pour la sentence d'appoint . . . 3 l. 15 s.
A un postillon . . . . 1 s.
A notre avocat pour notre écrit contre les barbiers. 10 l.
Au clerc du procureur du bailliage pour la façon de l'écrit contre les perruquiers, original et copie. . . . 3 l. 17 s.
Signification. . . . . 2 s. 6 d.
Production et clausion au greffe . . . 1 l. 2 s. 6 d.
Achevé de payer notre avocat . . . . . . 2 l. 10 s.
Pour les contraintes par corps, sentences, pour nous rendre notre sac de production contre les perruquiers. 2 l. 10 s.

Chapitre des mises contre plusieurs particuliers :

Procès-verbal contre le sieur Daracq . . . 2 l. 5 s.
Controlle et papier . . . . 14 s.
Un exploit fait faire au sieur Dutertre à Oissel. 4 l.
Id. au sieur Claverie, chirurgien à Jumièges . 5 l.
Id. un autre au sieur du Lys, hors le pont . . 1 l. 5 s.
Au sieur Dutertre d'Oissel, assignation, copie d'exploit, de requête, de procès-verbal . . . . 4 l. 10 s.
Exploit à Léger de Longpaon . . . . . 1 l. 10 s.
Id. au sieur Courseulles, perruquier . . . . 1 l.
Du 2 juin. M⁰ Manant a été à Ry pour assigner deux chirurgiens nommés Le Clerc et Guillonnet. Pour une journée avec son cheval. . . . . 8 l.
Contrôle et papier. . . . . 1 l. 4 s.
Deux records . . . . 2 l.
Plus pour la dépense de Messieurs Thibaut, Roussel, le sergent, ses deux records, trois chevaux, pour dîner à Ry. 5 l.
Plus pour le louage de leurs chevaux . . . . 3 l.
Payé à l'avocat pour plusieurs consultations et plaidoyer contre le sieur Jourdain. . . . . 2 l. 10 s.
A l'officier pour l'approchement fait au sieur Gréhalle, procès-verbal . . . . 3 l.
Pour le coust de la sentence. . . . . . 6 l.
Sceau, archives et contrôle. . . . . 1 l. 18 s. 6 d.
A notre avocat pour l'affaire Gréhalle et autres . 2 l. 10 s.
M⁰ Thibaut, accompagné de M⁰ Armiot pour la confrairie, a donné trois livres 15 sous pour répondre une requête, sceau,

contrôle, formule, signification et assignation au sieur Drouët, que je lui ai rendus . . . . 3 l. 15 s.

A notre avocat pour consultations et plusieurs conférences de notre affaire, contre Drouët. . . . . . . 1 l. 10 s.

Requête au Lieutenant Général. . . . . . 1 l. 14 s.

Cahier de formules en parchemin pour délivrer la quittance des dix livres de rente pour la charge d'auditeur des comptes . . . . 8 s.

Pour le dixième denier de notre chambre du Clos Saint-Marc. . . . . 5 l. 8 s.

A M. Deplane pour copies de procès-verbaux. 2 l.

Au clerc de notre procureur pour des copies. 1 l.

Donné au clerc pour celui qui a porté les ornements aux Carmes, le jour de la reddition des comptes. . . 8 s.

A Petit, sergent, pour procès-verbal contre Dutertre, d'Oissel . . . . 2 l. 5 s.

A Manant, sergent, pour procès-verbal contre Le Bourdais. . . . . 3 l. 17 s.

A Manant, pour procès-verbal contre Trenet, prestre. 4 l. 10 s.

A notre avocat consulté qui a plaidé contre Trenet. 15 s.

Exploit contre de Henault payé à l'officier . . 1 l.

Pour 4 feuilles de formule du présent compte. . 7 s.

Pour 2 postillons . . . . 2 s. 6 d.

Pour un édit . . . . 4 s.

A l'avocat pour consultation, conférence et playdoyer contre Me de Henault qui a été condamné à rendre les émoluments du dernier rapport de contre-visite dus à la communauté. 1 l. 5 s.

Rentes dues par la communauté :

A Me de Henault, à Jean Sonnes, à la veuve de Manteville, chacun 35 l. . . . . 105 l.

A M. Lepicard . . . . 24 l.

A Me de Manteville . . . . 95 l. 10 s.

A Gilles Roussel . . . . 389 l. 16 s.

Mon compte de premier royal . . . . . 4 l. 15 s.

Id. pour rapport dénonciatif. . . . . . 3 l.

Avances faites pour procès-verbaux par Manant. 18 l. 18 s.

Gages du procureur de la communauté . . . 23 l. 15 s.

Pour le clerc du procureur . . . . 3 l.

Pour le clerc de la communauté . . . . . 5 l.

4 mois du prorata de rente racquittée à M. de la Roche. 9 l.

    Recette : 1,122 l. 16 s.

    Dépense : 1,149 l. 9 s.

    Reste dû au comptable : 26 l. 14 s.

A noter dans les comptes des années intermédiaires :

Payé pour le fauteuil du médecin. . . . . 15 s.

A l'exécuteur pour le cadavre . . . . . . 3 l.

Au brouettier qui l'a apporté à la chambre . . 1 l. 3 s.

Pour un flambeau et de la chandelle . . 1 l. 10 s. 15 d.

Au médecin du roi pour l'année d'anatomie. 50 l. (1707)

A Mlle Jourdain pour la chambre des chirurgiens.

LISTE DES NOMS DE PERSONNES QUI ONT PRÊTÉ DE L'ARGENT EN INTÉRÊTS A LA COMMUNAUTÉ DES MAITRES CHIRURGIENS DE LA VILLE DE ROUEN. (*Arch.*, *liasses 217, 221, reg. n° 111.*)

Mes Lemoigne.	Rentes faites par la communauté en 1709.
De Manteville.	
De Laballe.	Mme la veuve de Manteville. 35 l.
Carrel.	M. de Manteville, chi-
Martel.	rurgien-juré. . . 95 l. 10 s.
Mulot.	M. de Siné et mineurs. 25 l.
Sonnes.	M. Lepicard, chirur-
Lepicard.	gien-juré . . . . 240 l.
Noël.	M. Tiphaigne de la
De Manteville, prestre.	Roche, chirurgien. 27 l. 10 s.
	M. Sonnes . . . . 35 l.

Dans ce registre se trouvent les comptes et reçus par les différentes personnes ayant droit : prêteurs ou héritiers. Les sommes prêtées le sont au denier vingt ou au denier dix-huit, ou même au denier quatorze. (Delamare, page 52).

Formule habituelle : je confesse avoir reçu des mains de M^e ....., garde année présente.

A la fin : reçus des administrateurs de l'Hôtel-Dieu de la Madeleine.

Reçu écrit par Estard. — Je soussigné, conseiller médecin ordinaire du Roy, du collège de Roüen, reconnais avoir reçu de M. Chupault, second chirurgien royal en exercice, la somme de cent cinquante livres de la part de la communauté des sieurs chirurgiens assemblée en leur chambre procédant ce jour en ma présence pour demeurer quitte jusqu'à ce jour envers le collège des médecins de Rouen de ce qui lui est dû tant pour des discours d'opération que d'anatomie. Fait à Rouen ce 7 octobre 1723.

Les Gérances de 1780 et années suivantes se trouvent dans la liasse 259 des archives, avec les suppliques de médecins des campagnes ou de sages-femmes, accablés par l'âge, ne gagnant plus leur vie, demandant à être déchargés du droit de visite, certifiées conformes à la vérité par les maires et les curés. (*Liasse 259.*)

Date et somme des quittances
des deniers que la communauté des chirurgiens
de la ville de Rouen
a payés pour les charges de chirurgiens royaux,
d'auditeurs des comptes,
d'hérédité et de paraphe des registres.

1º Pour les deux offices de jurés royaux suivant la quittance de finance en date du vingtième may 1693 . . . . 4.500 l.

2º Pour les deux sous pour livre de la somme ci-dessus suivant la quittance du vingtième juin 1693 . . . . 450 l.

3º Pour la charge d'auditeur des comptes réunie à celle des chirurgiens royaux suivant la quittance du 4 juin 1697 . . . . 1.179 l. 2 s

4º Pour les 2 sous pour livre de la somme ci-dessus . . . . 117 l. 18 s.

5º Pour confirmation d'hérédité des charges payé, dont quittance du 14 novembre 1701. 735 l.

A reporter . . . 6.981 l. 20 s.

Report. . . .	6.981 l. 20 s.
6° Pour les deux sous par livre	73 l. 10 s.
7° Pour le paraphe des registres réunis aux charges des chirurgiens royaux, dont quittance du 10 juillet 1709	500 l.
et pour les 2 sous pour livre dont quittance du 2 août 1709	50 l.
Le tout fait la somme de.	7.595 l. 10 s.?

(Arch., liasse 251.)

— 27 janvier 1693. — Arrêt du Conseil d'Etat qui réunit les charges de jurés royaux aux communautés, moyennant 4,500 livres, plus 2 sous pour livre = 450 livres.

— Les trésoriers-payeurs-receveurs réunis aux communautés à perpétuité par édit du 13 mars 1703, moyennant paiement pour cette hérédité de 170,000 livres pour tous les corps d'arts et métiers de Rouen, et en particulier 1,078 livres pour les chirurgiens ; une autre feuille porte 1,125 livres. *(Arch., liasse 247.)*

— A propos du procès avec les médecins, on décide d'envoyer aux avocats du grand conseil consultés à Paris, 2 louis d'or valant 28 livres. *(Compte d'Hélye, 1697.)*

— Droits payés au lieutenant et greffier en 1730 par Guilyot, nommé 2° prévôt comptable chargé des rapports, 9 l. 10 s., et qu'il compte au passif de la communauté.

Etat des recettes et dépenses de la Communauté de Rouen en 1764
(pour satisfaire à la déclaration du Roy).

L'art et science de la chirurgie a été érigée en corps de communauté en la ville de Rouen par lettres patentes de 1412.

Par édit de 1691, il fut établi dans tous les corps de communauté du royaume des charges de syndics qui furent autorisés à faire quatre visites par chacun an et de percevoir 1 l. 10 s. de tous les maîtres par chaque visite ; mais ces charges ayant été réunies aux chirurgiens royaux en 1692, la communauté les réunit au corps en payant 4,500 livres.

Ces charges de chirurgiens royaux autorisent de faire quatre visites par an chez les veuves et chirurgiens des campagnes du ressort du bailliage de Rouen et de percevoir 1 l. 10 s. par chaque visite.

Par édit de 1723 confirmé par déclaration du roy du 24 février 1730 cette communauté a été régie par des statuts donnés pour toutes les communautés de chirurgiens des provinces du royaume jusqu'au mois de février 1756 qu'elle a obtenus de Sa Majesté Louis XV de lettres patentes de confirmation de statuts contenant 120 articles enregistrés en la Cour du parlement le 31 juillet 1762 par lesquels il est attribué au lieutenant du premier chirurgien du roy pour les réceptions de maîtres et d'apprentifs, ainsi qu'à son greffier, différents droits, de même qu'aux prévosts doyens, et aux maîtres interrogateurs, lors des différents chefs d'œuvres que les aspirants sont tenus de faire, dont il revient à la caisse de la communauté :

Pour les apprentifs.	10 l.
Pour le grand chef d'œuvre..	300 l.
Pour légère expérience.	24 l.
Pour les aggrégations..	300 l.
Pour les experts : bandages, hernies, dents..	24 l.
Pour les sages-femmes.	14 l.
Celles des petites villes, bourgs, etc.	5 l.

Les fils de maîtres ne paient que moitié de ces droits, et s'ils sont maîtres en arts que le tiers.

Par édit de 1745 il a été créé des charges d'inspecteurs controleurs qui ont été également réunies et qui autorisent à percevoir 2 livres sur chaque veuve et sage-femme de la ville et 1 l. 10 sur chaque chirurgien préposé des campagnes du ressort.

Dépenses ordinaires
en dehors des rentes hypothèques.

Pour les lettres du prévost. . . . . 9 l.
A M. le lieutenant de police pour son attache. . . 12 l.
Bois, lumière, frais de bureau. . . . . 100 l.
Gages du clerc. . . . . 100 l.
Frais de visites des prévosts dans les campagnes . 60 l.
Service de Saints Côme et Damien. . . . . . . 45 l.
Impression des billets, catalogue, placards. . . . 24 l.
Entretien des maisons. . . . . 50 l.
Vingtième d'icelles.. . . . . 18 l.

Comptes en 1781.

Dans le compte rendu de la gestion de l'année, par Michel Sciaux, se trouve aux recettes du collège :

Droit d'enregistrement des élèves : 70 livres pour 7 élèves. Les sieurs Pierre, Clavier, Saunier, Lefebvre, Delafenestre, des Cornières et la femme Fouque.

RÉCEPTION DU SIEUR GOUBE POUR DUCLAIR.

Droit de chambre. . . . . 10 livres.
Droit d'inspecteur. . . . . 8 —
Bourse commune . . . . 10 —

RÉCEPTION DU SIEUR PECQUET POUR LA VILLE.

Droit de bourse commune . . . . 300 livres.
Droits de contrôleur et d'inspecteur . . . . . 28 —
— Les droits de visite sur les chirurgiens des campagnes sont de 7 l. 10 s., et s'ils sont commissionnés aux rapports, 13 l. 10 s.

LES DÉPENSES DU COLLÈGE SONT, CETTE ANNÉE-LA :

A payer au lieutenant et au greffier pour l'élection du pré-vost 9 livres.

3 l. pour plumes, encre et papier.

3 l. 12 s. pour l'expédition du rôle de la capitation.

9 l. 9 s. pour chandelle et bois à brûler.

1 l. 4 s. à M. Lemaître (appariteur).

3 l. au tapissier pour la tenture de la fête Saints Cosme et Damien.

42 l. aux Carmes pour cette fête.

72 l. pour frais de visites des chirurgiens.

1 l. au soldat du Vieux-Palais.

18 l. pour la capitation de 2 maîtres qui n'ont pas payé.

18 s. pour port de lettres.

12 s. au domestique de M. Beaulieu. (*Liasse 257.*)

Notes prises dans le registre 243.
(Comptes de 1751-1764.)

Droits de confrairie payés par les sages-femmes en 1751, chacune trente sols. — Cependant, quatre d'entre elles n'ont pas payé et sont signalées pauvres ou mortes pauvres.

Droits de visite. — Les dames veuves, les chirurgiens des faubourgs, paient chacun 6 livres de droit de visite ; de même les chirurgiens herniaires et dentistes. La juridiction s'étend sur Darnétal, Elbeuf, Pavilly, Duclair, Cailly, Jumièges, Fontaine-le-Bourg, Clères, Ry, Croisset, Monville, Maromme, Saint-Georges, Martainville-sur-Ry, Blainville, Bosc-le-Hard, Pont-Saint-Pierre, Yerville.

— De plus, les chirurgiens de ces localités paient 6 ou 4 livres pour leur droit de commission aux rapports.

— A ajouter 2 livres à chacun de ces ressortisants pour droits d'inspecteur et de contrôleur.

— Parmi les recettes de la communauté il faut encore compter :

1° La rente foncière de la confrairie des BB. Saints Cosme et Damien, appelée « rente des ciseaux » affectée sur une maison sise rue Ganterie, faisant l'encoignure de la rue de la Poterne, occupée alors par le sieur Marin, cordonnier, rente de 2 livres par an ;

2° Une rente de 45 livres 2 s. 9 d. payée par Pointel de Pont-Saint-Pierre, représentant de de Gouëy.

3º Le loyer de Gosse, savetier, locataire dans la maison de la rue de Chaudron, 60 livres.

DÉPENSES. — *Frais de réparation.* — *Rentes diverses.*

Gages du clerc (Lemaître), 60 livres par an.
Procédures.
Frais de voyage.

————

— En 1755. — Thibaut paie 42 livres aux Carmes pour la messe annuelle de Saints Cosme et Damien et 6 livres pour le service de M. de Moyencourt, 3 livres pour 100 billets de convocation à ce service, 2 livres 9 sous pour le port de 4 lettres, 2 à Paris et 2 au Havre.

— En 1759. — Une lettre et mémoire adressée à M. Mersant, chirurgien à Saumur, coûte 56 sous de port.

— En 1764. — Les droits de visite des sages-femmes sont de 3 l. 10 s., les veuves 8 livres, de même 8 livres les chirurgiens des faubourgs et campagnes, et même 7 l. 10 s.

————

COMPTES EN 1720.

On paie à Mᵉ Perchel, pour avoir plaidé la cause au sujet du premier chirurgien royal et pour plusieurs consultations, 11 l. 4 s. et à son clerc, 1 livre. *(Reg. 244, arch.)*

— En 1736. — La fête des Saints Côme et Damien coûte 2 l. 15 d'imprimeur, 32 livres pour la messe, 17 livres de luminaire et 9 livres de tapissier.

————

Levée de soldats.

Dans les pièces du compte de Mᵉ de Manteville. — Pas de date.
(Liasse 257.)

Mémoire des frais et mises qu'il a convenu faire pour la levée de quatre soldats nommés Neuvillette, Duplessy, Saint-Cosme et Saint-Damien.

Pour le nommé Neuvillette, pour son engagement. 72 l. 10 s.
Pour celui qui l'a fait engager .   .   .   .   .   .   3 l. 10 s.
Pour leur souper avant que d'être engagés   .   .   2 l. 5 s.
Pour une paire de souliers .   .   .   .   1 l. 5 s.
Pour un chapeau et cocarde .   .   .   .   3 l. 5 s.
Pour deux chemises .   .   .   .   3 l. 10 s.
Pour une paire de bas.   .   .   .   .   2 l. 5 s.
Pour une cravate .   .   .   .   1 l. 5 s.
Pour la dépense faite après leur engagement .   .   1 l. 15 s.
Plus pour donner, le jour de leur départ, pour
   n'avoir point été chez les maîtres   .   .   .   .   1 l. 10 s.
Plus pour la nourriture de trois jours .   .   .   .   18 s.
Plus pour son engagement chez M. Mauger   .   .   5 s.
De même pour Duplessy, avec en plus une culotte.   1. 1. 10 s.
Le total est de 195 l. 8 s. pour les deux premiers soldats et
236 l. pour les deux autres.

— *1661.* — Les chirurgiens sont exemptés des droits de passe-maîtres à cause de leur service gratuit aux pauvres de l'Hôpital-Général.

— **12 avril 1664.** — Exemption des droits pour les pauvres à payer par la corporation qui les soigne gratuitement à l'Hôpital-Général pendant un mois. (Obtenue par M. Michel de Saint-Aubin.) (*Arch., liasse 266.*)

— Liasse de 1693. — 15 juin. — Constitution de 50 livres de rente sur les chirurgiens d'Elbeuf par suite de la fondation faite par Marie Lahut, veuve de Montallent.

Impôt de capitation.

Cet impôt, réparti sur chacune des corporations qui s'organisaient à leurs risques et périls pour en parfaire le total, n'apparaît dans les délibérations des chirurgiens que vers 1750. La répartition entre les membres ne va pas sans heurts.

— *1760.* — Requête de Bonamy pour être diminué dans le rôle de capitation par les répartiteurs. Les confrères ayant faussement affirmé qu'il jouissait par son état et profession de plus de 3,000 livres de rente, il était imposé pour 35 l. 12 s., compris 40 sous pour les frais de milice et gardes-côtes. — Il argue que peu de chirurgiens ont fait et font une fortune aussi rapide. — Il cite les autres confrères moins imposés et plus riches que lui, tels que Perrier, qui a deux garçons employés à la chirurgie, et est occupé au point d'avoir un cheval dans son écurie ; Lepère, qui a deux garçons, et dont l'épouse fait un commerce de dentelles assez étendu ; Drouet, accoucheur, qui a un garçon pour la chirurgie, etc. — Il obtient ainsi de la généralité de ne plus payer que 25 livres. (*Arch.*, *liasse 248.*)

— CAPITATION 1762 : 660 livres.

— CAPITATION 1769 : 585 livres payées par Riouffe.

— 1781. — Répartition : Le collège veut englober dans son rôle de capitation Pelou, dentiste, qui refuse, étant déjà imposé avec les bourgeois. Il obtient gain de cause près de M. de Crosne, intendant de la généralité.

— 1781. — Nicolas Rouverel précédemment à Rouen a été s'installer à Darnétal et demande à ne pas payer la capitation aux deux places. (*Arch.*, *liasse 254.*)

— 1781. — *Capitation.* 2 pièces concernant Doubleau passé à Dernetal : un extrait du rôle de capitation de MM^rs les Maîtres en chirurgie de la ville de Rouen ; 2° une quittance de capitation ; 2 billets imprimés (capitation de 9 livres par an, à payer chez le prévost, receveur rue de l'Hôpital).

(Arch., liasse 254.)

Répartition de la capitation

DE LA SOMME DE 575 L. 8 S. 2 D. A PRENDRE

SUR TOUS LES MEMBRES ET AGRÉGÉS DU COLLÈGE DE CHIRURGIE

POUR L'ANNÉE 1789.

Savoir :

1. Mes Compaing, rue Saint-Godard, paroisse Saint-Godard . . . . 21 livres.
2.   Henry, rue Bouvreuil, paroisse Saint-Godard . . . . 14 —
3.   Dufay, rue Beauvoisine, paroisse St-Godard 16 —

4. Mes Balland, rue Beauvoisine, paroisse Saint-Laurent	11 livres.	
5. Bonamy, rue de l'Hôpital	21	—
6. Gamare, rue de l'Hôpital	11	—
7. Delacroix, place Saint-Ouen	12	—
8. Quesnay, rue des Faux	15	—
9. Martin, rue Ganterie	16	—
10. Bouchard, rue Ganterie	13	—
11. Beaumont, rue Beffroy	10	—
12. Blanche, rue Sénécaux	13	—
13. Ruby, cour des Cornets	15	—
14. Lemaire, rue de la Vicomté	15	—
15. Courant, rue des Jacobins	27	—
16. Sciaux, rue des Charrettes	10	—
17. Dieu, rue de l'Estrade	15	—
18. Taillades, rue Saint-Eloy	12	—
19. Grillon, rue Saint-Vincent	36	—
20. De Neuville, rue Saint-André	25	—
21. Pillon, rue de la Prison	42	—
22. Seyer, rue Sainte-Croix-des-Pelletiers	11	—
23. Jourdain, rue Dinanderie	13	—
24. Mme veuve Drouet, faubourg Saint-Sever	6	—
25. Mes Pellou, place Notre-Dame	12	—
26. Guyot, rue Grand-Pont	10	—
27. Langlois, rue des Charrettes	7	—
28. Gardier, rue de la Savonnerie	15	—
29. Pecquet, rue Malpalu	15	—
30. Langlois, rue Malpalu	16	—
31. Maury, rue des Arpents	16	—
32. Hellis, rue Martainville	15	—
33. Mme Le Perre, rue des Cordeliers	6	—
34. Mme veuve Nicolle, rue Martainville	4	—
35. Mes Adam, rue Saint-Vivien	12	—
36. Daubigny, à Saint-Hilaire	17	—
37. Laumonier, à l'Hôpital	33	—
38. Latour, à Saint-Sever	6	—
39. Dully, à Saint-Sever	3	—
40. Becquet, rue Martainville	3	—
41. Motel, à Cauchoise	3	—

(Liasse 257.)

La part de chacun était déterminée d'après sa clientèle et sa fortune connue.

— *1780*. — Impôts. — Reçu de 75 livres montant de l'impôt royal que doit le collège des chirurgiens par chaque année. Payé par Poullain, prévost année présente. — Voir impôt de capitation : 585 livres.

— *1789*. — Souscription pour les pauvres décidée par le parlement. Le collège est sollicité d'y collaborer par lettre de MM. Debonne fils et Prevel, échevins.

— *1789*. — Le 27 déc., les membres de la communauté sont invités par les officiers municipaux de la commune de Rouen à faire à leur syndic la déclaration pour leur contribution patriotique.

CAPITATION, 1780

Communauté des *Chirurgiens*

JE soussigné, chargé par Arrêt du Conseil du 26 Mars 1761, du Recouvrement de la Capitation de la Ville, Fauxbourgs & Banlieue de Rouen, reconnois avoir reçu de M.ʳ *Poullain* la somme de *cinq cents quatre vingt cinq livres pour la capitation de Mrs les Chirurgiens y compris huit livres dix sept sols huit deniers qu'il a retenue pour sa remise et cinquante deux livres pour sa décharge pour l'année 1780.* y compris les Quatre sols pour livre, à quoi ladite Communauté a été taxée dans l'État arrêté par Monseigneur l'Intendant, sans préjudice des années précédentes, si quelqu'une est dûe. Fait a Rouen, ce *11.e* jour d *Aoust 1780.*

RAPPORTS MÉDICO-LÉGAUX

Les rapports demandés par autorité de justice, ou dénonciatifs, étaient l'apanage des gardes, puis plus tard des jurés royaux et des prévosts. Les lieutenants cherchèrent aussi de tout temps à les accaparer contre le gré de la communauté. Les autres rapports, ou rapports dénominatifs, délivrés aux particuliers ne pouvaient l'être que par les maîtres jurés de la communauté. La méconnaissance de ces droits et usages amenèrent des conflits fréquents, jusqu'à ce que, vers la moitié du xviiie siècle, la communauté consentit à nommer des commis aux rapports parmi les préposés payant redevance supplémentaire.

Il exista, en outre, pendant une certaine période tout au moins, des chirurgiens désignés spécialement par le parlement pour certains rapports et répondant à peu près aux médecins du parquet actuel.

1597. — Les gardes Pierre Varembault, Jehan de Bouaﬂes et Robert Beauclerc obtiennent un jugement au bailliage contre Michel Blondeau, chirurgien à Barentin, ayant délivré un rapport sans y avoir de droit.

Chirurgien de la Conciergerie. — Nomination, en 1631, à la Cour du Parlement de Rouen.

Entre maître Arthur Heurtault, maître chirurgien juré en cette ville de Rouen, demandeur en requête du xe jour de ce mois, tendant à ce qu'il plaise à la Cour ordonner que par devant deux des conseillers de la Cour les chirurgiens de cette ville qui se voudront présenter pour être nommés chirurgiens de la Conciergerie en lieu de maistre Robert Beauclerc, seront ouis et interrogés sur leur suffisance et expérience au fait de la dite chirurgie, en la présence de deux médecins de cette ville, pour être par après la dite charge donnée à celui qui se trouverait le plus capable, présent en personne et par Me Jehan Basin, son procureur, d'une part, et maître Jacques Hellot, aussi maître chirurgien en cette ville, défendeur de la dite requête et, de sa part, demandeur en autre requête du 14 de ce dit mois, à ce qu'il plaise à la Cour le nommer à la dite charge de chirurgien de la Conciergerie, attendu qu'il est le plus ancien maître de cette ville, et qu'il a été toujours observé de la donner au plus ancien des dits maîtres, présent en personne, et par Me Pierre Pesnelle, son procureur, d'autre part; et maître Paoul Laillet et Jehan Brasdefer, aussi maîtres chirurgiens en cette dite ville de Rouen, de leur part défendeurs des dites requêtes et demandeurs à ce qu'ils soient aussi nommés en la dite charge, comparants par Me Jehan Bindel et Jehan Xpien leurs respectifs procureurs d'une autre part, et les maîtres et gardes du dit art de chirurgie, poursuivants sur les dites requêtes et demandeurs à ce qu'il soit ordonné que, suivant l'ancien usage observé, le plus ancien des dits chirurgiens en réception sera admis et reçu en la dite charge de chirurgien de la Cour, comparants par Me Jacques de la Ruelle, leur procureur, encore d'une autre part.

Après que Lefebure, avocat pour le dit Heurtault, Xpien, avocat pour le dit Brasdefer, et Molleval pour le dit Laillet, et Piot pour le dit Hellot, ont été ouys ensemble Me Jacques Le Corsonnois, procureur dudit Me Robert Beaucler, lequel a remontré qu'il a été commis et nommé par la Cour en la dite charge de la Conciergerie et est vrai qu'il lui est arrivé quelque infirmité et accident à la vue dont néanmoins il espérait recouvrer la santé, suppliant la Cour le vouloir conserver en la dite charge, ou bien s'il plaît à la Cour y nommer un autre en sa place y vouloir nommer le dit Brasdefer.

Arondel Laisné, avocat, s'est aussi présenté pour Me Nicolas de Grouchy, lequel a dit qu'il ne demande d'autre recommandation que les cures et bonnes opérations du dit art de chirurgie qu'il a rendues à plusieurs personnes, qu'il reconnaît que le dit Laillet est plus ancien que lui, mais qu'il demeure en lieu si éloigné de la Conciergerie qu'il ne pourrait vacquer à la dite charge.

Lesdos, pour les dits gardes de chirurgie, a dit que ce qu'ils ont à demander est que l'ordre de tout temps accoutumé soit gardé et entre temps ayant toujours été le plus ancien préféré aux autres et néanmoins ont charge d'empêcher que le dit

Hellot, qui est le plus ancien, y soit reçu, attendu sa qualité de lieutenant du premier barbier du Roy et que à toutes heures les pourrait evoquer et, partant, que le dit Laillet comme le plus ancien après lui y devait être admis. Sur quoi le dit Hellot a dit qu'il ne se se trouvera point que à cause de sa charge il ait plaidé ni evocqué la communauté des dits chirurgiens hors la province. Oui aussi Duvicques pour le procureur Général du Roy la Court a nommé et nomme le dit Hellot comme le plus ancien à la dite charge de chirurgien de la Conciergerie à la charge qu'il ne pourra user d'aucune évocation, autrement dès à présent déclaré privé de la dite charge et lui fait entrer en la chambre le vingt-sept du dit mois de mars a fait prêter le serment à ce requis et accoutumé.

Fait comme dessus, signé Le Sueur, un paraphe et, à côté, collationné. (*Arch., liasse 262.*)

1641. — Chirurgiens de l'état civil. Etienne Harache et Jean Damame sont nommés commis spéciaux du premier médecin pour faire et assister à tous les rapports et visitations des morts, blessés, noyés et autres qui se font par autorité de justice à Rouen. (*Liasse 257.*)

Convocation du chirurgien-commis aux rapports.

Monsieur Thibaut père,

Il faut que vous ayez la bonté de vous tenir prêt pour monter sur votre cheval demain matin à cinq ou six heures au plus tard pour aller faire la visite d'un cadavre qui s'est pendu, ou trouvé ainsi, en la paroisse de Crevon, proche de Blainville, et ce par ordre de Monsieur le lieutenant général criminel et de M. le procureur du Roy du bailliage de Rouen, M. le commissaire Tassin et moi nous vous prendrons à la dite heure à votre porte et n'y manquez pas... Et suis Monsieur votre serviteur, très-humble et obéissant... Cabot. A Rouen ce 8e novembre 1707, environ 2 heures.

Ou encore : Monsieur Thibaut le père,

Ayez la bonté de vous trouver à cheval demain 6 à 7 heures du matin à la porte de M. Mavy le commissaire proche la commanderie pour aller visiter un cadavre d'un homme homicidé proche le val des leux, et ce par ordre, etc.

1671. — Omission de rapport. Michel de Saint-Aubin est condamné par le bailliage à 30 livres d'amende dont le tiers au profit de l'enquêteur et à fermer boutique pendant 4 jours pour n'avoir pas fait à la justice un rapport sur le cas d'un nommé Lefaé qu'il avait pansé de coups de couteau reçus, et qui, décédé 4 jours après, avait été inhumé sans permission. La Cour, en appel, le décharge de l'amende comme elle l'avait fait pour La Roche la même année dans un cas analogue. (*Liasse 257.*)

6 décembre 1736. — Rapport incomplet. La communauté exclut pour trois mois, avec privation de faire des rapports, Drouet, un de ses membres, qui, chargé de visiter un cadavre, s'était borné à constater avec la sonde une plaie de la poitrine allant jusqu'au péricarde, sans faire une autopsie complète. (*Liasse 257.*)

Honoraires des experts aux rapports.

L'expert gardait un tiers et versait les 2 autres tiers à la bourse commune.

1708. — Frais comptés par Thipbaigne de la Roche pour avoir été visiter un noyé en face de la Bouille.

La journée du cheval	1 l. 10 s.
Pour s'être fait guider de la chaussée de Sahurs jusqu'au quai en face de la Bouille	10 s.
Pour s'être fait rapporter en bateau. . . .	10 s.
Pour son dîner et celui du cheval	15 s.
	3 l. 5 s.

(*Arch., liasse 253.*)

Médecine légale. — Chirurgiens.

— *1735*. — (*Reg. 244, p. 146.*) — Honoraires du chirurgien (Dufay comptable) taxés par le lieutenant criminel et le vicomte de l'eau, présentés à Monseigneur l'intendant qui les a renvoyés à M. Trudesne à Paris, pour y être statué.

Pour frais de voyage fait par ordonnance de M. le lieutenant criminel à Oissel pour y visiter un cadavre noyé, 7 l. 10 s.

Pour 2 jours à Gouville pour y visiter un cadavre masculin trouvé tué dans le bois d'un coup d'arme à feu, 15 livres.

— *1743.* — La vaccation d'un jour (avoir vasqué un jour), 3 livres ; avoir vasqué 2 jours en la paroisse de Saint-Pierre-Manneville, 6 livres.

— Frais de voyage faits par le comptable sur l'ordonnance de M. le lieutenant criminel :

Inhumation : trois heures à recevoir une exsudation des plus pourrissantes et insupportable, à deux, 16 livres, 8 livres chacun.

Ouverture d'un cadavre d'enfant au bureau des pauvres valides, 4 livres.

— *14 mars 1743.* — Rapport sur la nommée Raisne fille de force, au même hôpital, 2 livres.

———

Comptes rendus par Dambrin, chargé des visites et rapports en qualité de juré royal, 1748-49, présentés à M. le lieutenant criminel du bailliage et siège présidial de Rouen. (*Reg. 243.*)

5 décembre. — Avoir visité la nommée Plussard, proche les Capucins, concernant sa défloration et ses blessures et avoir délivré procès-verbal ; pour ce, deux livres. . . . . 2 l.

9° jour. — Avoir visité un cadavre du sexe masculin dans la conciergerie du bailliage trouvé noyé dans la rivière de Robec, avoir fait ouverture du corps et dressé procès-verbal ; pour ce, quatre livres. . . . . 4 l.

9 août 1749. — Avoir visité un cadavre du sexe masculin trouvé mort dans la forêt de Moulineaux, avoir fait ouverture du corps, dressé procès-verbal et vaqué un jour. . . 8 l.

Etc., sans variantes.

Le mémoire monte à la somme de 46 livres à prendre sur le receveur du domaine. Il est communiqué au procureur du roy qui donne exécutoire, contresigné par le lieutenant criminel, puis par l'intendant de la Généralité.

Suit un mémoire adressé à M. le Vicomte de l'eau à Rouen

et comprenant l'autopsie des noyés à Rouen et aux environs aux honoraires également de 4 livres à Rouen et 8 livres au dehors, mémoire se montant à 76 livres. Il est communiqué de même au procureur du Roy, signé du vicomte de l'eau puis par l'intendant de la Généralité.

Sur ces sommes Dambrin reprend ses dépenses qui sont de 3 livres pour chaque voyage au dehors, de 1 l. 10 s. pour papier timbré et 1 l. 10 s. pour le droit de quittance ; en tout 18 livres. Le reste est versé à la bourse commune.

— *1754*. — Commis aux rapports dénominatifs des personnes malades ou blessées : *Basire* à Pavilly, *Leclerc* à Pont-Saint-Pierre, *Baieries* à Duclair.

Commission aux rapports 1772.

Nous soussignés, chirurgiens royaux commis aux rapports et prévosts en charge du collège des chirurgiens de la ville de Rouen, duement autorisés par les délibérations précédemment prises par le dit collège, lesquelles nous donnent pouvoir d'établir dans les bourgs et campagnes de la dépendance du bailliage de la dite ville des commis pour délivrer pour la commodité du public des rapports dénominatifs, avons donné et accordé, donnons et accordons au sieur Charles Stanislas Duquesne chirurgien préposé pour le bourg d'Yerville, la faculté, par commission, de délivrer pour et en l'absence des membres de notre dit collège des rapports purement dénominatifs des personnes malades et blessées dans le dit lieu et dans les paroisses circonvoisines, à condition qu'il ne pourra avoir le même droit dans la ville, faubourgs et banlieue de Rouen, ni dans les autres lieux où demeurera ou résidera quelqu'un des commis par nous établis ou autres pourvus de pareille commission, et, en cas de contestation au sujet des dits rapports entre le sieur Duquesne, et quelqu'autre de nos dits commis, il sera tenu de la référer à notre dit collège et de s'en rapporter à notre décision ; ne pourra le dit sieur Duquesne délivrer des rapports de contre-visite, d'estimation, ni tous autres ordonnés de justice, lesquels le dit collège se réserve à lui seul. Pour quoi le dit sieur Duquesne sera tenu de se comporter avec prudence et discrétion dans l'exercice de sa commission et ne pourra exiger pour les dits rapports dénonciatifs d'autres droits que ceux portés par les édits et déclarations du Roy concernant les charges ou offices qui appartiennent au dit collège, auquel il sera loisible en cas de contravention de lui retirer la présente commission et de le faire condamner à telles peines qu'il appartiendra. Et au moyen de la présente le sieur Duquesne s'oblige de payer annuellement à commencer de Noël prochain entre les mains et en la maison du prévost receveur du dit collège, la somme de six livres, sans préjudice de celle de sept livres dix sols qu'il lui doit payer en outre annuellement pour droits de visite d'inspecteur et contrôleur dus au dit collège suivant les édits et arrêts sur ce rendus. Et en cas de non paiement il sera privé de la dite commission. Fait double à Rouen ce 18 décembre 1772. — Dufay, Dobigny.

(Arch., liasse 258.)

Liasse de 15 commissions aux rapports pour les préposés à Ry, Duclair, etc. (*Liasse 262.*)

Honoraires.
Mémoire de médecins et chirurgiens. 1694.

Mémoire que donne Monsieur Lhonoré docteur en médecine conseiller du Roy et médecin royal à Rouen et Maître Jean Veayres premier chirurgien royal et Raoul Delamare aussi Maître chirurgien en cette ditte ville au sieur Pierre Miot Capitaine d'armes sur les vaisseaux de sa Majesté, pour l'avoir pansé d'une plaie située en l'hypocondre gauche entre la 3e et la 4e des fausses côtes, passant à travers la partie charnue du diaphragme et pénétrant dans la capacité du bas ventre et lui avoir fourni tous les remèdes nécessaires pour sa guérison :

Premièrement pour l'avoir vu le 16 mai 1694 en la maison

du sieur Delamare où il fut pansé et m'être levé à minuit pour
ça. . . . . 6 l.

> It. — Pour l'avoir pansé le lundi 17. . . . 3 l.
>
> It. — Pour un rapport délivré en justice. . . 9 l.
>
> It. — Aux dits sieurs Veayres et Delamare pour
> leur visite du soir. . . . . 1 l. 10 s.
>
> It. — Le mesme un lavement composé.. . . 1 l. 5 s.
>
> Du 18 mai :

Où le dit Lhonoré fut appelé et avoir consulté,
où il fut arrêté de lui faire une grande
incision pour découvrir où pénétrait
le dit coup d'épée.

Au médecin pour avoir consulté et avoir été
présent à la dite opération, pour ça. . 5 l.

Au dit sieur Veayres pour avoir consulté et fait
la dite opération. . . . . 30 l.

> It. — Au garçon du sieur Delamare pour assis-
> ter. . . . . 1 l. 10 s.
>
> It. — Au médecin pour sa visite du soir. . . 1 l.
>
> It. — Au chirurgien pour sa visite du soir. . 1 l. 10 s.
>
> It. — Pour son lavement composé. . . . . 1 l. 5 s.
>
> It. — Un pot de digestif composé pesant 6 onces. 6 l.
>
> It. — Pour un pot d'emplâtre dissous en huile
> de rose pesant 8 onces. . . . . . 8 l.
>
> It. — Pour une phyolle d'huile de roses. . . 4 l.
>
> Du 19 mai :
>
> It. — Au sieur Lhonoré pour avoir été présent
> au pansement.. . . . . 1 l. 10 s.
>
> It. — Aux sieurs Veayres et Delamare pour
> l'avoir pansé. . . . . 3 l.
>
> It. — Au sieur Veayres pour l'avoir saigné. . 1 l.
>
> It. — Pour un lavement composé . . . . 1 l. 5 s.
>
> It. — Au médecin pour la visite du soir . . 1 l.
>
> It. — Aux sieurs Veayres et Delamare pour
> leur visite du soir . . . . . . 1 l. 10 s.
>
> Du 20 mai :
>
> It. — Au sieur Lhonoré pour avoir été présent
> au pansement.. . . . . 1 l. 10 s.

It. — Aux sieurs Veayres et Delamare pour
      l'avoir pansé. . . . .   3 l.

It. — Pour une prise de portion vulnerère. . 2 l.

It. — Au sieur Lhonoré pour la visite du soir. 1 l.

It. — Aux sieurs Veayres et Delamare, visite du
      soir. . . . . 1 l. 10 s.

It. — Pour un lavement composé. . . . . 1 l. 5 s.

    Du 21 mai :

It. — Au sieur Lhonoré présent au pansement. 1 l. 10 s.

It. — Aux sieurs Veayres et Delamare pour le
      pansement. . . . . 3 l.

It. — Pour une prise de portion de vulnerère. 2 l.

It. — Au sieur Lhonoré, visite du soir . . . 1 l.

It. — Aux sieurs Veayre et Delamare, visites du
soir. . . . . 1 l. 10 s.

Du 22. — Mêmes visites matin et soir et pansements . . . . 7 l.

Nous abrégeons pour éviter les redites; mais le mémoire
continue chaque jour le même détail pendant plus de six grandes
pages de papier, dit aujourd'hui papier d'écolier. Nous ne
notons que les détails du traitement :

Ce même 22, un lavement composé et une portion vulnerère,
en tout 3 l. 5 s.

Le 23, même répétition.

Le 24, id., plus un pot d'emplâtre de 8 livres.

Le 25, id., toujours lavement et potion (portion).

Le 26, deux pansements, un juillet cordial de 3 livres et le
lavement.

Le 27, phyolle d'huile de rose et lavement.

Le 28, un pot de digestif, le lavement et la potion.

Le 29, la potion seule.

Le 30, le lavement.

Le 31, le lavement, la portion et une fiole d'huile.

Le 1er juin, la portion et le lavement.

Le 2   — le lavement.

Le 3   — un pot d'emplâtre, le lavement et la portion.

Le 4   — lavement, portion et un pot de digestif.

Le 2   — lavement et portion.

Le 6   —   id.

Le 7   — lavement et saignée.

Le 8   — lavement et portion.

Les 9, 10, 11 juin, lavement et portion.

Le 12 juin, en plus saignée.

Puis la liste continue, se répétant les 13, 14, 15, 16 juin, etc., chaque jour pansement le matin et visite le soir médecins et chirurgiens. Tous les 3 ou 4 jours on renouvelle le pot d'emplâtre, la fiole d'huile de rose ou le digestif. — Ainsi jusqu'au 14 juillet; alors le mémoire porte :

Pour l'avoir pansé pendant quinze jours, qui a été la fin de la guérison de la plaie, et comme il restait des accidents fâcheux qui étaient l'impuissance de se tenir debout ni marcher avec une grande douleur vers la partie nerveuse du diaphragme qui est vers les vertèbres des lombes, comme aussi une grande difficulté de respirer, avec douleur dans la poitrine, lesquels accidents n'avaient point cessé par tous les grands remèdes qui lui avaient été administrés ci devant, il fut fait consultation par le sieur Houppeville, médecin, le sieur Grouchy, chirurgien juré, et le médecin et le chirurgien qui le voyaient et le pansaient dans sa maladie, où il fut arrêté qu'on lui donnerait pendant trois semaines, tous les matins, du lait de vache nouvellement trait en entrant dans le bain, et, à l'issue du bain, il prendrait un lavement composé et le soir une prise de portion vulnerère (*sic*); qu'il serait purgé deux fois la semaine pendant qu'il prendrait des bains. Il fut arrêté qu'il userait pendant un mois d'un sirop propre pour la poitrine dont la composition fut arrêtée dans la consultation. Tous lesquels remèdes ont été administrés, et mis dans les bains pendant un mois ou six semaines par le dit Veayres, chirurgien ordinaire du dit Miot. Pour quoi il lui convient tant pour avoir fourni tous les remèdes qu'avoir employé deux heures par jour dans le bain, que pour l'avoir visité tous les jours . . . . 130 l.

Au médecin pour l'avoir visité deux fois par jour pendant le dit temps . . . . 60 l.

Pour deux rapports qui ne sont pas employés dans le contenu du mémoire . . . . 12 l.

Somme toute. . . . . 913 l. 15 s.

Le Capitaine Miot était assigné par huissier devant le lieutenant général pour se voir condamné à solder ce mémoire et il dut s'exécuter. (*Arch., liasse 249.*)

Chirurgien et client.

— *1777.* — A Versailles, jugement entre le chirurgien Barre de Montreuil et Pierre Mulot, maraîcher, qui refusait de payer son chirurgien et demandait une pension de 500 livres pour lésion des tendons de la main. Le maraîcher condamné à payer les 156 livres d'honoraires plus les dépenses, le chirurgien ayant agi suivant les règles de l'art suivant le rapport d'Andouillet, premier chirurgien du Roy, et Marrigues, chirurgien de Versailles. (*Arch., liasse 147.*)

Visites domiciliaires. — Incidents.

1655. — A propos des visites des gardes chez les délinquants il arriva en 1654 que les 3 gardes d'alors David Delamare, Nicolas de Manteville et Louys Le Houé ayant été visiter la maison de plusieurs contrevenants : Quentin, des Rosiers, Laurens-Piot, Antoine Le Clerc et autres qui n'étant que barbiers étuvistes exerçaient la chirurgie sans mandat, entrèrent dans la maison du dit Piot, dit « Mont-Sacré ». Celui-ci avec l'assistance de sa femme et de plusieurs personnes qu'il avait assemblées à ce dessein, avait enfermé les gardes dans sa maison et iceux battus et excédés outrageusement à coups de bâton, de poings et de pieds ; et non contents de cet excès il les avait ensuite fait sortir et continué de les battre et excéder dans la rue, avec des injures atroces au grand scandale du public, et ayant fait clameur de Haro sur eux, il les avait fait conduire par un huissier du parlement devant le sieur Desmarets, conseiller en iceluy.

Il fallut pour avoir justice que les gardes allassent jusqu'en cassation, au conseil privé du Roy. 24 septembre 1655.

1689. — Visite des gardes rue du Bon Espoir chez un nommé Lefer qui pratique la barberie sans droits ; ils le trouvent à 8 heures du soir rasant un individu. Le sergent Saunier qui les accompagne veut saisir les ustensiles, mais Lefer ameute la rue en criant « tue ! tue ! au voleur ! on m'assassine » et le sergent est obligé de s'en aller en convoquant le délinquant au bailliage. (*Arch.*, *liasse 253.*)

1717. — Sommation des jurés royaux Chupault et François Thibaut aux gardes des Barbiers d'avoir à être présents aux visites des chirurgiens. Visite à la boutique de Hérout, perruquier au faubourg Cauchoise, « boutique à usage de barbier devant laquelle se trouve une montre de verre et est écrit sur le bois de la dite montre : « céans on fait le poil proprement » et dans la dite boutique est reporté trois chaises à usage de barbier, une tête de bois, une table sur laquelle est un peigne à peigner cheveux avec des cheveux prêts à tresser, plusieurs rasoirs et peignes à peigner cheveux, un coquemard d'étaim, un linge à barbe déployé étalé sur une des dites chaises.

Interrogé de quel droit il tenait boutique ouverte, a répondu qu'il avait à bail le privilège d'un sieur Maillard. Or, ce Maillard tenait une autre boutique ouverte rue aux Ours.

ENSEIGNEMENT — DISSECTIONS

———

ÉCOLE

———

INSTRUMENTATION

———

Cours de chirurgie *1633*.

(Parchemin, liasse 266.)

ÉLECTION D'UN PROFESSEUR PAR LES ÉTUDIANTS.

L'an de grâce mil six cents trente trois le mardi 9e jour d'août de matin en la chambre de conseil du bailliage de Rouen, devant nous Arthur Godard sieur du Becquet, conseiller du Roy en ses conseils d'Etat et privé, lieutenant général au bailliage et siège présidial de Rouen, sur la requête présentée par Claude Bouafles, maître chirurgien en cette ville, narrative que les docteurs en médecine de cette ville portés à l'érudition des étudiants en la chirurgie auraient de coutume tous les ans de faire élection d'un chef des compagnons chirurgiens, afin de convoquer tous ses confrères pour être instruits en l'art et science de la chirurgie et d'autant que telle science n'étant qu'une disposition, voie et moyen qui conduit le chirurgien à une plus entière et exacte connaissance de son sujet ne se peut exécuter que par l'expérience des opérations et bandages, lesquelles étant en grand nombre ne peuvent être pratiquées que par le moyen de quelque maître chirurgien.

A ces causes est que le sieur De la Loy docteur en médecine aurait fait faire assemblée en son logis pour être procédé à l'élection d'un chef des dits compagnons qui auraient élu et nommé le dit Bouaffles pour leur maître ès dites opérations et bandages. Et ne désirant le dit Bouaffles y procéder que par notre permission il requérait ce être authorisé à faire les dites instructions aux compagnons chirurgiens présence du dit sieur De la Loy médecin et de telles autres personnes qui en auront la curiosité. Et cependant qu'il fut enjoint aux dits compagnons se comporter dans le respect et ne se provoquer à querelle, ainsi qu'il est porté par leurs ordonnances. Vu par nous la dite requête l'ordonnance intervenue sur icelle d'être communiquée au procureur du Roy, la conclusion sur ce baillée par le dit procureur du Roy de ce dit bailliage ; IL EST DIT du consentement du dit procureur du Roy que le dit Bouaffles a été et est permis de faire les dites instructions aux compagnons chirurgiens présence du dit sieur De la Loy médecin et de telles autres personnes qu'il appartiendra, et enjoint aux dits compagnons chirurgiens de tenir le silence et se comporter dans le respect d'en suivant qu'il est porté par les ordonnances du dit état, ce qui leur sera signifié à ce qu'ils n'en prétendent cause d'ignorance. Et est mandé au premier huissier ou sergent royal sur ce requis les présentes mettre à exécution. Fait comme dessus.

— *1693.* — Assignation de Houppeville médecin, docteur de Montpellier, à Nicolas de Grouchy pour le cours normal d'anatomie. *(Arch., liasse 253.)*

<hr>

Requête pour les dissections.

— *1697.* — Le dix septième jour d'octobre 1697 à la requête de M⁰ Jean Defontaines, conseiller médecin du Roy, demeurant rue de la Chaîne paroisse Saint-Lô, tant pour lui que pour le collège des médecins de Rouen, j'ai sommé maître de Grouchy, chirurgien royal demeurant rue du Gros Horloge, paroisse de Saint-Michel, parlant au sieur Lemoine son garçon, tant pour lui que pour sa communauté, de demander et obtenir en justice le cadavre d'une femme qui fut hier exécutée à la place patibulaire et qui est encore à présent exposée pour, en exécution de l'édit du Roy, faire la démonstration en public des opérations de chirurgie dont le dit sieur Defontaines offre de faire les discours nécessaires pour l'intelligence et la manière de bien pratiquer les dites opérations, leur déclarant que faute par eux de ce faire, de les faire répondre de tous les intérêts, dommages et dépends, vu le temps propre et la bonté du sujet. A laquelle fin, j'ai délivré le présent exploit par moi Julien Crespin sergent royal héréditaire au bailliage de Rouen, demeurant au Neufmarché soussigné.

Desfontaines, Crespin.

A quoi de Grouchy répond :

Proteste de nullité, attendu que le temps propre à la dissection, porté par la sentence, est depuis la Toussaint jusqu'en avril. De plus le temps chaud et humide qu'il fait depuis huit jours et qui continue est le principe de corruption qui ne donnerait pas le temps de faire les opérations en leur totalité, outre que les sieurs médecins étant appelants de la dite sentence on ne peut peut pas savoir en quoi consistent leurs prétendus griefs, ne pouvant pas exécuter la dite sentence que l'appel ne soit vidé ou que les sieurs médecins ne veuillent ne s'en départir dès à présent, auquel cas les chirurgiens requérants sont tout prêts d'exécuter la dite sentence en le chef pour l'année 1698. *(Arch., liasse 251.)*

Cours d'anatomie, dépenses pour les dissections.

— *1699.* — Le budget annuel comporte un chapitre des dépenses pour l'anatomie, le transport du cadavre, l'inhumation des débris, la bougie et la chandelle nécessaires.

— *1702.* — Dépenses faites pour la dissection à la fin de février, louage d'un chandelier à plusieurs branches. 1 l. 5 s.

Pour six attaches de fer blanc dont il en a eu une de prise dans l'escalier. . . . . 1 l. 5 s.

De la ficelle pour attacher les candélabres une poulie et du clou. . . . . 7 s. 6 d.

Plus le blanchissage de 4 draps, dix serviettes et une nappe . . . . 10 s.

— Demande sur papier à formule du cadavre de Nicolas Montaville exécuté. Le faire décrocher et porter à la chambre commune. . . . . 3 l. 10 s.

Une livre de chandelle 8 s. et 16 sous payés au maître clerc de la communauté pour faire enterrer les chairs disséquées, puis 12 sous pour le squelette.

Enfin, payé au sieur Lhonoré la somme de 50 livres pour ses discours anatomiques qu'il avait faits au mois de février.

— Même chose en 1703, dissections annoncées par des billets dont on a fait imprimer un cent pour 1 l. 10 s.

Pour le louage de deux fauteuils pendant les opérations, 2 livres ; mais le fauteuil est disputé avec le médecin et on consulte M. Bressot et on plaide à la Cour (1). Il faut ensuite remplacer la clef de la petite chambre et celles du coffre perdues pendant ce temps.

— En 1704 la chaudière fut fondue pendant que Lemaistre faisait fondre la graisse du cadavre des opérations, et Jean Veayres demande 25 livres pour l'avoir fait réparer ; on lui accorde 10 livres (2).

En 1705 les médecins touchent 100 livres pour les discours faits aux opérations par MM. Desfontaines et Néel à l'anatomie.

— Mêmes dépenses en 1706.

— En 1708 on ne trouve pas notée de redevance aux médecins, bien qu'il y ait eu dissection avec les frais habituels ; mais on la retrouve en 1709 : 50 livres à M. Lhonoré. (*Arch., reg. 241.*)

— *1707.* — Reçu signé Lhonoré médecin, de 50 livres pour les discours anatomiques. (*Voir délib. 1720, 1721, 1722.*)

Conservation des cadavres pour la justice.

Robert Marette. *1702.*

(*Archives, registre 241.*)

Pour avoir tiré les parties corruptibles et avoir mis du tan, du plastre et des herbes aromatiques pour le conserver jusqu'à ce que son procès lui fut fait. Le tout par ordonnance du lieutenant criminel, 18 sous.

Cours d'anatomie et d'opérations.

Extrait des registres de la Cour de Parlement.
22 mars 1720. (Parchemin, liasse 262.)

Sur la requête présentée à la Cour par les chirurgiens royaux, syndics, prévosts et maîtres de la communauté des maîtres chi-

---

(1) Voir sur ce curieux différend l'ouvrage de M. Ch. de Beaurepaire dans les *Mémoires de la Société des Antiquaires de Normandie*, vol. XXV et suivants.

(2) La graisse humaine avait un large débouché dans la pharmacie du temps.

rurgiens jurés de la ville de Rouen, expositive que par édit du du mois de février 1692 enregistré en la Cour le 11 mars ensuivant le Roy créa deux chirurgiens royaux dans chacune des villes principales du royaume, auxquels il ordonna, entre autres choses, de faire tous les ans des cours publics d'anatomie et d'opérations de chirurgie sur le cadavre humain, pour former les jeunes chirurgiens qui se proposaient dans la suite de se faire recevoir maîtres dans les dites villes capitales.

Michel Lecourtois, procureur, enjoignit en même temps à toutes les communautés de chirurgiens qui n'auraient point de règlements de faire de nouveaux statuts pour assujettir les récipiendaires à la même loi, qu'il imposait aux chirurgiens royaux, comme il est énoncé aux articles 9 et 10 du dit édit : Dans cette vue les chirurgiens de Rouen ont fait depuis plus de vingt-cinq ans tout autant de cours publics d'anatomie et d'opérations qu'il leur a été possible dans l'espérance de rendre les étudiants en chirurgie capables de faire les dits exercices et, par là, faire succéder dans cet emploi les jeunes *maîtres* aux anciens; mais soit que le travail ait rebuté les jeunes étudiants, ou que le défaut de récompense les ait découragés, cette compagnie a eu le chagrin de n'en voir qu'un petit nombre s'occuper à cet exercice qui doit intéresser un chacun. Pour à quoi remédier, les exposants, après avoir délibéré sur ce sujet, ils ont arrêté dans une assemblée extraordinaire faite le quatorze de ce mois, que les récipiendiaires à la maîtrise de chirurgie pour cette ville seront tenus à l'avenir de faire pendant leurs chefs-d'œuvre l'anatomie et les principales opérations de chirurgie sur le cadavre humain, en autant de cours ou d'actes qu'il se pratique dans l'ecole de Saint-Côme de Paris; et, afin de faciliter cet utile et nécessaire établissement, les exposants ont consenti et s'obligent de faire tous les ans *gratis*, en public, les cours d'anatomie et opérations, et d'autant qu'ils désireraient que leur délibération fût homologuée, c'est ce qui les oblige à avoir recours à l'autorité de la Cour, à ce qu'il lui plaise ordonner que l'édit du mois de février 1692 sera exécuté en tout son contenu à cet égard, ce faisant que l'acte de délibération par eux fait le 14 de ce mois sera tenu pour homologué, etc..... pour que l'arrêt soit notoire, ordonner qu'il sera enregistré tant au greffe de police de Rouen qu'exposé dans un tableau à l'endroit le plus apparent de la chambre de communauté.

(La délibération des chirurgiens est signée : Helye, Rouverel, De Henault, Lepicard, Dambrin, avec quelques paraphes.) Auzanet. Frais : 29 l. 11 s. 4 d.

(Arch., liasse 262.)

Cours d'Anatomie. — Procès entre les médecins et les chirurgiens.

1722.

L'édit du roy de février 1692, articles 9 et 10, et la sentence du siège présidial de Rouen de juillet 1697 ainsi que le règlement fait en conséquence ordonne que la communauté des chirurgiens doit se faire délivrer les cadavres des suppliciés annuellement et dans les temps convenables aux fins de faire des anatomies et les discours être faits par le médecin du Roy auquel il est dû aux dépends de la dite communauté la somme de cinquante livres. Souvent ces choses n'ont pas été exécutées par les chirurgiens qui, malgré les sollicitations des médecins, prétendaient qu'on ne donnait pas suite à leur demande des cadavres. De là une action intentée par les médecins contre les chirurgiens pour les obliger à faire ces anatomies et à payer les cinquante livres des années en retard. Pendant que cette action en justice traîne en longueur, les chirurgiens ont enlevé un cadavre et fait des dissections dans une chambre particulière sans y appeler les médecins pour y présider et faire le discours, ce qui est une contravention et tend à entretenir dans l'ignorance les aspirants et les chirurgiens eux-mêmes.

Les chirurgiens répliquent qu'ils n'ont pas d'argent pour payer les médecins et que ceux-ci peuvent bien faire leurs discours gratis comme eux font gratis les dissections.

— Les chirurgiens en 1722 font imprimer cent placards d'anatomie.

— Le 4 mars, requête convoquant Reu (1) à 2 heures à la

---

(1) Reu demeurait au bas de la rue Malpalu, paroisse Saint-Maclou.

chambre commune des chirurgiens pour un cours qui commence par l'organe de la vue.

— Les dissections n'avaient pas eu lieu en 1719 et 1720.

(Arch., liasse 253.)

Ecole de Chirurgie.

1736. (Liasse 257.)

A Messieurs les Conseillers, Maire et Echevins de la ville de Rouen.

Supplient très humblement les lieutenant, prévosts et communauté des chirurgiens jurés de cette ville et vous remontrent qu'ayant appris que le Roy était dans la volonté d'établir pour le bien de ses sujets, dans les villes capitales de son royaume, des écoles publiques en chirurgie pour y faire démontrer et enseigner tant les principes du dit art que l'ostéologie, et les maladies des os, l'anatomie, les opérations et les bandages qui se pratiquent sur le corps humain ; et d'accorder en conséquence des sommes en forme de pension pour ceux qui s'appliqueraient à faire ces sortes de démonstrations.

Et comme vous êtes nés les conservateurs et les protecteurs de la santé des citoyens et des droits qui peuvent contribuer à leur avantage, les suppliants espèrent de vos attentions que vous ne laisserez pas échapper une occasion aussi favorable sans demander à Sa Majesté un pareil établissement pour cette ville qui tient un premier rang parmi les capitales.

Ces écoles sont d'autant plus nécessaires qu'elles doivent faire la perfection du dit art, et contribuer à la sûreté de la vie des peuples. Pourquoi elles doivent être établies avec une forme stable et immuable, ainsi que l'est celle de Saint-Cosme, à Paris ; où par le travail et l'étude de différents démonstrateurs on parvient à remplir les diverses parties que ces sortes d'exercices renferment.

Pour cet effet, les uns sont établis pour enseigner aux élèves premièrement les principes du dit art par un cours particulier. C'est ce qu'exécute très savamment le célèbre M. Petit.

Un autre démontre l'ostéologie et enseigne à connaître et guérir les maladies des os. C'est l'emploi de M. Andouillet.

Un autre démontre l'anatomie et enseigne la connaissance de toutes les parties nobles qui composent le corps humain. C'est l'ouvrage de M. Verdier.

Un autre démontre et apprend à faire toutes les opérations qui se pratiquent sur icelui. C'est l'exercice de M. Morand.

Un autre enfin démontre tous les bandages qui s'appliquent sur le corps humain, les médicaments chirurgicaux et les plantes qui entrent en leur composition. C'est l'étude de M. Garengeot.

Ces différents démonstrateurs n'ont été certainement établis dans cette capitale du royaume que dans la vue de mieux approfondir et traiter plus amplement chaque matière dont ils sont séparément chargés d'endoctriner les élèves ; parce qu'il n'est pas présumable qu'un seul homme puisse suivre ses pratiques journalières et se charger du total de ces démonstrations, s'il les veut faire dignement.

Il y a plus, c'est que les exercices ainsi partagés à différents membres du corps excitent parmi eux une vive émulation et forment de nouveaux sujets capables de les entretenir et perpétuer. Au lieu qu'ils tomberaient en peu de temps dans l'imperfection et l'anéantissement s'ils étaient attachés sur la tête d'un seul homme et dépendaient de sa seule étude et de son travail particulier.

Ce considéré les suppliants espèrent, Messieurs, que vos pénétrantes lumières et vos vigilances ordinaires jointes à votre zèle infatigable pour le bon ordre et le bien public vous porteront à demander à Sa Majesté la grâce de fonder et d'attacher sous votre protection cette école de chirurgie dans le corps et communauté des chirurgiens de cette ville qui vous présenteraient différents maîtres dont vous feriez choix et élection des plus capables pour enseigner, et faire chacun en leur particulier, dans leur chambre commune ou tels autres lieux qu'il vous plairait leur accorder, les différents cours ci-devant énoncés, qui, étant pratiqués sous votre direction avec exactitude et régularité, rempliraient les glorieuses intentions de notre sage et illustre monarque et seconderaient les ardents désirs où vous avez toujours été de voir fleurir dans notre ville un art si utile à la conservation de tous ses habitants.

————

Une autre supplique du même genre était adressée à un haut personnage qualifié de Monseigneur et de « Votre Grandeur », où les chirurgiens assurent qu'ils se contenteraient du traitement que Sa Majesté destinait à chaque école, c'est-à-dire de deux cents livres pour chacun des cinq démonstrateurs (sur 1,200 livres, 200 devant servir aux frais et appareils des démonstrations).

————

Mémoire présenté à Monseigneur le Chancelier par le sieur Lecat, pour l'établissement d'une école d'anatomie et de chirurgie à Rouen.

(Bibliothèque de l'Hôtel-de-Ville, liasse 109.)

Monseigneur,

Il y a longtemps que les beaux arts aspiraient après les changements judicieux qu'on voit aujourd'hui dans le gouvernement. La chirurgie, Monseigneur, est le premier de ces arts qui s'en soit ressenti. On ne vous a pas eu plutôt rendu justice que vous la lui avez rendue à votre tour. Convaincu de sa nécessité pour le bien de l'Estat, vous avez d'abord songé à la faire fleurir dans les lieux mêmes où il paraît le moins cultivé. Nos provinces ont retenti de cette heureuse nouvelle et s'en sont réjouies. Notre zèle pour les progrès du même art avait déjà prévenu cet événement. Nous avions élevé sous la protection de notre premier président, et de la ville, un amphithéâtre anatomique proportionné aux circonstances du temps et des lieux, et vous n'avez pas dédaigné, Monseigneur, de vous faire lire le petit

————

Sous l'influence de Marechal, le roi avait fondé 5 places de démonstrateurs à Paris en septembre 1724. (VERDIER. tome II, page 139.) Cela servit de modèle pour des institutions analogues en province. Nomination par lettres patentes du 5 novembre 1738. (VERDIER, tome II, page 150.)

discours que nous prononçeàmes à l'ouverture de cette espèce d'école.

La nouvelle dont nous venons de parler nous fit espérer que les fondements que nous avions jetés serviraient à un établissement plus solide que celui que nous étions en état d'y faire. M. de la Peyronie eut la bonté de nous en assurer. Ces heureux commencements, ces assurances, Monseigneur, me donnent la confiance de m'adresser à vous, protecteur né des beaux arts, pour vous supplier d'effectuer un projet tout à la fois, et si utile à l'Estat, et si glorieux à ses auteurs.

Les lettres dont je suis chargé, de la part des principales personnes de notre ville, vous prouvent, Monseigneur, que la requêste que j'ai l'honneur de vous présenter est en quelque sorte au nom de toute la ville de Rouen. Ces lettres me dispensent, Monseigneur, du pénible et délicat emploi de me recommander moi-même à Votre Grandeur, et je n'ai heureusement à l'entretenir que du plan de l'Ecole dont il est question.

J'ai observé, Monseigneur, et j'ai eu l'honneur de faire observer à M. de la Peyronie, que quelque louables que soient les cours publics de chirurgie tels qu'on les fait ordinairement, leur utilité ne répond pas encore au bien qu'on en espère. Les leçons qu'on y fait sont trop passagères. Le peu qu'on y dit ou qu'on y montre n'est encore vu et entendu que d'un petit nombre et le reste n'emporte de là que des idées confuses et mal digérées. Le moindre inconvénient qui puisse résulter de ce cahos, c'est l'ignorance ; mais pour l'ordinaire il donne occasion à de faux plans de science, à l'erreur, à la présomption, à l'entêtement, suites naturelles du défaut de principes. Cette méthode d'enseigner nous expose donc pour l'ordinaire à ne faire ou que de timides ignorants inutiles, tout au moins à la République, ou de faux savants propres à déshonorer la chirurgie par leurs productions ridicules, et plus encore par des opérations présomptueuses et hazardées, et l'on ne sait que trop qu'il n'y a point d'art où l'ignorance et la méprise soit plus dangereuse que dans celui-ci.

Le but du Prince et de Votre Grandeur, Monseigneur, est de donner au royaume de véritables chirurgiens, des gens instruits à fond des principes de cette profession, et il n'y a qu'une voie pour cela, Monseigneur, voie que suivent les physiciens, les mathématiciens et généralement tous ceux qui enseignent les beaux arts ; ce serait, Monseigneur, de dicter des cahiers, de les expliquer, d'exercer les écoliers sur le pour et le contre, d'accompagner cette théorie des pièces anatomiques, des expériences, des opérations qui y ont rapport, et cela durant le cours de toute l'année, excepté le temps des vacances ordinaires. C'est un abus affreux qu'on enseigne aussi superficiellement, qu'on le fait, un art aussi profond, aussi étendu et aussi essentiel que le nôtre. Il n'y a que des exercices suivis, comme je viens de le dire, Monseigneur, qui puissent former de vrais chirurgiens, et la chirurgie ne mérite pas moins cette attention du Prince que les mathématiques, la marine et les autres sciences, dont on entretient des écoles publiques avec tant de soin.

Toute frappante que soit cette vérité, Monseigneur, elle a été jusqu'à ce jour sans produire aucun effet. On sait il y a longtemps que le nombre des sujets fait la première grandeur des Roys ; l'art de les conserver, le premier des arts, est le premier soin du ministère ; cependant il fallait qu'il se trouvât dans ce ministère un magistrat aussi éclairé et aussi amateur du bien public que vous l'êtes, Monseigneur, pour que cette visite ne demeurât point stérile.

L'exécution d'un si louable projet n'est point difficile, Monseigneur, on ne manquera point de sujets pour remplir ces places, quand on le voudra et un seul mot peut leur assigner les fonds nécessaires à leur subsistance et au salaire de leurs travaux. Monseigneur sait, sans doute, que toutes les marchandises qui entrent dans Rouen paient un droit qu'on nomme l'octroy. Ce droit fait tous les ans une somme considérable qui, par la bonté du Roy est employée aux besoins publics de la ville. Tantôt c'est l'indigence des pauvres de l'Hôtel-Dieu qu'on en soulage, une autre fois c'est un collège qu'on bâtit aux Jésuites, tout récemment c'est un palais qu'on a construit pour les consuls des marchands. Est-il, Monseigneur, un besoin plus pressant et plus public pour la ville de Rouen que ce qui fait le sujet de ma requête ? Notre hôtel de ville, qui n'est arrêté dans sa bonne volonté pour moi que par le peu de fonds qu'il possède, satisferait par là à ce besoin, sans altérer ses propres fonds. Tout le peuple y contribuerait sans s'en apercevoir ; d'autant moins, Monseigneur, que la pension d'un professeur démonstrateur est un très petit objet comparé aux sommes dont je viens de parler. On assignait d'abord, suivant les nouvelles, 150 livres de pension, mais on a arrêté que cette dépense serait proportionnée à la grandeur des villes où se ferait l'établissement, par exemple celui d'Amiens à 120 livres. Toute utile, toute nécessaire que soit cette dépense, elle est si peu considérable qu'elle mérite à peine d'être comptée comme une charge sur un revenu comme celui de l'octroi. Elle n'empêcherait ni de subvenir aux autres besoins de la ville, ni d'amasser ces revenus, si on le jugeait à propos. Que la chirurgie, Monseigneur, ne voie plus avec douleur l'embellissement de la ville, les concerts, les spectacles, etc., ne lui laisser aucune part aux grâces publiques ; qu'au moins l'art de vivre ait un petit tribut des grandes sommes qu'on emploie à vivre agréablement.

Au reste, Monseigneur, l'étendue de vos lumières et de vos connaissances vous met à portée de voir les choses autrement que nous. J'ai pris la liberté de vous présenter les objets tels que je les vois, et j'attends avec respect, Monseigneur, le jugement que vous dictera l'équité (1).

———

— La pétition de la communauté demandant 5 places de professeurs, jointe au dossier, est signée de Moyencourt lieutenant et Thibaut 2ᵉ prévost receveur.

— Réponse de Lecat au projet de la communauté, mémoire où il explique ses débuts d'enseignement chez lui avec des cadavres dérobés avec péril.

— *1730.* 11 janvier. — Délibération du conseil de ville par laquelle il est arrêté de rejeter la proposition d'établir un chirurgien accoucheur auquel la ville donnerait des appointements, en réponse à la demande de Mareschal premier chirurgien du Roy.

———

(1) L'édit de 1723 rétablissant les lieutenants du premier chirurgien avait supprimé les fonds octroyés par le Roy pour les frais des cours de chirurgie ; aussi ces cours avaient-ils été interrompus à Rouen de ce fait.

— *1764*. 22 mai. — Délibération. La ville donnera 25 livres à Thibaut, démonstrateur royal d'accouchements, pour l'achat de 2 médailles à distribuer aux élèves.

— *1737*. 17 janvier. — La ville accorde aux administrateurs de l'Hôtel-Dieu le dessus de la porte Bouvreuil pour 9 ans, afin que Lecat y fasse ses démonstrations. L'Hôtel-Dieu fera mettre des croisées (par l'entremise de M. le premier président).

— Plaintes des voisins 12 décembre 1739.

— *1746*. 26 avril. — Arrêt du Conseil d'Etat accordant à Lecat 600 livres par an à prendre sur l'octroi des bœufs, vaches, porcs et moutons, vin, cidre et poiré.

— Id. — Le 27 mai 1746. — Ce qui fait 1,200 livres.

— *1752*. 5 septembre. — Augmentation de 600 livres.

— *1755*. — Arrêt donnant à Lecat comme lithotomiste 2,000 livres sur l'octroi.

— *1765*. 5 août. — David adjoint à son beau-père.

— *1784*. — La porte Bouvreuil reste l'endroit où se font les cours d'anatomie.

— *1784*. — A la mort de David, arrivée le 21 août, le *collège* de chirurgie revient à la charge et adresse au conseil de ville une supplique demandant les 5 démonstrateurs.

— Voir la supplique de la fille de Lecat, veuve de David, restée sans ressources avec 5 enfants.

— *1788*. — Lettre de Laumonier demandant le logis de Me Lecat pour y transporter l'amphithéâtre de la porte Bouvreuil.

— Contre-lettre du collège demandant une vraie école. — Refus.

(Voir liasse 109., Bibl. de l'Hôtel-de-Ville.)

Projet pour l'établissement
d'une académie de chirurgie à Rouen.

(Arch. dép., liasse 265.)

PROJET DES CHIRURGIENS, SANS DATE.

A Monseigneur le Chancelier,

Monseigneur,

Les prévosts et communauté des Maîtres chirurgiens de la ville de Rouen,

Prennent la liberté de représenter à Votre Grandeur que quoiqu'ils n'aient point, comme à Paris, un amphithéâtre où ils puissent faire des exercices pour l'instruction des élèves, néanmoins plusieurs maîtres ont fait des cours de chirurgie en particulier et en public autant que la commodité de leurs maisons le pouvait permettre et ces exercices ont eu l'applaudissement des magistrats qui y ont assisté. Si ces exercices ont cessé c'est qu'ils entraînaient dans une certaine dépense et que les fonds destinés par le Roi pour y subvenir, ont été supprimés par l'édit de 1723 qui a rétabli les lieutenants de M. le premier chirurgien.

Cependant les exposants sont informés que Votre Grandeur aurait formé le dessein d'établir dans toutes les grandes villes du royaume des écoles publiques de chirurgie, pour porter cet art à la perfection que tous les membres de l'état doivent également désirer.

Ils ont encore appris que les maire et échevins de Rouen auraient présenté leur requête au conseil pour parvenir à faire faire cet établissement à Rouen et, comme il est important de donner à ces exercices une forme stable et immuable, les exposants ont cru que Votre Grandeur ne pourrait prendre qu'en bonne part les observations qu'ils vont mettre au jour.

Le fruit que les élèves en chirurgie retirent des cours publics qui se font à Paris est constamment la preuve la plus sûre de l'excellence de cet établissement et de l'ordre qui s'y observe.

Comme la chirurgie embrasse bien des objets et que ces objets sont par eux-mêmes d'une ample discussion, on a jugé

qu'un seul homme ne pouvait suffir à développer les secrets
d'un art si étendu, et que ces exercices ne pourraient se faire
avec succès si l'on n'instituait autant de démonstrateurs que la
chirurgie peut avoir d'objets capitaux. C'est la sagesse de cet
arrangement qui a rendu l'amphithéâtre de Saint-Côme si
célèbre.

En effet, il n'était pas possible qu'un maître chirurgien em-
brassât lui seul tous les exercices; ils sont beaucoup plus
que suffisants pour remplir tous les moments d'un seul homme;
car en ce cas si le démonstrateur veut faire son devoir, il faut
qu'il renonce absolument à traiter aucuns malades. La chirurgie est un art imparfait si l'on ne joint la pratique habituelle à la théorie; cette vérité ne sera contestée de personne.

L'Ecole de Saint-Côme ne s'est soutenue jusqu'ici avec tant
d'éclat que par l'émulation qu'elle a causée parmi les maîtres
de Paris qui se sont appliqués à se rendre capables d'enseigner
les élèves, et les maîtres n'ont pu acquérir de connaissance
dans l'art sans que le public en ait retiré de grands avantages.

Cette émulation cesserait bientôt si toutes les démonstrations
se faisaient par un seul maître. La seule espérance de devenir
démonstrateur à son tour provoque à l'étude, excite à faire des
recherches : chacun s'évertue et cette perspective contribue à
faire de bons sujets.

L'honneur et l'intérêt sont les deux ressorts qui remuent le
cœur humain; si un seul homme moissonne tout, le découra-
gement s'empare bien promptement des autres.

Au reste, quelle que soit la récompense que la ville de Rouen
se propose d'attacher aux places de démonstrateur, elle sera
suffisante pour exciter à le devenir, parce que le poste sera
toujours glorieux.

On ne parle point ici des abus qu'il y aurait à mettre sur la
tête d'un seul une si grande multitude d'opérations. Indépendamment de ce qu'il ne pourrait y vaquer et remplir ses fonctions avec tout le recueillement qu'elles exigent, comme on l'a
démontré, c'est que cela causerait dans le corps une jalousie et
une inimitié qui passerait des pères aux enfants et qui s'oppo-
serait au progrès de l'art; car tel fait une découverte dans la
chimie, dans la botanique, etc... qu'un autre ne fait pas.

Quand la concorde règne, on s'entr'aide mutuellement de ses lumières, ce qui n'arrive jamais quand il y a de la zizanie, et cette zizanie serait inévitable si toutes les démonstrations étaient faites par un seul ; on pourrait ajouter que cette qualité d'unique démonstrateur lui donnerait un espèce d'empire et de supériorité sur ses confrères qui produirait encore un fort méchant effet.

Dans ces circonstances les exposants supplient très humblement Votre Grandeur d'indiquer sur un certain nombre de maîtres que la communauté croira le plus en état d'être présentés, ainsi et comme il se pratique pour la nomination des lieutenants et greffiers de M. le Premier chirurgien en conséquence de l'édit de 1723 ; et que les démonstrateurs partageront entre eux également les fonds que la ville destinera à cette fin, comme aussi qu'une des places de démonstrateur venant à vaquer par mort, absence ou autre empêchement, il y sera pourvu en la même forme (1).

En supposant que l'on puisse disposer tous les ans de quatorze cents francs de fonds, l'objet que l'on se propose est d'employer ces 1,400 francs à exciter une émulation générale et à tirer de l'établissement proposé tout le fruit qu'on en doit espérer. Quant aux 1,400 francs dont il serait besoin, on joindra un mémoire par lequel il est démontré qu'il est facile de les trouver, sans qu'il en coûte au Roy ni au public, et l'arrangement proposé est non seulement conforme à l'esprit des ordonnances, mais il ne peut que produire un effet avantageux au public et extrêmement utile à la manutention de la police.

Il convient d'établir trois démonstrateurs ; l'un de ces démonstrateurs aura à traiter les principes de la chirurgie, les tumeurs, les plaies, les ulcères et les maladies des os tant en général qu'en particulier.

Un autre aura l'anatomie qui doit renfermer la démonstration des parties dures et des parties nobles du corps humain.

Le troisième aura toutes les opérations qui se pratiquent sur le corps humain et en outre tous les bandages qui y conviennent et

---

(1) On proposait de chercher les ressources nécessaires dans la caisse des amendes de police.

traitera des médicaments qu'on doit employer dans chaque maladie chirurgicale.

Sans le secours de ces trois démonstrateurs il est impossible de parvenir à une instruction bien parfaite, chacun des trois objets que l'on propose ici étant digne de l'attention d'un homme tout entier.

D'ailleurs comme on voit peu de gens réunir tous ensemble une égale expérience sur ces parties différentes, si l'on donnait le tout à démontrer à un seul, il arriverait sûrement qu'il y aurait l'un des trois objets principaux de négligé, et par conséquent on ne réussirait à faire que des écoliers très imparfaits.

Dans l'espèce proposée à mesure que les étudiants prendront des principes ils en verront l'application dans les applications faites en leur présence par celui des démonstrateurs qui en sera chargé. Trois personnes seront plus en état d'approfondir leur objet, de donner de longues et solides leçons et de les appeler plus souvent. Ces démonstrateurs seront tenus de convenir entre eux des jours et des heures de leurs leçons et pour entretenir une émulation qui tende à les perfectionner et qui tourne au profit des écoliers, l'un des trois aura 500 livres de pension, les deux autres n'auront que chacun 250 livres.

Ces 250 francs suffisent, de l'aveu même des chirurgiens, pour un homme déjà établi, qui est parvenu déjà à un certain degré et qui, soit par sa famille, par les attraits de sa patrie ou par l'exercice courant se trouve lié de façon à ne pas quitter la province, et ce sont précisément ces sortes de gens, d'un âge mûr, d'une expérience consommée, qu'il faut pour démonstrateurs. Que l'on fasse réflexion que 250 livres tous les ans feront 7 ou 8 francs par démonstration Ce petit bénéfice qui n'empêche pas le courant a d'autant plus d'attrait qu'il attire d'ailleurs une distinction.

Arrivant la vacance de l'une des places de démonstrateur la communauté des chirurgiens s'assemblera pour faire choix de trois sujets dont les noms seront envoyés à M. le premier chirurgien du Roy, en cas qu'il n'y ait rien à leur reprocher sur leur conduite, sur leurs mœurs et sur l'exercice de leur profession, dont le lieutenant général de police donnera son certificat.

Si ces trois sujets ou l'un d'eux se trouvaient notés d'infamie ou dénoncés et connus comme gens de mauvaise vie, de mœurs dépravées, ou d'une incapacité prouvée par faits, ils seront tenus de se justifier dans le mois, par devant M. le lieutenant général de police, en présence de la communauté appelée à cet effet, sans aucune procédure judiciaire sur les notes ou faits qui leur seront allégués par le dit lieutenant général de police, dont il y aura procès-verbal dressé, sinon et à faute de ce faire sera nommé par la communauté d'autres sujets à leur place. Et de ces trois sujets M. le premier chirurgien choisira celui qui jugera le plus capable pour remplir le poste vacant.

Si c'est la place de démonstrateur à laquelle seront attachés les 500 livres de pension qui vient à vaquer la communauté des chirurgiens ne nommera en la forme ci-dessus qu'un seul sujet qui joint avec les deux démonstrateurs restant concourra pour la place vacante et les 500 livres de pension. Et M. le premier chirurgien choisira celui qu'il croira le plus digne entre les deux dits démonstrateurs et le sujet présenté après avoir reçu l'acte de présentation signé du lieutenant de M. le premier chirurgien et des prévosts en charge de la communauté et l'avis du lieutenant de police sur les mœurs la capacité et la réputation de ces sujets.

Il paraît naturel que les deux démonstrateurs restants soient admis de préférence à tous autres à concourir pour la place de 500 livres. S'ils se sont distingués par les leçons qu'ils auront données, c'est pour les exciter à le faire qu'on a fait une distribution inégale des appointements ou honoraires des démonstrateurs ; mais comme il ne serait pas juste non plus qu'ils en excluassent tout à fait un sujet qui serait plus en état d'enseigner qu'eux, s'il y en avait, on laisse à la communauté le droit de présenter un particulier.

Par ce moyen on entretiendra entre les trois démonstrateurs une émulation qui s'éteint ordinairement quand il n'y a plus rien à espérer.

On n'a pas dessein de dire que les 500 livres soient absolument attachées à la place, mais à la personne, en sorte que M. le premier chirurgien pourra accroître les appointements de l'un des deux démonstrateurs restants sans l'obliger de donner des leçons sur une autre matière que celle qu'il aura enseignée jusqu'alors, et l'on croit cela plus convenable, afin qu'arrivant la mort de celui qui jouissait des 500 livres on puisse récompenser les démonstrateurs qui auront très bien réussi dans la partie qui leur aura été confiée sans les obliger à enseigner d'autres choses dans lesquelles ils seront peut-être moins versés et pour lesquelles il se pourrait trouver quelqu'un plus propre qu'eux.

Outre les gages de démonstrateur, il convient de donner annuellement la somme de 50 écus pour les menues nécessités de l'Ecole, en sorte que des 1,400 livres proposées il ne reste plus que 250 francs. On croit qu'il serait à propos d'employer cette somme à exciter l'émulation des maîtres de la communauté des chirurgiens de Rouen, ainsi que des autres villes du royaume, et en même temps celle des écoliers ou apprentifs, et pour cet effet il sera pris tous les ans une somme de 150 livres pour faire le montant d'un prix qui sera proposé tous les deux ans par les démonstrateurs sur quelque sujet de l'art et auquel toutes les personnes seront admises à concourir.

Aussitôt que les démonstrateurs auront déterminé le sujet du prix proposé, le lieutenant fera assembler la communauté pour lui en donner avis et pour faire désigner à la pluralité des voix trois des plus habiles maîtres chirurgiens qui seront examinateurs des ouvrages et juges du prix conjointement avec les trois démonstrateurs et le lieutenant.

Ce concours d'étude et de capacité avec les chirurgiens du royaume les plus habiles ou qui cherchent à le devenir et à se faire connaître doit exciter dans les chirurgiens de Rouen une émulation nouvelle et les engager à une application et à une étude extraordinaire, quand ce ne serait que pour se mettre en état de juger les ouvrages qui seront envoyés pour le prix. Enfin cela les mettra à portée de profiter des connaissances étrangères, cela entretiendra une espèce de correspondance avec les autres académies du royaume, et les chirurgiens de Rouen sortiront au moins de l'ensevelissement où ils paraissent être par rapport aux autres provinces.

Le prix sera donné ensuite dans l'assemblée publique qui se tiendra à cet effet dans la salle des Ecoles, où on lira l'ouvrage qui en aura paru le plus digne et où toute la communauté sera appelée en présence du lieutenant de police. Chaque chirurgien pourra dans cette assemblée rendre compte des observations particulières qu'il aura faites et de toutes les choses intéressantes à l'art qui seront venues à sa connaissance depuis la dernière assemblée, dont il sera fait mention sur un registre à ce destiné qui demeurera entre les mains des démonstrateurs.

On emploie dans ce projet le lieutenant de police pour empêcher qu'il ne se glisse ou de la brigue ou de la cabale dans une distribution où le seul mérite doit concourir, et parce que ce magistrat est par la nature de ses fonctions et par sa charge à la tête de toutes les communautés d'arts et métiers.

Si dans l'intervalle du jour que la communauté aura indiqué des examinateurs au temps auquel les ouvrages seront examinés, un des examinateurs venait à manquer, il en sera élu un autre en la même forme ; mais aucun de ceux qui auront travaillé pour concourir au prix ne pourra être choisi pour examinateur, et ceux qui auront été élus en cette qualité, ainsi que les démonstrateurs, avant que d'examiner aucun ouvrage seront tenus d'affirmer par serment entre les mains du lieutenant de M. le premier chirurgien qu'ils n'ont point travaillé pour concourir au prix, et qu'ils donneront leur avis en leur âme et conscience et sans aucun intérêt particulier de quelque espèce qu'il puisse être, ce que sera tenu pareillement d'affirmer devant les autres examinateurs le lieutenant de M. le premier chirurgien, le tout à peine de nullité et punition suivant l'exigence du cas.

Quant aux 100 livres restant, ils seront employés à récompenser deux d'entre les étudiants qui se distingueront par leur application, leur capacité et leur assiduité aux leçons et démonstrations de la dite écolle. La communauté nommera deux fois l'an, quand elle en sera avertie par le lieutenant, trois examinateurs qui, conjointement avec lui et les démonstrateurs, se transporteront à l'Ecole pour y examiner les écoliers en présence du lieutenant de police, et celui qui sera jugé à la pluralité des voix avoir le mieux satisfait aux demandes qui lui auront été faites sera récompensé d'une somme de 50 livres qui lui sera remise au greffe de la communauté pour servir dans la suite s'il est nécessaire à juger du progrès et du mérite des apprentifs. Par le terme d'apprentifs employé dans le projet ci-contre on entend aussi les étudiants de quelque espèce qu'ils soient, pourvu qu'ils suivent le cours des démonstrations.

Si pour une plus grande utilité de l'école chirurgicale il était convenable de prendre quelques arrangements non énoncés dans le présent projet, la communauté en conviendra dans une assemblée générale et ensuite en fera son rapport au lieutenant général de police qui y statuera de la façon la plus convenable.

Il reste à trouver un lieu convenable pour toutes ces opérations ; mais l'hôtel-de-ville en a déjà abandonné un qui peut servi en attendant mieux et qui jusqu'à présent n'a point paru incommode pour les différentes opérations que le sieur Le Cat et d'autres chirurgiens y ont fait en présence du public. D'ailleurs on croit que la ville se disposera facilement à en donner un autre quand l'occasion s'en présentera. Ce n'est point un objet pour le corps de ville.

Ecole de chirurgie.

10 août 1788. (Registre 226, registre des vœux.)

Il a été proposé d'aviser au moyen d'empêcher l'établissement nouveau des écoles de chirurgie dans un emplacement très-éloigné du centre de la ville et qui, suivant le bruit commun, doit se faire aux environs de l'hôpital de la Madeleine, et ce sur les sollicitations d'un seul membre du collège, ce qui paraît contraire à l'intérêt général, sur quoi les avis pris il a été délibéré ce qui suit, à savoir qu'il sera présenté par MM. les lieutenant et prévosts un mémoire où seront expliqués et le désir qu'a le collège que les leçons publiques de chirurgie soient faites dans le local à lui appartenant ou dans tout autre et les sacrifices que le dit collège se proposerait de faire pour y parvenir.

— M⁰ Guyet est d'avis que ce mémoire présenté incessamment à MM. de l'Hôtel-de-Ville et au premier chirurgien du Roy contienne l'offre à la ville de l'emplacement dont le collège est possesseur actuellement pour, par la ville, y faire les frais nécessaires pour y établir un amphithéâtre pour les leçons publiques et particulières, de plus une salle pour les assemblées et différents appartements nécessaires pour le dit collège, si mieux n'aime le corps municipal de l'Hôtel-de-Ville donner un autre local à peu près au centre.

— Beaumont est aussi d'avis que ce local doit être au centre pour la commodité des maîtres et des élèves et non hors de la portée du monde comme celui dont il s'agit.

— *15 mars 1790.* — Lettre de Louis, de Paris, répondant à une lettre des officiers du collège et disant qu'il est avec eux contre la réunion en une de la chirurgie et de la médecine.

(Arch., liasse 258.)

— *1781.* — 7 élèves ont produit 70 livres de droits d'enregistrement à 10 livres chaque. Ce sont : les sieurs Pierre, Clavier, Saunier, Lefebvre, Delafenestre, Des Cormières et la femme Fouque. (*Arch., liasse 257.*)

Lettres patentes du Roi portant règlement pour les écoles de chirurgie de Paris. Données à Versailles le 18 juin 1784, registrées au parlement le 20 août 1784 (*imprimé*). (*Liasse 257.*)

— *1788 et 1790.* — Lettres avec signature de Vicq d'Azyr, secrétaire de la société royale de médecine, adressant le programme des prix à distribuer par cette société. Le sujet du concours pour 1789 était :

« Rechercher quelles sont les causes de l'endurcissement du » tissu cellulaire auquel plusieurs enfants nouveaux nés sont » sujets, et quel doit en être le traitement, soit préservatif, soit » curatif. » (*Id.*)

— *Accouchements. 1790.* — Le cours a été suivi par 30 élèves hommes et 5 élèves femmes. (*Voir liste.*) (*Id.*)

— *Défense* faite par le Bailly au sieur Labarbe de faire aucun cours public de chirurgie et d'anatomie, entre autres à l'amphithéâtre royal de Bouvreuil ; lui enjoignant de se conformer aux règlements du collège de chirurgie de cette ville. — Compaing et Blanche requérants, 20 mars 1790. (*Arch., liasse 258.*)

— *1790.* — Lettre adressée aux médecins du collège de Rouen et signée des membres du comité de salubrité de Paris, Guillotin président et Gallot secrétaire, 9 octobre 1790, indiquant que dans sa séance du 12 septembre l'assemblée nationale a créé un comité de santé et demandant la collaboration du collège pour toutes les questions d'enseignement et de pratique. Pour les écoles et les hôpitaux en envoyant des mémoires sur ces sujets.

(Arch., liasse 249.)

ÉCOLE DE CHIRURGIE.

19 vendémiaire an V. Archives de Rouen. Hôtel-de-Ville. — Analyse des délibérations, 3ᵉ vol., page 106, 2ᵉ colonne.

Instruments en usage parmi les chirurgiens de Rouen.

Les pièces du coffre de la communauté ne contiennent sur ce sujet que les énumérations des objets saisis par les huissiers chez les délinquants. Ce sont des rasoirs et autres ustensiles à l'usage des barbiers mais rien d'autre.

— *1630.* — Sentence du bailliage défendant à Pierre Delahaye de faire de la chirurgie pour en prendre profit et argent mais lui faisant rendre les objets saisis lui apartenant et trouvés dans la maison de noble homme Centurion de Feugueray et consistant en deux ventouses, un pot où il y a de l'onguent, de deux spatules et un ciseaux.

INSTRUMENTS MIS A LA DISPOSITION DU CHIRURGIEN GAGNANT MAITRISE A L'HOPITAL GÉNÉRAL EN 1699.

Ces instruments étaient contenus dans deux boîtes et marqués au nom de l'hôpital. Dans la plus petite se trouvait un trépan fourni, savoir :

La branche d'iceluy.	Trois aiguilles courbes.
Trois couronnes de diverses grandeurs avec chacune leur pivaude.	Deux brosses à nettoyer les couronnes.
Le démontoir des pyramides.	Un lithotome.
Un trépan exfoliatif.	Deux élévatoires.
Un tirefond à trois branches.	Trois rugines.
Un bec de corbin.	Un méningophile.
Un spéculum auris.	Un couteau lenticulaire.
	Un relevoir creux.

Dans la plus grande caisse les instruments à extirpation, savoir :

Un grand cousteau courbe.	Quatre cautères actuels.
Une scie avec sa vis.	Un bec de grüe.
Un bistouri droit garni d'ar-gent.	Un dilatatoire.
	Trois escarpelles.

Une lancette à abcès.
Un bistouri courbe.
Un ciseau à amputer les doigts.
Une paire de ciseaux à incision.
Un trocart avec sa canule.
Un davier.
Un pellican.
Un poussoir.
Deux petites seringues à homme.

Deux seringues à femme avec deux canules courbes.
Une aiguille à séton.
Cinq sondes d'argent, ou algalies à homme de diverses grosseurs.
Deux à femme aussi en argent de diverses grandeurs.
Une canule aussi d'argent pour coudre les plaies.
Une erigne.
Un tire-balle à vis.

Pas d'indication de provenance ni de prix.

— *Saisie chez Félon, 1704, sur le quay, paroisse Saint-Eloi :* Un fauteuil en bois de chêne avec son dossier couvert de moucade, deux bassins en faïence, un coquemard d'étain avec son couvercle, vingt deux rasoirs tant bours que surchaux, une pierre à huiler servant à aiguiser les dits rasoirs, et aussi servant à les repasser et adoucir, une paire de ciseaux, une boite de cuir doré, une bourse de cuir dans laquelle il y a de la poudre à poudrer et deux quarterons de poudre à poudrer le tout servant audit art de chirurgie.

— Les chirurgiens composent les onguents astringents, stytiques, les repréventifs, les attractifs, les émollients, les résolutifs, les sancotiques, les maturatifs, les détersifs, les anodins, les injections, les pessaires ou suppositoires, les liniments, les cerv..., les fomentations, les épithèmes, les embrocations, les errines, les gargarismes, les sachets, les fumigations, les cordiaux, les bains, les excrétoires ou purgatifs. (*Arch., liasse 251.*)

— *Attributs de chirurgien décrits dans un constat d'huissier à Croisset, paroisse de Canteleu :*

« Au frontispice de la porte de la rue il y a une enseigne en tableau sur lequel est écrit : « Duly chirurgien » avec trois rasoirs un plat à barbe et une palette, le tout en peinture.

» Dans la cuisine trouvé trois rasoirs, deux autres dans un étui avec un cuir à repasser, un davier à extraire les dents, un petit étui en cuir noir dans lequel il y a sept aiguilles courbes et droites à sutures, un plat à barbe de faïence, deux palettes à saigner d'étain actuellement pleines de sang. » (*Arch., liasse 264.*)

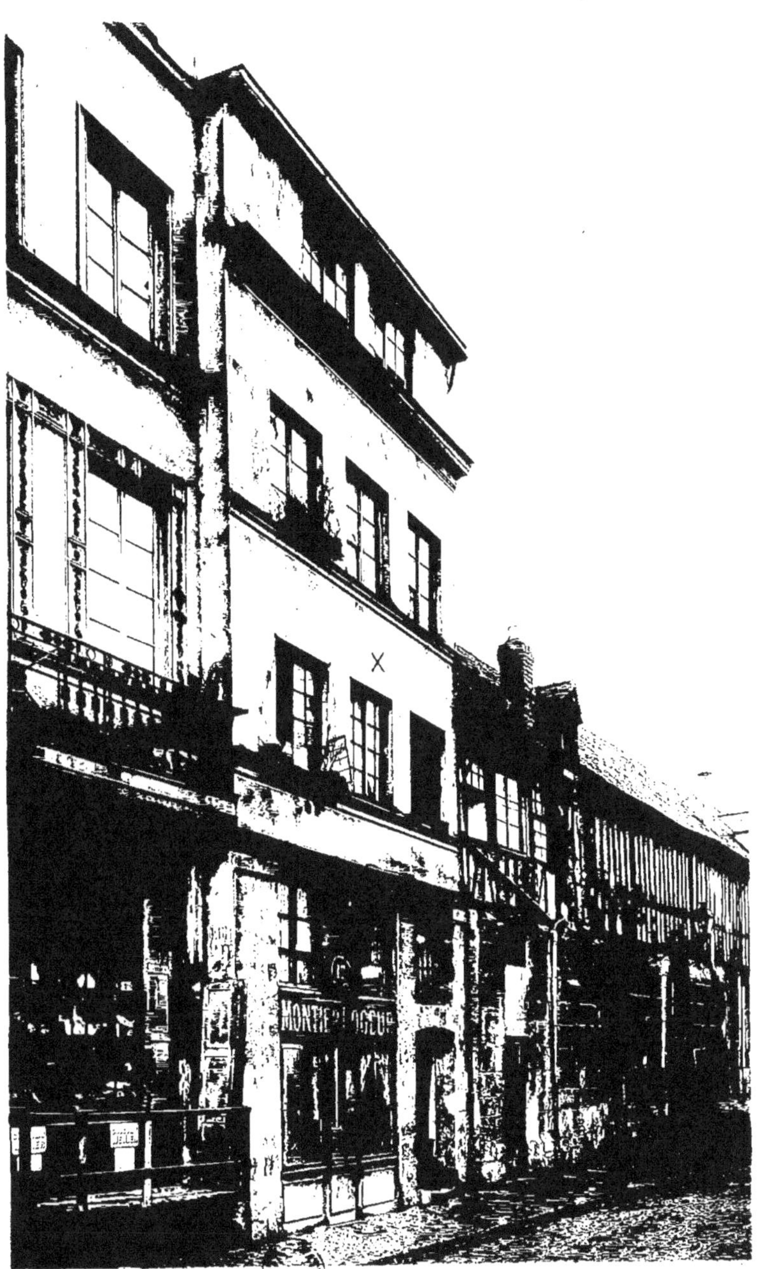

MAISON DE LA COMMUNAUTÉ

Rue du Chaudron

X Chambre Commune et de Juridiction

(On voit, sur la droite, la partie nord de l'Aître Saint-Maclou.)

CHAMBRE COMMUNE

Chambre commune et de juridiction
(Hôtel d'Ecole)

Comme les autres communautés, celle des chirurgiens avait sa chambre commune et de juridiction où se réunissaient tous ses membres sur convocation du lieutenant, ou des gardes et prévosts, au sujet de tout ce qui pouvait intéresser la compagnie.

C'était aussi le local des démonstrations anatomiques, des cours, des examens de chefs-d'œuvre, etc. C'est à propos de ces examens que de Grouchy l'appelle un peu pompeusement : « notre hôtel d'Ecole ».

Pendant environ les soixante-quinze dernières années de son existence, la communauté fut logée dans un immeuble à elle, ainsi que nous le verrons, et elle n'en fut délogée que par la Révolution qui la supprimait du même coup.

Auparant, elle louait un local qui ne fut pas toujours le même, loin de là, et les pérégrinations des meubles de la corporation, à travers les rues de Rouen, d'un gîte à un autre, paraissent une des causes qui en nécessitaient de fréquentes réparations. Ce sont ces mémoires du menuisier ou du serrurier qui nous indiquent souvent les changements d'adresse, de même que les exploits d'huissier qui instrumentent contre quelques-uns des maîtres au nom des gardes, ou d'autres.

Voici d'ailleurs les documents, recueillis tels quels autant que possible.

Chambre chez les Carmes. — *1582.*

L'an de grâce cinq cents quatre-vingt-deux, le mardi 29e jour de mai, en jugement devant nous Jacques Cavelier, écuyer, conseiller du Roy notre sire, lieutenant général au bailliage de Rouen, sur l'assignation faite faire par maîtres Guil. Varembault et Jacques Aveaulx, Mes et gardes année présente de l'état de chirurgie en cette ville, présents et par Me Michel Lenepveu leur procureur, et Mes Robert Videt, Thomas Deshayes et Jean Titaire aussi maîtres du dit état de chirurgie, Adam Videt,

Thomas Legallois, Charles Lambert, Gilles Delabarre et Marin Pellebaut, barbiers, afin de reconnaître par les dits Robert Videt, Deshayes et Titaire que, par leur avis, lés dits gardes en la présence d'aucuns des maîtres du dit état de chirurgie auraient pris à louage des religieux, prieur et couvent de Notre-Dame des Carmes en cette ville de Rouen une chambre dedans leur monastére pour en icelle faire leurs assemblées et traiter des affaires de leur état, suivant l'arrêt du grand conseil, et que du dit louage aurait été fait et dressé un écrit en forme de bail portant date du 19ᵉ de mars dernier passé signé desdits Varembault, Aveaux et Deshayes et des dits Robert Videt et Thomas Deshayes, Lomblaye, Lambrot, Marguerite et Ruelle, et que en la présence du dit Titaire et de son accord le vin du dit bail eut été délivré aux dits religieux mêmes, que les dits Adam, Videt, Legallois, Lambert, Delabarre et Hellebaut, barbiers, aient à déclarer s'ils ont pas le dit bail pour agréable et le dit lieu des Carmes ou, de tout temps, est accoutumé faire dire et célébrer le service de leur confrairie et association de Saint Côme Saint Damien, pour des dites déclarations avoir comme par les dits gardes et eux en aide au procès qu'ils ont pendant au grand Conseil à l'encontre de noble homme Jehan de Précontal et Mᶜ H. Desagnes son lieutenant quand et ainsi qu'il appartient par les dits Rob. Videt et Deshayes, prétendants, a été dit qu'ils avaient consenti au dit bail et icelui signé et par le dit Titaire, aussi présent, dit qu'il avait consenti à icelui et a été présent à délivrer le vin du dit bail et attendaient que suivant icelui les assemblées qu'il commendera faire pour leur état se fassent en la dite chambre et par les dits Adam, Videt, Legallois, Lambert, Delabarre et Hellebaut présents a été respectivement dit qu'ils avaient et auraient pour agréable le dit bail consentaient et accordaient les assemblées et affaires du dit état être faites et traitées en la dite chambre louée au dit lieu monastère des Carmes. De laquelle déclaration a été ordonné que les gardes de chirurgie auront lettres pour leur valoir et pour ce qu'il appartiendra. (*Parchemin, liasse 261.*)

— 1620. — Bail le 15 septembre par Messieurs de Saint Anthoine d'une chambre pour la communauté sans indication de lieu.

Id. en 1621 par le commandant de Saint Anthoine.

(Dans le registre des inventaires.)

— 1661. — Nicolas Fizet requiert un huissier pour obliger les anciens gardes Joachim Hervieu et Jean de la Granche de lui remettre le registre de la communauté.

— 1665. — Louis Thibaut et Jean Félon appellent le sergent royal, vendeur au Bailliage, dans la chambre commune, sise en la maison du sieur Pierre Grouard, marchand droguiste, paroisse de Saint-Martin-du-Pont, pour signifier un exploit à Nicolas Fizet, chirurgien, préposé pour la peste à Rouen.

(Arch., liasse 247.)

— 1668. — Mars. Joachim Hervieu, maître chirurgien royal, demande au sergent royal de se transporter dans la chambre commune des chirurgiens, sise rue Grand-Pont, dans la maison d'un nommé Grouard, épicier-droguiste, pour dresser le procès-verbal de la séance à propos de la prétention de Fizet, chirurgien de la peste, à être nommé juré royal.

(Fizet était protestant.)   (Arch., liasse 253.)

— ETABLISSEMENT D'UN GREFFIER ET DE REGISTRES PAR ARRÊT DU 6 AOUT *1668*, AINSI QUE D'UNE CHAMBRE DE JURIDICTION.

— *Assemblée dérangée par la peste.* — Le 7 novembre 1668 devait avoir lieu la réunion des chirurgiens où Michel de Saint-Aubin devait rendre les comptes de sa gestion, mais le 1er garde Claude Beaudoin lui envoie signifier, dire et déclarer par Jean Suers, sergent royal que « attendu que la maladie contagieuse est présentement en la maison dont est dépendant la chambre commune des chirurgiens en laquelle sont enfermés les papiers et écritures concernant les affaires de la dite communauté et qu'il aurait dû rendre ses comptes depuis longtemps sans attendre la maladie contagieuse les renvoie à plus tard... etc. ».

De même les examens de Martin de Vaupan sont renvoyés au couvent des Carmes.

La chambre était chez Pierre Grouard, marchand épicier, et

louée 60 livres avec un cabinet et défense d'apporter des corps morts pour faire anatomie et même de faire entrer et sortir par la porte tendante la cour les pingeons (1662); elle était sise rue Grand-Pont, paroisse Saint-Martin. (*Liasse 251, arch.*)

— 1668. — Payé à M. Pierre Grouard, marchand épicier à Rouen, pour le louage d'une chambre que la communauté tient de lui, rue et paroisse de Saint-Martin-du-bout-du-Pont.   90 l.

— 1169. —   Id.   (*Arch., registre 241.*)

— 1671. — Payé par Forbras, au receveur des révérends pères cordeliers, pour louage de la chambre . . . .   75 l.

— 1672. — Payé à Jean de la Taille pour une année de louage de la chambre commune . . . .   40 l.

— 1673. — Rapport de Jean Suertz, sergent royal, qui passant viron midi, le 1er septembre 1673, par le bas de la rue aux Juifs, joignant la rue Massacre, fut interpellé par plusieurs maîtres chirurgiens et prié de monter en leur chambre commune sise au dit lieu en la maison de maître Louis Helye l'un d'iceux, pour constater l'absence du registre et, de ce fait, l'impossibilité de délibérer. (*Arch., liasse 251.*)

— 1674. — 7 mars. Avoir fait sommer chez Adrien Lambert, garde en charge, de vuider hors la chambre que le dit Helye lui avait louée pour la Saint-Jean prochain pour 60 livres.

Le même jour, maître Adrien Lambert a fait savoir au dit Helye qu'il avait trouvé une autre chambre.

— Payé au charretier qui a porté les meubles sur le pont de Robec 12 sols, et 6 sols aux brouettiers qui ont descendu les meubles et les ont remontés. Pour une année de louage d'une chambre échue à la Saint-Jean . . . . .   60 l. (alloué 40 l.)

— 1676. — Pour deux années de louage de la chambre occupée par la communauté à la femme de Quesnel, hôte. 80 l.

— 1678. — A Lataille, pour deux années de louage de sa chambre à la communauté . . . .   80 livres.

Réparations à cette chambre   16   —

— 1679. — Même location (de Grouchy).

— 1680. — Idem, à Jean de la Taille, marchand bourgeois, 40 livres.

— 1681, 1682, 1683, 1684, 1685. — Toujours à Jean de la Taille pour une chambre sise sur l'Eau-de-Robec occupée par la communauté.

— Même location en 1686, 1687, 1688, 1689, 1690, 1691, 1692, 1693, 1694, 1695, 1696.

— Le 6 avril 1697, on déménage et on paye 12 sous aux brouettiers pour le transport des meubles, puis 18 sous le 2 juin pour les porter chez Beaurain. Deux jours après, on les emporte de chez Beaurain, ce qui coûte 8 sous. Et alors surviennent de nouveaux frais de réparations : 10 sous pour raccomoder la clef du coffre, 4 sous pour du clou à crochet « pour notre tapisserie » ; et le 30 août on paye à la veuve Mazurier, par avance, pour le restant des chambres qu'elle tenait de Me Aveaulx, 4 livres 5 sols. — Le même jour, on transporte les meubles de la communauté de chez Hélye, place du Vieux-Marché, chez Aveaulx. Enfin, le 3 octobre, on les transporte de la maison de Me Aveaulx dans celle de la rue Damiette. Cette maison de la rue Damiette n'était pas occupée en entier par la communauté, car le 10 octobre on paye 1 sou pour un écriteau « pour louer une partie de notre maison ».

— Le 15 janvier 1698, payé à M. Asselin, pour un quartier de la maison que nous occupons, 17 l. 10 s. Louis Hélye n'avait pas compté héberger la communauté pour rien, et il note, « pour un terme et demi de mes deux chambres en ma maison ; » mais en marge on trouve « Gratis ». Cependant on paye à M. Aveaulx pour un quartier de maison 12 l. 10 s. Comme chaque hiver, on trouve aussi une note de bois et de fagots. Puis des draps et des serviettes pour le cadavre, des chandelles, des bougies (9 onces pour 14 sous 1/2), un flambeau. On compte encore pour le transport du cadavre et les gages des deux hommes qui l'ont enseveli (4 l. 1 s.).

— En 1697, la maison s'appelle l'hôtel Saint-Côme ! « Payé à la veuve Asselin pour le terme de Pâques de l'hôtel Saint-Côme 17 l. 10 s. » Cette même année on note des dépenses pour réparations à l'hôtel Saint-Côme qu'on a quitté, et d'autres pour porter les meubles et faire des réparations au nouvel hôtel dont on a fait démolir une cloison, redresser le plancher, remettre des vitres, tendre la tapisserie.

— Le 26 octobre 1797, le sergent royal, à la requête de Robert Duhamel, propriétaire d'une maison rue de (Cauville), paroisse Saint-Maclou, louée à la femme Asselin. qui l'a sous-louée aux chirurgiens pour y faire de l'anatomie sur des cadavres de personnes condamnées au supplice, fait défenses. en parlant à la femme du sieur Hélye, demeurant sur l'Eau-de-Robec, de continuer à y transporter des cadavres, comme il en a vu deux de pendus dans son jardin. (La femme Asselin l'avait louée pour le restant de son bail de Saint-Michel 1697 à Saint-Michel 1698.)

(Arch., liasse 251.)

— 1697. — On disséqua dans la maison de M. Beaurain, au Viel-Marché (11 novembre). 36 sous pour le port du cadavre par un nommé Pierre Duhamel.

— 1698. — Hélye louait la maison de Marie Poupart, veuve de Pierre Asselin, 17 l. 10 s. pour un terme.

— Un Le Maistre est déjà clerc de la communauté en 1698 et aussi de la confrairie Saint-Cosme et Saint-Damien.

— En 1700 la location est payée à un M. Letellier 50 livres et les meubles ont été déménagés et portés rue Notre-Dame.

— En 1701 la dernière année de louage de la chambre payée au sieur Petit est de 23 l. 15 s., plus une indemnité pour les vitres. Mais le 19 octobre : payé à un homme pour avoir porté les coffres de la communauté sur la porte du Bac, 1 l. 10 s.

— En 1702 payé à M. le Carbonnier, le jeune, garde en charge de la communauté des apothicaires, épiciers, ciriers de notre ville pour la chambre que nous occupions, 70 livres.

L'on se chauffait avec des cotrets de hêtre (comptes de 1703).

— En 1703, déménagement de la porte du Bac chez M. Aveaux, rue de la Miette « parce qu'il n'y avait pas lieu de les porter à la maison que nous avions louée, étant ouverte de toutes parts, et qu'il y fallait travailler avant que de pouvoir l'habiter », ci 36 sous.

— Pour 3 termes de cette chambre sur la porte du Bac, payé à M. Marouard 52 l. 10 s.

Les meubles transportés de la rue de la Miette à la chambre du Clos Saint-Marc et la location à Jourdain est de 30 livres en 1705.

— La chambre était ornée du tableau du Bailliage encadré avec une carte où étaient écrits les noms des maîtres.

— En 1711 les réunions devaient avoir lieu chez M. De la Roche, car Louis Hélye, 2ᵉ juré royal, paie du bois pour sa chambre, ainsi que les simpiternelles réparations aux serrures du coffre. 2 l. 10 s. de cierges pour les chandeliers.

— Le 17 avril 1711 un brouettier apporte les meubles chez Hélye, qui donne peu à près un denier à Dieu pour une chambre rue Saint-Eloy, puis un autre pour une chambre derrière le cimetière Saint-Maclou où on transporte les meubles que l'on raccomode (nécessairement !), coffre et bancs. L'hôte de cette chambre s'appelle Lucas et le loyer est de 50 livres.

La chambre du clos Saint-Marc avait été jugée inhabitable ; cependant on paie à Mˡˡᵉ Jourdain, la propriétaire, des réparations.

Cette maison, derrière le cimetière Saint-Maclou, était la dernière étape où devait enfin se fixer la chambre commune de la communauté. Elle appartenait aux merciers de Rouen et était située *rue du Chaudron*. Cette rue tenait son nom d'un établissement de bains ou étuve. La maison existe toujours, mais la rue du Chaudron a perdu son nom, dans ces dernières années, pour s'appeler *rue Géricault*. Nous y reviendrons plus loin.

— Les chirurgiens louèrent d'abord une chambre dans cette maison (*voir comptes d'Hélye en 1711 avec frais d'installation*), puis la prirent à fief des merciers ; enfin, elle fut acquise (*voir délibération du 26 novembre 1715*) des maîtres et gardes marchands merciers, moyennant 2,400 livres, par contrat passé devant Lemoyne, notaire, le 21 novembre 1715. Contrat pour lequel il fut payé 400 livres pour droits d'amortissement au sous-fermier chargé de recueillir ces droits des communautés, et dont quittance existe, donnée à Paris le 15 mars 1718.

(Arch., liasse 251.)

A noter les embellissements qu'y fit Jacques Ménard.

(Voir délibération en 1718.)

La propriété se composait de deux maisons contiguës, telles qu'elles existent encore aujourd'hui avec un jardin dépendant de la plus grande et dans ce jardin un puits commun aux deux maisons.

Les chirurgiens n'occupaient qu'une partie de la plus grande maison et louaient le reste avec plus ou moins de réserves.

Le 20 février 1734, bail devant notaire par Guilyot, prévost des chirurgiens, de la maison de la rue du Chaudron, paroisse Saint-Maclou, à Claude Quesnel, avec le jardin, « sous réserve » de la première chambre et de la petite chambre au-dessus, » pour en faire ce qu'ils aviseront bien, et auront le passage » par la porte et escalier pour aller et venir aux dites chambres » à tous jours et heures. Sera tenu le dit preneur de souffrir » enterrer dans le dit jardin les cadavres qui auront servi aux » anatomies. Location pour le prix de 120 livres. » Elle était louée auparavant à Gilles Edme, tourneur, avec cet entendu qu'on diminuera 15 livres si on reprend le jardin. (*Arch.*, *liasse 249*.) (On fit saisir Gilles en 1727 parce qu'il n'avait pas payé son lover de 75 livres depuis un an.)

Déjà, en 1715, bail à Buquet Pierre, « excepté la première chambre que la communauté occupe présentement et qu'elle se réserve ». En 1744 on la trouve louée à Martin Gosse par Ch. Lefebvre, chirurgien, demeurant place du Neuf-Marché, paroisse Saint-Jean, et François Lebigre, demeurant rue Cauchoise, paroisse Saint-Orgon.

La maison contiguë était louée 100 livres à Longuemare avec jouissance du puits commun.

— En 1757, bail analogue avec réserve des deux chambres. Cette même année on fit un bail avec Armand Lemaître, concierge de la communauté, pour 100 livres par an, et on ne lui fait pas payer les frais à cause des services qu'il rend continuellement.

— Elle fut réparée la première fois en 1727. La journée d'un plâtrier était payée alors 1 l. 10 s. et celle du manœuvre une livre. — Réparations encore en 1735.

(*Mémoires des entrepreneurs, liasse 247.*)

— Enfin, elle fut refaite presque complètement en 1742 sous la direction de Lebigre.

— En 1751, Delacroix, prévost de la société, demande au

lieutenant général l'autorisation de faire vider la fosse d'aisances.

En 1778, elle était peinte à l'huile et couleur ardoise : coût 112 l. 15 sous. Il existait une clôture, depuis le puits jusqu'au mur, au moyen d'une haie d'épines (200 pieds d'épine). 1753. La maison était frappée d'une rente foncière de 6 l. 10 s. 3 d. par dix années au profit de l'Hôtel-Dieu.

Dépenses pour la chambre commune.

— Note de Lemaître, clerc du collège, 1766 :

Ramonage de la cheminée. . . . . 4 sous.
2 mains de papier au pot . . . . 9 —
4 sous de plumes. . . . .
Dix sous d'encre en différentes fois. . . . . .
Deux carreaux de ville dans la grande chambre. 8 —
Deux autres dans la petite chambre . . . . . 12 —
Deux grandes feuilles de papier timbré . . . . 5 —
Deux autres feuilles de papier timbré. . . . six blancs.

— 1772. — 3 chaises de bois de fresne à fond de jonc à 35 sols la pièce . . . . 5 l. 5 s.
— Une chaise de hauteur plus qu'à l'ordinaire. . 2 l. 5 s.
— 4 vieilles chaises couvertes de jonc à 14 s. pièce. 2 l. 16 s.
— 3 barres pour les chaises à 3 s. pièce. . . . 9 s.
— Pour les croisées fourni pour les 4 vieilles chaises en-dessous . . . . 4 s.

                                          10 l. 19 s.

(Liasse 257.)

Livré par Delaporte pour la communauté de Messieurs les chirurgiens de Rouen :

4 octobre 1779. — 12 fagots à 2 sols, ce fait. 1 l. 4 s.
        —   1 l. de chandelle moulée
                 à 14 s. 6 d. . . . . 14 s. 6 d.
        —   1 l. de chandelle commune. 13 s. 6 d.

19

4 octobre 1779. — 1 paquet de boure et 4 bottes
　　　　　　　　　　　d'allumettes . . . . 　　8 s. 6 d.
13 décembre. — 12 fagots . . . . . . 　1 l. 4 s.
10 janvier 1780. — 1 l de chandelle moulée. . 　　14 s. 6 d.
17 février 1780. — 1 l. de chandelle moulée. . 　　14 s. 6 d.
21 février 1780. — 1 l. de chandelle commune. 　　13 s. 6 d.
　　　—　　　　　12 fagots . . . . . . 1 l. 4 s.
　　　—　　　　　1 l. de chandelle commune. 　　13 s. 6 d.
30 mars 1780. — 12 fagots . . . . . . 1 l. 4 s.

　　　　　　　Payé par Poulain, prévost. . . 　9 l. 8 s. 6 d.

　　　　　　　　　　　(*Liasse 249.*)

— 1779. Travaux à la chambre de la communauté des chirurgiens par Daras, serrurier :
Une clef pour le tiroir de la grande table . . . 　　15 s.
A la même table deux équerres en fer . . . . 　　15 s.
Démonté la serrure de la grande armoire . . . 　　5 s.

— Maison. Note de Lemaître, appariteur, en 1789.
Entre autres : Ramonage de la cheminée . . . 　　6 s.
　　　　　　Une paire de mouchettes . . . 　　12 s.
　　　　　　Une paire de flambeaux et bobèches. 　　3 s.
　　　　　　Pour le jeu de boules . . . . . 4 l.
　　　　　　Pour la taille des arbres du jardin . 　　18 s.
　　　　　　Pour une demi-corde de bois . 　16 l. 14 s.

Les deux maisons des chirurgiens ont été vendues en 1791 comme biens nationaux et se trouvent actuellement au n° 17 de la rue Géricault, tout contre et derrière l'Aître Saint-Maclou dont le mur limite à l'ouest le jardin de l'ancienne corporation, entre la rue des Arpents (ou Victor-Hugo) et la rue de la Grande-Mesure. Ce lot d'immeubles appartient à M. Baumann, ancien adjoint. Il est habité par une population trop dense d'ouvriers et surtout d'ivrognes des deux sexes. La grande chambre commune et de juridiction, où Lecat subit son grand chef-d'œuvre et où Beaurain vint brûler ses pamphlets, est divisée par des refends en quatre logements malsains. La porte toute branlante est encore celle du xviiie siècle et dans le couloir d'accès se trouve à droite une niche en retrait où les vieilles femmes nées dans le quartier m'ont, à plusieurs, affirmé avoir longtemps vu un saint, qui était vraisemblablement saint Côme.

Le jardin est toujours là, diminué par un appentis édifié dans le fond et sous lequel, il y a encore peu d'années, au dire des tenanciers, existait un puits qu'on a bouché, par prudence, avec des moellons et des débris.

RÉSUMÉ DE PIÈCES DIVERSES

CONTENANT LES

NOMS DES CHIRURGIENS-BARBIERS

ANTÉRIEUREMENT A L'ÉTABLISSEMENT

DES

REGISTRES RÉGLEMENTAIRES

———

Résumé de pièces diverses.

L'histoire de la communauté de Rouen, en dehors des règlements successifs et des pièces de nomination qui se trouvent au début de ce volume, ne nous est guère parvenue d'une façon suivie avant l'établissement des registres que l'on trouvera résumés plus loin et qui furent institués sous la lieutenance de de Grouchy.

Les noms des maîtres ayant fait partie de la communauté des barbiers-chirurgiens sont épars dans des pièces diverses placées elles-mêmes sans aucun ordre dans les liasses du fond des corporations aux archives départementales.

La presque totalité de ces pièces sont des pièces de procédure. La plupart furent cataloguées à plusieurs reprises et inscrites dans un registre contenu dans la *liasse 217-221*, dont le résumé suit après celui de quelques pièces non inventoriées en 1740.

— *20 octobre 1389.* — (*Archives communales publiées par M. de Beaurepaire.*)

Remise sur les aides accordée à Mᵉ Robert de Candos, surgien, comme maître surgien en la ville pour visiter les malades de la Madeleine et autrement, considéré sa petite chevance.

— *28 avril 1390.* — Don d'une hanse de 60 sous à la fille Martin Fouetel, barbier, pour aider à la marier.

— *22 août 1389.* — Exemption des aides pour Mᵉˢ Jean Lefebvre et Raoul Caletot, « considéré que pour Dieu et en osmone ils guerissaient les pouvres tant de la Madeleine que d'aillours ». On retrouve l'exemption renouvelée pour les deux chirurgiens en 1391 ; mais, le 2 octobre 1394, il est dit : « Quant aux sirurgiens, que les fermiers s'en fassent payer. »

— *1541.* — A propos de la condamnation à la prison publiée à son de trompe par les carrefours de Jacqueline Courtin, qui avait donné des médecines abortives, se trouvent les noms de Jehan Corbelin, Jehan Lefrançois et Jehan Gosse, maîtres et gardes du métier de cirurgie et barberie à Rouen. (*Liasse 257.*)

— *1459, 17ᵉ jour de décembre.* — Requête du sergent du bailliage aux très-honorés et redoutés seigneurs de l'Echiquier de Normandie présentée au nom des gardes, maîtres et ouvriers du métier de barberie, de faire appeler devant eux le nommé de Dolléan, pour être convaincu des torts qu'il avait envers eux. (*Arch., parch., liasse 253.*)

— *1458.* — Les gardes, maîtres et ouvriers du métier et science de barberie requièrent contre Pierre Fontelaye, Pierre Yon et Jehan Morisson.

— *1465* — Mᵉˢ Pierre Fontelaye, Videt, Raoul Lemarié, Yvelin Bourdod, Loys de Herchie, Jean Loysel, Michel de la Rue, Jean Cochon, Pierre Yon, Jacquet Buchin, convoqués au prochain Echiquier ordinaire de Normandie. (*Arch., parch., liasse 261.*)

— *1477.* — Acte en faveur de Guil. Henry Barbier.

— *1508.* — L'an de grâce 1508, jugement de Loys Daré, licencié en loi, lieutenant général de noble et puissant seigueur monseigneur le baron de Montpipeau, bailly de Rouen, dans un litige où les barbiers Jehan Ybert, Pierre Lenoble, Jehan Droulin, Loys Coquet, Bardin Raulx, Eteblant Bourdon, Pierre Languedor, Guillaume Osmont et Nicolas Delacroix demandaient que Marin Thorel, Estienne Auberée et Laurent Garet, gardes année présente du métier de barberie et phlébotomie, fussent contraints de faire respecter les règlements en obligeant à la fermeture et faisant abattre les ouvreurs que plusieurs maîtres et veuves de maîtres avaient donné à louage indûment à aucuns serviteurs et ouvriers d'icelui métier.

— *1529.* — Requête de Jehan Lesueur, compagnon chirurgien, demandant à être admis de nouveau au chef-d'œuvre.

— *1535.* — Jehan Lelarge, Roger Heuzé et Guill. Legrant, barbiers-chirurgiens-phlébotomistes, contre Robineau, barbier seulement.

— *1536.* — Défense à Legras, barbier, de rien faire de chirurgie ; poursuites par Lelarge, garde du dit métier.

(Parch., liasse 261.)

— *1565.* — Guill. Bonnier, chirurgien. — Son garçon Jacques Moisson tenant une boutique pour lui doit la fermer.

— *1569*. — Gardes Robert Viez, Millet et Jacques Desdames, contre Loys Porchen dit Loysset, libraire.

— *1581*. — Précontal fait condamner devant le grand conseil pour infractions aux règlements Guillaume Varembault, Etienne Lomblaye et Jacques Auveaux, barbiers demeurant à Rouen.

— *1592*. — Jacques Marguerite, Etienne Lomblaye, Roger De la Maison, Jacques Hellot, Nicolas Lempereur, maîtres cirurgiens, sont condamnés par la cour à procéder à l'examen de Raoul Lailler, avec assistance de deux médecins.

(*Parch., liasse 261.*)

— *1601*. — Dans son « Traité des hermaphrodites » resté célèbre, le médecin rouennais Jacques Duval cite, à propos d'une expertise des plus intéressantes, relatée par le Dr Chevallier dans les « Aberrations du sens sexuel », et reproduite par le journal « Æsculape » dans le supplément d'avril 1912, les noms de ses experts, honorables hommes maîtres Marin Le Piguy, Charles Brasdefer, Jean Gueroult, Michel Jacquant (?) et Guillaume Yvelin, docteurs en médecine, ainsi que Jacques Desdames et Pierre Varembaut, chirurgiens jurés à Rouen.

— *1610*. — Gardes Robert Beaucler, Adrien Lambert et Girard le Sonneur font faire défense à Arnoult Bertin d'exercer la chirurgie avant d'être reçu.

— *1610*. — Fisau Charlier et Girard le Sonneur, en qualité de gardes de la communauté, attaquent au bailliage le nommé Arnoult Bertin pour avoir enlevé un emplâtre de diapalma mis sur le pied d'un malade par un autre maître.

— *1614, 1617, 1619*. — Pièces d'un procès des maîtres Jean Saint-Cande dits de Bouafles père et fils, chirurgiens du faubourg Cauchoise, contre Jacques Hellot, lieutenant du premier barbier de Sa Majesté, et Mathieu Houdemare, garde année présente de l'état de chirurgie en cette ville de Rouen.

— En 1617, une autre pièce mentionne aussi Jean de Sahurs comme garde cette année-là.

— En 1614, même procès du fils Claude de Bouafles. Le lieutenant était alors Jacques Desdames, cyrurgien juré et lieutenant du premier barbier.

— Idem en 1615. Le garde représentant la communauté est Nicolas Guerould.

Janvier 1625. — Nomination par le bailly des gardes Jean de Bouaffles et Jean Brasdefer remplaçant Henry Yvelin, défunt, en la compagnie de Jean Legris, avec mission de surveiller les empiriques, charlatans, triacleurs et autres sortes de gens, de même les drogues, médicaments, ustensiles, ferrements et équipaiges servant à la chirurgie.   (*Arch., parch., liasse 261.*)

1634. — Frontier attaqué par les gardes parce qu'il fait partie de la soi-disant religion réformée.

— *1644.* — Extrait des registres de la communauté des chirurgiens de la ville de Rouen, page 128, du mercredi 3 février 1644 (*registre perdu*) : L'assemblée, réunie sur mandat de M. de Bouafles, délibère sur les taxes à imposer aux boutiques des chirurgiens des faubourgs. Ils nomment une commission où les anciens sont représentés par Jean Legris et Michel Lambert, et les jeunes par Michel Gueudeville, afin d'examiner les comptes de Me Jean Duncame.

Registre d'inventaire
1604.

Registre dans lequel sont contenues toutes les pièces et écritures appartenantes aux chirurgiens de la ville de Rouen, tant sentences que arrêts donnés tant par la manutention des règlements que pour la réception des aspirants toutes timbrées et numerotées par un chiffre. Fait en l'an 1740 (?) (1).

(*Liasses 217-221 des Archives.*)

Au nom de Dieu,

En ce présent livre est contenu le nombre des listes et écritures appartenant aux chirurgiens de Rouen lequel a été fait en l'an

---

(1) L'ordre chronologique des dates est loin d'être rigoureux.

La plupart des pièces mentionnées dans cet inventaire ont été détruites comme devenues inutiles, ainsi qu'il est spécifié vers la fin. Les comptes rendus de 1583, etc., eussent été intéressants par comparaison.

mil six cents et quatre par Mᵉ Nicolas de Grouchy premier garde en la dite année par l'avis et du consentement des autres gardes et maîtres du dit art de chirurgie.

De Grouchy.

Ce présent registre contient le nombre de cent vingt huit feuillets de papier tous nombrés par un chiffre. 1604.

Guillot.

Au-dessous autre écriture. — Du consentement des gardes et maîtres de chirurgie le présent registre m'a été mis ès mains pour enregistrer les chirurgiens reçus à la compagnie, de juillet mil six cents quarante sept.

Inventaire des pièces et écritures concernant les privilèges et règlements de l'état de chirurgien en la ville de Rouen apportés en la maison de Nicollas de Grouchy, garde élu du dit état en cette année mil six cents quatre par honorable homme Mᵉ Pierre Varembault, ancien garde, en suivant qu'il a été aresté à la chambre de la communauté, tenue à la maison dudit de Grouchy, le lundy douzième jour de janvier au dit an, mil six cents quatre.

Premièrement. — Un extrait de registres de la Cour de parlement où est contenu les ordonnances et priviléges des dits chirurgiens présentés au Roy en l'an mil cinq cents soixante et trois par lesquelles le dit seigneur a autorisé et approuvé les dits articles y contenus approuvés et autorisés par la Cour du parlement le huitième jour de mars de l'an mil cinq cents soixante et cinq, ensemble la dite confirmation des dites ordonnances autorisées du Roy de France et de Navarre obtenues en l'an de grâce mil six cents trois au mois de septembre et vérifiées et enregistrées au registre de la dite Cour du parlement le 18ᵉ jour de novembre au dit an signé de Bois Levesque et l'acte contenait la vérification faite le dix de décembre au dit an en jugement par devant Mᵉ Jacques, sancelier et conseiller du Roy et lieutenant général au bailliage de Rouen où les dits privilèges ont été enregistrés au registre du dit bailliage suivant la signification qui en a été faite par messieurs les gens du

Roi, le tout contenant huit lais de parchemin à l'un desquels est attaché une boîte de fer blanc dans laquelle est contenu le grand sceau. Le tout mis dans une boîte de fer blanc.

Première liasse. — Item. — Une lettre contenant deux peaux et parchemin collées ensemble qui fait mention des dits statuts et ordonnances par devant Maître Jacques de Bresvedent, lieutenant général, et Monseigneur le bailly de Rouen le jeudi treizième jour de février l'an de grâce mil cinq cents quarante sept

— *Item.* — Une liasse contenant une sentence en parchemin, ensemble douze feuilles de papier qui font mention d'un approchement fait par les gardes contre Louis Porchens, libraire en l'an 1569.

— *Item.* — Une liasse contenant vingt quatre pièces d'escriptures dont il y a deux arrêtés en parchemin donnés à la Cour, lesquels arrêtés et écritures font mention de l'approchement fait par devant Monsieur le bailly de Rouen que à la Cour de parlement à l'encontre de Pompès de Gavent obtenues en l'an mil six cents.

— *Item.* — Une liasse contenant jusques au nombre de vingt pièces d'écritures tant en papier qu'en parchemin, lesquelles pièces et écritures font mention de plusieurs procédules faites à l'encontre de Nicollas Deshaies et Marin Herbault, barbiers hors les faux bourgs, en date de l'an mil cinq cents quatre vingt dix sept.

— *Item.* — Une liasse contenant plusieurs procédures faites à l'encontre de M. Pol Laillet en l'an mil cinq cents quatre vingt et treize. Timbres.

— *Item.* — Trois sentences en parchemin faisant mention des procédules faites à l'encontre de Nicollas Lempereur en l'an 1591.

— *Item.* — Une liasse contenant une sentence en parchemin ensemble, une lettre royaulx en forme d'anticipation avec quatre pièces d'écritures en papier faisant mention d'un approchement faits par les gardes de l'an 1595 à l'encontre de Jeanne ou Anne dite la saigneuse.

— *Item.* — Une liasse contenant trente sept pièces d'écritures en parchemin contenant plusieurs arrestés de la Cour de l'échiquier tenue à Rouen en l'an 1506 jusqu'à l'an 1510 du roy Louis (Louis XII, le père du Peuple), lesquels arrestés font mention de défenses faites à un nommé Jehan Bourdon de s'entremettre de l'état de chirurgien en aucune façon que ce soit.

— *Item.* — Un arrêt de la Cour avec une sentence du bailly de Rouen faisant mention des défenses faites à un nommé Le Blanc dit Lehoreillé, par lequel est défendu de s'entremetre en aucune façon de la chirurgie, le dit arrêt et sentence en date de l'an 1563.

— *Item.* — Une sentence donnée par Monsieur le Bailly de Rouen avec la relation de Claude Collet sergent, en date de samedi onzième jour de mai 1596 donnée contre un nommé Corneille Flamen.

— *Item.* — Une sentence datée de l'an mil cinq cents quarante huit faisait défunse à un nommé Legras barbier et un nommé Cardin Daniel avec une autre sentence donnée contre Denis Poullain en l'an 1563 comme il est défendu aux susdits de n'exercer aucune opération de chirurgie encore qu'ils aient de lettres de bulle.

— *Item.* — Dix pièces d'écritures en parchemin faites en forme d'arrêtés et sentences donnés en l'an 1421 et 1422 et 1468 faisant mention d'un procès à l'encontre d'un nommé Moisson et un nommé Robert Desportes et Martin Mauger compagnons barbiers pour être reçus de la maîtrise.

— *Item.* — Une liasse contenant jusqu'au nombre de vingt feuilles de papiers écrits ensemble deux arrêts en parchemin donnés à l'encontre de Jehan Robineau en l'an 1536.

— *Item.* — Deux sentences en parchemin données à l'encontre de Jacqueline Courtin empirique an l'an 1541.

— *Item.* — Sept pièces d'écritures ou est attachée une sentence donnée par Me Jacques Cavelier à l'encontre de un nommé Félix Drouet et Marguerite Peine en date du premier jour de septembre 1594.

Item. — Trois arrests en parchemin faisant mention d'un nommé Tiery Lambert de ne faire aucune opération de chirurgie ensemble un arrest donné à l'encontre d'un nommé Jehan Corré, compagnon, touchant son chef-d'œuvre.

Item. — Deux sentences données devant maître Thomas le Caron, lieutenant, en date de l'an 1565, à l'encontre d'un nommé Jehan Lefevre, barbier.

Item. — Une sentence en parchemin ensemble le prochement fait contre Marie Bequet contenant quatres quartes daptés du mardi vingt-septième jour de juillet en l'an 1593 avec un rapport signé des médecins, chirurgiens et apothicaires qui fait mention de la visitation de plusieurs drogues et conserves alimentaires fait par un nommé Henry Lefebvre, sergent, trouvés en la maison de la dite Bequet.

Item. — Une sentence donnée le 6 mars 1593 par Me Jehan Lefer, lieutenant criminel, comme il est informé aux gardes de faire porter le rapport des blessés vers justice.

Item. — Une sentence donnée à l'encontre de Jehan Lefèvre en date de l'an 1552.

Deuxième liasse. — Arrêt de Gilles Deshais pour Jean Bisson maître à Saint-Gervais.

— Contre la veuve du défunt Me Guillaume Gossé, qui avait baillé son droit à Nicolas Lebert, compagnon.

— Contre Richard Legras, 1536.

— Une liasse contenant cinq pièces en parchemin faisant mention de la confrairie de Saint-Côme et Saint-Damien, 1549.

— Les gardes en chirurgie contre Jacques Moisson et Gilles de la Barre, 25 octobre 1568.

— Contre Gilles Bonnier et Nicolas Hommery.

— Contre Jean Robineau, barbier, 1535.

— Contre Simon Levesque, empirique, 1535.

— Contre la veuve de Me Guill. Lelarge pour lui faire dépendres ses boîtes.

— Mention des religieuses du prieuré de Bonne-Nouvelle.

— Contre Gilles Ruelle.

— Pierre Baudoin, Guillaume Lelarge et Pierre Colombot contre Legalois.

— Contre Antoine Roger et sa femme, 1593.

— Contre Henri Erneut.

— Contre Nicolas de la Croix (Cour de l'Echiquier).

— Contre Me Gilles Le Maître et Pierre Engrand, demeurant à Saint-Vivien, par Claude.

— Colombot, Guillaume Varembault et Duval.

Troisième liasse. — Contre Claude Rose.

— Contre Etienne Lo de Saint-Vivien.

— Contre Augustin Diamant et Jeanne Marié, Nicolle Desmares et Marion Laporte, 1568.

— Contre Etienne Moreau.

— Contre Jehan de Farolles.

— Contre Nicollas Lefevre et Colette Dujardin.

— Contre Gabriel Le Foucart qui prétend être reçu maître, 1564.

— Lettre sur maîtrise de Henri Vincent.

— Mention d'un nommé Me Jacques Lefrançois, se disant chirurgien.

— Sentence contre Sanson Frourdame, drapier, 1586.

— Compte rendu de Gilles Ruelle, 1583.

— Compte rendu par Me Estienne Loblaier, 1593.

— Compte rendu par Me Roger de la Maison, 1594.

— Id. par Me Varembaut, 1594.

— Id. par Me Robert Beauclert, 1596.

— Id. par Me Jacques Hellot, 1599.

— Id. par Me Jacques des Dames, 1585.

— Id. par Me Pierre Varembault, 1597.

— Id. par Me Nicolas Lempereur, 1598.

Quatrième liasse. — Sentence du juillet 1598, cotisation faite sur les maîtres par Me Pierre Varembaut.

— Quittance de Me Jehan de Bouafle d'une somme de 3 l. qu'il a reçue de Me Jacques Aveaux.

— Requête portée par Marion Maigrain pour être reçu hors Cauchoise.

— Requête de Michel de la Barre pour être reçu hors le pont.

— Requête de Etienne de Sahurs avec sa lettre de maîtrise hors Cauchoise.

— Approchement contre Perette Caril, 1594.

— 3 sentences contre Pierre Folin, Nicolas Queval et Michel Marié.

— Sentences de 1589 contre Denise Panier.

— Sentence de 1503 contre Guillaume Morel pourvu par les gardes hors la porte Martainville.

— Sentence de 1550 contre Loys le Galour.

— Sentence de 1563 contre Jacqueline Bilisan.

— Id. de 1555 contre Jehan Le Fevre, barbier.

— Id. de 1577 contre les tondeurs de draps.

— Arrest du grand conseil du 18 juillet 1581 à l'instance de Guillaume Varembault, Jacques Aveaux, Estienne Loblaier, gardes en 81, contre Jean de Percontal, premier barbier du roi, et de Jehan de Sahurs, M^e chirurgien en cette ville, avec quittances de l'huissier Moisy de certaines sommes.

— Lettre de maîtrise de Pierre Mahieu hors Cauchoise.

— Requête par Jehan le Huc, barbier de la Madeleine.

— Sentence contre Gilles Dehais, 1560.

— Sentence contre Pierre bouteiller, barbier hors le pont, 1559.

— Approchement à la veuve d'un nommé Bourdon, 1504.

— Rouleau concernant Jehan Deshais, touchant sa réception au bureau des pauvres.

Cinquième liasse. — Approchement à Robert du Coudré soi-disant chirurgien du roy avec une affiche par lequel avait voulu panser et médicamenter plusieurs malades au préjudice des ordonnances en date de l'unzième jour d'apvril 1595.

— Copie d'une requête présentée au roi par les chirurgiens de la ville de Rouen.

— Approchement de Loblaier et Varembaut contre Charles Lambert pour le renvoyer hors le pont.

— Arrest de Guillaume Lefèvre prétendant être reçu maître en l'an 1531.

— Sentence de 1539 au profit de Jehan Corblin contre Guillaume Busenestre pour avoir soustrait les serviteurs dudit Corblin.

— Trois sentences de Jehan de Moger, lieutenant du bailly de Rouen, contre Me Nicolas de la Ruelle prétendant être reçu maître.

— Requête aux gardes de chirurgie Jacques des Dames, Loublaier, Pierre et Mathieu, dit Varembault, et Bouafle, par un nommé Nicolas Hommery, pour demeurer à Saint-Pierre-de-Manneville.

— Sentence de 1560 contre Marion La Gaulle.

— Sentence de 1559 contre Mathieu Bourin.

— Compte rendu de Pol Laillet, chirurgien, de 1600.

— Deux sentences de Jacques Cavelier, lieutenant du bailly de Rouen : une de mars 1597 contre Le Nieslo se disant chirurgien à Duclair, et l'autre du même mois contre Michel Blondeau soi-disant chirurgien à Barentin.

— Approchement devant J. Cavelier contre Louis Fanequin.

— Quittance de Barbe Louise, veuve de Me Jehan Lemer, chirurgien, pour la reddition de trois bagues d'or, que le dit Lemer avait en gage pour la somme de six écus qu'il devait à l'Etat, bagues rendues à Louise Jousté.

— Une sentence et règlement en parchemin obtenus l'an 1508 contre les barbiers de la ville de Rouen par les chirurgiens (1).

— Requête au bailly de Rouen du 31 mars 1604 d'un certain Martin Gallé se disant chirurgien-juré à Paris, pour panser et médicamenter des malades atteints de la vérolle à Rouen. Evincé.

— Requête contenant les restrictions de Costentin de Nourry faite à la chambre de l'état le dernier jour de février 1594 par les médecins et chirurgiens comme il ne pourrait faire aucun rapport en justice durant trois ans sans y appeler un ou deux des maîtres.

— Restriction à Charles Brière pour infraction à sentence antérieure.

— Requête à M. le Bailly de Rouen par Nicolas Dambours demeurant à Sahurs soi-disant chirurgien.

— Dans un sac de toile arrests contre Michel Bien.

---

(1) Les deux corporations n'étaient donc pas encore fusionnées.

— Dans le même, procédules faites au grand conseil du Roy à Paris par Pierre Varembault et Nicolas de Grouchy contre Bien, etc., et quittance de Etienne Loblaier des 75 livres reçues pour le voyage à Paris pour cette affaire.

— Requête à la Cour par Jehan Maigret pour demeurer hors Cauchoise et réponse des maîtres suivant qu'il avait requis par messieurs les gens du roi.

— Lettres envoyées de Paris par de Véron touchant Bien.

— Requête de Nicolas Galopin pour demeurer hors la porte Martin.

— Id. de Thomas Doniere, barbier, pour demeurer *ad notes* (?)

— Procédules contre Marin Guilbaut, barbier.

— Requête par P. Varembault au Bailly de Rouen pour la confirmation des statuts avec compte rendu.

Après cet inventaire de 1604 le registre continue.

Nombre de pièces et écritures que Mathieu Varembault, chirurgien, et l'un des gardes année présente mil six cents huit, a rendues et mises en mains de Maître Adrien Lambert, aussi chirurgien et présent garde.

Premièrement. — Un accord en papier pour empêcher Me Nicolas de Grouchy à la réception d'un certain redict qu'il avait obtenu de Monsr Du Laurens, premier médecin du Roy, pour le fait des raports et visites suivant qu'il est contenu au dit redit. Lequel accord a été signé le 23e jour de janvier 1607 de Mes Jacques Desdames, Pierre et Mathieu dits Varembault, Jehan de Bouafles, Robert Beaucler, Jacques Hellot, Nicolas Lempereur, Jacques Ancant, Jehan de la Barre, Etienne Lomblaier, Adrien Lambert, Guillaume Poisson, Jean Auvray, Gérard Le Sonneur, Charles Brière, Mathieu Houdemare, Jehan Charlier et Noël Thévou.

— Pièces de procédure relatives au même sujet.

Item.

Item, citations de de Grouchy, du Laurens, etc.

Item (noms nouveaux) : Nicolas Guibauld, Jehan de Sahurs, Nicolas Jacquet (se désiste), id., Mathieu Houdemare.

— Requête à Nicolas Desdames et aux maîtres et gardes des chirurgiens de Rouen par Pierre Lefebure, barbier à Elbeuf ; id., par Simon Flavigny, barbier à Elbeuf ; id., à Mathieu Varembault par Pierre Dupont, barbier à Elbeuf, 29 avril 1608.

— Requête de Dupont et Charles Pollet, barbiers au dit Elbeuf, au bailly du dit lieu, pour faire venir les gardes de chirurgie de la ville de Rouen, pour savoir et examiner la capacité des dits Pollet et Dupont.

— Requêtes des barbiers des fauxbourgs et autres lieux.

— Arrest pour les chirurgiens de Chartres ; — requête d'Etienne de Sahurs aux chirurgiens de Rouen, 29 juillet 1602.

— Taxes et cotisations.

— Toutes pièces bien remises par Mathieu Varembaut aux mains de Mᵉ Adrien Lambert, 14 juin 1608.   *(Signatures.)*

Pièces mises aux mains de Mᵒ Robert Beaucler, garde année présente 1609, par Adrien Lambert.

— Cotisation pour les frais des affaires de la communauté, 108 livres 10 sous, avec quelques discussions de Jehan de Sahurs.

— Pièces pour une rente à Chaterine Mignot, veuve de Nicolas Lacour (ou Lecompte), 1608.

— Requête présentée aux gardes tant de médecine que de chirurgie par Mᵉ Jehan le Huc, chirurgien ordinaire de l'Hôtel-Dieu de la Madeleine de cette ville de Rouen, suppliant les maîtres de cette ville de donner la préférence à Charles le Huc, son fils, après le décès de son dit père, pour panser et médicamenter les malades au dit Hôtel-Dieu.

— Approuvé en l'assemblée des maîtres dans la chambre de l'état de chirurgie, et apposé le seing et signé tant gardes de médecine que de chirurgie :

> *Duval, Bence*, gardes de médecine ; *Mathieu Varembault, Nicolas Gueroult, Adrien Lambert*, gardes de l'état de chirurgie, année présente, 22 décembre 1608. — Permis par la Cour de Parlement, 19 décembre 1608.

— Pièces du procès de Nicolas de Grouchy.

LE DÉPOT EST CONFIÉ A GÉRARD LE SONNEUR LE 8 FÉVRIER 1610
ET A Me GUILLAUME POISSON 1611.

— Mandement pour aller en visitation aux maisons des empiriques et charlatans donné par le lieutenant Desbugnet, 1610.

— Sentence défendant à Arnoult Bertout d'exercer la chirurgie avant de montrer la permission qu'il dit avoir.

— Requête de Jean Legris, compagnon, pour avoir un conducteur et même demande de Me Etienne Loblaier. — Un extrait du plumitif du bailliage disant qu'il lui était permis à lui Arnoult Bertout d'exercer la chirurgie depuis 1601. — Sentence de noble homme Cavelier Jehan comme quoi le dit Arnoult ne peut exercer.

— Pièces du procès de Nicolas de Grouchy que Poisson n'avait pas saisies de Beaucher rendant ses comptes.

Certifié exact par moi Poisson 1611.

EN 1612 : GUILLAUME POISSON TRANSMET A PAUL LAILET,
GARDE PRÉSENTE ANNÉE.

— Copie de l'édit obtenu par Me Herouart premier médecin du Roy. 1611.

— Copie de la lettre écrite par les maîtres en pharmacie de Paris à ceux de Rouen concernant la médecine et la chirurgie suivant l'édit obtenu par Herouart.

— Copie d'un certificat fait par nous gardes en la maison de Me Jacques Desdames aussi chirurgien à Rouen baillé à Joseph de Balsamo, italien, pour exposer en vente un baume, 20 juillet 1611.

— Id. — Copie d'un certificat baillé au dit Joseph Balsamo par MM. les gardes de la faculté de médecine pour exposer en vente son baume.

EN 1614 : LA GARDE PASSE A JEHAN DE SAHURS. (*Ecriture difficile.*)

— Arrêt du Parlement pour taxe des maîtres.

— Inventaire de drogues et instruments de pansement.

En 1116 : Nicolas Guibout ou Guerout.

— Arrêt interdisant l'exercice de la chirurgie et signification, 5 janvier.

— Jacques du Boulley bourgeois à Domtfront contre les maîtres du dit lieu, 18 février 1605.

— Mandement du sieur de Saint-Aubin.

— Pièces diverses de procédure.

1616. — Jean de Sahurs passe la garde a Nicolas Guerout.

— 1617, février. — Il a été mis dans le coffre de l'état des chirurgiens toutes les pièces qui ont été baillées par Nicolas Guerout à Me Nicolas de Grouchy.

— Pièces du procès de Claude Bouafles et Jean Bouafles, son père, chirurgiens au dit Rouen.

— Pièces de procédure contre une nommée La Carcelle Gouxtault, toutes pièces quittances et ordonnances pour être gardées par Me Jehan Charlier, chirurgien et premier garde, année présente 1617. — Compte rendu du voyage de Jehan de Sahurs à Paris pour faire le procès contre Me Jehan Cayot ou Gallot et Nicolas Lempereur (313 livres) 2 sous.

— 1618. — Jehan de Sahurs, garde, remet à Jehan Brasdefer la garde du coffre de l'état.

— Registre des assemblées du dit état (perdu).

— Extrait du premier article des ordonnances collationné par Nicolle, huissier au bailliage.

— Procédures contre Langlois, contre Jehan Busquin, contre de Bouafles et contre Artur Ertain, etc.

— Débats pour une taxe de confirmation que les maîtres sont condamnés à payer (75 livres) au Roy pour notre communauté pour le droit de confirmation du 31 octobre.

— Requête, etc., de Jacques Hellot, lieutenant, pour faire payer les maîtres (pièces nombreuses).

— Requête de Pierre (Estrog) pour être reçu maître, obligation de six livres qu'il doit à la communauté.

— 1619. — Brasdefer transmet les documents de la communauté à Mathieu Houdemare.

— Sentence obtenue contre Me Jacques Hellot, lieutenant du premier barbier du Roy, notre sire, et sommations au même.

— De vieilles ordonnances données au premier barbier du roi Charles.

— Arrêt du Conseil entre le dit lieutenant et les maîtres et gardes. *Signé : Boursin.*

— Arrêt du Conseil entre Jehan de Précontal, premier barbier du Roy et les dits maîtres, 9 avril 1579.

Signé : Tiellent, etc.

— Arrêt de la Cour de Parlement donné entre les gardes de chirurgie et Marin Golbaut et Nicolas Deshaies, compagnons barbiers, 5 décembre 1597.

Signé : Boislevesque.

— Extrait du registre des délibérations de l'hostel commun de cette dite ville, 12 juin 1590.

— Un vieil écrit en papier au blason de remontrances et délibérations faites par le susdit lieutenant.

— Extrait du grand Conseil entre Pierre le Vaudre, premier barbier du Roy, et les maîtres de Mantes, 11 décembre 1601, collationné par Fremin, sergent royal au Catelet de Paris.

— Requête de Jehan de Bouafles, qui est éconduit.

— Toutes les pièces et écritures mises aux mains de Mathieu Houdemare, premier garde, année présente, par Me Jean Brasdefer, son prédécesseur, ce 15e jour de février 1619, présence de toute la communauté avec les statuts et ordonnances du dit état, confirmation d'icelles tant par le privé Conseil du Roy Henry quatriesme que Louis treize son fils, Roys de France et de Navarre, cellées de cire verte du grand sceau de leurs Majestés. Ensemble d'autres liasses d'écritures qui ont été mises à mes mains par Me Jehan Charlier cy devant premier garde, lesquelles sont ici représentées et mises ès mains du dit Houdemare à présent premier garde.

Présents : Me Jacques Hellot, lieutenant ; Mes Mathieu Houdemare, Jehan Charlier, Jehan Brasdefer, gardes. année présente. — Mathieu Varembaut, Adrien Lambert, Jehan Delabarre le jeune et Nicollas Gueroult le jeune, députés par la communauté des autres maîtres pour l'examen du présent compte et du consentement des dessus dits le dit Houdemare a présentement mis les dites pièces et écritures dans le coffre du dit état de chirurgie.

(Signatures.)

— *21 février 1621*. — Mathieu Houdemare transmet le dépôt à M⁰ Gérard Lesonneur, garde, année présente, avec :

— Une ordonnance de notre état de chirurgie.

— Une sentence qui a été donnée à la Chambre du Conseil aux fins de ne point abandonner la ville de Rouen pendant le temps de la contagion datée du vendredi 27 septembre 1619.

— Sommation à M. Davoult à la requête de M⁰ Jean Claude, dit de Bouafles.

— Sommation de de Bouafles contre les maîtres afin de reprendre de Houdemare un mémorial obtenu par de Bouafles fils, etc.

— Un avis donné de MM. les Médecins sur le fait de la visitation des corps morts par ordonnance de la Cour. Copie à chacun des maîtres.

— Autres pièces de procédure contre les charlatans et ceux qui font notre état sans qualité.

— *1622*. — Jehan Auvray succède à Gérard Lesonneur et ajoute de nouvelles pièces de procédure contre Jean Caron, Corneille Flamen, etc., Félix Drouet, Antoine Rager et sa sœur, Vincent Bochet, curé de Morville.

— Un rapport ou procès-verbal de M⁰ˢ Charles Brasdefer et Michel Lafault (?), docteur en médecine, pour la visite des drogues et ferements trouvées en la chambre du dit Bochet, 1604 (?) (nombreuses pièces à ce sujet).

— Extraits du registre du Grand Conseil du Roy donnés entre Jehan de Précontal et les maîtres.

— Requête de Charles Pathé à Jacques Hellot, lieutenant, 1621, et autres analogues de Hellot, Thibout et Brasdefer. — Assignation de Jean et Claude de Bouafles, 1621.

— Accord entre les maîtres et Brasdefer touchant les 700 livres qui lui sont dues.

— Requête au Grand Conseil des maîtres sur les malversations de Hellot.

— Bail de MM. de Saint-Anthoine de la chambre commune du dit état (15 septembre 1620).

— Quittance de M. le Commandant de Saint-Anthoine pour trois termes de louage de la chambre (20 juillet 1621).

— D'autres encore.

— *1623*. — Lesonneur transmet à Jehan Auvray :

— Pièces diverses de procédures, entre autres : contre Horatio Grofre, charlatan.

— Assignation contre les oculistes : Lancien (?), oculiste.

— Un acte du bailly de Rouen contre quelques maîtres défaillants en la chambre.

— Me de Bouafles contre Jacques Hellot, et Jean de B. ; requête aux gardes pour la maîtrise de son fils.

— Copie d'un arrêt du grand conseil du Roy donné à Rouen entre les maîtres et un nommé Roide, prétendant.

— Quittance du commandeur de Saint-Anthoine pour la chambre.

— Sommation aux gardes par Jehan Brasdefer.

— Requête des gardes au grand conseil contre J. Hellot.

— Sentence du bailly entre les gardes et Brasdefer, chirurgien, touchant la répartition de 600 livres.

— La cour entre Hellot, lieutenant, et les gardes de médecine, juillet 1621.

— Requête des administrateurs de l'Hôtel-Dieu demandant la réception du Huc, chirurgien, 1621.

— Sentence contre Anthoine Roger, 1596.

— Contre Félix Eroult, du même jour contre Corneille Flaman, may 1596; contre Jeanne Laseigneuse, 1595.

— Marie Boquet, 1593; Me Guillaume Hervieux, 1547; contre Emes (?), 1545; contre Anthoine le Blanc, 1553; id., 1554.

— Un extrait des registres du grand conseil du Roy relatif au différend entre Me Précontal, premier barbier du roi, et les maîtres de Rouen.

— Charles Pathé prétendant à la maîtrise contre les maîtres.

(Missives, requêtes, arrêts, sommations, assignations, significations.)

— Plusieurs sentences contre Bocher, 1605, sur les drogues duquel Brasdefer, docteur en médecine, a fait un rapport, 16 juillet 1604.

— Sommation à Sonneur par Brasdefer, chirurgien, 1621. Déclaration d'Hellot, lieutenant, à Delabarre.

— Relation des sommations faites par les gardes contre Me J. Hellot.

— Assignation à Horatio Propol, charlatan.

— Assignation aux M^{es} et gardes, instance de Philippe Laurent, oculiste.

— Assignation faite à Mes Poisson et J. Delabarre, instance de Me J. Hellot ; aussi à Guibout.

— Avis donné au collège des médecins touchant les rapports des corps pestés.

— Sommation à Jean Bouafle par les gardes touchant le mémorial et la maîtrise de son fils aux fauxbourgs de Beauvoisine, 1619.

— Copie d'un acte de la chambre du conseil touchant les rapports des médecins et chirurgiens, 27 septembre 1619.

— Copie d'un arrest du grand conseil donné à Tours entre les maîtres de cette ville et un nommé Roie, prétendant.

— Autres pièces contre Hellot, lieutenant.

— Quitances du commandant de Saint Anthoine pour la chambre commune, — et bail de la dite chambre fait par la communauté.

— Sommation aux gardes par Hellot, lieutenant, pour faire faire une clef nécessaire à la chambre commune.

— Cour du parlement entre Hellot et les gardes de médecine, 1621.

— Requête des administrateurs de l'Hôtel-Dieu concernant la réception du Huc, 7 juillet 1625.

— Sommation par Yvelin Sergeant, instance de Brasdefer, chirurgien aux maîtres et gardes, 1621.

— Partie produite par Brasdefer aux maîtres pour frais par lui faits aux procès intentés contre Hellot, lieutenant.

— Sentence contre Anthoine Roger, 1596.

— 1626. Jacques de Bouafles, garde, rend compte de sa gestion ; approuvé 85 livres 11 sous qui lui sont adjugés.

— 1632. Compte présenté par Nicolas Gueroult est approuvé ; 51 livres 3 sols qu'il a reçus.

S'ensuit le catalogue des chirurgiens préposés à exercer la chirurgie aux bourgs et villages par Me Adrien de Grouchy, lieutenant du premier barbier, chirurgien du Roy, et par lui registrés comme il s'ensuit. (*Page 43 du reg.*)

Premièrement. 1647.

Charles Le Sade, à Cailly, le 4 juillet 1647.

Charles le Bailly, au dit lieu, 21 avril 1648.

Robert Chalot, à Elbeuf, 17 août 1649.

Antoine Delalande, à Clères, 23 août 1649.

Robert Marguerie, le dernier août au dit an.

François Flavigny, 20 septembre au dit an.

Jean Jamelin, au bourg de Ry, 6 juillet 1650.

Robert Fiselid, au dit bourg, 19 juillet 1650.

Jean Jamelin, à Dernétal, août 1650.

Charles Léger, au dit bourg, 10 octobre au dit an.

Claude le François, au dit bourg, le 20 du dit mois et an.

Claude le François, à Croisset, le 13 avril 1651.

Louis Boissonner, à Elbeuf, 22 may 1651.

Noël Jovené, à Elbeuf, 29 août 1651.

Pierre Vidame, au dit bourg, le 30 janvier 1652.

Nicolas Bourdon, au dit bourg, 11 août 1653.

Valentin Mérite, au bourg de Jumièges, 6 octobre 1653.

REGISTRE DES APRENTIFS JURÉS SOUBS. MAITRE ADRIEN DE GROUCHY, LIEUTENANT DU PREMIER BARBIER DU ROY.

Pierre Croisy, sous Me Lambert Lejeune, 12 août 1646.

Jean Jourdois, sous le sieur Darnaux, 7 novembre 1646.

Pierre Boivin, sous le sieur Garache, 30 octobre 1646.

Mathurin Fougeux, sous le Huc père, 30 octobre 1646.

Henri Levillain, sous Thibaut, 17 septembre 1646.

Charles le Brumen, sous Louis Le Goué, 22 décembre.

Vandrille Desgeraux, sous Me Michel Delabarre, 6 may 1647.

Guillaume Billar, sous Me Anthoine Langlois, 30 janvier 1648.

Robert Chalot, sous Me Charles le Huc, 27 mars 1648.

Pierre Furlot, sous Me Anthoine Henault, 17 mars 1650.

Nicolas Picquot, sous Me Jacques Lambert, 6 juillet 1651.

Jehan Dubuc, sous Me Louis Hélie, 27 juin 1651.

Robert Vollet, sous Me Louis Freminot, 17 janvier 1652.

Nombreux feuillets restés blancs.

Le registre contient alors à l'envers, en commençant par le dernier feuillet :

1° Sentence qui condamne Nicolas Queval en 5 livres d'amende et aux depends et lui fait deffence et à tous autres de faire la chirurgie sur peine de punition corporelle et ordonne que les choses saisies soient vendues, du 19 d'aoust 1533.

2° Sentence qui ordonne que Jean le Jeune prêtera screment de barbier seulement et ne mettra en son enseigne que des bassins sans boittes, à la différence des chirurgiens qui auront des boittes, du 5 septembre 1552.

3° Sentence qui condamne Anthoine Roger aux dépens, lui fait défense à l'avenir sur peine du fouet de rien faire de chirurgie et que les ustancilles saisis seront brûlés, 14 décembre 1596.

4° Sentence contre le nommé Pierre Pont, opérateur, qui lui donne un mois après lequel temps il se retirera, du 4 septembre 1624.

5° Sentence qui condamne plusieurs Maîtres en 5 livres d'amende envers M. Hellot, lieutenant, et en 20 livres les gardes, et qui ordonne pour l'avenir à tous les maîtres de se trouver aux assemblées lorsqu'ils auront été convoqués à peine de plus grande amende, 1619.

6° (*hic*) Sentence par laquelle il est dit que tous maîtres après leur réception seront tenus se rendre de la confrérie de Saint-Côme et Saint-Damien et de payer pour droit de hance 10 livres, du 5 juin 1549.

7° Sentence qui envoie Jean le Jeune, barbier, prisonnier, et le condamne en 5 livres d'amende et aux dépends des gardes, lui fait défense à l'avenir de faire rien de chirurgie à peine d'être chassé de la ville, 8 juillet 1555.

8° Sentence qui défend à Corneille Flamen de rien faire de chirurgie à peine de punition corporelle et que les choses saisies lui soient restituées, 11 mars 1596.

Vu : Gaultier, Guilyot.

9° Sentence qui condamne Raulin Nérulle en 20 livres d'amende et lui fait défense ainsi qu'à tous autres de rien faire de chirurgie, à peine de la hart, du 21 octobre 1564.

10° Sentence qui déffend à toutes personnes de pendre enseignes boittes et signes de chirurgie s'ils ne sont maîtres jurés du dit art, du 22 novembre 1560.

11° Sentence contre un chirurgien du faubourg qui avait un apprentif, qui le condamne à l'amende et aux dépends et lui fait défense à l'avenir de commettre cette faute sur les peines aux cas appartenantes, 31 août 1640.

12° Sentence qui défend à Haley, chirurgien préposé à Cauchoise, de prendre aprentifs, 31 août 1640.

13° Sentence qui condamne Paul Drouet, chirurgien au faubourg, en 3 livres d'amende, pour avoir chez lui un apprentif, lui fait défense et à tous autres préposés à l'avenir d'avoir des apprentifs, 16 juin 1649.

14° (hic) Sentence qui condamne Mes de Sahurs, Fisel et Pain, de payer leur quote-part des arrérages des rentes dues par la communauté, 30 juin 1667.

15° (hic) Sentence qui condamne Paul Drouet en 3 livres d'amende et dépends pour tenir son frère chez lui qui n'aurait pas fait d'apprentissage, 4 août 1680.

16° (hic) Sentence qui condamne Me Anthoine Leclerc à payer sa quote-part des arrérages des rentes dues par la communauté, 18 juin 1681.

17° Sentence contre le nommé Glatigny, opérateur, qui lui défend de faire de la chirurgie, amende et dépends, 15 janvier 1684.

18° Sentence qui met Glatigny et les gardes hors de Cour et de procédé et qui permet au dit Glatigny de jouir du temps porté en sa commission, 4 juin 1681.

19° L'intendant décharge les gardes de prendre les noms des maîtres aux délibérations sur papier formulé, 30 janvier 1674.

20° Sentence qui condamne Me de Sahurs à payer sa quote-part des rentes dues.

21° Sentence qui défend au nommé Guillemot, opérateur, de vendre aucunes drogues dimanche prochain passé, 23 juin 1680.

22° Sentence contre la veuve Guérin ayant transporté son droit à Guerout et ayant en sa boutique le nommé Melissan, garçon sans qualité, 4 octobre 1686.

23° (*hic*) Sentence qui défend aux médecins de diriger aucunes choses des aspirants à la maîtrise, 26 novembre 1640.

24° Contre Melissan, garçon sans qualité de la veuve Guérin, 26 septembre 1686.

25° (*hic*) Sentence contre Desforges dit Laroche, expert pour les dents, qui règle la manière de procéder à sa réception, 21 mai 1703.

26° Sentence du Châtelet de Paris contre les serviteurs chirurgiens, 9 janvier 1640.

27° (*hic*) Sentence qui condamne Adrian Destumes, barbier, pour avoir trouvé son serviteur travaillant en chirurgie, 11 avril 1696.

28° Contre un chirurgien de Duclair qui a pris la qualité de garde, 14 mars 1594.

29° Contre Jeuffroy, chirurgien, préposé à Cauchoise, pour avoir trouvé son garçon travaillant en ville, 30 livres d'amende et dépens, 25 février 1684.

30° Contre Lepage pour avoir fait la chirurgie sans qualité, 1er septembre 1642.

31° (*hic*) Contre les chirurgiens des fauxbourgs. Il n'y aura que deux chirurgiens par faubourg qui pourront seulement exercer la barberie et phlébotomie suivant leur acte de réception, et ceux qui y sont à présent établis y demeureront sans tirer à conséquence, 4 mai 1642.

32° (*hic*) Sentence qui condamne Charles Olive, chirurgien du faubourg en 10 livres d'amende et dépens, et lui fait deffense à l'avenir de panser aucuns vérolés, 30 août 1640.

33 (*hic*) Sentence contre les chirurgiens préposés de la campagne qui leur deffend de faire rapports, 28 mars 1591.

34° Sentence contre les barbiers-perruquiers qui les condamne au serment devant les jugés royaux et au payement de 20 livres, 19 janvier 1695.

35° Loizelier, préposé au faubourg, 6 livres d'amende et dépens pour panser un vérolé, et défense d'outrepasser sa commission à l'avenir à peine de 100 livres d'amende et de clôture de boutique, 17 avril 1674.

36° Guillaume Lestru, préposé au faubourg, 30 livres d'amende et 30 livres d'intrerest et dépends pour avoir pansé un vérollé avec deffense de récidive, 26 juin 1674.

37° Défense à Paul Drouet, préposé au faubourg, d'avoir ni prendre de locatif, 15 septembre 1679.

38° Olive, chirurgien préposé, 6 livres envers les gardes, valeur d'un berceau non représenté qui aurait été confisqué au profit des dits gardes et aurait été dépensé, 13 novembre 1640.

39° Gilbert, 6 livres d'amende pour panser de la vérole; en cas de récidive, 100 livres et fermeture de la boutique, 18 avril 1635.

40° Sentence qui défend à Mathieu Boudin, empirique, de faire aucune fonction de chirurgie et à ses semblables, 26 janvier 1559.

41° Sentence qui défend aux chirurgiens des faubourgs de faire la chirurgie en plus oultre que leur commission, et au regard de ceux de Dernetal faute de maître de la ville, demeurant au dit lieu, permis d'exercer pleinement et au cas qu'il y allat demeurer un maître de la ville, défense aux dits préposés d'exercer en plus oultre que leur commission, 4 juin 1630.

42° Sentence qui condamne Bienaize à payer les assistances des maîtres aux actes de son chef-d'œuvre quoi que non alloués, 22 décembre 1596.

43° Sentence qui rend la délibération de la communauté, au sujet des réserves, exécutoire, et qui permet saisir et vendre pour le payement de la dite taxe, 6 avril 1672.

44° Sentence contre Duduit, aspirant pour Elbœuf, qui le condamne à être reçu en la chambre de la communauté devant les jurés royaux de Rouen, 22 septembre 1696.

45° Sentence du bailly qui ordonne aux chirurgiens d'Elbœuf d'être reçus par devant les jurés royaux de Rouen, 10 octobre 1696.

46° Sentence contre le nommé Felon, tenant boutique sans qualité, 3 livres d'amende : 2/3 applicables au roy et l'autre tiers aux gardes; défense de récidiver à peine de confiscation des choses saisies et emprisonnement, 5 octobre 1704.

47° Sentence contre les serviteurs qui sortent de boutique pour entrer dans une autre, donnée en faveur de la veuve Beaurain, 8 mars 1681.

48º 6 livres d'amende à Jacques Duloup et défense d'exercer à l'avenir la chirurgie à peine de punition corporelle, 12 mars 1638.

49º Défense à Paul Toscano, opérateur, d'exercer la chirurgie, 11 août 1703.

50º (*hic*) Contre Hébert, chirurgien au faubourg, qui a outrepassé, 18 août 1702.

51º Antoine Leclerc condamné à payer son honorarium, 13 avril 1663.

52º Contre le nommé Geoffray, pour avoir levé l'appareil d'un maître de la ville et avoir délivré seul le rapport sans avoir appelé le dit maître; condamné aux dépens seuls; ne plus commettre pareille faute, 14 juin 1678.

53º (*hic*) Sentence qui condamne quatre maîtres à payer l'honorarion de la chambre, 7 septembre 1659.

54º (*hic*) Sentence contre le nommé Durand, médecin des urines, par laquelle il lui est fait défense de faire aucune fonction de chirurgie et pharmacie, et a été condamné au cours de sentence, 26 octobre 1703.

55º Contre un nommé Jouas pour avoir tenu boutique sans qualité au faubourg Bouvreuil, 25 février 1695.

56º Contre un nommé Jacques Feret, qui tenait boutique sous le nom de Mᵉ Guillaume Dambin, fermer, dépens; dernier février 1676.

57º (*hic*) Sentence du bailly pour l'enregistrement de l'arrêt du conseil du 24 janvier 1693 sur la manière de procéder aux chefs-d'œuvre, 15 décembre 1694.

58 (*hic*) Acte de désistement d'appel par Paul Drouet à propos de son frère, 4 mai.

59º Guillebert Hidret a outrepassé sa commission de préposé; accord, 24 août 1643.

60º Enregistrement des lettres de bulle par lesquelles il se voit que les rois ont toujours exempté les chirurgiens, faites depuis l'an 1530 jusqu'en 1669.

61º Requêtes des maîtres de la ville, des préposés des faubourgs et de Dernétal, du bureau de l'Hôtel-Dieu, de la campagne, d'Elbeuf, de sages-femmes.

62º (*hic*) Arrest du grand Conseil contradictoirement donné entre le lieutenant du premier chirurgien du Roy et les maîtres et gardes de la communauté des chirurgiens de la ville de Rouen, tant par les chefs-d'œuvre de la ville que de la campagne, pour inventorier les pièces, les clefs du coffre où elles doivent être renfermées, 28 mars 1618.

63º (*hic*) Arrest qui fait defense à Jean Buisson d'exercer la chirurgie et aux maîtres de recevoir aucun maître qu'il n'ait été examiné en présence de deux médecins, 26 février 1584.

Arrest du grand conseil pour le règlement des chefs-d'œuvre, du 6 mai 1647.

64º Aussi arrest moult confirmatif du précédent pour les chefs-d'œuvre, 1656.

65º Arrest de l'échiquier qui défend à Jean Bourdon de ne rien faire de chirurgie qu'il ne se soit fait recevoir maître devant les maîtres et gardes suivant les ordonnances, et fait défense aux gardes d'exiger rien que ce qui est par les ordonnances, ni de buvettes, 20 mai 1504.

66º Arrest du grand conseil qui casse l'élection faite de Mᵉ Fizet pour juré-garde, et qui permet d'informer contre Mᵒ Laisné, lieutenant du premier barbier et chirurgien du roi, 7 mai 1665.

67º Copie d'arrêt de la cour qui décharge les veuves de payer la quote-part des restes de dettes de la communauté, 4 juillet 1672.

68º Arrest du grand conseil qui autorise Jean de Précontal, premier barbier et chirurgien du roi, à nommer un lieutenant qui soit maître de chef-d'œuvre, à la réception duquel il sera procédé de l'avis de l'assemblée de la communauté, 28 novembre 1579.

69º Le grand conseil renvoie Laurent Laisné passer ses examens devant le lieutenant, maîtres et gardes chirurgiens, 10 mars 1662.

70º Olivier Delamare est renvoyé par la cour à donner sa requête pour être reçu suivant règlement, 16 juin 1669.

71º La cour renvoie Gabriel Foynard à l'examen devant le lieutenant et gardes, 29 mai 1584.

72º Arrêt ordonnant que les deniers provenant des chefs-d'œuvre de Dominique Sonnes seront versés pour la communauté.

73° Arrêt contre Mᵉ Quesnel, 1671, 1672.

74° Arrêt défendant à Paul de Manguen de vendre et distribuer des drogues dans le ressort du parlement sur poursuites des médecins et apothicaires, 26 octobre 1610.

75° (*hic*) Contre Guillemot, opérateur, 14 avril 1681.

76° Contre Jean Robineau, barbier, défense de faire de la chirurgie à peine de punition corporelle, 3 mars 1535.

77° (*hic*) Défense à Paul Drouet, du faubourg, d'exercer en ville, 28 avril 1684.

78° Défense d'exercer à Bréant, 19 novembre 1630.

79° Arrêt qui renvoie Anthoine Beruyer, opérateur pour les fractures et luxations, par devant deux médecins et les gardes chirurgiens, pour être interrogé, 3 avril 1698.

80° (*hic*) Arrêt du Grand Conseil entre les chirurgiens de Caen et les commis aux rapports touchant les procès-verbaux où il est dit que les maîtres pourront donner leurs rapports dénonciatifs et défense au lieutenant criminel d'ordonner provision sur les rapports dénonciatifs, mais sur ceux des commis, sinon en cas d'absence, maladie, 1ᵉʳ août 1684.

81° Copie moulée d'arrêt sur requête du privé conseil qui décharge les gardes de l'assignation à eux commise au Parlement, requête de Picot, et fait défense au bailly de Parlement de connaître des affaires prescrites, 24 septembre 1655.

82° Enregistrement des statuts et arrests et vérification d'iceux fait au baillage, 10 décembre 1603.

83° Robert Desportes renvoyé faire chef-d'œuvre chez les gardes en présence de 2 médecins non suspects, 6 mai 1522.

84° M. Delaballe renvoyé au chef-d'œuvre suivant les règlements du Grand Conseil de 1644, 30 mai 1676.

85° Arrêt qui permet au sieur Gras d'exercer la barberie et lui fait défense de faire rien de chirurgie à peine de déchéance de la barberie et de punition corporelle, 18 mars 1532.

86° Guillaume Guillebaut renvoyé pour être reçu à la manière accoutumée, 16 avril 1663.

87° (*hic*) La Cour condamne Richard Legras, barbier, à 5 livres d'amende, lui réitère les défenses et à tous autres de sa qualité de faire rien de chirurgie à peine de punition corporelle sans espérance de grâce et le suspend pour six mois de sa fonction de barbier, 4 juillet 1536.

88° (*hic*) Arrêt du Grand Conseil qui déboute l'Université de médecine de Bourges des prétentions qu'ils avaient de la préséance aux chefs-d'œuvre des chirurgiens, 4 novembre 1622.

89° (*hic*) Les visites des blessés seront faites par les jurés exclusivement des médecins royaux s'ils n'y sont appelés ou ordonnés par justice, 1er septembre 1694.

90° (*hic*) Arrêt en faveur des chirurgiens de la ville de Compiègne pour les chefs-d'œuvre, 17 janvier 1694.

91° (*hic*) Confirmation d'une sentence du bailliage contre Melissan, 15 avril 1684.

Copie du dictum d'arrêt obtenu par les chirurgiens de Nantes touchant les rapports, 31 avril 1694.

92° (*hic*) Arrêt du privé conseil servant de règlement donné à Me Félix, premier chirurgien du roi, et Laisné, son lieutenant à Rouen, le 24 avril 1668.

93° (*hic*) Arrêt à Laisné pour faire observer les règlements du privé conseil de 1665, signifié 18 décembre 1666.

94° (*hic*) Edit du Roi portant suppression des lieutenants du premier chirurgien du Roi et création de deux chirurgiens jurés royaux, 16 février 1692.

95° (*hic*) Règlement pour la communauté de Paris, 28 mars 1611.

96° (*hic*) Douet condamné pour avoir un locatif, 8 février 1680.

98° (*hic*) Jeufroy condamné aux dépens pour avoir levé l'appareil d'un maître de la ville et avoir donné un rapport, 14 juin 1678.

99° (*hic*) Défense à Guillaume Lestru, préposé au fauxbours, d'exercer autrement que sa lettre de réception, 21 mai 1676.

100° (*hic*) Langlois, préposé aux faubourgs, 3 livres d'amende pour avoir donné un rapport sur un corps mort, 30 avril 1638.

101° (*hic*) Les chirurgiens des faubourgs auront 100 livres d'amende s'ils outrepassent leurs droits, ou alors qu'ils se fassent recevoir pour la ville, 24 novembre 1634.

102° (*hic*) Contre les chirurgiens des faubourgs, leur défendant de pendre enseignes avec boîtes ni tableaux, 18 juillet 1630.

103° (*hic*) Défense à Nicolas Langlois, chirurgien aux faubourgs, d'exercer autrement que les autres et que faute par lui de représenter ses lettres de réception qu'il sera de rechef exaa miné, 2 mars 1617.

104° La Cour ferme la boutique de Simon Levesque et lui défend d'exercer la chirurgie, 2 février 1536.

105° (*hic*) Défense à Toscano d'exercer la chirurgie en aucune manière, 22 août 1703.

106° (*hic*) Défense à Pierre Pont d'exercer dans la province, à peine corporelle, droguerie, chirurgie, médecine ou pharmacie, 3 juin 1625.

107° (*hic*) Arrêt du Conseil d'Etat du roi qui rend les charges de jurés royaux héréditaires, 9 septembre 1692.

108° Les jurés royaux nommés par les communautés jouiront des privilèges pendant leur exercice, 22 avril 1692.

109° Pour les charges de médecins royaux, 2 septembre 1692.

110° (*hic*) Arrêt du Conseil des Finances qui taxe la communauté des chirurgiens de la ville de Rouen à 4,500 livres et les 2 s. pour livre, 27 janvier 1693, avec sentence du bailly sur la manière de procéder aux chefs-d'œuvre, 15 décembre 1694.

111° (*hic*) Confirmation sur le chef-d'œuvre par le Conseil d'Etat.

112° Grand Conseil : Privilèges accordés aux chirurgiens jurés royaux, 24 janvier 1693.

Arrêt du Conseil d'Etat sur ces charges, 2 décembre 1692.

113° (*hic*) Arrêt qui réunit les charges de jurés royaux de la généralité de Rouen et Caen aux communautés d'icelles, où il est ordonné que ceux qui seront nommés pour exercer les charges de jurés royaux jouiront des privilèges pendant qu'ils seront en charge, 24 janvier 1693.

114° (*hic*) Arrêt qui décharge les communautés des chirurgiens des sommes demandées pour les maîtres jurés des arts et métiers et les réunit aux corps des communautés qui acquierront les charges de chirurgiens jurés royaux, 2 septembre 1792.

115° Edit du roi qui supprime les barbiers créés en 1673 et crée autres barbiers en chaque ville du royaume, 1691.

116° Edit sur les autres métiers qui ne sont pas en corps de maîtrise, du mois de décembre 1691.

117° Règlement des chefs-d'œuvre (Grand Conseil), 3 mai 1656.

118° Arrêt du 3 décembre pour les jurés royaux, 1692.

119° Manière de procéder aux chefs-d'œuvre, 26 août 1622.

120° Id., de 1644 (Grand Conseil).

121° (*hic*) Arrêt du Grand Conseil entre les médecins de Rouen, le sieur Borde, premier barbier du roy, et Hellot, son lieutenant en la dite ville, touchant les réceptions des aspirants, 1622.

122° Certificat du greffier du premier chirurgien du roi touchant la manière et l'usage de Saint-Cosme, à Paris, pour la réception des aspirants, 4 janvier 1694.

123° (*hic*) Arrêt en faveur de M⁰ Laustonnau, chirurgien royal au Havre, contre les médecins du dit lieu pour le chef-d'œuvre des aspirants, 13 février 1700.

124° (*hic*) Id., pour Bourges, 4 novembre 1622.

125° (*hic*) Id., sur réceptions, 24 janvier 1693.

126° (*hic*) Arrêt du Parlement de Paris sur le fait du droit des chirurgiens pour l'examen des aspirants contre les médecins, du 29 may 1624.

127° Pour procéder aux chefs-d'œuvre, 26 avril 1635.

128° (*hic*) Arrêt obtenu par les chirurgiens de Nantes pour les rapports, 31 août 1694.

129° Manière de procéder aux examens, 3 août 1634.

130° Règlement des chefs-d'œuvre, 6 mai 1647.

131° Edit sur les arts et métiers, mars 1671.

132° 50 livres d'amende pour tout exercice illégal, 23 décembre 1650.

133° Jean Douvy condamné à 30 livres d'amende et à fermer la boutique qu'il avait ouverte sous le nom de M° de Sahurs, 21 août 1670. — Acquittement de Sahurs, 1672.

134° Edit créant deux chirurgiens jurés dans chacune des villes principales et un dans les autres du royaume, 16 février 1693.

135° (*hic*) Règlement entre les médecins et la communauté des chirurgiens de la ville de Rouen dont ils sont respectivement appelants, dernier juillet 1694.

136° Sentence contre M⁰ Lehoué qui tenait deux boutiques. — Fermer une.

137° (*hic*) Transanction entre MM. les Médecins du collège de Rouen et les maîtres chirurgiens pour terminer le procès pendant et indelié au Parlement au sujet de la réception des aspirants, du 15 avril 1709.

138° Condamne les barbiers-perruquiers à être conduits au serment par leurs gardes par devant les jurés royaux et à payer la somme de 20 livres conformément à l'édit de février 1692 et de donner au greffe de la communauté le nom, surnom de leurs garçons, à peine de 50 livres d'amende, 13 août 1698.

139° Arrêt confirmatif de la sentence ci-dessus, 5 août 1665 (?) ou d'une exactitude pareille.

140° Contrats de rentes à des particuliers par la communauté, 1610.

141° (*hic*) Jamet tenant le droit de M⁰ Fournier, condamné à fermer boutique, 12 novembre 1681.

142° Poisson condamné à fermer boutique. Confiscation de tout ce qui a été saisi.

143° (*hic*) Sentence de MM. du Bureau des valides portant décharge du droit de passemaître, ouverture de boutique et apprentifs, 22 avril 1664.

144° (*hic*) Sentence qui condamne Pierre Lecler à fermer sa boutique pour n'avoir qualité n'ayant subi que cinq examens de quatorze qu'il convient subir pour conquérir la maîtrise, 17 août 1679.

145° Perrette Le Massurier condamnée aux dépends des gardes et lui fait déffense de panser aucune maladie à peine de cinquante écus d'amende, 20 juillet 1616.

146° Contre Claude Lefend, amende et dépens, 19 avril 1689.

147° Sentence contre Lamber Pignaire, défense de travailler.

148° Toupin, 20 sols d'amende aux dépens des gardes. Ne pas récidiver, 1ᵉʳ octobre 1642.

149° Agapin condamné aux dépens et ses drogues confisquées et jettées à la rivière, 12 mars 1640.

150° Paul Drouet condamné pour avoir été trouvé travaillant en ville, 29 mars 1688.

151° (*hic*) Pierre Pollain condamné aux dépens des gardes. Les choses sur lui saisies seront brûlées devant sa porte. — Peine corporelle en cas d'acte chirurgical, 1er décembre 1593.

152º (*hic*) Drouet condamné à ne rien faire de chirurgie, 14 décembre 1695.

153º Sentence qui deffend à Centurion de Feuqueray, chirurgien en la compagnie des chevau-légers de Me de Vendosme, de contrevenir et enfreindre les statuts, du 10 février 1667.

154º Bertout rappelé aux règlements, 4 octobre 1610.

155º (*hic*) Défense à Nicolas Deshays, tenant boutique, de faire de la chirurgie s'il n'est pas reçu régulièrement maître, 2 mai 1623.

156º Défense à Arnoult Bertout de faire de la chirurgie, s'il ne montre la permission par lui alléguée, 11 février 1610.

157º A Jeanne Leseigneur, interdiction d'exercer à peine corporelle, 4 octobre 1595.

158º Perrette Carrel condamnée à restituer 10 livres et peine corporelle si récidive, 2 mars 1594.

159º Marieu, 20 sous d'amende, défense de panser à peine corporelle. Ses drogues seront brûlées, 1593.

160º Défense à Marie Boquet de rien faire de médecine, chirurgie et pharmacie, 27 juillet 1593.

161º Marie Caron, 20 livres d'amende, interdiction d'exercice, 20 mai 1638.

162º Défense à Jean Lepage de faire rien de chirurgie, barberie, phlébotomie, 22 août 1630.

163º Marie Caron, défense d'exercer à peine corporelle, dernier février 1630.

164º Nicollas Carel, 50 livres d'amende, pour avoir pansé un blessé, menace de peines corporelles, 29 juillet 1570.

165º (*hic*) Défense à Porchon, par le bailly, d'exercer, 50 livres d'amende, menaces de peines corporelles, 15 septembre 1568.

166º (*hic*) Défense à Me Etienne Lemaistre d'exercer, 19 septembre 1563.

167º Défense à Anthoine Leblanc, compagnon chirurgien, d'exercer avant d'être reçu maître, 2 décembre 1553.

168º Thierry Lamber, 10 livres d'amende, défense d'exercer, 17 avril 1543.

169º Sentence qui ordonne que Fouquet Thorel fera chef-d'œuvre de phlébotomie par devant un docteur en médecine et les gardes chirurgiens, du 9 d'août 1549.

170º (*hic*) Défense à Guillaume Herman, prêtre, de rien faire à l'avenir de chirurgie nonobstant un appel par lui fait d'une première sentence au moyen duquel appel il prétendait toujours travailler jusqu'à la vuide et jugement d'icelui, du 21 octobre 1544.

171º (*hic*) Sentence qui condamne M. Herman, prêtre, en 40 livres d'amende avec intérêts en despends des gardes, 12 mai 1545.

172º Sentence qui envoie Jacqueline Courtin, prisonnière, sur la preuve que voulurent faire les gardes qu'elle avait donné des médicaments abortifs, 25 février 1541.

173º Confirmation d'arrêt contre Jacques Duloup, amende, défense d'exercer, menace de punition corporelle, 20 juillet 1638.

174º (*hic*) Fermeture provisoire de la boutique de Pierre Leclerc qui n'a encore passé que cinq des quatorze examens de la maîtrise, 29 octobre 1679.

175º (*hic*) Arrêt de la Cour condamnant quatre maîtres à payer 50 livres chacun pour l'honorarion de la chambre et qui sert de règlement pour l'avenir, 4 août 1662 (non trouvé).

176º Procédure contre le nommé Durand, inspecteur d'urines.

177º Deux arrêts de l'Echiquier qui renvoient Jean Bourdon par devant les maîtres pour faire chef-d'œuvre suivant les statuts et ordonnances, et défend d'exercer, 16 et 17 avril 1510.

178º Arrêt de la chambre des vacations qui renvoie Martin Mauger par devant les gardes chirurgiens pour être examiné et faire chef-d'œuvre, où il fera venir deux médecins à ses dépens, et ce, sans préjudice pour l'avenir les ordonnances du dit art, 27 avril 1521.

179º Arrêt de la Cour par lequel le plus ancien doit être reçu chirurgien aux prisons de la dite Cour, 21 novembre 1631.

180º Arrêt du Grand Conseil qui renvoie Claude Bouafle par devant le lieutenant de la communauté pour faire son chef-d'œuvre, 30 mai 1616.

181º Main-levée par la Cour des choses saisies à Guillaume Bréard et le renvoie se faire interroger par devant les médecins en la présence des gardes en la forme ordinaire, 19 décembre 1630.

182º Arrêt de la Cour qui défend de passer à la réception de Pierre Lecler, protestant, 22 août 1672.

183º Copie d'arrêt du privé Conseil donné au sujet des religionnaires monnayeurs qui défend d'en recevoir, du 31 août 1673.

184º Arrêt en faveur de Mᵉ Jourdan contre la Compagnie pour avoir voix délibérative en séance obtenue par requête, 13 juin 1693.

185º Règlement des payes et des chefs-d'œuvre, 1647-1665.

186º Arrêt de la Cour de l'Echiquier qui ordonne que Nicolas De la Croix demeurera à ses dépens chez trois autres maîtres que les gardes chacun huit jours où il fera chez chacun une lancette lesquelles seront neuves et visitées par deux médecins et douze autres maîtres que les premiers, 23 décembre 1509.

187º Copie d'arrêt du Grand-Conseil pour le fait du premier barbier, du 19 avril 1579.

188º (*hic*) Copie d'arrêt du Parlement de Paris qui ordonne que les chirurgiens de la peste après six ans de service pourront être immatriculés en la communauté en faisant une légère expérience et sans frais et qu'ils auront leur boutique fermée pendant qu'ils rendront service aux malades, du 20 mars 1630.

189º (*hic*) Du Grand Conseil, les requêtes des aspirants seront signées des conducteurs, le lieutenant les fera immatriculer sur le registre de la communauté dans la huitaine après la réponse d'icelle, du 25 mai 1663.

190º Arrêt du Parlement de Paris contre Pompée de Garant, défense d'exercer, 23 mars 1599.

191º (*hic*) Arrêt du Grand Conseil pour les chirurgiens de Lyon. Les chirurgiens de la peste n'auront séance aux assemblées qu'après les maîtres de chef-d'œuvre et ne pourront être jurés garde qu'après avoir fait les légères expériences portées aux arrêtés, du 11 mai 1630.

192º (*hic*) Fermeture de la boutique de Gilles Harmel qu'il tient par transport ou sous le nom de Mᵉ Duboc, absent de la ville, juin 1670.

193º (*hic*) Sentence contre Mᵉ Thiphaigne de la Roche qui

transportait son privilège auquel il a été défendu de ce faire, dépends, 23 août 1698.

194° Règlement dressé le dernier de décembre 1667.

195° Lettres aux chirurgiens des fauxbourgs et requête de Thomas.

196° Sentence de Messieurs du Bureau des valides portant décharge du droit de passemaître et ouverture de boutique, 10 mai 1661.

197° (*hic*) Thibaut fils condamné à fermer une de ses deux boutiques, 3 avril 1700.

198° (*hic*) Exemptions et privilèges accordés aux chirurgiens de la ville de Rouen touchant l'art militaire.

199° Liasse concernant le procès de la communauté contre François-Henri Jourdain, chirurgien, reçu par le privilège du Bureau, lequel voulait se dispenser du droit royal et d'honorarium et se dispenser de venir en la communauté, lequel a été condamné par sentence du bailliage du 27 mars 1711 et a exécuté la dite sentence ainsi qu'il est fait mention sur le registre des délibérations de la communauté des 22 juin et 13 juillet de la dite année.

La communauté des Maîtres chirurgiens de la ville de Rouen assemblés en leur chambre commune suivant le billet de convocation envoyé par M. le lieutenant et M. le premier chirurgien du roi en date 19°, assemblée ce jour 20°, pour procéder à l'inventaire des pièces et écritures qui sont dans le coffre de la communauté, il a été arrêté qu'après avoir fait lecture de tout ce qui est sur le présent registre que l'on fera en nouveau inventaire des pièces dont il y a écrit en la marge « *hic* » et que les autres pièces seront toutes mises en liasses dans un coffre comme pièces anciennes et de peu de conséquence, et qu'il sera mardi prochain procédé au dit inventaire, fait cejourd'hui vingt octobre mil sept cents vingt quatre.

Beaurain, Thibaut.

Cejourd'hui 24 octobre 1724 ont été choisies plusieurs pièces pour faire inventaire et renvoyé le reste à jeudi prochain.

Beaurain.

PREMIERS REGISTRES

DES

ACTES DE LA COMMUNAUTÉ

LISTES DES MAITRES ET PROMOTIONS

Registre n° 111 de l'inventaire de 1741.

(*Liasse E., 217-221.*)

Les deux registres dont le résumé suit contiennent des répétitions nombreuses dues à ce que chaque lieutenant, promu en charge, recommençait une nomenclature sans se préoccuper, semble-t-il, de ce qu'avait écrit son prédesseur. Il est vraisemblable que l'arrêt de 1668, ordonnant la nomination d'un greffier et l'établissement de registres réguliers, avait besoin d'un certain temps avant d'être assimilé par les mœurs séculaires des communautés. Il y aurait eu une période de tâtonnement. La notation des décès ou des démissions fut faite au cours des années suivantes et par diverses mains, à en juger par l'écriture.

Les noms des maîtres chirurgiens de la ville de Rouen selon l'ordre de leur réception jusques en l'année 1670 et vivants en l'année 1682.

Mᵉ Michel Lambert — *obiit.*
Mᵉ David Delamare — *ob.*
Mᵉ Nicolas de Sahurs — *ob.*
Mᵉ Jacques Lambert — *ob., anno 1702, mense januari.*
Mᵉ Louis Le Houé l'aisné — *abiit ad plures, anno 1693.*
Mᵉ Charles de Grouchy l'aisné — *ob.*
Mᵉ Charles Le Huc — *ob., ad plures, anno 1699.*
Mᵉ François Roussel — *ob.*
Mᵉ Guillaume Danbin — *ob.*
Mᵉ Nicolas de Manteville — *ob.*
Mᵉ Nicolas Fizet (*ob. ad plures, anno 1694.*
Mᵉ Jean Delagrange — *ob.*
Mᵉ François Defrance — *ob.*
Mᵉ Michel de Saint Aubin — *ob. ad plures, anno 1700.*
Mᵉ Pierre Delaballe — *ob.*
Mᵉ Jean Pain — *ob.*
Mᵉ Dominique Sonnes — *ob.*
Mᵉ Claude Beaudoin — *ob.*
Mᵉ Pierre Quesnel.

Mᵉ Raoul Delamare.

Mᵉ Adrien Lambert l'aisné.

Mᵉ Jacques Fournier.

Mᵉ Jean Félon.

Mᵉ André Forbras.

Mᵉ Théodore Bréhu.

Mᵉ Laroche l'aisné, 1693.

Mᵉ Louis Guérin, *conseil* (1).

Mᵉ Jacques Aveaux, 1703.

Mᵉ Louis Le Houé le jeune.

Mᵉ Charles Féry.

Mᵉ Louis Le Prévost.

Mᵉ Martin du Vaupan.

Mᵉ Nicolas de Grouchy le jeune, *lieutenant de M. le premier chirurgien-barbier du roy.*

Mᵉ André Le Brasseur.

Mᵉ Jean Veayre.

Mᵉ Adrien Lambert le jeune — *ob.*

Mᵉ Pierre Lemoine le jeune — *ob.*

Mᵉ Jacques Desfriches — *ob. ad plures, anno 1693.*

Mᵉ Jean-François Le Masson — *par le conseil.*

Mᵉ Jacques Cahaignes, 1705.

Mᵉ François Guyliot — *ob. par la peste.*

Mᵉ Jean Bordenave — *ob.*

Mᵉ Louis Desportes.

Mᵉ Jean de Héroult (?).

Mᵉ Louis Helye.

Mᵉ Pierre de Manteville.

Mᵉ Edouard Le Picard.

Mᵉ Jean Lambert — *ob.*

Mᵉ Jean Delagrange.

Mᵉ Jean Loyseau — *ob.*

Mᵉ Louis Jourdan — *reçu par la peste.*

Mᵉ Robert Marette.

Mᵉ Jean De la Fosse.

---

(1) La nomination « par le conseil » équivaut à l'autre annotation : « par la peste ».

Mᵉ François Thibaut — *ob.*

Mᵉ Guillaume Thiphaigne.

Mᵉ Gilles (Gyles) Roussel — *reçu par la peste.*

Mᵉ François Beaurain — *reçu par la peste.*

Mᵉ Guillaume Maugé.

Mᵉ Etienne Godin — *reçu par le bureau, doit le droit royal.*

Mᵉ François Thibault minor.

Mᵉ Jean Darracq.

Mᵉ Nicolas de Nollant — *ob.*

Mᵉ Robert Hélye.

Mᵉ Louis Supaux — *reçu pour le lieu de santé.*

Mᵉ Pierre Herrier.

Mᵉ Jacques Aveaux.

Mᵉ Charles Amiot — *ob., reçu par le bureau.*

Mᵉ Paul Drouet.

Mᵉ Zacharie Sonnes, 1705.

Mᵉ Pierre Rouverel, 1705.

Mᵉ Harré.

Registre pour les lettres
des Maîtres (barbiers) chirurgiens.

DANS LE RESSORT DU BAILLIAGE ET VICOMTÉ DE ROUEN COMMENÇANT L'AN DE GRACE 1672 SOUS Mᵉ CHARLES DE GROUCHY, LIEUTENANT DE Mᶜ FÉLIX, PREMIER CHIRURGIEN DU ROY ET GARDE DES CHARTES ET PRIVILÈGES DE L'ART DE CHIRURGIE DU ROYAUME DE FRANCE. COMME AUSSI SOUS Mᶜ NICOLAS DE GROUCHY, FILS DU SIEUR CHARLES, AUSSI LIEUTENANT DE MON DIT SIEUR FÉLIX, COMMENÇANT L'AN DE GRACE 1676.

(Liasse E, 217-221.)

Liste des maîtres chirurgiens de la ville de Rouen suivant l'ordre de leur réception, vivants l'an du Seigneur, sous Mᶜ Charles de Grouchy, lieutenant de Mᵉ Félix, premier barbier chirurgien du roy *gbc* soixante et douze et sous Mᶜ Nicolas de Grouchy ayant eu la charge le 25 avril 1676 (1).

---

(1) Les indications de décès et de réception ne sont pas de la même écriture.

Mes Michel Lambert, doyen — *obiit* 1684.

Pierre Mainet, *ob.*

David Delamare, reçu le 5 mai 1636 — *ob.* 1694.

Nicolas de Sahurs, reçu le 3 mai 1636 — *ob.* 1687.

Jacques Lambert, reçu le 28 septembre 1638 — *ob.*

Louis Thibaut, pas de dates.

Louis Lehoué, reçu le 17 août 1639 — *ob.* 1693.

Charles de Grouchy, lieutenant, reçu le 8 avril 1641 — *ob.* 1685.

Jean Heurtault — *ob.* 1665.

Charles le Huc, reçu le 27 avril 1643.

Jacques le Vilain, reçu le 6 juin 1644.

Adrien Du Bosc.

François Roussel, reçu le 31 mars 1648 — *ob.* 1694.

Louis Hélie, reçu le 5 octobre 1648.

Guillaume Danbin, reçu le 13 décembre 1649 — *ob.* 1689.

Nicolas de Manteville, reçu le 3 octobre 1650 — *ob.* 1684.

Nicolas Fiset, reçu par la peste, *ob.* 1694.

Pierre Lemoine.

Jean de la Grange, reçu le 14 janvier 1653 — *ob.* 1686.

François de France, 6 mai 1654 — *ob.* 1684.

Michel de Saint-Aubin, 5 oct. 1654 — *ob.*...

Philippe du Verger.

Pierre de la Balle, 18 juillet 1656 — *abiit pro religione* 1685 — *ob.* 1689.

Jean Pain, 17 octobre 1656 — *ob.* 1688.

Dominique Sonnes, 17 octobre 1657 — *ob.* 1705.

Anthoine le Clerc, par le Conseil.

Claude Beaudoin, 9 septembre 1658 — *ob.* 1697.

Pierre Quesnel, 27 mai 1659 — *ob.* 1684.

Raoult de la Mare, 1er juillet 1659.

Adrien Lambert, 25 août 1659 -- *decanus ob.* 1718.

Jacques Fournier, 23 septembre 1659.

Jehan Félon, 24 novembre 1659 — *ob.* 1694.

André Forbras, 4 septembre 1660 — *ob.* 1687.

Théodore Bréhu, 6 octobre 1660.

Laurent Lainé, 1er juin 1662 — *ob.* 1693.

Louis Guérin, par le Conseil — *ob.* 1695.

Mes Jacques Aveaux, 7 janvier 1666.

Louis Le Houé, 6 avril 1666 — *ob.* 1709.

Charles Fétry, 28 mars 1668.

Louis Le Prévost, par la peste, 28 janvier 1669 — *ob.* 1690.

Martin du Vaupay, 1er mars 1669 — *ob.* 1690.

Nicolas de Grouchy, 1670, lieutenant du premier chirurgien, 24 septembre.

Jehan Félon le jeune, 7 novembre 1672 — *ob.* 1676.

André Le Brasseur, 4 mai 1673 — *ob.* 1686.

Jean Veayre, 10 septembre 1676 — *ob.* 1718.

Adrian Lambert minor, 29 juillet 1678 — *ob.* 1719.

Pierre Lemoine, 25 août 1678 — *ob.* 1692.

Jacques Desfriches, 13 septembre 1678 — *ob.* 1693.

Jean François le Maçon, 30 septembre 1678, agréé — *ob.* 1694.

Jean de Beaumont, 1er mars 1679 — *ob.* 1679.

Jacques Cahagne, 7 juin 1679 — *ob.* 1704.

François Guilyot, reçu pour la peste, 24 octobre 1679.

Jean de Bordenave, 7 mai 1681 — *ob.* 1694.

Louis Desportes, 22 octobre 1681.

Jean de Hénault, 29 avril 1682.

Louis Helye, 31 juillet 1684.

Pierre de Manteville, 28 septembre 1684.

Hédouard Lepicard, 23 mai 1685.

Jean Lambert, 10 juillet 1686 — *ob.* 1693.

Jean de la Grange, 28 août 1687 — *ob.*

Jean Loyseau, 23 décembre 1687 — *ob.* 1705.

Robert Marette, 26 septembre 1691.

Louis Jourdan, reçu par la peste et immatriculé en la communauté le 10 août 1689.

Jean de la Fosse, 6 mai 1693.

François Thibault, 10 juin 1693.

Guil. Thifagne dit La Roche, 8 juillet 1693.

Gilles Roussel, reçu par le Bureau, immatriculé le 11 avril 1695 — *ob.* 1718.

François Beaurain, reçu par la peste, 17 janvier 1697.

Guillaume Maugé, 11 mars 1698.

Etienne Godin, reçu par le Bureau, 17 février 1698.

François Thibaut le fils, 29 avril 1698.

22

Mes Jean Darac, 27 mai 1698.

Nicollas de Nollant, 25 juin 1698.

Robert Helye, mai 1701.

Louis Chupaut, reçu par la peste, 21 octobre 1700.

Pierre Serrié, 30 août 1702.

Jacques Aveaux, 31 mai 1702.

Charles Amiot, reçu par le Bureau, im. le 17 janvier 1704.

Paul Drouet, 22 novembre 1704.

Zacharie Sonnes, 25 février 1705.

Pierre Rouverel, 15 juillet 1705.

Nicollas Harré, 27 juillet 1707.

Jean Matias Du Val, 28 juillet 1711.

Henry Jourdain, reçu par le Bureau, 22 juin 1711.

Guillaume Grehalle, 21 octobre 1711.

Jacques-René Le Bourdais, 30 décembre 1711.

Adrian Danbrun, 12 octobre 1712.

Louis-Pierre Le Houé, 30 décembre 1712.

François Beaurain, 21 février 1714.

Nicolas Nicolle, 3 mai 1714.

Guillaume Marin Le Prévost, 25 septembre 1715.

Joseph-Alexis Gigot, 1er septembre 1717.

Jacques Ménard, 30 décembre 1717.

Actes de la communauté.
Réception des chirurgiens-barbiers préposés
pour la circonscription de Rouen,
des sages-femmes, dentistes, bandagistes, etc.

— Jouenne à Elbeuf, voir page 186, lettre de maîtrise.

— François Fizelier, 31 octobre 1672, à Ry — maîtrise du 5 décembre 1651.

— Pierre Léger, 31 octobre 1672, à Oissel — maîtrise de 1661.

— Abraham Lefebvre, 2 novembre 1672, à Elbeuf — maîtrise du 18 octobre 1641.

— Pierre Lecarpentier, 4 novembre 1672, à Blainville — 1661.

— Jean Dieppedalle, 5 novembre 1672, à Saint-Georges — maîtrise du 12 octobre 1671.

— Pierre Vidame, Elbeuf — maîtrise du 2 septembre 1671.

— Thomas Julien, Canteleu et Croisset, maîtrise du 1er novembre 1671.

— François Assout, Saint-Victor — m^se du 8 novembre 1661.

— Robert Gosset, Elbeuf — maîtrise du 25 septembre 1660.

— Raques (?) Chouquet, Elbeuf — maîtrise du 15 novembre 1663.

— Guil. Prentout, Varengeville — lettres signées Bouafles.

— Denis Jouault, Saint-Victor-l'Abbaye — m^se du 5 mars 1667.

— Louis Godard, Elbeuf — maîtrise du 7 mars 1667.

— Guil. Prentout, Barentin — maîtrise du 3 novembre 1671.

— Louis Lemonnier, Clères — se dit maîtrise du 14 novembre 1661 (a oublié ses lettres).

— Pierre du Cancel, Bosc-le-Hard — demande à passer maîtrise, 16 novembre 1672.

— Charles Léger, Dernetal — maîtrise du 10 octobre 1650.

— Madeleine Lemère, femme de Charles Léger, chirurgien à Dernetal, reçue obstétrice en la ville de Rouen et ailleurs, du 8 mars 1667 — autorisée dans l'officialité de Rouen depuis 1664.

— Charles Léger, de Dernetal, demande à passer maîtrise, 15 novembre 1672.

— Jeanne Thomery, femme de Jacques Milon, reçue obstétrice à Dernetal, 14 juillet 1665, née à Rouen, 16 juillet 1632.

— Nicollas Ivenet, Fontaine-le-Bourg — m^se du 22 janvier 1643.

— Nicol. Prentout, Roumare — maîtrise du 15 juillet 1667.

— Michel Lepicard, Pavilly — maîtrise du 10 novembre 1662.

— Jean Rasset, faubourg Saint-Hilaire — 12 may 1655, *ob.*

— Nouel Desforges, Cailly — reçu le 17 novembre 1672.

— Nicol. Haley, Dernetal — maîtrise du 6 octobre 1663.

— Jacques Lefebvre, Pavilly — maîtrise du 30 octobre 1671.

— Anthoine Duverger, Dernetal.

— Jacques Enquebart, Dernetal.

— Guil. Lebon, faubourg Martainville — m^se du 26 mars 1666.

— Barbe Saillot, Dernetal, obstérice, femme de Jacq. Augard, chirurgien à Dernetal.

— Constant de Beaumont (de Neufchâtel) demande à exercer à Malaunay; a étudié à Foucarmont, en Picardie — reçu après examen, 1672.

— Charles Léger, Dernetal — réception, 1672.

— Paul Drouet, faubourg Cauchoise — maîtrise de 1669, 6 juin.

— Pierre Du Cansel, bourg du Boulehart — reçu, 1672. Présidence de noble homme Guil. de Houppeville.

— Gabriel Doudement, Cailly — maîtrise du 21 mai 1668.

— Louis Frémont, Fleury — maîtrise du 12 août 1662.

— Louis Viel, Ry — maîtrise du 2 mai 1661.

— Jacques Thomas, faubourg Bouvreuil — m^{se} du 25 février 1659.

— Jean le Boursier, Pont-Saint-Pierre, successeur de son père — reçu le 2 octobre 1673.

— Nicolas Trenet, Fontaine-le-Bourg, successeur de son père.

— Pierre Geffray, faubourg Cauchoise — reçu sous présidence du médecin, 13 novembre 1673.

— Philippe Agasse, admis apprentif de Ch. de Grouchy — 16 mai 1675.

— Duvergier, 1673 — admis aux faubourgs.

— Jean Loyseau, pour être reçu maître à Rouen — requête, 29 novembre 1676.

— Thomas de St-Ouen, Elbeuf — maîtrise du 23 juillet 1676.

— Raymond Dufaux, de Béarn, apprentif — 14 août 1676.

— Jean Viaire, de Bergerac en Périgord — s'inscrit pour les épreuves de la maîtrise à Rouen.

— Robert Gosset, Elbeuf — maîtrise du 25 septembre 1660.

— Nicollas Duteurtre, Oissel — candidat aux examens.

— Godard, Elbeuf.

— Veuve Guillebert, faubourg Bouvreuil, succède à son mari.

— Madeleine Hommery, obstétrice à Dernetal, confirmée — septembre 1676.

— Charles Léger, Dernetal, confirmé — 26 septembre 1676.

— Charles Léger fils, confirmé, Dernetal — 1676.

— Pierre Leclerc, fils de Me Anthoine Leclerc, chirurgien à Rouen, aspirant à continuer les épreuves de son chef-d'œuvre, interrompues par l'opposition de Me Laurent Laisné, qui s'en désiste, « vu l'arrêt de la cour du parlement de Rouen qui renvoie le nommé Jean Viayres procéder à son chef-d'œuvre par devant vous, nonobstant l'opposition y formée pour le même sujet », et cependant se retirera par devant Messieurs les doyens en médecine pour savoir si, dans le temps par nous à lui accordé, ils n'ont point d'acte en leur collège afin d'être présents à tous les actes du chef-d'œuvre — transcript en notre chambre de juridiction cejourdhui 17e jour d'août 1676, de Grouchy ».

— Laurence Pollet, nommé maître à Elbeuf — 4 janvier 1677, signé Le Pigny et les maîtres chirurgiens.

— Huet, nommé à Pacy, près Evreux — 1676.

— Abel Enguehart, Dernetal, nommé le 24 mars 1677.

— Louis Lamy, nommé au faubourg Saint-Sever — 1677.

— Alonce Poisson, faubourg Cauchoise.

— Pierre Geffray, faubourg Cauchoise.

— Isidore Theroult, apprentif de de Grouchy.

— Eloy Vignier, de Péronne — abbé des escoliers en chirurgie.

— Gabriel Doudement — imle pour Cailly, 15 octobre 1677.

— *François Guillot*, âgé de 30 ans environ, garçon chirurgien chez Le Huc, présenté par ce dernier, et Baron Pigny, médecin, ainsi que par les autres administrateurs de l'Hôtel-Dieu, pour être nommé maître après 8 ans de bons services au lieu de santé et chirurgien ordinaire pour la peste en remplacement de Coquerel qui occupait cette place auparavant et est décédé. Après examen sur la chirurgie et la maladie contagieuse, en présence des sieurs médecins et du chirurgien du lieu de santé, Guillot est nommé chirurgien ordinaire du lieu de santé aux gages de 800 livres par an en temps de maladie, payés par cartier d'avance, et de jouir des privilèges de la maîtrise en chirurgie à la charge de servir douze ans entiers — prête serment — 30 décembre 1677.

— Anne Le Heuc, veuve de défunt Michel de la Barre, tenant boutique au bout du pont, paroisse de Saint-Martin, prend comme garçon François Dumont, de Rouen, ayant fait son apprentissage chez Me Le Houé fils, et est venue le déclarer au greffe de la communauté.

— Geneviève Hédou, 18 janvier 1678, veuve de Henri Félon, chirurgien juré à Rouen, rue des Charrettes, paroisse Saint-Vincent, prend comme garçon Etienne Roussel, natif de Pont-Audemer — apprentif de son père.

— Marie Egdé, veuve de Jean Legris, maître, rue de Lachièvre, paroisse de Saint-Maclou — garçon, Jacques Féret, de Lyon, apprentif de Grosos.

— Anigaye de Bremoy, veuve de Philippe du Verger, juré à Rouen, boutique sur la Renelle, paroisse Saint-Godard — garçon, Isidore Ratienville, fils de maître à Rouen, en Bray.

— Marie Briant, veuve de Isidore Lemoine, maître à Rouen, boutique au Viel-Marché, paroisse Saint-Sauveur — 2 serviteurs : Isidore Lemoine, son fils, et Claude Monthieu de Bourg-en-Bresse.

— Catherine Renard, veuve de Charles Le Peley, chirurgien barbier à Rouen à la Croix-de-Pierre — 2 serviteurs avec Pierre Le Pelay, son beau-frère : le premier nommé Etienne Fort, de Gascogne, et Prentout, fils de Prentout, de la paroisse de Varengeville.

— 19 janvier 1678. — Geneviève Everard, veuve de Jean Nicolle, chirurgien, boutique proche Sainte-Croix-Saint-Ouen — garçon, Edouard Lepicard, de Fécamp, apprentif d'Olivier, chirurgien à Fécamp.

— Françoise Le Saunier, veuve de Nicolas Linant, chirurgien à Rouen, rue au Coq, paroisse Saint-Godard — garçon, Pierre de la Vesse, de Gascogne.

— Marguerite Doublet, veuve du sieur Nicol. Nuroy, boutique près la fontaine Lisieux — serviteur, Lecompte, de Saint-Victor-en-Caux.

— Marie Thérout, veuve du sieur Thibaut, maître à Rouen, boutique rue et paroisse de Saint-Nicolas — seul serviteur, François Thibaut, son fils.

— Marie Cathelin, veuve de Pierre Cognart, chirurgien-barbier à Rouen, boutique rue et paroisse Saint-Godard — serviteur, Jacques Delarey, de Languedoc.

— Hélène Joineaux, veuve de Balthazar Pollet Rambault, maître à Rouen, boutique derrière la Vanne, paroisse Saint-Nicolas — serviteur, François Ramat, de Sainte-Marguerite.

— Louis Le Prévost, jeudi 3 février 1678 — reçu par la peste comme Nicolas Fizet en 1665.

— René Briant, aspirant pour Rouen.

— Jean Veayres, aspirant à Rouen — 10 septembre 1676.

— Jacques Desfriches, d'Orléans, aspirant à la maîtrise.
— Isidore Guillots, de Touffreville-en-Caux, aspirant pour
    Saint-Georges, reçu sous la présidence de M. Barasin,
    docteur en médecine.

BARBIERS :

— Jean Plainer, barbier à Rouen — 3 mai 1878.
— Jean Vaillant, barbier à Rouen   id.
— Barthelemy Souvigner, barbier à Rouen.
— Jacques Dubosc, barbier à Rouen — tous pourvus par
    lettres de Sa Majesté données en sa grande chancellerie,
    signées sur le repli par le roy, Meulan, avec paragraphe,
    et scellées d'un grand sceau de cire jaune, font serment
    de ne s'entremettre, ni eux ni leurs serviteurs, en rien de
    chirurgie.
— Eloy Auber, barbier, id.
— Paul Peyron, barbier à Rouen, id.
— Isidore Mariel, barbier à Rouen, id.
— Jean Piron, 4 mai 1678, l'un des *vingt* barbiers de cette ville.
— Jean Cormainville.

Requête de Adrien Lambert, fils de Mᵉ Jacques, qui depuis
16 ans a toujours exercé l'art de chirurgie, tant à Rouen qu'à
Paris, Lyon, Bordeaux, Marseille et autres, et servi Sa Majesté
dans ses armées — se fait inscrire pour les examens de maîtrise — 1678.

BARBIERS-PERRUQUIERS IMMATRICULÉS EN PRÉSENCE
DE LEUR SYNDIC ET DE LEURS GARDES :

Planier, Vaillant, Souvigner, Aubé, Thiron, Gizet.

— Jean Mesnard, barbier à Rouen — 6 mai 1678.
— Armand Sacquépée, barbier à Rouen.
— Isidore Lefebvre, id.
— Isidore Dufour, id.
— Jacques Davout, id.
— Jean Doury, id.
— Isidore Barré, id.

— Nicolas de Blainville, id.
— Toussaint Bachelier, id.
— Jacques Busbon — Marie Evoy, sa veuve.
— Charles Heute, barbier.

SAGE-FEMME.

Rectification de diplôme.

— Marthe Baillet, femme de Nicolas Lamouche, paroisse Saint-Martin-du-Pont, laquelle, conformément aux édits, déclarations du roi et sentences sur ce nous avait communiqué ses lettres de réception en l'art des accouchements pour cette ville et datées du 10 décembre 1668, signées de Chalon et Pandl, chacune paraphée, qui font foi la dite Baillet aurait été ci-devant interrogée et examinée par les sieurs Pigny et Barasin, docteurs en médecine, et Le Huc, chirurgien juré au dit Rouen, le 7 décembre au dit an, et comme iceux docteurs en médecine et chirurgiens n'ont ni n'ont eu aucune qualité pour recevoir les examens de la dite Baillet, elle nous avait présenté nouvelle requête aux fins de lui délivrer nos lettres pour avec icelles continuer l'exercice de l'art des accouchements, ce que nous avons fait après l'inquisition par nous faite de ses vie, mœurs et religion, et n'étant besoin des médecins ni autres chirurgiens, avons reçu le serment, etc.

SAGES-FEMMES :

— Jeane Doudement, femme de J.-B. Lampérière (signe avec une +), de la paroisse Saint-Maclou.
— Catherine Le Clerc, femme de Mathieu Touzé, paroisse de Saint-Martin-sur-Renelle.
— Marie Doudement, de Saint-Sever (signe avec une +).
— Catherine Beauvallet, Rouen, reçue pour avoir prouvé son savoir dans des accouchements difficiles.
— Catherine Le Maleux.
— Catherine Auber — rereçue, car l'avait été par les docteurs en médecine, en 1667, qui n'avaient pas qualité pour cela.
— Marguerite Halley, femme de Nicolas Boudier — de même

avait été reçue par Lampérière et Lempéreur, chirurgiens.

— Judith Lamy, id., — reçue par le Dr Decouvry et Langlois.

— Anne Lemichel, femme de Jean Le Vilain, Saint-Godard, id.

— Jeanne Lampérière, id.

— Marie Chochard, femme de Jouassin Blongué.

— Sarah Caron.

— Marguerite Andrieu.

REQUÈTES.

— Adrien Lambert — requête pour examens — reçu.

— Théophile Gobé, de Montivilliers — serment d'apprentif.

— Nicolas Cahagne, de Bacqueville — requête pour examens, reçu pour Fleury devant le Dr Jacques Boujonnier — 1678, 6 juillet.

— Pierre Lemoyne, 22 ans, fils du Me Pierre Lemoyne, présente requête pour examens.

Signé : Fizel, greffier — DE NOTRE HOTEL D'ECOLE.

Reçu le 25 août à notre Hôtel d'Ecole.

ETUVISTES-BAIGNEURS.

— Devant nous, Nicolas de Grouchy, cy devant vacant en la Chambre commune des barbiers-baigneurs-étuvistes et perruquiers y assemblés pour nommer un d'entre eux pour gérer les affaires de la dite communauté aux lieu et place de M. Jean le Vaillant, sortant de charge, il a été arrêté à la pluralité des voix que M. Paul Pairon est nommé nouveau syndic pour pendant la présente année gérer bien et dûment les affaires d'icelle communauté.

ACTES DIVERS.

— Robert Léger, reçu pour Monville — 9 septembre 1678 — présidence de Nicolas le Paumier, docteur en médecine.

— Jacques Desfriches, reçu maître à Rouen — Dr Barasin, président — 30 septembre 1678.

— Martin du Vaupay, garde en 1676 — reçu des pièces de la communauté.

— Louis Hélye, garde en 1673 — donne reçu des pièces et écritures.

— Jean-François Lemasson, reçu maître.

— Thomas Julien, reçu pour Croisset.

— Jean Richer, reçu pour Quevilly.

— Guil. Thiphaigne dit la Roche — confirmé dans sa réception du 4 mai 1667, sous Laisné, lieutenant, avec Pierre Quesnel, Jacques Aveaux, etc., pour tirer les dents, faire l'opération de la réduction de l'intestin, bandages, etc.

— Guillaume Fleury, inscrit apprentif de Guil. Danbin.

— J.-B. de la Baulme Saint-Germain nommé opérateur — opération et réduction de l'intestin — nomination confirmée.

— Hélène Joineaux, veuve de Baltazard Pollet Rambault, déclare tenir boutique rue Lamauve avec un seul serviteur : Blaise Baril, natif de Lisieux.

— Immatriculation de *Jean de Beaumont*, aspirant pour Rouen — reçu en notre hôtel d'écolle le 1er mars 1679.

— Charles de Grouchy, nommé premier garde — 17 février 1679.

— Anthoine Richard, nommé à Boulehart (*Bosc-le-Hard*).

— Pierre Lefebure, reçu pour Elbeuf — 8 mars 1679 — Dr Barasin, président.

— Jacques Cahagne, reçu maître à Rouen — 7 juin 1679.

— Jacques Féret, de Beauficel, comp. chir. aspirant à Rouen.

— Jacob Leroux — reçu pour Duclair.

— Pierre Sénécal — reçu barbier pour Elbeuf.

— Jean Ménard, nommé syndic des barbiers-baigneurs-étuvistes — 26 août 1679.

— Thomas Louvet, de Caen, nommé pour Isneauville — Dr Barasin, président.

— Jeanne Malet, veuve de Robert Buzot, nommée sage-femme à Rouen. (Certific. des adm. de l'Hôtel-Dieu de Paris.)

— François Guilyot, reçu maître par la peste du lieu de santé — maître pour Rouen.

— Jean Félon, garde des barbiers-chirurgiens.

— Louis Leprevost, garde.

— Nicolas Sanaria, aspirant à Rouen.

— Pierre Saillard, aspirant, est interrogé sur les maladies spéciales aux voyages en mer et reçu pour exercer sur les vaisseaux — 17 avril 1680.

- Dominique Sonnes, nommé garde.
- Pierre Barré, nommé syndic des barbiers — avril 1680.
- Giles Lefebure, nommé syndic des barbiers-étuvistes.
- Marthe Crestel, nommée sage-femme à Rouen.
- Michel de Saint-Aubin, garde des barbiers-chirurgiens.
- Jean Duchesne, nommé pour Ry — 13 mars 1681 — Dr Saunier, président.
- Jean de Bordenave, nommé maître à Rouen — 7 mai 1681.
- Isidore Lefebure, syndic des barbiers-baigneurs — août 1681.
- Louis Desportes, nommé maître à Rouen — 22 octobre 1681.
- Isidore Nipiville, 17 ans, de Harfleur — inscrit apprentif.
- Nicolas de Manteville, garde — prête serment.
- Jean de Hénault, fils d'Antoine de Hénault — aspirant.
- Madeleine Ousolle, veuve de Isaac de la Roche — déclare sa boutique rue de la Croix-de-Fer — serviteur : Pierre Legris (paroisse Saint-Nicolas-ès-liens).
- Jean Leprévost, barbier-étuviste — traite avec Pierre Mavial et prend sa place une des vingt de Rouen devant les tabellions et ayant ses lettres de Sa Majesté après chef-d'œuvre — 29 janvier 1682.
- Pierre Piquet, barbier-baigneur-étuviste — remplace Gilles Lefebure.
- Isabeau Cauchois, femme de Thomas Coquerel — sage-femme à Duclair.
- Pierre Levesque, aspirant pour le faubourg Saint-Sever.
- Jean de Hénault, reçu maître à Rouen — 29 avril 1682 *en notre Hôtel d'école* — présence de Chandelier et Noël, médecins.
- Barthélemy Sourignère, nommé dans les vingt barbiers-baigneurs.
- Pierre Hébert, aspirant, faubourg Saint-Sever — nommé le 13 juillet 1682.
- Pierre Levesque, reçu pour Saint-Sever — 22 juin 1682.
- Me Saint-Aubin, nommé garde.
- Marie Nepveu, femme Moulard, sage-femme à Duclair.
- Ysach Piozet, de Preuilly, en Touraine — nommé chirurgien de mer pour les longs cours d'Amérique, Terre-Neuve, etc.

— Jean de Cormainville, syndic des barbiers-étuvistes.

— Pierre Lemoyne, garde des chirurgiens-barbiers.

— M⁰ de Manteville, garde.

— Jean Ferrand, de Rouen — nommé à Dernetal, chirurgien.

— Charles Heutte, syndic des barbiers-baigneurs — 13 juillet 1683.

— Isidore Sacquepée, dit Després, nommé un des vingt barbiers-étuvistes.

— Isidore Piques, syndic des barbiers-baigneurs-étuvistes-perruquiers.

— Louis Hélye, aspirant à Rouen.

— Jean Caillot, barbier-étuviste, à Rouen.

Nomination d'un Syndic a Elbeuf.

Du 9 novembre 1683. Devant nous Nic. de Grouchy cy devant nommé se sont comparus Isidore Vidame, Robert Gosset, Louis Godard, Laurent Polet et Isidore Lefevre, tous Maîtres barbiers et chirurgiens au bourg d'Elbeuf, tant pour eux que pour les autres, lesquels assemblés à notre mandat nous ont remontré que plusieurs particuliers exerçaient la chirurgie, barberie, phlébotomie, accouchement des femmes, application d'emplâtres, opérations et autres choses dépendantes du dit art sans être reçus, ni avoir les qualités requises pour ce faire dans le dit Elbeuf et lieux circonvoisins à quoi pour y donner ordre ils nous auraient supplié de vouloir permettre de nommer un d'entre eux pour gérer et faire les poursuites contre les délinquants en qualité de syndic des maîtres, ce que accordé leur avons (L. Godard, nommé à l'unanimité) avec droit de poursuivre tous contrevenants devant les juges, etc., sans préjudice de nos privilèges.

— Giles Michel, un des vingt barbiers-baigneurs-étuvistes-perruquiers — nommé.

— Jean Douvry, nommé syndic des barbiers-baigneurs et perruquiers.

— Claude Audouaire Bellamy, reçu maître à Duclair — D⁰⁰ Le Chandelier et Saunier présents.

- Madeleine Orsole, veuve d'Izac La Roche, déclare tenir sa boutique avec pour serviteur Charles Heutte.
- Mᵉ Adrian Lambert minor — garde, déc. 1683.
- Pierre Lemoyne, reddition de comptes en qualité de premier garde.
- Marie Leguay, veuve Geste, sage-femme à Duclair.
- François Bidaut, inscript comme apprentif — natif de Laval, pays du Maine.
- Isidore Manteville, aspirant.
- Charles Chalot, un des vingt barbiers-baigneurs et perruquiers — juin 1684.
- Louis Hélye, reçu maître à Rouen — 31 juillet 1684.
- Jacques Davoult, syndic des barbiers.
- Isidore de Manteville, reçu maître à Rouen — 28 septembre 1684 — Dʳˢ Noël et Houppeville présents, assemblés en nostre hostel d'écolle.
- Jean Félon, garde des chirurgiens.
- Edouard Lepicard, aspirant pour Rouen.
- Adrien Lambert, reddition de comptes.
- Edouard Lepicard, reçu maître à Rouen — Noël et Lhonoré, médecins présents — 23 mai 1685.
- Elizabeth Harang, femme de Thibaut, chirurgien, sage-femme à Rouen — Dʳ Lhonoré présent.
- Jean Leprévost, nommé syndic des barbiers-étuvistes.
- Catherine Pillon, femme Brochand, sage-femme à Rouen.
- Marguerite Lieubray, veuve La Barbe, sage-femme à Rouen.
- Catherine Lepicard, femme Bourgeois, sage-femme à Rouen.
- Charles Planier, apprentif de Nicolas Fizet, de Rouen.
- René Le Valois, apprentif de Nicolas Prentout, à Duclair.
- Georges Tirel de Bollehart, apprentif de Is. Cancel, id.
- Marie Rainboult, femme de Jacques Mauver, maître chirurgien, sage-femme à Rouen.
- Jean Lambert, aspirant pour Rouen.
- Jacques Cahagne, élu garde des chirurgiens.
- Anthoine Richard, reçu maître à Clères — Dʳ Lhonoré — 4 janvier 1686.
- Marthe Trouquain, sage-femme à Rouen.
- Claude Cahagne, apprentif — 17 janvier 1686.

- Marie Valet, femme Bertin, de la paroisse Saint-Martin-du-Pont — nommée sage-femme pour Rouen.
- Jean Félon, reddition de comptes.
- Romain Goubert, aspirant pour Clères — nommé.
- Marthe Pihan, femme Lefebvre, sage-femme à Rouen.
- Isidore Dufour, syndic des barbiers-étuvistes — 6 mars 1686.
- Anne Tronquet, femme Lainé, sage-femme à Rouen.
- Marguerite Auber, femme Delauney, sage-femme à Rouen.
- Anne Duteurtre, femme Jouenne, sage-femme à Rouen.
- Jeanne Lemercier, femme Duteurtre, sage-femme à Rouen.
- Marie Leroy, femme Chouquet, sage-femme à Rouen.
- Françoise Capelet, femme Bulte, sage-femme à Rouen.
- Marthe De la Métairie, femme Lanquetot, sage-femme à Rouen.
- Germaine Barbier, femme Deslandes, sage-femme à Rouen.
- Suzanne Quesnel, femme Gruchet, sage-femme à Rouen.
- Jean Lambert, aspirant — prolongation.
- Marguerite Barbé, femme Mulot, sage-femme à Rouen.
- Marie Trotard, femme Plumetot, sage-femme à Rouen.
- Pierre Bosquet, inscrit apprentif de Me Nicolas de Grouchy.
- Jean Lambert, reçu maître barbier-chirurgien à Rouen — 10 juillet 1686 — avec docteurs, en notre Hôtel d'Ecolle.
- Jean de la Grange, aspirant à Rouen.
- Robert Léger, reçu maître à Dernetal — 30 juillet.
- Jacques Dubusc, syndic des barb.-baig.-étuv. — 26 août.
- Gabriel Duhaut, aspirant, préposé au faubourg Bouvreuil.
- Jean Marin Lemasson — reçu maître à Blainville.
- Anne Leclerc, femme de Férant, chirurgien — sage-femme à Dernetal.
- Etienne Guerout, aspirant pour le faubourg Martainville — reçu le 3 mars 1687.
- Jean Veaires, élu garde —7 janvier 1687.
- Pierre Plerel, fils du chirurgien du même nom à Jumièges — reçu pour Jumièges — 17 janvier 1687.
- Jacques Cahagne — reddition de comptes.
- François Flavigny, aspirant pour Elbeuf — reçu 24 janvier.
- Germain Lemercier, de Rosle — aspirant pour Rouen.
- Louis Godard, syndic d'Elbeuf.

— Louis Le Conte, de Dreux, prête serment d'apprentif.
— Claude Vernier, veuve Fonterre, de Saint-Etienne-de-Rhédias,
  en Champagne — sage-femme à Rouen.
— Toussaint Lafontaine — aspirant pour Monville.
— Louis Gambier, apprentif — serment.
— Jean Delagrange, aspirant — prolongation de jour — reçu
  pour Rouen le 29 août.
— Jean Challot, nommé syndic des barbiers-baigneurs, etc.
— Robert Masson prête serment d'apprentif.
— Claude Panier nommé chirurgien à Duclair.
— Estienne Cahagne, apprentif de J. Cahagne — serment.
— Anne Férant, femme de Léger, chirurgien — sage-femme,
  Dernetal.
— Jean Loyseau, reçu maître à Rouen — 23 décembre 1687.
— Louis Leprévost — reddition de comptes.
— Louis Le Houé père — élu garde — janvier 1688.
— Jean Clément, apprentif, natif de Gaillon.
— Jean Veayres — reddition de comptes.
— Jean Noël, préposé chirurgien au faubourg Cauchoise —
  présence des Drs Germain Lhonoré et Le Baron.
— André Bélenger — nommé maître à Buchy.
— Jean Feret — nommé maître à Ry — 21 juillet 1688.
— Olivier Henry Le Dru, natif de Neaufle, proche Argentan,
  préposé au faubourg Martainville — 13 septembre 1688.
— Jean Caillot, syndic des barbiers-baigneurs, etc.
— Clément Feugueur, de Longchamp — prête serment d'ap-
  prentif.
— Madeleine Blacquetot, femme Rouen, sage-femme à Rouen.
— François Mulot, barbier ordinaire de Henry de Lorraine,
  prince d'Elbeuf, choisi par lui — confirmé à Elbeuf.
— Scolastique Alais, femme Sénécal, sage-femme à Elbeuf.
— Marie de Riberpré, femme J. Morin, sage-femme à Elbeuf.
— Marie Fortin, femme E. Morin, sage-femme à Elbeuf.
— Théodore Brehu — élu garde des chirurgiens.
— Pierre de Grouchy, apprentif sous Nicolas de Grouchy —
  10 février 1689 — natif de Dieppe, âgé de 16 ans.
— Louis LeHoüé — redditio n de comptes.
— Marie Houssaie, veuve Guillebert, sage-femme à Déville.

- René Levallois, reçu maître à Duclair — 24 mars 1689.
- Madeleine Legris, femme Midieu, sage-femme à Saint-Aignan.
- Anselme Poitou, apprentif d'Hélye — serment.
- Pierre Dufour, nommé syndic des barbiers-étuvistes — août 1689.
- Louis Barberie, préposé maître pour le faubourg Saint-Sever.
- Théodore Bréhu — reddition de comptes.
- Jean Bordenave, élu garde — 1690.
- Catherine Farin, femme Robinet — reçue sage-femme.
- Pierre Noiret, nommé maître à Elbeuf — 3 juin 1690.
- François Le Gallois, apprentif de M⁰ Léger, à Dernetal
- Jean Mesnard, nommé syndic des barbiers-perruquiers — août 1690.
- La veuve de De la Roche, Madeleine Orsolle, déclare tenir boutique à la Crosse — Jacques Leblanc, serviteur.
- Catherine Beauchamp, veuve Guillonnet, continue à Blainville.
- Georges Bruno Lemire, aspirant à Pavilly.
- Adrien Lambert le jeune, nommé garde des chirurgiens.
- Françoise Postel, femme Pollet, sage-femme à Elbeuf — 1ᵉʳ mars 1691.
- Reddition des comptes de Jean Bordenave, garde.
- Marie-Magdeleine Vallet, femme Poitevin, sage-femme à Rouen.
- Marie Emo, femme Vallet, sage-femme à Rouen.
- Madeleine Vallet fille, sage-femme à Rouen.
- Nicolas Julien, nommé maître à Canteleu — 10 mai 1691.
- Adrien Guillonnet, nommé maître à Blainville.
- François Michaut, inscrit parmi les 20 barbiers-perruquiers-étuvistes.
- Louis Jourdan, reçu maître à Rouen *par la peste* — 27 août.
- François Migault, nommé syndic des barbiers — 27 août 1691.
- Jacques Drouet, préposé au faubourg Saint-Sever.
- Antoine Du Serre, nommé maître à Elbeuf — 9 novembre 1691.
- Etienne Godin, d'Argentan, aspirant pour l'Hospice-Général, élève de Le Hué, à l'Hôtel-Dieu.
- Reddition des comptes d'Adrien Lambert, garde.

— Marie Dubuisson, femme Le Hous, sage-femme à Rouen.

— Jean-François Férand prête serment d'apprentif.

— Me Louis Desportes élu garde — 14 janvier 1692.

— Robert Sernant, nommé maître à Pont-Saint-Pierre, demande
    à exercer à Port-Saint-Ouen — autorisé.

— Marthe Lefebure, femme Deslandes, sage-femme à Rouen —
    autorisée à tenir enseigne de sage-femme jurée.

— Jérôme Morel, apprentif de Jean Férant — serment (1).

— Nicolas de Grouchy est nommé premier juré Royal et Pierre
    de Manteville second juré greffier.

— Jean de Lafosse — reçu maître à Rouen, 6 mai 1693.

— Guill. Thiphaigne dit La Roche — reçu maître à Rouen,
    8 juillet.

— François Lignel remplace Davoult parmi les barbiers-étu-
    vistes-baigneurs-perruquiers.

— François Thibault, fils de Louis, maître chirurgien à Rouen
    — reçu, 10 juin.

— Noel Marguerite — reçu barbier-baigneur-étuviste.

— Nicolle Toques — reçu barbier-baigneur-étuviste.

— Adrien Detunes — barbier-baigneur-étuviste-perruquier

— Françoise Buzot, femme Barbié — sage-femme à Rouen.

— Jean Veayres — nommé premier juré Royal, 11 janvier 1694.

— Pierre Auzoult — barbier-baigneur-étuviste.

— Louise Bonhomme, femme Guerard — sage-femme, août 1694.

— Marie de Manteville, femme Sanson — sage-femme à Rouen.

— Jean Loyseau — nommé premier juré Royal, 1695.

— Anthoine Dudouit — reçu chirurgien à Elbeuf.

— Louis Hélie — nommé premier juré Royal, janvier 1696.

— Gilles Roussel — reçu maître par le bureau.

— Nicol. de Grouchy — remplace comme premier juré Michel
    de Saint-Aubin malade, janvier 1697.

— François Beaurain — reçu maître par la peste.

---

(1) Toutes les nominations ci-dessus et prestations de serment sont transcrites chaque fois tout au long et le plus souvent de la main du candidat,
puis signées et paraphées du candidat, de quelques gardes souvent, et
toujours de de Grouchy.

— Guillaume Maugé — reçu maître à Rouen, mars 1698.

— Jean Daracq — reçu maître à Rouen, 27 mai 1698.

— Jean de Henault — premier juré royal, janvier 1698.

— Etienne Godin — reçu par le bureau, février 1698.

— François Thibault — reçu maître à Rouen.

— Nicolas de Nollent — reçu maître à Rouen, 25 juin 1698.

— Claude Cahagne — préposé à Saint-Georges-de-Boscherville.

— Jacques Morin — préposé à Jumièges.

— Marie Postel — sage-femme, Rouen (Néel, médecin).

— Françoise Dutertre — sage-femme.

— Anne-Françoise Coté — sage-femme.

— Edouard Lepicard — juré royal, janvier 1699.

— Madeleine Sauve, veuve Letellier — serment de barbier-
baigneur-étuviste, ayant présenté les lettres du sieur
Letellier, son mari.

A partir d'ici les actes deviennent d'une rédaction sommaire.

— Jacques Chrestien — barbier-baigneur.

— Jean Poitevin — barbier.

— Marguerite Loret, femme Roussel — sage-femme, août 1700.

— Anne Leprout, femme Simon — sage-femme.

— Louis Chupault — reçu chirurgien par la peste, 23 octobre 1700.

— Louis Desportes — élu chirurgien royal, janvier 1701.

— Robert Helye — reçu maître chirurgien, mai 1701.

— Pierre de Manteville — nommé chirurgien royal en place de
Desportes, mai 1701.

— Robert Marette — chirurgien royal, 3 janvier 1702.

— Pierre Terrier — reçu maître chirurgien.

— Adrian Le Sieutre — reçu chirurgien pour Elbeuf.

— Jean Veayres — élu chirurgien royal, janvier 1703.

— Jacques Aveaux — reçu maître chirurgien, juin 1703.

— Nicolas de Grouchy — élu chirurgien royal, janvier 1704.

— Catherine Blougué, femme Campion — sage-femme.

— Charles Amiot — reçu maître chirurgien par le bureau
(H.-G.), 17 janvier 1704.

— Paul Drouet — reçu m^{tre} chir. à Rouen, 23 novembre 1704.

— Louis Jourdan — élu chirurgien royal, janvier 1705.

— Pierre Desforges — reçu expert pour les dents.

— Zacharie Sonnes — reçu maître chirurgien à Rouen.

— Jean Couchie — préposé au faubourg Saint-Sever.

— Catherine Boivin, femme Chemilany — sage-femme à Rouen.

— Pierre Vouverel — reçu maître chirurgien à Rouen.

— Jeanne Dutertre, femme Langlois — sage-femme à Rouen, juillet 1706.

— Marie Bulté, veuve Daubeuf — sage-femme à Rouen.

— François Thibaut père — élu chirurgien royal, janvier 1706.

— Marie-Barbe Enguehart — sage-femme à Rouen.

— Françoise Dorival, femme Launée — sage-femme à Rouen.

— Marie-Madeleine Lefebure — sage-femme, Rouen, juillet 1707.

— Elisabeth Lefebure — sage-femme à Rouen.

— Hélène Mouchard, veuve Dubisson — sage-femme à Rouen.

— Antoine Gosset — chirurgien à Elbeuf, 6 novembre 1708.

— Thomas Saint-Ouen — nommé chirurgien à Elbeuf, L'honoré président, 14 novembre 1708.

RÉCEPTIONS INDIQUÉES SEULEMENT. PLUS DE FORMULES.

(*Lieutenance de de Gouëy.*)

— Louis Barberie, reçu pour Saint-Sever — 6 avril 1724.

— Léon Doudement — pour faubourg Bouvreuil.

— Hélène Renaut — sage-femme à Rouen.

— Pierre Desrosiers — faubourg Martainville.

— Jean-Jacques Ferrant — pour Dernetal.

— Louis Fourcault (de Metz) — pour Canteleu.

— Marc Lemoine — faubourg Martainville (52 ans).

— Thomas Guérard — faubourg Cauchoise, 6 avril 1725.

— Louis Toussaint — faubourg Cauchoise.

— Mathieu-Adrien Bréhu — à Cailly (petit-fils et fils de chirurgiens de Rouen).

— Pierre Laval — à Saint-Georges (originaire de Fissac en Quercy).

— Jacques-Antoine Doubleaux fils — à Dernetal, juin 1730.

— Antoine Fouquet — à Jumièges.

— Antoine-Etienne dit Beaumont — à Dernetal.

— Marguerite Postel, femme Duchemin — sage-femme à Rouen, 1726.

— Marie Vallet, femme Langlois — sage-femme à Rouen.

— Françoise Loy, femme Petit — sage-femme à Rouen, 1727.

— Charlotte Tirel, femme Langlois — sage-femme à Rouen, 1729.

— Catherine Daubeuf, femme Tinel — sage-femme à Rouen.

— Marie-Rose Vallet, femme Barbier — sage-femme à Rouen, 1730.

— Jeanne Goudard, femme Vallet — sage-femme à Rouen.

— Jacques Bouvry — chirurgien à Elbeuf, 1730.

— Marie-Madg. Turbot, femme Potel — sage-femme à Canteleu.

— Mad. Valette, veuve Adam — sage-femme à Saint-Etienne-du-Rouvray, 1729.

— Marianne Roussel et sa sœur Marie-Catherine — sages-femmes à Rouen, 1731.

— Jacqueline Sanson — sage-femme à Rouen, 1731.

— Catherine Legenteux et Marie-Barbe Frigot — sages-femmes à Rouen, 1734.

REGISTRES DES DÉLIBÉRATIONS

Réunions de la communauté.

Les maîtres composant la communauté des chirurgiens de Rouen se réunissaient, pour discuter leurs intérêts communs et délibérer sur tout ce qui concernait la communauté, à des dates variables suivant les habitudes des lieutenants, bien plutôt qu'aux dates fixées par les règlements. C'est ainsi qu'à certaines périodes les réunions avaient lieu toutes les semaines et qu'elles s'espacent à d'autres époques, surtout à mesure que l'on approche de la période révolutionnaire; il n'y en eut que onze en 1788.

Elles avaient lieu d'abord à 10 heures du matin, puis furent reportées à 2 heures, les séances du matin étant réservées aux examens.

Chaque maître était convoqué par un billet spécial porté à

domicile par le clerc et sur lequel était parfois inscrit l'ordre du jour de la réunion. Tous les maîtres étaient tenus d'y assister, sauf excuse valable pour cause de maladie seulement; mais dans la pratique beaucoup manquaient à l'appel et, presque chaque année, à propos d'un fait plus sensationnel, on trouve une délibération d'un petit nombre de fidèles autorisant les prévosts à frapper les absents d'une amende variant de dix sous à une livre à chaque fois.

Les réunions avaient lieu dans une chambre où se gardaient les archives placées d'abord dans un coffre et, plus tard, dans une armoire. Cette chambre qui prenait le nom de chambre commune et de juridiction, que de Grouchy dénommait « notre hôtel d'Ecole », fut longtemps chez un des gardes, puis, plus tard, louée par la communauté dans des maisons diverses. On a vu, par ailleurs, les pérégrinations de la chambre commune jusqu'au jour où la communauté fit l'achat de la maison de la rue du Chaudron dans laquelle elle siégea de 1711 jusqu'à la suppression des communautés et la vente des biens nationaux en 1791.

Cette chambre était entretenue par le clerc de la communauté. Elle servait aux examens et aux cours réguliers d'anatomie.

Chaque séance donnait lieu à un compte rendu qui était transcrit sur le registre par le greffier et signé des membres présents. Le clerc le leur portait parfois à signer à domicile ; mais cela était contraire au règlement.

Ces comptes rendus sont presque toujours rédigés d'après une formule uniforme dans laquelle la phrase suivante initiale tient souvent la plus large place :

Le ... jour de ... de l'an mil six cents ..., etc..., les maîtres chirurgiens de la Ville de Rouen, assemblés dans leur chambre commune et de juridiction, à deux heures de l'après-midi, par mandat de Monsieur X..., lieutenant de M. le premier chirurgien du Roi, pour délibérer sur une affaire très intéressante concernant la communauté ..., ou bien encore sur affaires très importantes qui sont au premier chef ... au deuxième chef ..., etc...

Les voix prises, il a été décidé à l'unanimité :

Au premier chef que ..., au deuxième chef que ...

Souvent il n'est rien décidé du tout pour cause d'absence du lieutenant ou des prévosts, ou d'insuffisance du nombre des assistants.

Souvent aussi la délibération échappe à toute analyse, parce que le greffier fait une allusion trop brève à des faits qu'il considère comme bien connus de tous. Et le compte rendu se termine par : Fait à Rouen, le jour et an, que dessus... un tel greffier ; suivent les autres signatures, parfois avec des protestations.

Monsieur,

VOUS vous trouverez, s'il vous plaît, demain à deux heures après midi, en la Chambre de Jurisdiction de Messieurs les Maîtres en Chirurgie de cette Ville, suivant le Mandat que j'ai reçu du Lieutenant de Monsieur le Premier Chirurgien du Roi, pour *[procéder à la balance de l'apurement du Compte de Monsieur Thibault]*

A peine de l'Amende portée par les Réglements de 1730. Fait à Rouen, ce *24e* jour d'*avril* 175*7*

Votre Serviteur & Confrere [Marette]
Prévôt de la Compagnie.

Liste des Maîtres. 1662 et 1672.

Dans l'inventaire des documents de la communauté en 1681 par Michel de Saint-Aubin, on trouve noté :

Un registre à couverture brun noir avec fil d'or contenant les délibérations de la communauté du 3 juillet 1633 à septembre 1669 (*perdu*). (*Registre 229.*)

Premier registre de délibérations commencé le 13 septembre 1669 et fini le 13 novembre 1673.

LISTE DES NOMS DES MAÎTRES CHIRURGIENS DE LA VILLE DE ROUEN SUIVANT LEUR ORDRE DE RÉCEPTION ET VIVANT L'AN DU SEIGNEUR 1662.

Au nom de Dieu.

Nicolas Lempereur.
Michel Lambert.
Anthoine de Henault.
Adrian de Grouchy.
Pierre Maynet.
Anthoine Langlois.
Daniel Aveaux.
David Delamare.
Nicolas de Sahurs.
Jacques Lambert.
Louis Thibaut.
Louis Le Houé.
Jean Legris.
Charles de Grouchy.
Denis Freminot (*mort par la peste*).
Jean Heurtault.
Charles le Huc.
Jacques Le Villain.
Adrian Dubosc.
François Roussel.
Louis Hélye.

Guillaume Danbin.
Nicolas de Manteville.
Nicolas Fizet (*mort par la peste*).
Nicolas Linant.
Pierre Lemoyne.
Jean De la Grange.
François de France.
Michel de Saint-Aubin.
Nicolas Huron.
Joachim Hervieu.
Philippe du Verger.
Pierre de la Balle.
Jean Pain.
Isaac de la Roche.
Dominique Sonne.
Patrice O'Dulfy.
Antoine Leclerc.
Charles Pelle (*mort par la peste*).
Claude Beaudouin.
Balthazard Rambaud.

Pierre Quesnel.
Raoult De la Mare.
Adrian Lambert.
Jacques Fournier.
Jean Félon.
André Forbras.
Théodore Bréhu.
Laurent Lainé.
Henry Félon.
Louis Guérin.

Jacques Aveaux.
Louis Le Houé.
Gabriel Hussart (*abiit*).
Charles Fery.
Jean Nicolle.
Louis Le Prevost.
Martin du Vaupay.
Nicolas de Grouchy.
Félon le jeune.
Lebrasseur.

VIVANTS EN 1672-73 :

Michel Lambert.
Pierre Meynel.
David Delamare.
Nicolas de Sahurs.
Jacques Lambert.
Louys Thibaut.
Louis Le Houé.
Charles de Grouchy.
Jean Heurtaut.
Charles Le Huc.
Jacques Levillain.
Adrian Dubosc.
François Roussel.
Louis Hélye.
Guillaume Danbin.
Nicolas de Manteville.
Nicolas Fizet (*pour la peste*).
Pierre Lemoyne.
Jean de la Grange.
François de France.
Michel de Saint-Aubin.
Philippe du Verger.

Pierre de la Balle.
Jean Pain.
Dominique Sonne.
Anthoine Leclerc.
Claude Beaudoin.
Pierre Quesnel.
Raoult de la Mare.
Adrian Lambert.
Jehan Félon.
Jacques Fournier.
André de Forbras.
Théodore Bréhu.
Laurens Lainé.
Louis Guérin.
Jacques Aveaux.
Louys Le Houé.
Charles Ferry.
Louys Leprévost.
Martin du Vauxpay.
Nicolas de Grouchy.
Jean Félon le jeune.
44e André Le Brasseur.

1669. — *13 septembre.* — Envoi de Cl. Beaudoin et de l'avocat Croisy à Paris, pour soutenir l'arrêt du 24 avril 1668 contre Challer et Lamare au privé conseil. Coût, 60 livres.

— *21 octobre*. — Beaudoin demande de l'argent; on en demandera à L. Leprévost, qui doit 50 livres pour son honorarium... séances du 24 octobre et du 12 novembre consacrées au même procès.

— *23 décembre*. — Henry Félon étant lieutenant — reddition des comptes de Beaudoin et de Sonnes — Félon quoique lieutenant paiera sa quote-part, en qualité de maître, des rentes dues par la communauté. On paiera les rentes dues à De la Balle. On immatricule l'aspirant Coignard. La place de barbier-étuviste de Vaupay sera donnée par le lieutenant et les gardes.

— Requête de Pierre Coignard, fils de feu Pierre, chirurgien à Rouen, aspirant. Il présente un certificat de foi catholique et d'abjuration d'hérézie dans laquelle il était depuis sa naissance à la porte de l'église de l'official. Cérémonie faite à la Cathédrale en présence de vénérable et discrète personne le prieur de l'hôpital de Falaise et d'autres témoins.

— *30 décembre*. — Jacques Fournier nommé premier garde, reconnu le 7 janvier suivant.

1670. — *6 février*. — Arrangements pour les comptes de Beaudoin.

— *26 février*. — Si les maîtres consentiront à l'amortissement d'une rente due par la maison de ville à la confrérie Saint-Côme et Saint-Damien. Levillain mis en demeure de rendre ses comptes; le 3 mars il demande quinze jours pour recouvrer une créance de 480 livres.

— *4 mars*. — Requeste de Jean Hénault dont on veut fermer la boutique et qui aspire à la maîtrise. Sera immatriculé comme fils de maître défunt, il présentera son baptistaire.

— *17 mars*. — Comptes de Levillain : recettes, 500 livres; dépenses, 526 l. 5 s. 6 d.; on doit à Levillain qui les a avancés 26 l. 5 s. 6 d. On nomme une commission pour les examiner avec ceux de feu De la Roche à cause de la connexité entre eux. Plusieurs séances se passent à attendre Levillain qui ne vient pas.

— *2 juin*. — Requête de Nicolas de Grouchy, aspirant à la maîtrise. Les commissaires pour l'examen des comptes ne viennent pas; on en nomme d'autres. Ces comptes ne sont

enfin épurés que le 4 août, et le 18 août on décide que pour
solder les arrérages dus par la communauté, les 41 maîtres
trouvés solvables paieront chacun 31 l. 17 s.

— *25 août.* — Comptes de Dominique Sonnes (1) : 911 l. 11 s.
6 d., moins 50 livres reçues au profit commun pour l'honorarium de du Vaupay; reste 861 l. 11 s. 6 d. sur laquelle il doit
tenir compte aux maîtres des assistances qu'ils ont faites aux
chefs-d'œuvre du dit Vaupay jusqu'à la somme de 587 livres.

— Les médecins adressent à Beaudoin un billet exhortant
les gardes à se présenter devant le collège pour contraventions
qu'ils prétendent être faites dans leur profession. Le bureau
est délégué.

— L'an du seigneur 1670, le premier jour de septembre,
ouverture des épreuves du chef-d'œuvre de Nicolas de Grouchy.
On décide que dorénavant les fils de maîtres ne paieront que
moitié de ce que paient les autres aspirants.

Continuation des épreuves les 2 et 3. Ce jour-là Henry Félon,
lieutenant du premier chirurgien, fait constater que Laurent
Laisné est venu à l'assemblée avec Suart, sergent royal à
Rouen, pour le déposséder et prendre sa place de lieutenant,
en vertu d'un arrêt de la Cour du parlement de Rouen, pourquoi le dit de Grouchy aurait refusé de répondre aux examens
du dit Félon.

Nicolas de Grouchy continue ses épreuves tous les jours, sauf
deux jusqu'au 24, où il prête serment de maître (15 épreuves).

— Candidature de Pierre Le Clerc.

1671. — André Forbras nommé premier garde pour 1671.

— Plusieurs séances sont consacrées à la liquidation définitive des comptes de Beaudoin pour Dom. Sonnes en 1669, de
même pour ceux de Fournier, garde sortant.

— Création de quatre places de barbier en l'honneur de la

---

(1) Certificats des médecins Verrier, Néel, Lhonoré, et des chirurgiens de
la Granche et Delaballe, qui soignent le chirurgien Dominique Sonnes d'un
panaris grave de la gaine du fléchisseur de l'index gauche avec perte du
tendon.

(Les médecins y voient surtout de l'émotion fébrile, et les chirurgiens la
destruction du tendon et les incisions.) [1669.]   (*Arch., liasse 253.*)

naissance du Dauphin (délibération, 12 mars 1671), ce qui tient plusieurs délibérations jusqu'au 2 juillet où on décide de les faire payer comme les autres, et que si les barbiers veulent se servir du nom de la communauté pour poursuivre ces barbiers bullistes (nommés par une bulle), ils s'engagent devant notaire à supporter tous les frais du procès.

— *5 août*. — La communauté reconnaît, comme lieutenant du premier chirurgien, Me David Delamare, et non Lainé.

— *2 octobre*. — Requête de François Barguin, natif de Fécamp, aspirant pour le faubourg Bouvreuil. (Il s'élevait une difficulté du fait que la Cour du parlement avait reconnu comme lieutenant Laurent Lainé, et les chirurgiens David Delamare.) Prête serment le 22 février 1672.

1672. — *13 janvier*. — Charles de Grouchy, nommé premier garde, en est déchargé par le lieutenant général, et le 27, on nomme à sa place Rault de Lamare. Immatriculation de Jean Félon, de Brucourt en Normandie. Rault Delamare ne veut pas accepter la charge de garde ; on le poursuit devant le lieutenant général pour l'y obliger. Difficultés pour accepter les barbiers de bulle du Dauphin.

— *29 février*. — Reddition des comptes de Jacques Lambert et André Forbras devant les députés de la communauté. Les discussions à ce sujet durent jusqu'au 23 mai.

— *2 juin*. — Immatriculation de Pierre Leclerc, aspirant. On met en demeure de payer ceux qui ont encore des arrérages de rentes à régler des comptes des années précédentes.

— *28 juillet*. — Notification par Félix de la nomination de Charles de Grouchy, pour son lieutenant, dans la forme que dessus pour Delamare.

— *11 octobre*. — On décide de procéder aux examens du chef-d'œuvre de Jean Félon, et que l'argent de ses examens serait versé au premier garde pour régler les arrérages dus à de Manteville depuis deux ans.

— *19 octobre*. — Félix fait écrire par Delamarche qu'il est en instance au grand Conseil pour empêcher l'établissement de nouveaux barbiers. On attendra pour lui répondre.

— *Le 21 novembre*, on décide que toutes les pièces de la communauté distraites du coffre commun seront rapportées et inventoriées.

— *29 novembre.* — Le lieutenant, députés et gardes délibèrent sur une requête à envoyer au Conseil d'Etat, afin d'intervenir parties au procès intenté par Félix et la Communauté de Paris, pour demander avec eux la cassation de deux (cents ?) barbiers créés en faveur de l'hôpital général et toutes autres places données depuis les arrêts de 1634. Cette requête avec les pièces seront envoyées à Delamarche, greffier de Félix, qui les remettra à M. Croissy, avocat au privé Conseil, et qu'on lui enverra deux louis d'or pour ses vacations et un écu d'or pour l'avocat, pour son droit de requête et présentation...

— *9 décembre.* — Transaction avec de Sahurs et Douvry soi-disant barbier ayant pris le droit de de Sahurs.

— *29 décembre.* — Dominique Sonnes élu garde et collecteur.

1673. — *2 janvier.* — La communauté décide de ne pas appuyer la revendication de Forbras et Fournier contre Léger qui aurait été nommé par de Grouchy seul à Dernetal.

— *10 janvier.* — On avise à payer les pères Carmes en demandant des comptes à Thibaut et Lambert pour la confrérie des Saints Côme et Damien. Louis Hélye nommé garde à la place de Sonnes qui a offert 110 livres pour être retardé de six ans. Louis Thibaut sera poursuivi pour payer sa quote-part des arrérages de rente.

— *31 janvier.* — Requête de André Lebrasseur, chirurgien-juré du faubourg Martainville de 1656, depuis admis pour la peste en conséquence des actes et expériences faites par lui à l'Hôtel commun de la ville, 27 et 28 août 1668, en présence de MM. Nourry, Le Baron et Duperray, docteurs en médecine, de Le Houé et Levillain. gardes de chirurgie, etc... demande à à achever les actes du chef-d'œuvre.

— *6 février.* — On a besoin d'argent pour la confrairie; on décide d'en emprunter au denier dix-huit, et de faire payer Quesnel, la veuve Orange et Lagarde en procès.

— *28 avril.* — Raoult Delamare rendra ses comptes.

— *Le 3 mai*, la communauté en cours d'examens de Lebrasseur décide que devant les emportements et l'intolérance du sieur

Ferry envers le lieutenant de Grouchy, Ferry fera des excuses et ne parlera plus hors de son rang.

— *4 mai.* — Réception de Lebrasseur.

— *27 juin.* — On donnera une copie à de Grouchy d'un arrêt du grand Conseil donné à Hélot, lieutenant au 28 mars 1618.

Examen des comptes de Delamare en octobre.

Pierre Geffroy préposé au faubourg Cauchoise.

— *Le 4 octobre* on décide de chercher à mettre un peu d'ordre dans le registre de la confrérie de Saint-Cosme et Saint-Damien jusqu'ici fort embrouillé.

— Sur le même registre, mais à l'envers, nomination le 5 mars 1670 de David Michaut dit Lebourgeois comme barbier-étuviste pour la place laissée à la disposition de la communauté par la démission de Martin du Vaupay et selon l'arrêt du Conseil du roy du 18 août 1634. Défense à lui de rien faire de chirurgie. David Michaut, natif de Saint-Martin-de-Boscherville, 48 ans.

2me registre de délibérations, commencé le 27 novembre 1673 et fini le 26 janvier 1685 (n° 11 de l'inventaire de 1741).

(Registre 230.)

LISTE DES MAITRES PENDANT CE TEMPS.

Nicolas de Grouchy.	Adrien Duboc.
Michel Lambert.	François Roussel.
Pierre Mainot.	Louis Hélye.
Nicolas de Sahurs.	Guil. Danbin.
David de Lamare.	Nicolas de Manteville.
Jacques Lambert.	Nicolas Fizet.
Louis Thibaut.	Pierre Lemoine.
Louis Le Houé.	Jean de Lagrange.
Charles de Grouchy.	François de France.
J.-B. Heurtaut.	Michel de Saint-Aubin.
Charles Le Huc.	Philippe Duverger.
Jacques Levillain.	Pierre Delaballe.

Jean Pain.	Martin du Vaupay.
Dominique Sonnes.	Nicolas de Grouchy.
Antoine Le Clerc.	Jean Félon le jeune.
Claude Beaudoin.	André Le Brasseur.
Pierre Quesnel.	Jean Veayres.
Raoult de Lamare.	Adrian Lambert.
Adrien Lambert.	Pierre Lemoyne.
Jacques Fournier.	Jacques Desfriches.
Jean Félon.	J. François Le Masson.
André de Forbras.	Jean Beaumont.
Théodore Bréhu.	Jacques Cabagne.
Laurent Laisné.	François Guilyot.
Louis Guérin.	Jean Bordenave.
Jacques Aveaux.	Louis Desportes.
Louis Le Houé fils.	Jean de Henault.
Charles Ferry.	Louis Hélye.
Louis Le Prévost.	Pierre de Manteville.

1673. — *27 novembre.* — La communauté se désintéresse de procès pendants au grand conseil entre Delamare et de Grouchy et exclut de ses séances, pour un an, ceux qui ont assisté à la réception de Guerant. De Grouchy est lieutenant de M⁰ Félix.

— *7 décembre.* — Pour la reddition de comptes de Raoult Delamare, d'après sentence du lieutenant général, de Grouchy est absent. On le somme de se trouver à une nouvelle réunion qu'il provoquera, et on lui rappelle que les délibérations sont dorénavant couchées sur un registre spécial suivant la déclaration du Roy.

1674. — *2 janvier.* — Adrian Lambert est élu premier garde à la place de Louis Hélye et prête serment le 8 janvier.

— *26 janvier.* — Il est décidé que la communauté soutiendra la requête de de Grouchy contre de Lamarre, que de Grouchy rendra la clef du coffre pour avoir le registre afin d'y consigner les délibérations en présence d'un officier qu'on fera tenir. Pour la requête du receveur des pères Carmes, à Louis Hélye, chacun des maîtres leur paiera 15 sous. — Pour la prétendue taxe demandée par Sa Majesté à la communauté, d'humbles remontrances seront faites à Sa Majesté sur l'état fâcheux où est réduite la profession dont sera dressé mémoire par une commission. — Comptes en retard de André Forbras.

— *12 février*. — En leur chambre commune les chirurgiens délibèrent sur des assignations diverses de de Grouchy, au sujet de dettes de la communauté, de quatre parts. — De Grouchy se retire en emportant la clef du coffre et sans laisser le registre. On fera venir un officier pour assister à la présente délibération.

— *4 avril*. — On décide de coucher sur le registre les deux délibérations précédentes, et comme la créancière de la communauté menace de la faire exécuter, on fera l'examen des comptes et l'inventaire des écritures qui sont dans le coffre en présence d'un officier.

— *19 avril*. — Pour la taxe demandée par Sa Majesté, on offrira 50 livres et la délibération sera couchée sur le registre.

— *17 may*. — La communauté délibère sur plusieurs procès : de Félix, de Grouchy et Delamare touchant la lieutenance de Delamare contre Grouchy pour lequel chacun donnera de suite un écu, de Charles Masson et autres, de Guérant au grand conseil, l'évocation de Helye au grand Conseil par de Grouchy, au bailliage de Helye, Delamare et Lambert, gardes, touchant la chambre. Pour la chambre, on donne pouvoir au premier garde d'en trouver une. — Les maîtres demandaient à Mᵉ Félix de remplacer de Grouchy par Delamare, mais Félix refuse de rien changer.

— Extrait du registre du grand Conseil. — Procès de Delamarre contre de Grouchy et Félix. — Il est arrêté que le dit Delamarre présentera dans la quinzaine au dit Félix une personne capable pour être par lui pourvu et reçu à la charge de lieutenant. La quinzaine passée, Félix en disposera. En attendant, Delamarre en jouira sans rien innover.

1674. — *21 may*. — La communauté est assemblée par billet de David Delamare, lieutenant du jour d'hier, et délibère, entre autres, sur les rentes échues. Il faut payer 470 livres ; sur

41 maîtres, cela fait 9 l. 2 s. 8 d. ; mais sur ces 41 maîtres, Heurtaut, Danbin, Fizet, Quesnel, Forbras et Laisné sont présumés insolvables ; il faut de l'argent ; les 32 restant paieront 14 l. 4 s. 6 d.

Il y a deux lieutenants, car de Grouchy ne désarme pas, et il réclame le registre qui est aux mains du premier garde Hélye par autorité de justice.

— *5 juin*. — Examens de comptes en retard et liquidation en plusieurs séances, David Delamare toujours lieutenant. — On poursuit divers procès, entre autres contre Olivier Delamare, mais les maîtres refusent de donner de l'argent et ne veulent plus de procès.

David Delamare convoque l'assemblée pour une amende de 60 sous applicable à l'Hôtel-Dieu de la Madeleine comme défaillants, mais il trouve la porte de la chambre fermée, Laurent Laisné et son propre fils Olivier Delamare ont pris la clef. Il emprunte une autre chambre de la même maison avec les gardes et un certain nombre de maîtres pour délibérer ; on décide de se réunir à nouveau. — Adrian Lambert demande un registre pour immatriculer les aspirants à la maîtrise. Mais on décide de biffer des délibérations antérieures couchées sur le registre. On n'est pas encore bien acclimaté à ces registres nouveaux qui sont accaparés par certains comme Olivier Delamare, par exemple.

1675. — *15 février*. — David Delamare, lieutenant du premier chirurgien, assemble la communauté pour la nomination d'un garde. — Par assignation au grand Conseil, *Olivier Delamare*, soi-disant lieutenant du premier chirurgien, fait défense de faire aucune assemblée ni élection de gardes et que les pièces nécessaires seront remises à Le Houé pour être portées au grand conseil.

Le 16 mai, il en est de même à cause de la même opposition de Olivier Delamare ; de même le 27 mai où l'assemblée était provoquée par le lieutenant au bailliage qui demande l'élection des gardes.

1676. — *16 mars*. — Le registre qui était aux mains de Le Houé sera remis aux mains du premier garde après qu'on y aura couché les délibérations faites depuis ce temps-là. — On examine les comptes de Louis Hélye.

— *24 mars.* — Lettre de Félix au premier garde; on lui répond en demandant d'envoyer pouvoir d'assembler les maîtres pour un chef-d'œuvre qui se doit présenter dans la *Quasimodo.*

— *13 avril.* — Lecture d'opposition de la part de Félix. On décide que l'aspirant fasse lever l'opposition, en conséquence de sa religion soi-disant réformée, par Antoine Leclerc; qu'on est prêt à l'entendre procéder à son chef-d'œuvre. On écrira à Félix.

— *30 avril.* — Enregistrement des lettres de provision obtenues en faveur de Nicolas de Grouchy. — Félix est prié d'envoyer copie de la transaction survenue entre lui et Olivier Delamare. — Les gardes et députés continueront l'examen des comptes de Le Houé, Hélye et Lambert. Louis Le Houé propose de mettre le registre aux mains du premier garde, pourvu qu'on lui rende l'argent qu'il a déboursé.

— Nicolas de Grouchy, lieutenant reconnu.

— *Le 5.* — Règlement des comptes qui n'a pas été fait depuis 1674... Il y a 40 maîtres, dont 6 insolvables, parmi lesquels David Delamare. Les 36 autres paieront 27 livres 14 sous, quitte à poursuivre les insolvables. Cela pour le compte de Lambert. Les comptes de Hélye et Le Houé sont analogues. Nic. de Grouchy fait des réserves.

— *18 mai.* — Le coffre de la communauté sera ouvert pour y mettre les registres et faire inventaire des pièces y contenues. On terminera les divers procès au mieux.

— *20 mai.* — On remet au coffre les vieux registres. Le premier couvert de brun noir contenant 469 pages, couvert d'écriture de tous côtés, plus un autre couvert de brun vert, lequel ne serait écrit que jusqu'à la 46e feuille en 91 pages; plus un autre de comptes, lequel n'est écrit que jusqu'à 55 feuilles inclusivement. Ils ont été mis au coffre par Me de Saint-Aubin qui les a retirés du greffe de la Cour. — De Grouchy déclare n'avoir pas de clef et ne répondre de rien de ce qui pourra être égaré. (Registres remis par Me du Vaupay à Louis Prévost : un gros, comptes 1662, et un autre : livre des rentes dues par la communauté, 1670.)

24

— Enregistrement de la lettre de Félix nommant lieutenant Nicolas de Grouchy pour succéder à son père, Charles, démissionnaire. — 30 avril 1676.

— *Juin.* — Examen des comptes : Du Vaupay donne sa démission de garde parce qu'il est civilement séparé et est remplacé par Claude Beaudoin. De Grouchy proteste parce qu'il n'a pas donné pouvoir de faire cette nomination. On prie alors du Vaupay de continuer les fonctions malgré sa séparation. S'il a des procès à cause de cette séparation, il les poursuivra à ses dépends (2 juillet).

— *20 juillet.* — Le lieutenant général menace de 5 sous d'amende les défaillants aux assemblées, au profit du premier chirurgien ou son lieutenant, suivant les statuts des chirurgiens.

— Requête de Jean Loyseau, natif d'Anjou, aspirant à la maîtrise à Rouen, ancien chirurgien de la marine.

— *17 août.* — Début des examens du chef-d'œuvre de Jean Veayres et de Pierre Leclerc, aspirants à Rouen. L'argent de ces examens sera versé par eux directement aux maîtres qui ne doivent rien à la communauté, et pour les autres aux mains du premier garde. — Règlement des comptes entre Rault Delamare et Le Houé.

— *10 septembre.* — Réception de Jean Veayres.

— Requête de Pierre Leclerc, fils d'Antoine Leclerc, maître à Rouen, aspirant à la maîtrise.

1677. — *21 janvier.* — Jacques Aveaux élu premier garde, puis Jean Félon le 3 février, et il est rappelé à l'ordre pour avoir prêté serment en cette qualité au bailliage devant le lieutenant général avant de l'avoir fait en la Chambre, devant le lieutenant de la communauté, conformément aux statuts, article 3.

— Requête de Jean Briard, aspirant, préposé pour Saint-Sever, fils du chirurgien du duc d'Orléans.

— A la répartition des rejets à payer, il n'y a que 31 maîtres solvables ; les autres sept pourront être poursuivis.

— *26 avril.* — Jean Loyseau n'ayant fait aucun acte de son chef-d'œuvre fermera sa boutique et défense lui est faite de rien faire de chirurgie. Il est condamné à payer pour les assemblées faites à son sujet. Ce sur quoi de Grouchy proteste et demande qu'on lui restitue ce qu'il a payé, n'étant dû. — Le candidat et lui adressent un exploit aux gardes. — On consulte un avocat. — De Sahurs emprunte des pièces du coffre.

— *11 août.* — Délibération sur les visites charitables des maîtres à l'Hôpital-Général des valides. Chaque maître continuera sa visite charitable pendant un mois comme par le passé, suivant son ordre de réception ; que cette liste sera communiquée aux administrateurs et qu'on commencera au mois de septembre prochain par les anciens, parce que de Grouchy a offert de continuer sa visite pendant le présent mois. On fera requête aux administrateurs de faire continuer les exemptions accordées aux maîtres.

1678. — *31 janvier.* — Le Prévost élu garde. — Procès avec de Ratiéville. — Guillot se présente comme chirurgien de la peste au Lieu de Santé.

— *Mars.* — Les maîtres qui se disent insolvables et ne paient pas leur quote-part des dettes de la communauté seront poursuivis devant le lieutenant général.

— Requête de René Briand, aspirant, pour Rouen, natif de Formonville et ayant navigué.

— Requête de Jacques Desfriches, aspirant pour Rouen, natif d'Orléans.

— Requête d'Adrian Lambert, aspirant pour Rouen, fils de Jacques Lambert, maître à Rouen.

— Requête de Pierre Lemoine, fils de feu Me Lemoine, aspirant à la maîtrise à Rouen.

— Nicolas de Sahurs a obtenu une sentence contre Vaupay et Félon, qui auront à lui restituer 29 livres 10 sous et 18 livres 10 sous.

— Requête de Jean de Beaumont, chirurgien du premier président, aspirant à la maîtrise, ancien major au siège de Maëstricht, et ayant servi dans les troupes anglaises de service en France, a obtenu un brevet de chirurgien de Sa Majesté le Roy d'Angleterre.

— *31 juin*. — A la répartition des rejets de 470 livres de rente dues, il se trouve 37 maîtres pour payer.

— *14 juillet*. — Chef-d'œuvre d'Adrian Lambert. Présidence de Mᵉ Barasin, médecin, doyen en charge. Mᵉ du Peray, absent. — Il est reçu le 29 juillet maître à Rouen.

— Discussion à propos du mouchoir que présentent ordinairement les aspirants et qui demeure au profit du dernier garde. Il restera à Félon, second garde, et non à Levillain qui remplace du Vaupay.

— Examens de Pierre Lemoine, du 1ᵉʳ au 15 août. président Barasin ; du Peray, absent. Reçu à la maîtrise. Il paie 40 livres pour son honorarium et pour le festin qu'il voulait offrir à la communauté.

— Examens de Jacques Desfriches, id., du 5 septembre au 28 septembre. L'argent des examens est versé à de Manteville. Pendant la séance du serment, Le Houé le jeune invectivant tout le monde, et surtout de Grouchy, on envoie chercher le sergent Juliot qui lui intime l'ordre de sortir. Il refuse ; d'où procès-verbal.

— *Octobre*. — Comptes de du Vaupay.

— *Novembre*. — Assemblée pour le chef-d'œuvre de René Briand qui ne se présente pas ; son conducteur Jean Veayres se désiste. On l'assignera pour payer l'assemblée.

1679. — Examens du chef-d'œuvre de Jean de Beaumont, du 6 février au 1ᵉʳ mars. — Honorarium 50 livres (1).

— De Grouchy proteste contre des poursuites que font à de Sahurs quelques maîtres intéressés.

— Dépôt des pièces et écritures de la communauté à de Grouchy.

— Immatriculation de la requête de Jacques Cahagne, aspirant, de Fleury, en Picardie, ancien privilégié de la veuve Delaroche.

— Comptes de du Vaupay qui redoit à la communauté 94 livres. Mais les rentes à payer font à chaque maître 11 livres

____

(1) Le médecin signe toujours l'avant-dernière réunion avant l'examen des lancettes et le serment.

à verser. De Grouchy, premier garde, les convoque le 17 avril, mais les attend en vain toute l'après-midi ; les deux qui viennent ne versent rien.

— *Le 7 mars* commencent les épreuves de Jacques Cahagne qui est reçu maître à Rouen le 7 juin, et dont les droits d'examen revenant aux maîtres seront versés au premier garde.

— M⁰ Jean François Lemasson donne à la communauté des maîtres chirurgiens-barbiers une tente de droguet pour parer et orner leur hostel d'Ecolles, dite leur Chambre, et on décide d'avoir un coffre à clef pour l'enfermer.

— Requête d'immatriculation de Jacques Féret, de Beauficel en Lyons, aspirant à Rouen.

— *24 octobre.* — Procès avec Drouet, préposé à Cauchoise.

— Guilyot, reçu par la peste, prendra rang après le dernier reçu et paiera l'honorarium.

— *Novembre.* — Louis Le Houé jeune est en procès avec son père, mais la communauté s'en désintéresse.

1680. — *Janvier.* — Comptes de Jean Félon examinés par une commission, ainsi que ceux de Le Prévost.

— *Avril.* — Dominique Sonnes élu premier garde : il ne se présente pas pour le serment ; on le poursuivra. Les maîtres, sommés de venir voter, sous peine de 6 livres d'amende, le nomment de nouveau, et il prête serment devant le lieutenant général.

— Examen des comptes de Ch. de Grouchy.

— Immatriculation de la requête de François Thibaut, fils de Louis, maître à Rouen, aspirant.

— *De mai à août.* — Examens de comptes. Cinq sous d'amende aux absents. Nomination de commission.

— *Août.* — Sentence de la Cour de parlement en appel entre de Sahurs, d'une part, et Jean de la Grange, Jacques Levillain et Michel de Saint-Aubin, d'autre part, et les gardes des trois dernières années, à propos de rentes dues à de Manteville. — Condamne de Sahurs et réglemente l'emploi des deniers de la communauté et la tenue des registres, ordonne qu'on n'engagera pas de procès sans autorité de justice et sans consulter deux avocats de la Cour, qu'on ne fera pas de voyages sans aviser le bailliage, etc... (*Voir page 219.*)

— *30 août.* — Règlement des mémoires de dépenses de ce procès au parlement. — Règlement des comptes de de Grouchy, de Louys Le Prévost pour 1678.

— *Octobre.* — Louis Thibaut, arguant d'affaires imprévues, demande sursis pour ses examens. Il est décidé que tout ce qu'il a fait est nul et qu'il devra représenter une nouvelle requête. — Leclerc et de Veayres font des difficultés pour payer leurs quotes-parts.

— *Octobre.* — Difficultés avec les perruquiers qui sont en procès entre eux.

— *Novembre.* — Continuation de l'examen des comptes en retard.

1681. — *Janvier.* — Immatriculation de Jean Bordenave, fils d'un chirurgien de Pau en Béarn, aspirant à Rouen.

A la nomination d'un garde, altercation de Jean Veayres, alors que Jacques Lambert, doyen, donnait sa voix ; il se lève et dit qu'il vaudrait mieux voter pour destituer Ch. de Grouchy, garde. Il sort avec le lieutenant, fils de de Grouchy, et on vote qu'il fera des excuses pour ses injures et impertinences dont il est coutumier.

— *16 janvier.* — Election de Michel de Saint-Aubin comme garde. Il se plaint de ne pouvoir tirer le livre des comptes des mains de de Sahurs à qui l'a confié de Grouchy alors garde.

— *Avril.* — Examen de Bordenave. A la suite d'une de ces séances, Dominique Sonnes porte plainte contre Mᵉ Roussel qui, à l'issue d'une précédente réunion, l'a pris au collet, a rompu son manteau et emporté de force la feuille sur laquelle le dit Sonnes avait recueilli les voix et suffrages des maîtres, voulant qu'il écrive, en sa présence, le résultat de la délibération. Mais celui-ci ne le pouvait à cause de l'heure tardive, etc. La querelle paraît venir du sujet de la répartition des bénéfices du chef-d'œuvre.

— *7 mai.* — Bordenave est reçu après l'examen des lancettes et avoir prononcé le serment d'Hippocrate.

— Théodore Brehu demande à la communauté d'intervenir

dans la cause qu'il a au parlement contre les barbiers-étuvistes qui l'ont fait condamner au bailliage pour avoir trouvé une perruque dans une de ses chambres dans une visite complète qu'ils ont faite en présence de M. Ch. de Grouchy.

— *13 juin.* — Poursuites contre un nommé Pierre Guillemot dit Dupré, soi-disant opérateur pour les indispositions du corps humain par tout le royaume.

— *Août.* — Examen des comptes de Sonnes.

— *9 septembre.* — Immatriculation de Louis Desportes, aspirant pour Rouen, et réception comme maître le 27 octobre, après serment d'Hippocrate. Honorarium 50 livres, et 50 livres au lieu d'un festin qu'il était obligé de donner à la communauté.

— *Octobre.* — Toujours la continuation des comptes de Martin du Vaupay et de Adrian Lambert.

— *Décembre.* — Nicolas de Manteville élu garde pour 1682.

1682. — *Janvier.* — Poursuites décidées jusqu'à la définitive contre Jamot, soi-disant serviteur de Fournier, et ayant ouvert une boutique sous son nom.

— Immatriculation de la requête de Jean de Hénaut, fils de feu Me Antoine, de Rouen, aspirant à la maîtrise ; examen du 2 au 29 avril. — (Discussion avec les médecins qui n'ont pas interrogé l'aspirant, ce qui ne veut pas dire qu'ils ne gardent pas ce droit pour l'avenir.)

— De Manteville, receveur pour la confrérie, réclame les cotisations.

— *22 juin.* — Examen de Pierre Levesque, aspirant pour Saint-Sever.

— *30 juillet.* — Examens de Pierre Hébert, préposé pour Saint-Sever.

— Examen des comptes de Michel de Saint-Aubin : dépenses, 2,787 l. 1 s. ; recettes, 490 l. 18 s. 2 d. — 39 maîtres.

— *3 août.* — Réunion pour examiner la demande des administrateurs de l'Hôpital-Général d'un garçon chirurgien pour demeurer à l'hôpital et panser les malades conformément à la déclaration du Roy pour l'établissement d'iceluy. (*Voir His-*

toire de l'Hôpital-Général.) — Le bureau est député à la réunion des administrateurs pour leur démontrer que c'est inutile, puisque dès le début de cet hôpital les maîtres chirurgiens se sont mis à leur disposition, chacun leur mois, et gratuitement, et s'obligent à continuer suivant l'usage. On enverra un catalogue des maîtres, et, en cas d'urgence, on pourra recourir aux maîtres les plus proches de l'établissement.

— *30 décembre.* — Election de Pierre Lemoine comme garde. Charles Got se présente pour être accepté par le bureau de l'Hôpital-Général.

1683. — Examen des comptes de Nicolas de Manteville : recettes, 514 l. 5 s. ; dépenses, 554 l. 8 s. 6 d.

— Examens de Got, en 4 jours. Il est reçu pour être présenté au Bureau (1).

— *2 août.* — Sonnes offre de prêter de l'argent à la communauté au denier dix-huit pour se libérer de ses dettes. De Manteville propose de réduire au même taux l'intérêt qu'on lui paie au denier quatorze. On décide d'accepter et de demander à M. Lemoyne de laisser réduire de même son intérêt.

— Immatriculation de la requête de Louys Hélye, fils de feu Louys, maître à Rouen, aspirant à la maîtrise.

— *29 décembre.* — Election de Adrien Lambert comme garde.

1684. — *Janvier.* — Examen des comptes de Pierre Lemoyne par une commission de députés : recettes, 445 livres ; dépenses, 540 livres ; différence à recouvrer sur les 40 maîtres. Règlement de comptes avec de Saint-Aubin.

— *6 juin.* — Immatriculation de la requête de Pierre de Manteville, fils de feu Nicolas, maître juré à Rouen, aspirant à la maîtrise à Rouen.

— Examens de Louis Hélye, du 3 au 31 juillet. Reçu. Dr Houppeville président :

« Sur une difficulté qui est arrivée de ce que quelques particuliers écoutent les examens de la porte de la Chambre, il est décidé qu'à l'avenir il n'y aura que ceux qui auront présenté

---

(1) Encore aujourd'hui le peuple de Rouen appelle l'Hospice-Général le « Bureau ». (C'était primitivement le « Bureau des pauvres valides. »

leur requête et été immatriculés sur le registre qui pourront entendre les examens entre la barrière et la porte de la Chambre. »

Dans le même temps, discussions avec les barbiers à propos des redevances des visites.

— Examens de Pierre de Manteville, du 4 au 28 septembre, sous la présidence de Noël et de Houppeville, médecins Dans une de ces séances on voit survenir le nommé Levesque, huissier, lequel aurait sommé la Compagnie de délibérer sur ce que les maîtres professant la religion prétendue réformée, dans l'heure de midi, ne se conforment point aux autres maîtres qui, ôtant leur chapeau, prient Dieu, et les susdits les laissent en leurs têtes, ce qui aurait été aussi demandé par Mc Nicolas de Grouchy, lieutenant, aux fins de rendre toute la Compagnie conforme. Ceux-ci déclarent qu'ils ne l'ôteront pas, la déclaration du Roy ne les y obligeant pas. Me de Grouchy est chargé de les poursuivre à leurs dépends. — De Grouchy proteste contre le compte-rendu ci-dessus de Adrian Lambert disant que la feuille de recueil des voix est fausse, puisqu'elle porte en réalité que les religionnaires se conformeront. Mais Adrian Lambert proteste et maintient son texte.

1685. — Jean Félon, élu garde, prête serment devant de Grouchy, puis le lieutenant général.

— Immatriculation de la requête de Edouard Lepicard, de Fécamp, aspirant à la maîtrise à Rouen.

— Règlement définitif des comptes de la gestion de Jean Félon en 1677.

Délibérations de 1685 à mai 1701 (1).

LISTE DES MAITRES VIVANT EN L'AN DU SEIGNEUR 1685.

Nicolas de Sahurs.	Charles de Grouchy.
Jacques Lambert, *obiit* 1702.	Charles Le Huc, *obiit* 1679.
Louis Le Houé, *abiit ad plures,* *obiit* 1693.	François Roussel, *obiit* 1694.
	Guillaume Danbin.

---

(1) Registre 231. Registre III de l'inventaire de 1741. (*Archives.*)

Nicolas Fizet, *obiit* 1694.
Jean de la Granche.
Michel de Saint-Aubin.
Pierre de la Balle.
Jean Pain.
Dominique Sonnes.
Claude Beaudoin, *obiit* 1694.
Raoult Delamare.
Adrian Lambert.
Jacques Fournier.
Jean Félon, *obiit* 1694.
André Forbras.
Théodore Bréhu.
Laurent Laisné, *obiit* 1693.
Louis Guérin.
Jacques Aveaux.
Louis Le Houé fils.
Nicolas de Grouchy.
Charles Férey.
Louis Prévost. *obiit* 1690.
Martin du Vaupay, *obiit* 1690.
André Le Brasseur, *obiit* 1686.
Jean Veayres.
Adrian Lambert.
Pierre Lemoyne, *obiit* 1691.
Jacques Desfriches, *abiit ad plures, obiit* 1693.
Jean François Le Masson, *obiit* 1694.

Jacques de Cahagne.
François Guillot, *maître par la peste.*
Jean de Bordenave, *obiit* 1694.
Louis Desportes.
Jean de Hénault.
Louis Hélye.
Pierre de Manteville.
Edouard Lepicard.
Jean Lambert, *obiit* 1693.
Jean Delagrange.
Jean Loyseau.
L. Jourdan, *reçu par la peste.*
Robert Marette.
Jean Delafosse.
François Thibault.
Guillaume Thiphaigne.
Gilles Roussel, *reçu par le Bureau.*
François Beaurain, *reçu par la peste.*
Guillaume Mauger.
Etienne Godin, *reçu par le Bureau.*
François Thibault minor.
Jean Daracq.
Nicolas de Nollent.
Louis Chapeaux, *reçu par la peste.*

1685. — *Février.* — Règlement de comptes entre Le Prévost et du Vaupay. — En mars, ceux d'Adrian Lambert. — Procès avec les barbiers.

Examens d'Edouard Le Picard, du 30 avril au 31 mai (Noël et Lhonoré, médecins, présidents), durant lesquels on agite la question d'employer l'argent des droits de cet examen à payer les rejets et arrérages de rentes dues et à rembourser les dettes de la communauté qui sont au denier dix-huit en empruntant au denier vingt, à moins que les créanciers, la veuve de Manteville et héritiers, n'acceptent le denier vingt.

Entre temps il y a des injures et des voies de fait échangées entre Le Prévost et Le Brasseur. Pour le respect perdu envers la communauté, on les condamne : Le Prévost à 10 sols d'amende et Le Brasseur à 5 sols, applicables à la confrérie de Saint-Cosme. Ils seront exclus jusqu'à satisfaction et feront excuses à la compagnie. Le Prévost s'exécute de suite, pour le bien de la paix, devant Noël et Lhonoré, doyens des médecins. On maintient cette amende et Le Brasseur est déchargé de la sienne, mais il est admonesté de se comporter à l'avenir envers ses confrères avec plus de discrétion. Cependant il refuse de s'incliner devant la délibération si Le Prévost ne lui rembourse pas 23 sous qu'il aurait déboursés.

— *Juillet.* — Réunions pour l'examen des statuts des barbiers.

1686. — Jacques Cahagne élu garde.

— Immatriculation de la requête de Jean Lambert, frère de Adrian Lambert le jeune, et fils de Jacques Lambert, chirurgien juré à Rouen, compagnon à Paris, Lyon, Bordeaux, La Rochelle, etc., aspirant à la maîtrise à Rouen.

— *Février.* — Nomination d'une commission pour l'examen des comptes de Jean Félon : recettes, 64 l. 7 s. ; dépenses, 79 l. 10 s. 4 d. ; arrérages de rentes, 328 l. 16 s., à rejeter sur 37 maîtres.

— Examens de Jean Lambert, du 17 juin au 10 juillet. A l'une des séances, Adrian Lambert annonce qu'il a reçu de M⁰ Louis Hélye 82 livres pour remplacer le festin qu'il devait à la Compagnie après sa réception. Il est décidé alors que cette somme serait partagée entre tous ceux des maîtres qui précèdent Louis Hélye, sauf François Guillot qui n'a pas fait le dit festin honoraire.

— *22 juillet.* — Immatriculation de la requête de Jean de la Grange, aspirant à Rouen, et fils de défunt Jean de la Grange.

— *Septembre.* — Un barbier a pris chez lui un serviteur sortant de chez un chirurgien, contrairement aux statuts ; on le poursuivra pour qu'il le mette hors de sa boutique.

— *17 octobre.* — En réponse à une proposition de Félix, chirurgien du Roy, transmise par son secrétaire perpétuel Dutertre, il est décidé qu'on fera une rente de 100 livres à Me Félix ou un don de 2,000 livres une fois payées. Mais de Grouchy, lieutenant, proteste que Dutertre lui est inconnu et que cela porte préjudice à ses droits ; il proteste en son nom et en celui des anciens de la communauté.

— *4 décembre.* — Poursuites en appel contre un nommé Boquet, pour fraude.

— Requête de Gabriel Duhault, de Honfleur, demeurant à Beuzeville, demandant à passer les examens pour s'établir dans les faubourgs de Rouen et y faire barbe, cheveux, saigner et panser en premier appareil. Il est admis comme préposé à Bouvreuil, après examen, en présence des doyens des médecins Houppeville et Lhonoré.

1687. — *4 janvier.* — Veayres, élu garde, prête serment. — Le 13, nomination de députés pour l'examen des comptes de J. Cahagne, six anciens et six jeunes. — Recettes, 419 livres ; dépenses, 522 livres.

— *27 janvier.* — Approchement contre Jeffray, préposé à Cauchoise, dans la maison duquel on a trouvé un malade de vérole, maintenu par Me Sonnes. Ils seront poursuivis tous les deux.

— *28 janvier.* — Assemblée pour rendre grâces à Dieu de la convalescence du Roy. — Une commission est nommée pour aviser à faire dire les prières convenables. — Répartition de ces frais et des rejets d'arrérages de rentes sur 34 maîtres, 15 l. 7 s. 10 d. chaque.

— Etienne Grout, fils de Nicolas, maître à Rouen, préposé au faubourg Martainville.

— Les maîtres reprochent à Sonnes de favoriser les préposés d'avoir chez eux des diètes et fourneaux au préjudice de leurs droits.

— Exploit par Beaudoin contre Desportes qui a levé un appareil posé par lui ; celui qui a posé le premier appareil étant seul à décider de la nature de la plaie et de ses suites. Dans l'ancien registre des délibérations, un cas de ce genre a donné lieu à l'amende et à l'exclusion temporaire de la Chambre. Il est décidé qu'on agira de même à l'avenir avec une amende de 10 sols et six mois d'exclusion.

— Immatriculation de la requête de Jean de la Grange, fils de Jean de la Grange, maître à Rouen, aspirant pour la maîtrise à Rouen. — Examen, du 4 au 28 août, sous la présidence des docteurs de Houppeville et Le Baron. A une des séances eut lieu une altercation entre de Henault et de Grouchy à propos de la fistule simple.

— Immatriculation de la requête de Jean Loyseau dont les frais serviront à l'acquit d'une partie des rentes. Il donne 660 livres, tout compris, honorarium, festin, etc. — Examens du 1er au 23 décembre.

1688. — Le Houé père, élu garde, prête serment. On nomme des députés pour les règlements de comptes divers et de ceux de Jean Veayres : recettes, 805 livres ; dépenses, 892 livres.

— *Mai.* — Jean Noël préposé à Cauchoise.

(La rédaction des délibérations de cette année 1688, due à la plume paraissant sénile de Le Houé, est en grande partie illisible.)

— *Septembre.* — Réception d'un préposé à Martainville. Lhonoré et Baron, médecins, présents.

— *6 octobre.* — Plusieurs particuliers demandent à être reçus chirurgiens pour la peste ; entre autres Jourdan demande à succéder à François Guillot.

1689. — Théodore Bréhu élu garde — (l'écriture change), et on décide que la délibération précédente sera transcrite de nouveau, vu qu'elle est illisible. — Il a été arrêté, afin de mettre fin à tous les procès qui ruinent la communauté, que nul maître ni veuve ne pourra louer son privilège directement ni indirectement à peine de 30 livres d'amende attribuables, moitié à la confrérie de Saints Côme et Damien, moitié au Bureau des Pauvres valides. Que pour empêcher toutes fraudes qui se font par les susdits maîtres et veuves, ne pourront loger dans la maison où sera leur boutique la femme et famille de leurs serviteurs mariés, sous les mêmes peines applicables. Certain arrêt obtenu par la communauté des maîtres chirurgiens de la ville d'Orléans touchant la même affaire sera exécuté et rendu commun pour la communauté de Rouen, et, pour rendre la dite délibération valable et exécutoire, il a été donné pouvoir au sieur de Grouchy, lieutenant, d'obtenir un arrêt de nos seigneurs du Grand Conseil du Roy, parce qu'il sera remboursé des frais et faux-frais qu'il conviendra faire pour parvenir à l'obtention du dit arrêt, et il augmentera ou diminuera la requête qu'il présentera au Conseil comme il jugera à propos pour le bien de la Compagnie.

— *31 janvier.* — Nomination des 12 députés (6 anciens, 6 nouveaux) pour examiner les comptes de Le Houé. — Rejets à répartir sur 34 maîtres.

— Louis Barberie, natif de La Ferté-sous-Jouarre, préposé au faubourg Saint-Sever. — Lhonoré, médecin, présent.

1690. — Jean de Bordenave, nommé garde, ce qui lui sera déclaré par Me Théodore Bréhu, premier garde en son absence.

— Examen des comptes de Théodore Bréhu : recettes, 382 l. 17 s. 6 d. ; mises, 630 l. 30 s. 10 d., à partager avec les arrérages de rentes entre 33 maîtres : 7 l. 17 s.

— *Février.* — Le lieutenant général exige que tous les maîtres assistent aux assemblées sous peine de 60 sols d'amende. On poursuivra 12 des maîtres qui n'ont pas payé leur quote-part des rejets.

— *26 février.* — Le lieutenant et les gardes sont convoqués à l'Hôtel-de-Ville par les conseillers échevins pour examiner le serviteur qu'ils présentent pour remplir la place de défunt Louis Le Prévost. Il est arresté qu'on ira et qu'on l'examinera et qu'on remontrera aux échevins qu'il ne pourra être admis à la maîtrise qu'après qu'il aura servi.

— Procès en appel avec Louis Le Houé jeune.

1691. — Adrian Lambert jeune élu garde. — Nomination des députés pour l'examen des comptes de Bordenave. 33 maîtres paieront chacun 5 l. 18 s. 9 d.

— *Juillet.* — Le lieutenant général demande la liste des maîtres pour la création des syndics des barbiers. Le lieute-

nant et les gardes passeront une soumission à ce sujet au lieutenant général, au meilleur compte possible, parce que le
traitant baillera les listes du syndicat entre les mains de la
communauté pour, par elle, en jouir et disposer aux termes de
la déclaration du Roy.

— *6 août.* — La taxe sur la communauté pour les charges de
syndics se monte à la somme de onze cents livres. On la prendra en rente au nom de la Compagnie, à quoi les syndics
seront autorisés.

— *22 août.* — Procès perdu contre les administrateurs de
l'Hôtel-Dieu au privé Conseil.

— Immatriculation de la requête de Robert Marette, natif de
Yvetot, aspirant à Rouen.

— Examens de R. Marette, du 5 au 26 septembre. Il est reçu
après l'essai des lancettes et prétend prendre rang avant Jourdan qui n'a pas été reçu par le chef-d'œuvre et a, de plus, été
inscrit après lui. On lui en donne acte.

— *22 octobre.* — Jacques Drouet reçu préposé au faubourg
Saint-Sever. A la même assemblée, sur la proposition faite de
régler en quel temps un maître de la communauté pourra conduire un aspirant, il a été arrêté qu'à l'avenir nul maître ne
pourra s'ingérer à conduire un aspirant qu'il n'ait six ans de
maîtrise.

1692. — Louis Desportes élu garde. Des députés sont nommés pour l'examen des comptes de l'année écoulée : recettes,
1,510 l. 2 s. 11 d. ; dépenses, 1,570 l. 5 s. 1 d. On doit à de
Grouchy, pour les démarches dont il avait été chargé, 397 l.
10 s.

— *26 mars.* — Création des chirurgiens royaux et recouvrement par Me Le Marchais et le sieur Chapelet, commis aux
finances, du prix des charges. De Grouchy, Laisné et de Manteville sont chargés, avec trois gardes, de traiter avec lui au
mieux des intérêts de la communauté. Il faut trouver de l'argent ; à ce sujet, on fera signer les feuilles aux absents.

— *3 avril.* — On décide d'acheter les charges de chirurgiens
royaux au profit de la communauté, moyennant qu'elle soit

maintenue dans les anciens usages et que les députés en tireront le meilleur marché.

— Procès contre les deux Le Houé avec lesquels on cherche en vain à s'arranger à propos de paiements qu'ils n'ont pas faits.

— *28 juillet.* — Il faut un emprunt; les membres présents ne sont pas en nombre; on va trouver le lieutenant général pour infliger une amende de 30 sous aux absents. Il s'agit de prendre de l'argent en rente pour payer les dépends et frais du procès avec les administrateurs de l'Hôtel-Dieu. On en charge les gardes. — Rejets à faire sur 34 maîtres.

— *9 octobre.* — Communication des arrêts du Conseil sur les charges de chirurgiens royaux. Il est décidé que la communauté prenne les charges à la meilleure composition et qu'on demandera au Conseil de rétablir la communauté dans ses anciens usages pour les chefs-d'œuvre et autres affaires de conséquence, et on confirme la nomination des députés élus en mars.

1693. — On attendra pour la nomination d'un garde que la question des jurés royaux soit résolue. L'arrêt du privé Conseil arrive le 17 mars. Il est décidé d'emprunter de l'argent pour faire le premier paiement des charges et qu'on s'assemblera au premier jour pour convenir de la manière et conditions auxquelles ceux qui seront nommés pour l'exercice d'icelles l'exerceront, à laquelle assemblée l'on fera trouver un notaire pour faire la reconnaissance d'icelle délibération pour servir à telle fin que de raison. Une commission est nommée pour examiner les projets présentés. — Le 3 avril toute la communauté signe les onze articles arrêtés par la commission à propos des charges de jurés royaux achetées par elle (1).

A la même assemblée sont nommés comme jurés royaux Nicolas de Grouchy, premier juré, et Pierre de Manteville, second juré et greffier.

---

(1). Voir ces onze articles, page 89. (La déclaration du Roy instituant ces jurés royaux est de février 1692.)

— *6 avril*. — Immatriculation de la requête de Jean Lafosse, étudiant en chirurgie, aspirant à la maîtrise à Rouen. Examens du 13 avril au 6 mai, jour de l'essai des lancettes. Ce jour-là, il est décidé que tous les candidats à la maîtrise, même les fils de maîtres, paieront entièrement les émoluments attribués aux chirurgiens royaux.

— *7 mai*. — Immatriculation de la requête de François Thibaut, fils de défunt Louis Thibaut, maître à Rouen ; examens du 18 mai au 9 juin, en présence de M. Noël, commis par le collège des médecins pour exercer la charge de médecin du Roy.

— *8 mai*. — Immatriculation de la requête de Guillaume Thiphaigne de la Roche, natif de Caen, paroisse de Notre-Dame-de-la-Froide-Rue ; examens du 15 juin au 8 juillet.

— Procès contre Beaurains et poursuites jusqu'au définitif.

— Réception de François Lignel, barbier-baigneur-étuviste.

— Incident aux examens de Thiphaigne où s'est présenté Jourdan (reçu par la peste) comme assistant ; on le laisse entrer, mais « sous les protestations de nous pourvoir par devant et où il appartiendra, parce que cela ne nous pourra préjudicier en rien, comme aussi se sont présentés Mes Jean de la Fosse et François Thibaut, chirurgiens-jurés en la dite communauté, lesquels aussi ont protesté sur ce que le dit Jourdan prétendait avoir séance avant eux, nullité de la séance, comme n'étant point reçu par chef-d'œuvre, et qu'ainsi ils doivent être préférés ».

— *13 juillet*. — Règlement des comptes de Desportes : recettes, 1,337 livres ; mises, 1,454 livres.

— *21 juillet*. — Délibération sur la conduite à tenir pour la prestation de serment des barbiers. Il est décidé que toute la compagnie sera convoquée lorsqu'on appellera les barbiers pour leur faire prêter serment, prendre les noms et surnoms et pays de leurs garçons et de leurs apprentifs et pour avoir communication des lettres de ceux qui ont été reçus. Qu'ils n'entreront point en la Chambre, mais qu'ils seront appelés les uns après les autres et que l'on aura un registre particulier tant pour eux que pour les sages-femmes. (Le tout conformément à l'édit de février 1691.) — S'ils ne se rendent pas à la convocation, on présentera requête au Lieutenant général pour les faire contraindre et condamner à l'amende.

— *9 septembre.* — Messieurs de la Table de marbre ont fait casser l'ordonnance du vicomte de l'eau qui a adjugé à 4 maîtres 6 livres chacun pour avoir visité un cadavre noyé ; requête présentée à la Cour à ce sujet.

— *Novembre.* — On poursuit Guilyot, chirurgien à Boscherville, qui n'a pas payé les droits des jurés royaux.

1694. — Jean Veayres, élu premier juré royal, Nicolas de Grouchy devient second juré et greffier.

— Pour les visites que les jurés royaux sont tenus de faire des noyés, on leur alloue 20 sous pour les frais de cheval, parce que le plus souvent on n'y peut aller qu'à cheval.

— Commission de députés nommés pour examen des comptes des jurés royaux, comme on le faisait pour les gardes auparavant. — Comptes de Manteville.

— *26 janvier.* — Convocation des veuves, chirurgiens de Dernetal et des faubourgs pour reconnaître les jurés royaux et payer les quatres visites ordonnées du Roy.

La communauté est en procès avec les barbiers, Beaurains et les médecins.

— *18 février.* — Délibérations entre autres sur ce que à raison des dissections que Sa Majesté entend être faites et vu que la chambre commune est trop petite, on offre de bailler à la communauté deux chambres qui sont sur la porte Bouvreuil pour 36 livres. Il a été arrêté qu'on tâchera de les avoir au meilleur compte. — On fait fermer la boutique de la veuve Roussel, tenue par Foubert, non approuvé. — Les administrateurs de l'Hôpital-Général assignent à assister devant le lieutenant général au serment de Gilles Roussel. On ira pour demander qu'il vienne d'abord se faire recevoir à la chambre commune avant de se présenter devant les autorités.

— *22 mai.* — Il est arrêté que celui qui sera nommé par justice pour faire les contrevisites au lieu des jurés sur récusaion ou légitime empêchement sera tenu de rapporter à la communauté pareils émoluments que si ç'avait été un des jurés troyaux qui l'eût faite.

— *28 septembre.* — Mathieu Lion, auditeur des comptes des finances, réclame à la communauté 1,210 livres pour sa part des 27,000 livres de cotisation. On représentera que l'arrêt du Conseil du 2 septembre 1692 a déchargé les communautés de chirurgiens de France des sommes à quoi elles ont été taxées pour les syndics des arts et métiers, et que, n'étant compris dans les arts et métiers, ils ne doivent être employés dans la contribution pour les charges d'auditeurs des comptes. — Cependant, le 25 octobre on décide d'emprunter la somme à Louis Desportes. — Les barbiers sont poursuivis au bailliage pour les obliger à prêter serment.

1695. — Jean Loyseau nommé juré royal. — L'enregistrement au bailliage des nouveaux règlements des jurés royaux coûte 80 livres. — Reddition des comptes de Jean Veayres et de Grouchy. — Procès contre Lemarchand, opérateur. — On paie l'amende aux médecins. — Roussel prête serment. — Toujours le procès avec les barbiers qui devront déclarer leurs garçons et ne pourront en prendre sortant de chirurgie. Convoqués pour prêter serment, on les attend de 10 heures à midi ; ils ne viennent pas ; on les poursuit.

— *31 août.* — Plusieurs maîtres sont accusés de transporter leur droit. On décide une visite générale et des poursuites aux délinquants.

1696. — *Janvier.* — Rapport des émoluments des rapports faits par chaque maître. — Hélye nommé premier royal. Députés pour l'examen des comptes de J. Veayres.

— Th. Bréhu demande l'assistance de la communauté pour un procès qu'il a contre les perruquiers. Elle lui est refusée.

— *13 mars.* — Approchement contre Detune, perruquier, dont le garçon a été trouvé faisant de la chirurgie. — Reconnaissance par les veuves, etc., du nouveau juré royal. Guilyot, de Saint-Georges, n'a pas paru.

— *Avril.* — Jacques Mauger, préposé à Saint-Sever, demande à aller à Bouvreuil. Non. Il restera à Saint-Sever où il a été nommé.

— Les administrateurs du Bureau des valides (Hospice-Général) jouiront du privilège de la dame Duverger pendant qu'elle sera enfermée au dit bureau, sans que cela tire à conséquense. (Cette délibération donne lieu à des protestations de Hélye et de Loyseau comme contraire aux arrêts de la communauté.)

— Querelle avec les médecins qui demandent paiement de redevances. On ne les paiera que quand ils auront fait les discours anatomiques sur les sujets conformément à la déclaration du Roy.

— La communauté avisée que le nommé Duduit, écolier en chirurgie, se serait présenté devant les chirurgiens d'Elbeuf pour être reçu chirurgien au dit lieu. Il est arrêté qu'on lui fera signifier opposition à sa prétendue réception et qu'il sera assigné au présidial de Rouen conformément à l'édit. — Il est condamné à passer par Rouen, et sa requête aux fins de chef-d'œuvre est immatriculée le 6 novembre. — Mais les examens sont retardés par l'opposition des médecins avec qui la communauté est en procès. On leur signifie requête, et enfin les examens de légère expérience sont passés les 10 et 12 novembre par devant Me Desfontaines, médecin royal.

1697. — Saint-Aubin, élu premier juré royal (parce que s'il refuse, il sera poursuivi et fera tout ce qu'il convient et les visites quand il sera nommé par justice). Il refuse et Nic. de Grouchy est nommé à sa place et reconnu par les veuves assemblées avec les préposés aux faubourgs. Les absents étant condamnés à l'amende.

— François Beaurains, nommé par le privilège de la peste, demande à prendre sa place dans la chambre commune ; il y est autorisé.

— Immatriculation de la requête de Guillaume Mauger, natif d'Angoulème, aspirant à la maîtrise à Rouen.

— Id., de Jean Daracq. — Les séances d'examens étant à 10 heures, il se trouve que la moitié à peine est réunie à midi. — Dorénavant, on commencera à 11 heures ; les présents voteront pour les absents.

— Immatriculation de Nicolas de Nollent, natif de Cléry.

— Appel contre la sentence obtenue par les médecins à propos du dernier cadavre. Le Huc et Saint-Aubin députés au premier président.

— Comptes de Jean Loyseau : recettes, 542 livres ; dépenses, 1,115 livres ; donc 613 livres à répartir sur 29 maîtres.

— *3 juillet.* — Enregistrement de nos armes. On se conformera aux autres communautés.

— *5 août.* — La sentence du procès avec les médecins est relevée. — Le registre des rapports sera visé dans la huitaine après leur délivrance. — La sentence obtenue contre les médecins leur sera signifiée. Ceux-ci font appel. On se pourvoira au Conseil.

Le Houé conteste les comptes de Loyseau et l'assigne ; on ne veut pas entamer de procès sur ce chapitre clos. A la réunion à ce sujet, il ne vient que 4 maîtres, et on fait intervenir le lieutenant général. A la réunion suivante, on décide que ces comptes sont clos.

— *11 octobre.* — La communauté loue une chambre à M° Aveaux. — Changement de la formule du papier. — De Beaurains offre une chambre en sa maison sans intérêts pour la dissection et opération ; on le remercie de l'honnêteté de son offre, que l'on accepte, et on y fait porter le cadavre.

Le Houé, qui a pris le nom de l'autorité de la communauté pour un procès, est désavoué et menacé d'exclusion de la chambre pour trois mois.

Les compagnons chirurgiens candidats pour le Bureau (Hospice-Général) présenteront requête et seront examinés à la chambre pour juger de leur capacité.

1698. — Jean de Hénault, élu premier juré royal (syndic).

Immatriculation de la requête de Jean Daracq, natif de Castelnau, aspirant à la maîtrise.

Comptes de L. Hélye (rejets, 25 livres chacun). — Convocation des veuves et préposés.

— Immatriculation de François Thibaut, fils de François, et qui a servi aux armées.

Examens de G. Mauger sous la présidence de François Lenoble, médecin royal. — Se présente aussi E. Godin, gagnant maîtrise par le Bureau de l'Hôpital-Général, qui ne prendra séance

qu'après Mauger. Dans sa requête : « demande à entrer dans
» votre honorable compagnie; ce qu'il ne pourrait sans vos
» grâces, à ces causes il vous plaise, messieurs, accorder au
» suppliant sa place en votre communauté en payant son
» honoraire et le suppliant continuera ses prières pour vos
» prospérités et santés. »

Roussel et Beaurains (reçus par la peste) prétendant donner
leurs voix aux examens du chef-d'œuvre de Mauger, il leur est
représenté que, jusqu'à ce jour, les restrictions ordinaires sont
que les maîtres reçus les derniers n'auront voix délibératives
dans les chefs-d'œuvre qu'ils n'eussent assisté à un entier chef-
d'œuvre. Comme les Mes Roussel et Beaurains n'ont assisté à
aucun chef-d'œuvre, et que les instructions pour connaître de la
capacité des compagnons qui sont présentés pour servir les
pauvres du Bureau des valides ne sont point suivies de chef-
d'œuvre, il a été arrêté à la pluralité des voix que les dits
Roussel et Beaurains et autres n'auront point de voix délibérative dans le présent chef-d'œuvre non plus que à l'avenir.

— Godin a loué sa boutique ; on l'oblige à l'habiter ou à la
fermer et à payer le droit royal qui a été acheté par la communauté s'il n'y a point d'exception pour les hôpitaux.

— Mauger reçu le 12 mars. — Claude Cahagne demande à
changer de résidence de La Neuville à Saint-Georges-de-Boscherville. Accordé.

Me Fournier, malade depuis longtemps, gardant le lit,
demande qu'on lui donne sa part des émoluments d'examens.
On lui donnera cent sous par semaine.

— *29 avril.* — Sur les instances réitérées de Thibault père et
l'exemple donné par Lenoble, médecin, présidant les examens,
on annule les délibérations antérieures et on décide que les fils
de maîtres ne paieront que moitié des droits au chirurgiens
royaux, mais paieront l'honorarium entier. — Thibault fils,
reçu maître, prête les serments requis. — Suivent les examens et
réception de Jean Daracq. — Les paies des maîtres aux examens
seront toutes versées au 2e juré royal, receveur, pour les racquits
de rentes. — Le conducteur de l'aspirant choisira pour servir
celui-ci dans le temps de ses opérations ceux des maîtres qu'il

jugera à propos, aussi bien ceux reçus par le privilège des hôpitaux que ceux reçus par chef-d'œuvre.

— *24 mai.* — Revient la question des 56 l. 10 s. dont sont taxées les communautés. On attendra l'exécution et on demandera d'être ouy par haro devant l'intendant. La communauté indemnisera celui qui souffrira l'exécution. On s'occupe aussi des armoiries.

— Réception, après examens habituels, de Nicolas de Nollent.

— Jacques Morin, préposé à Jumièges (signe péniblement son nom).

— *1ᵉʳ juillet.* — A la même assemblée s'est présenté Hugues Lemaistre, ancien serviteur de la communauté, lequel a représenté que, de père à fils, ils auraient toujours eu l'honneur de servir la compagnie avec beaucoup d'assiduité et de fidélité, et comme il se trouverait grabataire et maladif, et qu'il appréhendait de ne pouvoir pas servir encore longtemps la communauté à cause de ses infirmités, il suppliait bien humblement la compagnie de vouloir accepter en survivance Jean Lemaistre, son fils. Les voix, sur ce, prises et recueillies, il a été arrêté d'une voix uniforme que l'on reçoit le dit Lemaistre fils en survivance, parce qu'il sera tenu de faire son devoir tant en la chambre ordinaire que dans la confrérie, lequel, en cas de manque, sera destituable toutes fois et quantes, parce que le dit Lemaistre père jouira toujours des émoluments pendant son vivant.

— *14 juillet.* — Le procès contre les barbiers continue. Poursuites décidées contre tous délinquants, sages-femmes, veuves de maîtres, transports de privilèges illégaux, etc.

— *Septembre.* — Les barbiers perdent leur procès et sont obligés de prêter serment devant les chirurgiens, mais ils en appellent. — Procès de Le Houé, dont le fils tiendrait le privilège et la boutique de la veuve Guérin remariée.

— Pour l'enregistrement des armes, personne dans la communauté n'en a ni ne désire en avoir.

— Les barbiers-perruquiers ne voulant pas s'incliner, il est arrêté que aucun maître de la communauté ne pourra avoir chez lui aucun serviteur barbier-perruquier, et que si quelqu'un est poursuivi pour cette cause, il en sera seul responsable.

— *29 décembre*. — Procès avec les apothicaires-droguistes-ciriers-épiciers contre lesquels on a des griefs. Ils font du tort à la compagnie en traitant les maladies secrètes, faisant des saignées, appliquant des emplâtres. Chandelier, garçon apothicaire, fait haro pour son père sur les droits de Me de Grouchy qui portait un bol de thérébentine accommodé dans une cuiller d'argent avec une teinture de casse, disant que de Grouchy n'avait pouvoir de donner aucuns remèdes composés.

1699. — Edouard Lepicard, juré royal. — Comptes de de Grouchy : recettes, 2,507 livres ; dépenses, 2,537 livres. 34 maîtres.

— *30 mai*. — Requête des médecins réclamant 100 francs pour les discours anatomiques. On les paiera sans préjudice de ce que les médecins doivent aux chirurgiens.

— Antoine Doubleaux, aspirant pour Dernetal, est admis et préposé.

— Me Le Seiller demande quitte la chambre pour la Saint-Michel.

— Les chirurgiens royaux auront la même paye que les prévosts, laquelle double paie se prendra sur les droits attribués aux charges de chirurgiens royaux.

1700. — Adrien Lambert, juré royal. — (Comptes de de Hénault et de Lepicard. Assemblée des veuves et préposés, etc.)

— *Mars*. — Difficultés dans les comptes de Lepicard parce qu'il a poursuivi un procès à la Cour sans en avertir la compagnie et qu'on ne veut pas lui en rembourser les frais. De Grouchy, deuxième juré et greffier, demande que le registre que détient Lepicard lui soit confié. On conteste la réalité des déboursés de Lepicard. — Procès de Beaurains contre Daracq, des royaux contre plusieurs maîtres qui transportent leur privilège, et contre le collège des médecins. (On lit à ce sujet la sentence obtenue par Loustonau, chirurgien au Havre, contre Fouquet, médecin royal au Havre.)

— Rejet de la requête d'immatriculation de Pierre Daracq

qui n'a pas les qualités requises. On lui rendra son argent et fermera sa boutique.

3 mai. — On propose de louer un chambre commune rue du Figuier. — Querelle avec les administrateurs de l'Hôtel-Dieu qui ont nommé un chirurgien pour la peste contre et au préjudice des articles 2 et 4 de l'édit de février 1692. — Thibaut fils a deux boutiques ouvertes rue du Bac et vis-à-vis Notre-Dame ; il fermera celle du Bac dans les trois mois. — On soutient un chirurgien de Jumièges contre un empirique.

— *Juillet.* — Le lieutenant général criminel demande qui a pansé un individu blessé en volant dans une maison près le château. Personne ne déclare l'avoir vu.

— *17 août.* — Immatriculation de la requête de Robert Hélye, fils de défunt Louis Hélye. Reçu par le grand chef-d'œuvre le 3 mai suivant et demande préséance sur Chupault, reçu par la peste et successeur de Jourdan.

— Marguerite Loret, sage-femme nommée.

— Les deux jurés royaux Lambert et Lepicard se récusent de faire cette année les dissections et démonstrations anatomiques. On prie de Grouchy de les faire ; il accepte. — On paie 50 livres à M⁰ de Houppeville pour les discours anatomiques.

1701. — Louis Desportes nommé premier juré royal. — De Grouchy demande qu'on lui donne une place d'honneur dans la communauté comme ayant depuis vingt ans été lieutenant puis premier royal, second prévost et greffier. — Reconnaissance du premier juré, examen des comptes, etc. 34 maîtres.

Procès de M⁰ Roussel contre les barbiers.

— *5 mars.* — Sommation des médecins pour une anatomie. On ne leur répondra pas, puisqu'on a fait un un cours d'anatomie et d'opérations.

(Les registres de 1701 à 1715 manquent.)

LISTE DES MAÎTRES CHIRURGIENS DE LA VILLE DE ROUEN
VIVANTS EN 1716 (1).

Adrien Lambert, doyen.
Nicolas Grouchy, *obiit*, novembre 1723.
Jean Veayres.
François Guillot.
Louis Desportes.
Jean Hénault.
Louis Hélye major.
Pierre de Manteville.
Edouard Lepicard.
Louis Jourdan,
Robert Marette.
Jean De la Fosse.
François Thibaut père, *ob.*, 1723
Gilles Roussel.
François Beaurain père (2).
Guillaume Mauger.
Etienne Godin.
François Thibault fils.
Jean Daracq.
Robert Hélye minor.
Louis Chupault, *par la peste*.
Pierre Le Terrier, *ob.*, 1723.
Jacques Aveaux, *ob.*, 1724.
Paul Drouet.
Zacharie Sonnes.

Pierre Rouverel.
Nicolas Harre.
François Jourdain, *reçu par le Bureau*.
Mathias Duval.
Guillaume Gréhalle.
René Le Bourdais.
Adrien Dambrin.
Louis-Pierre Le Houé.
Claude Gauthier, *par la peste*.
François Beaurain fils.
Nicolas Nicolle.
G. Marin Le Prévost.
Alexandre-Joseph Gigot.
Jacques Ménard, 1717.
De Moyencourt.
François Guillot.
De Hénault jeune.
Roussel.
Drouët le jeune.
Chifandelle des Barres.
Jean Sonnes.
Laurent Chupaut, *chirurgien de santé*.
Charles-Martin Léger.
Antoine Dufay.

1715. — *26 novembre.* — Mauger, second royal, a quitté la ville sans prévenir ni rendre compte. On nomme Jacques Aveaux

---

pour lui succéder. — Les royaux et prévosts sont autorisés à passer des baux aux locataires qui sont dans la maison que la communauté a fieffée, à faire démonter la clôture qui est dans la chambre des délibérations pour la faire replacer à la seconde chambre en la place de celle de planches que doit emporter le nommé Lucas, aux termes du contrat de fieffe entre MM. les merciers et la communauté, etc...

1716. — *Janvier.* — Enquehard et Vieillot, garçons, sont, après examens, présentés aux administrateurs pour servir à l'Hôpital-Général.

— *Mars.* — Terminaison par accord du procès avec Foubert.

— Procès de Thibaut père et Le Prévost. — On soutient Beaurain contre Noël, chirurgien à Cauchoise, qui a aussi pris un de ses garçons hors des règles.

— Enregistrement de la requête d'Adrien Vigneron, de Rouen, aspirant à Pavilly. Admis. Estard, président.

— Madeleine Dorival reçue sage-femme (femme J. Delahaye).

— Requête de Pierre Leclerc, aspirant, préposé pour Fontaine-le-Bourg. Admis.

— Procès de Daracq contre Jourdain, qui a levé un de ses appareils sans qu'il soit là.

— *Octobre.* — Jacques Aveaux élu premier royal. — On contraindra par officier ceux qui refuseront de payer le droit de visite aux royaux. — Commission des comptes. Aveaux demande qu'on désigne un maître pour faire les démonstrations si ses affaires l'en empêchent, de même pour aller en campagne pour les affaires de la communauté. — Les rejets se font sur 37 maîtres.

— On a saisi sur Samson Aveaux, travaillant sans qualité, 6 lancettes et 3 linges à barbe.

Achat de la maison. — Pour les deux maisons et jardin achetés des gardes des merciers, on demande un solde de 400 livres pour l'amortissement de 2,400 livres du sixième denier suivant les édits de 1708, etc. On décide de consulter un avocat pour tâcher de se dispenser de payer cette somme. On souffrira la saisie et l'on se défendra de payer, autant que faire se pourra, en présentant une requête à Monseigneur l'intendant, en lui exposant que le droit n'est pas dû, à raison que la fieffe n'a été faite par la dite communauté que pour satisfaire à la déclaration du roy qui l'oblige de faire publiquement des anatomies, gratis tous les ans, pour l'instruction des étudiants en chirurgie.

1717. — (On appelle les deux royaux et les deux prévosts : les quatre de la table.) On paye les 400 livres. — Procès contre Herout et Maillard gagné.

— Immatriculation de la requête de Joseph-Alexis Gigot, major du régiment de cavalerie royal étranger, fils d'un maître de Paris, aspirant à la maîtrise à Rouen. Admis après les examens du chef-d'œuvre habituel.

— Aveaux donne avis qu'il court par toute la ville un libelle diffamatoire contre tous les maîtres chirurgiens. Thibaut fils est chargé d'en découvrir l'auteur par toutes les voies juridiques.

— *Octobre.* — Terrier élu premier royal. — Commission des comptes.

— Un nommé De Gouëy demande à tenir boutique et suscite plusieurs affaires à la communauté. Jourdain, son ami intime, est prié de quitter la Chambre quand on s'occupera des affaires le concernant.

— Discussion avec les médecins pour les dissections. On leur fera une honnêteté, puis ensuite une sommation.

— *4 novembre.* — Immatriculation de la requête de Jacques Ménard, Thibaut conducteur. Il est de la table et il faut lui nommer Hélye comme remplaçant examinateur. Dorénavant ceux de la table ne pourront plus être conducteurs. — Dans les dissections, chacun tiendra son rang ; ceux de la table d'abord. — On fera une honnêteté à M. de Manteville, médecin, pour l'engager à venir à la Chambre, ce qu'il refusait parce que la communauté n'avait pas voulu lui faire d'excuses pour insultes à lui faites par un particulier. — En cas qu'il se fasse des cours publics d'anatomie ou d'opérations, les chirurgiens en charge auront les premières places, les autres maîtres suivant leur inscription par rang de réception.

— *30 décembre.* — Réception de Jacques Ménard par le grand chef-d'œuvre (1).

1718. — Jacques Ménard a fait don de 200 livres pour servir à la décoration de la chambre commune. Il est décidé qu'on gardera la petite chambre sur le devant pour la communauté.

— *Le 5 avril,* Lhonoré, doyen des médecins, fait sommation au royal de prendre un sujet qui se trouve au Viel Marché pour faire le cours d'opérations ou anatomies.

La communauté répond que, vu le contrat fait avec MM. les Médecins, les écoles sont finies, et on signifiera à M. Lhonoré que la communauté n'entend pas travailler, attendu que les écoles sont closes ce jour, cinquième d'avril, persistant la dite communauté aux protestations précédemment faites à MM. les Médecins.

— Robert Gosselin, de Falaise, préposé chirurgien pour Saint-Sever après examen.

— Il y a une mutation de chirurgiens à Monville. Laurent Chupaut se présente pour remplacer Delononcle à Pavilly.

— Les royaux seront responsables envers la communauté de la part des droits de visite qu'elle doit recevoir, qu'ils fassent ou non ces visites.

---

(1) En 1763, Elisabeth Barberye, veuve de Jacques Mesnard, maître chirurgien, demeurant rue du Ruissel, paroisse Saint-Maclou, renonce à ses droits de veuve de maître et dépose les brevets de son mari. Ces pièces comprennent, entre autres, celles-ci :

Le 13 mars 1713 s'est présenté devant Louis-Alexandre de Bourbon, grand amiral, et Alexandre de la Houssaye, lieutenant civil à Dieppe, le nommé Jacques Ménard, garçon, âgé de 25 ans, natif de Charleval-sur-Andelle, ayant commencé la chirurgie dès son jeune âge sous Hierome Morel, maître chirurgien au dit lieu, afin de s'engager comme chirurgien de mer au long cours. (Brevet sur parchemin avec sceau aux armes de France.) — Jacques Ménard était fils de Robert Mesnard, en son vivant sergent à la vicomté de Lyons-La-Forêt (parchemin de réception par Charles Duret et Ch. Aubruchel, chirurgien de Dieppe, admis à servir comme chirurgien sur le corsaire commandé par le capitaine Thomas Petit). — (Son brevet de réception comme maître à Rouen est du jeudi 30 décembre 1717.) (*Arch., liasse 253.*)

Voir la monographie sur Jacques Ménard par le Dr Panel. — Voir la lettre de maîtrise, même liasse.

-- Françoise Dufour, femme Lemasson, sage-femme, petite-fille d'Elisabeth Patriarche, sage-femme de l'Hôtel-Dieu.

— Jean de Moyencourt, natif d'Aumale, reçu comme préposé pour le faubourg Bouvreuil, demande à continuer son chef-d'œuvre, dont il a déjà passé sept épreuves, afin d'être maître à Rouen. On lui accorde qu'il ne paiera que demi-chef-d'œuvre, mais qu'il repassera les quatorze épreuves. Il est admis le 28 septembre.

— François Lecomte, 50 ans, natif de Saint-Pierre-de-Franqueville, préposé chirurgien à Franqueville. Levesque, préposé à Saint-Sever, poursuivi.

— Gigot ayant insulté Le Terrier, premier juré royal, reçoit une mercuriale en pleine communauté, et, s'il récidive, sera expulsé de la Chambre pour trois mois. A cette occasion, il est enjoint à chacun des maîtres de se contenir, de ne parler, lorsqu'on délibère, qu'en son rang de réception, et de ne causer aucun trouble ou tumulte dans les assemblées, sous les peines en usage.

— *13 septembre.* — Il est décidé que dorénavant un maître ne pourra prendre chez lui un garçon sortant de chez un autre maître sans le consentement de celui-ci, à peine de trois mois d'exclusion et de dix livres d'amende applicables à l'Hôpital-Général.

— Rouverel élu premier juré royal. — Commission des comptes, etc.

— On communique à la communauté un diplôme ou lettres de sage-femme qui serait faux. Celle-ci, Anne Patriarche, dit le tenir des sieurs Mauger et Grehalle. Mauger est absent de Rouen depuis plusieurs années ; on envoie le clerc chercher Grehalle sur l'heure ; celui-ci le trouve à table, entre midi et une heure, mais il refuse de venir ; on le convoque à un mois. Il reconnaît alors avoir délivré les lettres et demande l'indulgence. La lettre est déclarée nulle et frauduleuse et gardée au coffre en marque d'indignité ; les signataires seront privés de toute charge honorifique. — La sage-femme est reçue, bien que ne sachant pas écrire, mais il est décidé que, dorénavant, aucune ne sera reçue qui ne saura pas écrire. De plus, elles seront conduites par un maître, et pour elles, comme pour les préposés, le jour des examens sera fixé en assemblée de la communauté.

— Revue des garçons chez tous les maîtres pour vérifier s'ils ont des certificats conformes aux brevets d'apprentissage.

— Marie Delarue, élève de sa belle-mère, Mouchard, reçue obstétrice. — Il est encore spécifié qu'aucun des maîtres de la table ne pourra être conducteur ni signer de requêtes, que les sages-femmes ne pourront se présenter sans prendre un des maîtres du cercle pour conducteur, et qu'elles s'acquitteront des devoirs et honneurs dus à tous les maîtres.

1719. — Les comptes de Leterrier se soldent par un excédent de recettes de 36 l. 15 s. qui restent à la disposition de la communauté. Ceux du second juré royal Aveaux donnent aussi un excédent de 244 l. 4 s. qui seront remis à Leterrier, devenant second royal greffier, payeur et receveur.

— Le Noble, médecin, réclame les 50 livres des discours anatomiques. On ne les paiera pas avant d'avoir consulté un avocat.

— Gigot se plaint d'avoir été insulté par le fils de de Hénault pendant les démonstrations d'anatomie en présence de plusieurs maîtres. On décide que le fils de Hénault fera satisfaction à Gigot avant son immatriculation s'il se présente au chef-d'œuvre à Rouen, et que dorénavant on n'aura recours qu'à des maîtres chirurgiens pour faire les préparations d'anatomie pour les cours.

— *5 juin.* — Dambrin est chargé de payer la maison aux merciers ; s'il y a contestation, la communauté interviendra.

— Immatriculation de la requête de Louis-François Guilyot, fils de François Guilyot, maître à Rouen, 30 ans. — On le fait venir en séance pour faire des excuses à propos d'une petite difficulté avec son conducteur Jourdan. Sa réception se trouve d'ailleurs traversée de plusieurs péripéties.

— *2 et 4 octobre.* — Election mouvementée du premier juré royal. Aveaux arrache à Le Terrier la feuille de vote et ne veut pas la rendre. Haro devant le lieutenant de police ; pas d'élection (1).

— Examen des comptes de Rouverel et de Terrier.

— Gosselin, préposé à Saint-Sever, réclame 140 livres qu'il avait payées en trop pour sa réception, mais il les aurait servies à un des maîtres pour acheter ses suffrages. Jourdan propose d'inscrire les suffrages sur le registre et non sur des feuilles volantes qui peuvent prêter aux abus. Comme la communauté se met à délibérer suivant les usages, Jourdain interjecte Haro ! ce qui empêche toute délibération.

— Hélye l'aisné est nommé premier juré royal par arrêt de la cour. Il prêtera les serments habituels.

1720. — La requête des médecins pour les discours est repoussée. Ils feront les discours gratis, comme les chirurgiens les feront aussi gratis, attendu que le Roy a retiré les fonds destinés pour les anatomies et opérations par un arrêt du Conseil rendu postérieurement à la transaction.

— Il est demandé par requête, à qui il appartiendra, que les aspirants qui se présenteront à la maîtrise de la ville de Rouen seront obligés de faire l'anatomie et opérations de chirurgie sur un cadavre humain, comme il se pratique dans les chefs-d'œuvre de Paris, et que le jour de l'élection du premier chirurgien royal, la communauté nommera trois anciens et trois jeunes maîtres parmi lesquels les aspirants pourront choisir leur conducteur.

— Leclerc, d'Ecouis, fils d'un préposé en cette ville, candi-

---

(1) *Octobre 1719*. — Querelle Aveaux-Rouverel Leterrier.

Rouverel étant parvenu au terme de son mandat de premier juré royal devait être remplacé par Leterrier. A l'assemblée pour le vote, pendant que Leterrier transcrivait les voix sur le registre en faveur de Elie l'aisné, Aveaux, qui cabalait pour Sonnes, se jeta sur lui, arracha la feuille et la mit dans sa poche. La communauté cria haro ! Alors, Beaurains, qui était du parti d'Aveaux, sortit en fermant la porte à clef sur les aspirants et revint une demi-heure après avec un huissier. Les adversaires prirent un autre huissier, d'où procès. Provisoirement, Elie l'aisné ayant sur la feuille arrachée 14 voix contre l'autre 13, fut chargé de la fonction de juré royal. — Le parti Aveaux contestait les voix parce que Elie le jeune était frère, et Jourdan beau-frère de Elye l'aisné. (*Arch.*, *liasse 253*.)

dat pour Pavilly, reçu. Il paie ses droits manuellement à chaque maître.

— *25 avril.* — On décide de vendre la petite maison pour douze cents livres, afin de rembourser Dambrin qui a hypothéqué sur elle; on vendrait bien aussi la maison occupée par la communauté, mais en gardant le jardin. On cherche de l'argent au denier cinquante.

— *Octobre.* — Dambrin nommé premier chirurgien royal par les 18 maîtres présents. — Commission des comptes (18 livres de rejets sur chacun des 36 maîtres).

— La communauté reçoit communication des statuts de Paris pour les chefs-d'œuvre et nomme une commission de 6 membres pour les examiner.

— Pierre Drouet, aspirant à la maîtrise, fils d'un chirurgien du faubourg Cauchoise, voit sa requête immatriculée, mais passera son chef-d'œuvre suivant l'ancien usage (arrests de 1647 et 1693). — De même pour Guil. de Hénault, qui se présente aussi. S'il se trouve un cadavre on le gardera pour ces deux examens. A propos des médecins, l'édit ne porte pas qu'ils aient droit à un salaire pour leur assistance aux examens. Les 6 livres accordées pour chaque acte, ce qui leur fait 84 livres par aspirant, leur tiendra lieu de récompense pour les discours anatomiques, maintenant que le privé conseil a supprimé les 20 livres que la communauté touchait des barbiers.

1721. — *Janvier.* — A la demande des gens du roi les chefs-d'œuvre des aspirants seront différés jusqu'à nouvel ordre. Ils feront comme ont fait leurs aînés les royaux actuels. Les sujets anatomisés seront entérés dans le cimetière du curé de Saint-Maclou à qui on le demandera.

— Immatriculation de la requête de l'aspirant Christophe Chiffandel des Barres, qui prendra son tour après les trois autres, et on procédera aux examens en la forme accoutumée, d'après les édits de 1647 et 1693. Ils seront reçus en tous temps. Ceux qui se présenteront pendant la saison propre pour faire de l'anatomie seront tenus de la faire s'il se présente un sujet. (Ordonnance du procureur général du 19 février 1721.)

— *29 mars*. — François Guilyot achève son chef-d'œuvre avec succès.

— Immatriculation de la requête de J.-B. Roussel, fils de Gilles Roussel.

— François de Beaurains, chirurgien juré, demeurant rue Cauchoise, paroisse Saint-Vigor, accusé d'avoir engrossé la fille de Denis Berlin, boulanger, rue Saint-Eloi, et de l'avoir enlevée à Paris avec ses nippes et hardes, est saisi de corps ; mais il est innocenté. (Transcription sur le registre d'autres sentences de la Cour.)

— *7 mai*. — Réception de Guil. de Hénault, après chef-d'œuvre.

— *18 juin*. — Fin du chef-d'œuvre de Jean-Bapt. Roussel qui donne 200 livres pour remplacer le repas traditionnel.

— *23 juillet*. — Fin du chef-d'œuvre de Pierre Drouët. A la même assemblée, Dambrin, premier juré royal, annonce qu'il a fait saisir chez Michel Lallemand, marchand libraire relieur, demeurant rue des Bons-Enfants, paroisse de Sainte-Marie-la-Petite, deux libelles diffamatoires faits contre l'honneur et réputation des maîtres de la compagnie, et il les montre. De Beaurains fils étant prié de se retirer, on décide de poursuivre l'auteur par toutes voies et moyens jusqu'au définitif.

— *27 août*. — Fin du chef-d'œuvre de C. Chiffandel des Barres. Ses lancettes ayant été trouvées non émouchetées et n'ayant du défaut que dans le tranchant, il se soumet à en présenter d'autres. Jourdain, conducteur de l'aspirant, reproche à De Manteville d'avoir dit que Le Terrier devait les émoucheter, même en casser la pointe. De Manteville s'en défend. Jourdain, prié de se retirer pour qu'on en délibère, s'y refuse, et dit qu'on le jetterait plutôt par la fenêtre, et traite la compagnie de tripot.

— On poursuit un écrit de Mesnard contre la communauté.

— *2 novembre*. — Drouët l'aîné, élu premier juré royal, haro par Thibaut fils et conjoints. Louis Chupaut élu à sa place. — Commission des comptes, etc. Les médecins réclament 50 livres pour les discours d'anatomie faits par Lenoble en 1719, et 50 livres pour ceux d'opérations faits par Néel en 1720.

— Les garçons chirurgiens font requête à la communauté, par le lieutenant général de police, au sujet des démonstrations anatomiques, avec assignation à la dite communauté, pour voir dire que l'on commencera par le discours et démonstration des os sur le squelette, en attendant qu'il se présente un sujet pour le reste.

— Cette année, la recette de la communauté excède la dépense de 346 livres, plus 99 livres du premier juré.

1722. — *Janvier*. — Les médecins font les discours de toute l'anatomie.

— Louis Thoulains, candidat pour le Bureau des valides, refusé pour insuffisance.

— *Mars*. — Les médecins obtiennent une sentence contre la communauté. On cherchera un accommodement avec eux.

— Louis Barberie, aspirant, refusé, ajourné.

— Le lieutenant général ordonne que les chirurgiens habitent leur boutique ou autre établissement.

— Jean Sonnes, fils de Zacharie Sonnes, chirurgien juré de Rouen, aspirant, immatriculé et reçu après chef-d'œuvre le 25 juin.

— Mathieu Dubuisson reçu pour l'Hôpital-Général après quatre jours d'examen.

— Jacques Beyries reçu pour Duclair (originaire de Saint-Pierre-Denogard, juridiction de Ganto, province de Guienne).

— Nicolas Lemelle préposé pour Pavilly.

— Dumouchel (Jean) préposé pour Clères.

— Me Harre De la Croix élu premier juré royal ; mais il est malade et on le remplace par Daracq. — Commission des comptes.

— Procès à la Cour entre deux maîtres à propos d'un garçon pris par l'un d'eux à l'autre. La communauté interviendra pour garantir ses statuts à ce sujet.

1723 (1) Docteurs en médecine du collège de Rouen.

De Houppeville, doyen, rue de la Pie.
De Néel, rue Ganterie.
Du Vivier, rue Ganterie.
Estard, rue de la Seille.

Reux, rue Malpalu.
De Henaut, rue Etoupée.
Roquette, près Saint-Martin-sur-Renelle.

Chirurgiens jurés
DE LA JURIDICTION DE SAINT-COME DE ROUEN.

De Grouchy, doyen, place du Marché-aux-Veaux.
De Henault père, près Saint-Martin-sur-Renelle.
Elie l'aîné, sur l'Eau-de-Robec.
De Manteville, rue de la Perle.
Jourdain, au Marché-Neuf.
Marette, près le Bailliage.
Le Meunier, près le Cours.
Beaurains père, rue Malpalus.
Godin, proche l'Hôtel-Dieu.
Thibaut, rue Grand-Pont.
Darac, rue de la Haranguerie.
Elie le jeune, près l'Oratoire.
Chupault, près Saint-Pierre-Lhonoré.
Aveaux, rue de la Miette.
Drouët l'aîné, porte Cauchoise.
Sonnes, au Vieil-Marché.
Du Rouverel, rue Malpalus.
Haré, sur l'Eau-de-Robec.
De Gouëy, derrière le chœur des Jacobins.

Jourdain, près les Consuls.
Duval, rue de la Haranguerie.
Grehalle, sur l'Eau-de-Robec.
Dambrin, au Coq.
Le Houé, rue Martainville.
Gaultier, rue Saint-André.
Beaurains fils, rue Cauchoise.
Nicolle, rue Martainville.
Le Prevost, rue Saint-Hilaire.
Colette, Jean Cherus, rue Saint-Laurent.
Gigot, absent.
Ménard, à la Croix-de-Pierre.
Moyencourt, hors Bouvreuil.
Guillot, porte du Bac.
Henaut fils, près Saint-Martin-sur-Renelle.
Roussel, rue Saint-Vivien.
Drouët le jeune, rue Martainville.
Desbarres, hors Cauchoise.
Hanguard, rue Saint-Vivien.

Contestation entre de Henault fils et Sonnes fils pendant que le premier fait les démonstrations publiques d'anatomie. Conciliation.

La communauté est en procès avec Me Beaurain emprisonné, Me Gosselin et Me Thibaut fils.

— Immatriculation de la requête de Ch. Martin Léger, de

---

(1) *Le Flambeau astronomique ou Calendrier royal* pour 1723. Rouen, chez Cabut, rue du Bec. (*Biblioth. de la Ville.*)

Montivilliers, aspirant; reception le 25 août. — M⁰ Gautier refuse de faire dire la messe de la confrérie à son tour, le premier mardi de chaque mois. Cependant, cette messe continuera à être dite aux frais de chaque maître, à tour de rôle et pour le prix de quarante sols, comme il est entendu avec les R. P. Carmes. Les refusants seront poursuivis.

— Laurent Chupault, chirurgien de la Santé, après Beaurains destitué, et qui a été reçu préposé à Pavilly en 1718 en présence des Drs Etard et Duvivier, est admis à la communauté après l'aspirant à chef-d'œuvre et à conditition de payer le droit royal et l'honorarium.

— Le second royal Chupault se plaint de ne pouvoir continuer à être receveur parce que chaque maître empoche sa part de l'argent des chefs-d'œuvre et qu'il y va y avoir de grosses sommes à payer. — Il est décidé que le receveur seul touchera cet argent des candidats.

— *Mai.* — Immatriculation de la requête de Antoine Dufay, aspirant, 42 ans, reçu le 30 septembre. — M⁰ Ménard réclame le livre qu'il a mis dans les mains de la communauté. On le lui rendra avec une approbation qui lui fera honneur et plaisir (1).

(De Manteville et de Henault avec Hélye le jeune, commissaires rapporteurs.)

— Hélye le jeune élu premier royal après protestations de Sonnes fils sur le conseil secret de la communauté (il appelle ainsi le conseil nommé par la communauté). — Nomination de la commission des comptes.

— Beaurains père, emprisonné, demande son élargissement; les voix sont partagées, mais son fils refuse de cautionner sa bonne conduite et retenue, et la communauté exige qu'il paie 50 livres par an pour les intérêts et qu'il se contienne à l'avenir envers chacun des maîtres.

— *Septembre.* — Hélye l'aîné et de Henaut demandent que les maîtres qui tiennent lieu de serviteurs aux aspirants pour les opérations soient en habit décent, c'est-à-dire en habit noir,

____

(1) Il s'agit probablement de son livre d'accouchement. (Voir notice du Dr Panel sur J. Ménard. Rouen, Lestringant, 1889.)

(*Délibérations, liasse 251.*)

suivant l'ancien usage. De Henault fils admet un habit quelconque avec un tablier (cela à propos des épreuves de Dufay).

— *14 décembre.* — Les charges de chirurgiens royaux étant supprimées, les médecins demandent à qui s'adresser, le titre de premier chirurgien étant rétabli par édit de septembre dernier. Les chirurgiens ne sont pas obligés de faire des démonstrations anatomiques et opérations. M° de Henault convoquera provisoirement l'assemblée en son nom.

— *24 décembre.* — Elargissement de de Beaurains aux guichets de la conciergerie de la cour après promesse de payer 50 livres par an et de cesser toute publication contre les maîtres.

1724. — *2 janvier.* — De Gouëy est enregistré comme lieutenant, et Jourdain comme greffier de la communauté, et leur provision, qu'ils tiennent de Georges Maréchal, premier barbier du Roy, insérée tout au long, suivant la formule déjà connue. — Devant toute la communauté assemblée pour sa reconnaissance, de Gouëy nomme, comme premier prévost, François Thibaut et second prévost Jean-François Beaurain, qui prêtent serment en cette qualité.

1724 (1). — *24 janvier.* — A la demande du lieutenant de Gouëy, nomination d'une commission destinée à composer avec lui un corps de statuts ; sont élus : Elie, de Manteville, Jourdan, Delafosse, Elye le jeune et Chupault l'aîné pour anciens, et pour jeunes, Dambrin, Le Houé, Ménard, Gautier, Gigot et Moyencourt. Ces statuts seront examinés dans une assemblée générale de la communauté.

— *26 janvier.* — Commission pour concilier les procès : Thibaut, premier prévost ; Hénault, doyen ; Hélie l'aisné, Manteville, Jourdan, Delafosse et Aveaux, avec de Gouëy, les prévosts et Jourdan. Pour poursuivre les procès : Hénault, doyen ; Hélie l'aisné, de Manteville, Jourdan, Delafosse, Daracq, Hélye le jeune, Chupault, Drouët l'aîné, Rouverel, Leprévost et Gigot.

---

(1) Registre des délibérations du 24 janvier 1724 au 29 mai 1725, dans la liasse 263. (*Reg. n° 7 de l'inventaire de 1744.*)

— *23 mars*. — Commission pour l'inventaire des registres et papiers de la communauté.

— *3 avril*. — Immatriculation de Pierre Cauchois, de Blandeville, près de Chartres, aspirant par le grand chef-d'œuvre, suivant les statuts de Versailles.

— Les gages du clerc sont, à sa demande, portés de 32 à 40 livres, payables par trimestres par le second prévost.

— *2 mai*. — Après deux séances insuffisantes, il est décidé que la commission des statuts se réunira deux fois par semaine, qu'il y aura 5 sous d'amende pour les manquants. On se réunira à 3 heures. Roussel est nommé en place de Gigot absent. La commission se réunit en effet cinq fois en mai au complet ; à la sixième, la moitié des membres manque, en juin et juillet les défections s'accentuent.

— *16 octobre*. — Discorde entre la communauté et de Gouëy avec le greffier et les prévosts, à propos du compte rendu annuel des finances.

— *20 octobre*. — Inventaire des pièces, titres et écritures à continuer les lundi et jeudi, à 2 heures. Plusieurs séances nulles.

— *28 décembre*. — Discorde encore, à propos des visites, entre le lieutenant et la communauté.

— Examens de Pierre Le Cauchois par le grand chef-d'œuvre.

1725. — *22 janvier*. — Réception et agrégation de Nicolas Poignon dit La Londe, chirurgien de la santé.

— *25 janvier* — On reprend les statuts, Delafosse et Elie le jeune sont remplacés dans la commission par Rouverel et Guilliot. — Conciliation dans le procès avec Gosselin, chirurgien au faubourg Saint-Sever. En attendant la constitution du corps des statuts dont l'étude marche lentement, on décide de continuer pour les chefs-d'œuvre des aspirants à suivre l'arrêt du grand conseil de 1647. Mais de Gouëy et son greffier, Jourdain, protestent contre cet arrêté.

— *5 mars*. — On en est à l'article 46 des statuts (49 de ceux de Versailles).

— *15 mars*. — Gosseaume, sergent royal, vient sommer la compagnie, de la part de de Gouëy, d'obéir au roi et de suivre les règlements envoyés par lui. Sa Majesté, non satisfaite de la conduite de François Thibaut, prévost de la communauté, le destitue, et ordonne à la communauté de nommer à sa place François Jourdain pour deux ans.

— *Avril*. — On continue les statuts.

— *28 avril*. — De Hénault père, de Manteville, Le Meunier, Leprévost et Sonnes fils sont condamnés à l'amende pour absences répétées aux séances.

— *Mai*. — La communauté cherche à se faire décharger d'une amende faite par le lieutenant général de police et s'adresse à Lebrun, chirurgien à Versailles, en lui envoyant 60 livres pour les frais.

— *29 mai*. — On s'occupe de la situation des maîtres qui louent leur privilège à des particuliers dont la boutique est ailleurs qu'au domicile de ces maîtres.

1725 (1). — *29 mai*. — La communauté, convoquée par de Gouëy en sa chambre commune et de juridiction de Saint-Côme, décide qu'aucun maître ne pourra louer son privilège, que tous (excepté le lieutenant du premier chirurgien du roi qui pourra faire exercer suivant et conformément à l'article 138 des statuts des chirurgiens de Paris, et à la réserve y portée) seront obligés, sous peine et solidairement avec les garçons, de 500 livres d'amende, applicables moitié à l'Hôpital-Général et moitié à la communauté, d'habiter le lieu de leur boutique avec leur famille. Cette décision est homologuée à la Cour.

Lieutenant rétabli. — L'édit de rétablissement des lieutenants, greffier et prévosts, est du mois de septembre 1723 avec les statuts et règlements pour la communauté des chirurgiens de Versailles.

La communauté décide de s'assembler tous les lundis et jeudis de chaque semaine pour examiner les statuts. Ce qui paraît terminé le 28 juin, avec la restriction que les veuves

---

(1) (*Reg. 233, n° 8 de l'inventaire de 1741.*) — Registre des délibérations du 29 mai 1725 au 15 mai 1730.

seraient obligées à la résidence. — Suivent quelques séances statutaires sans rien à l'ordre du jour.

— *23 juillet.* — Immatriculation de la requête pour le grand chef-d'œuvre de Adrien Coullemont, 35 ans, natif de Douai, au sujet duquel intervient M. d'Hôtel, secrétaire de M. le duc de Luxembourg.

— *6 septembre.* — Continuation de l'examen des statuts. On décide que pour l'article 2 les sages-femmes et les chirurgiens herniers seront reçus à la chambre commune, que les préposés des faubourgs passeront le grand chef-d'œuvre, ces faubourgs étant aussi grands que la ville. Ceux nommés antérieurement ne pourront exercer en ville, à peine de 500 livres d'amende. — Dorénavant, tous les manquants aux réunions paieront l'amende de l'article 15 des statuts de Versailles. (De Gouëy proteste de nullité contre tout ce qu'on pourra mettre dans les statuts de contraire au premier chirurgien et à ses lieutenants. On lui demande de préciser la cause de cette restriction ; il s'y refuse.)

— Le receveur général réclame le droit de confirmation pour l'avènement du Roy au trône. — On envoie une délégation à Mareschal, premier chirurgien, pour porter plainte contre les procédés de de Gouëy, qui paraît vouloir tout régenter. — Le lieutenant criminel est avisé que les rapports appartiennent aux prévots des chirurgiens et qu'on lui transmettra un tableau des maîtres à ce commis. — Le lieutenant du premier chirurgien se conformera à l'article 10 des statuts de Versailles et ne décidera pas en son nom des affaires qui regardent la communauté.

— Coulemont commence son chef-d'œuvre et est renvoyé à trois mois pour insuffisance.

— *Novembre.* — La compagnie, examinant les comptes de François Beaurains, refuse de sanctionner une dépense de 6 l. 2 s. pour une adresse de de Gouëy. Celui-ci proteste contre l'injure qu'on lui fait. Il aurait touché avec les prévost une somme de 300 livres que De la Londe avait déposée pour son entrée dans la communauté. Il proteste qu'il n'en revient que 75 à la communauté.

1726. — Délibérations sur différentes affaires de la communauté, sur lesquelles délibérations de Gouëy proteste, Jourdain et Beaurains, contre — protestent. — La bonne entente ne paraît pas régner entre le lieutenant et la communauté.

— Examens du chef-d'œuvre de Pierre Le Cauchois qui se terminent le 4 avril.

— *18 mars*. — Election d'un prévost suivant les statuts de Versailles. M⁰ Beaurains est continué second prévost.

— De Gouëy accepte, à propos des rapports, les demandes de la communauté au lieutenant général, demandes qui étaient en contestation. — De Gouëy voulait que tout lui revienne en qualité de lieutenant; la communauté demandait qu'il soit nommé chaque année 2 maîtres chargés de faire les rapports suivant l'arrêt de 1693, et que l'usufruit de ces commissions, perçu depuis 1724, soit reporté par de Gouëy et les autres à la communauté. (C'est la fondation des jurés royaux qui continue, avec apport à la communauté d'une partie des bénéfices.)

— Le sieur Montier demande à la communauté de payer le joyeux avènement à la couronne. Une commission est nommée pour rédiger un mémoire demandant d'être déchargés de cette taxe, ou, tout au moins, diminués. Un messager ira rechercher à Paris, au Bureau des finances, si la communauté a été taxée ainsi à l'avènement de Louis XIV.

— Ménard est commis pour remplacer Jourdain aux rapports. — Entente avec le vicomte de l'eau pour les rapports dans sa juridiction.

— Marguerite Potel reçue jurée obstétrice.

— Doubleau, chirurgien à Dernetal, et la sage-femme Leclerc, poursuivis pour refus de payer le droit de visite.

— Ducy, chirurgien à Saint-Sever, id., pour délivrance de rapports.

— Marie-Magdeleine Valet, femme Langlois, reçue obstétrice.

1727. — Procès au parlement de Paris avec le collège des médecins de Rouen.

— Ménard nommé second prévost.

— *4 avril.* — Pour payer le droit de confirmation ou de joyeux avènement, on vendra l'argenterie de la confrérie. — Gilles, locataire de la petite maison de la communauté, a déménagé, bien que ses meubles aient été saisis. On mettra la maison en vente. — Il est établi un rôle de répartition pour le droit de confirmation.

— *25 juin.* — 80 livres à payer pour droit de quittance et d'amortissement au seigneur. — On poursuit Aveaux qui exerce la chirurgie sans mandat autre qu'une permission de de Gouëy. Celui-ci ajoute une protestation ; les prévosts ajoutent une contre-protestation.

— Françoise Loy, de Dieppe, veuve Petit, reçue sage-femme.

— Agrégation à la communauté de Pierre Enquebard, chirurgien de l'Hôtel des valides (Hospice-Général).

— Le droit de confirmation sera payé au sieur Montier, partie en argent comptant, partie en effets ou papiers royaux que Jourdain achètera à Paris.

— Députés nommés pour suivre au parlement de Paris l'affaire avec de Gouëy. — Beaurains, parvenu au terme de son mandat de receveur, ne veut plus fonctionner ; de Moyencourt est élu à sa place.

1728. — Examens de Jean Delgard pour le Bureau des valides, qui est renvoyé à cause de sa grande jeunesse et de son incapacité. — Examens de Pierre Lache qui est admis.

— *Mai.* — On accumule les faits contre de Gouëy pour le procès qu'on lui fait.

— Claude Lefebvre, candidat à l'Hôpital-Général; Toussain Barthélemy, Chupault, id. — Ces deux derniers sont présentés à la commission administrative comme les plus capables. La communauté demande qu'on préfère pour ce poste des fils de maîtres et ne veut plus se charger de ces examens à l'avenir ; mais cette décision est bâtonnée par les prévosts. — La question de l'amende aux absents des séances reparaît.

— *25 juillet.* — La candidature de Coulemont reparaît, appuyée par des recommandations de d'Hotel, secrétaire de Monseigneur de Luxembourg. — Il passera son chef-d'œuvre

suivant les règles dit la communauté, malgré la protestation de
de Gouëy seul.

— *Septembre.* — On délibère sur l'agrégation de Dubuisson
gagnant maîtrise par l'Hôpital-Général; mais la séance est
interrompue par une scène violente et des injures atroces de
Rouverel. Il est question d'appeler Dubuisson devant le parlement de Paris pour le forcer à exécuter le règlement. Rouverel
fait des excuses au premier prévost Beaurains, et dorénavant
celui des maîtres qui en insultera un autre paiera cent sous
pour la confrérie.

— Ménard ne veut plus faire office de receveur. On l'y for-
cera pendant le temps pour lequel son serment l'engage, sous
peine de poursuites. Cependant, le service divin de la confrérie
sera poursuivi à la diligence de Beaurains et Moyencourt. —
Chaque maître versera vingt sous par mois à la caisse de la
compagnie, qui en a besoin. — Comptes de Beaurains réglés;
rejets sur chacun des 35 maîtres, 8 livres 14 sous 6 deniers.

— De Moyencourt commis aux rapports, et dans les catalogues il sera ajouté, outre le titre de prévost, celui de chirurgien royal commis aux rapports suivant l'édit de la dite charge.
— Hélye poursuivi pour refus de payer 4 parts de rejets. —
Dambrin aussi pour son appel à la Cour.

— *Octobre.* — Le duc de Luxembourg écrit pour demander
qu'on reçoive son protégé Coulemont par la légère expérience,
ainsi qu'on lui a dit que chose s'était déjà faite. On lui répond
qu'il y a erreur, et que les statuts s'y opposent; qu'on tiendra,
grand compte de la recommandation de Sa Grandeur, mais que
Coulemont subira le grand chef-d'œuvre. — De Gouëy proteste
en faveur du candidat...

— Ménard, malade, gardant le lit, passe ses comptes à de
Moyencourt. — Continuation de l'affaire de Gouëy. Desbarres
insulte le prévost. On lui fait grâce pour cette fois.

1729. — Procès avec l'Hôpital-Général pour Dubuisson. —
Procès de Dufay contre Perrier, garçon de la veuve Guilyot, qui
a levé un de ses appareils. Perrier fait amende honorable et
paiera amende à la confrérie.

— Charlotte Tirel, femme Langlois, reçue obstétrice.

— Mathieu Du Buisson est agrégé et prend place dans la communauté.

— Gigot élu receveur. — Affaires avec Toussaint, avec la dame Féret, de Ry, avec une sage-femme de Sotteville.

— Rouverel et Enquehard ont reçu une sage-femme à eux seuls chez de Gouëy. On les exclut de la chambre commune pour six mois, et leurs émoluments d'examens pendant ce temps seront versés au receveur.

— Grand chef-d'œuvre de Jean-Baptiste Léon dit Périer, qui est reçu maître. A ce propos, il est dit que les conducteurs feront les visites avec les aspirants en habits décents, suivant l'ancien usage.

— *28 juillet.* — Immatriculation de la requête de Louis-François Thibaut, fils de l'ancien prévost, aspirant par le grand chef-d'œuvre après avoir payé la bourse commune. Sa requête étant irrégulière et pleine de ratures devra être représentée. — Dispute de Dubuisson et Daracq avec insultes; à réparer.

— De Moyencourt et Jourdain sont envoyés à Paris pour le procès de Gouëy.

A la séance de reconnaissance de Gigot comme juré royal, chargé des rapports, se sont trouvées les veuves Hénault, Mauger, Guilyot, Aveaux, De la Roche, Le Prevost, Le Terrier, Nolent, Bourdais et Duval, en personne ou représentées par leurs garçons; et les préposés aux faubourgs : les sieurs Toussaint, Doudement, Lemoine, Desrosier, Barbery père, Barbery fils, Gosselin, Du Lys. Ceux de Darnétal ni les veuves ne sont venus. — Les sages-femmes étaient les dames Leclerc la mère, Cauchois, Roussel, Delahaye, Louée, De la Houssaye, Lefebvre, Duchemin, Langlois, une autre dame Langlois et Leclerc la fille.

— Jean-Baptiste Léon dit Perrier va passer enfin ses examens d'ostéologie, quand une difficulté entre Leprévost et une contestation entre Jourdain et de Gouëy font tout remettre à plus tard. Le candidat écrit à Maréchal pour se plaindre des entraves mises à son examen par de Gouëy, qui a gardé l'argent. Maréchal autorise l'examen, ne voulant pas que l'aspirant souffre des difficultés survenues entre de Gouëy et la communauté. Il dit de s'adresser à la police chargée de faire observer les statuts.

— Immatriculation de la requête de Charles de Hénault, fils de l'ancien doyen de la communauté, aspirant par le grand chef-d'œuvre.

— *Décembre*. — Réception de Catherine Daubeuf, femme Tinel, comme sage-femme.

— Hélye l'aîné demande qu'on le décharge de la garde du coffre de la confrérie; on lui en donne acte ainsi que de la vente de l'argenterie qu'il contenait pour payer le don de joyeux avènement. — Dubuisson dit que dans la compagnie des forbans on trouve plus de société que parmi les maîtres de la communauté, ce dont se plaint Gigot...

1730. — *27 janvier*. — Louis-François Thibaut, reçu maître, prête serment.

— *9 février*. — Id., Charles de Hénault.

— *13 février*. — Id., J.-B. Léon, dit Perrier.

— *8 mars*. — Guilyot élu prévost receveur.
Marie-Rose Valet, femme Nicolas Barbier, reçue sage-femme.

Délibérations du 17 mai 1730 au 12 septembre 1738 (1).

1730. — *17 mai*. — On décide de se désister de procès pendants entre Jourdain, la communauté, et de Gouëy, afin de ramener l'union. De Gouëy accepte, mais se réserve vis-à-vis de Jourdain et Moyencourt. (Moyencourt, premier prévost, avait usurpé les droits de de Gouëy, lieutenant, pour faire saisir la veuve Feret, de Ry.)

---

(1) Registre n° 242. (Entièrement de l'écriture de Jourdain, greffier.)

Ce registre a été acheté : *Au Grand Livre couronné*. — La veuve De la Motte et fils, imprimeur et marchand libraire, demeurant à Rouen, au coin de la rue des Quatre-Vents, vis-à-vis de la Cour des Comptes, imprime arrests, factures, quittances et autres œuvres. Fait et vend toutes sortes de grands livres, façon de Lyon et en veau, et toutes sortes de registres. Vend de toutes sortes d'heures et de livres de piété, comme aussi toutes sortes de papiers fins et communs, et autres marchandises.

— Un des locataires de la maison de la communauté a déménagé nuitamment ; on le poursuivra.

— Chicanes avec le greffier de la communauté.

— *4 juillet.* — Reddition des comptes de Moyencourt. Au lieu de 1,575 livres on ne lui en accorde que 1,124. (12 voix contre 10.) — De Moyencourt assigne. On prend conseil des avocats à la Cour, et suivant leur avis on décide de faire une répartition sur tous pour rembourser intégralement Moyencourt de ses avances. (36 maîtres.)

— *31 août.* — Examens et réception de la nommée Goudard, femme Valet, obstétrice.

— *19 septembre.* — Fourreaut, préposé à Croisset, poursuivi pour avoir, sans qualité, délivré un certificat, demande grâce à la communauté et paye 50 livres pour la confrérie.

— *22 octobre.* — Présentation de Jean Soudry, de Rouen, comme apprenti de Daracq. — Mᵉ Guillyot nommé prévost receveur en présence des dames veuves mandées à cet effet. — Réunions pour l'inventaire des pièces et écritures, et des ornements de la confrérie Saint-Cosme et Saint-Damien.

— *22 novembre.* — Toute la communauté ira le lendemain, au palais, saluer le premier président.

— *27 novembre.* — Les nouveaux maîtres iront avec les prévosts saluer le lieutenant criminel à Rouen, et ceux qui n'ont pas prêté serment devant le lieutenant général le feront.

1731. — *Février.* — La communauté décide de ne pas intervenir dans un procès entre le collège des médecins et Gautier, maître chirurgien, parce que celui-ci n'est pas en règle avec les règlements. Cependant on se réserve de relever tout ce qui pourrait être préjudiciable à la compagnie.

— *8 mars.* — Gautier est nommé prévost et reconnu par toute la compagnie le 3 décembre seulement.

— *29 mars.* — Immatriculation de l'aspirant François Bigre, de Goderville. — La reddition des comptes de Gigot indique encore des tiraillements pour les règlements, De Gouëy et Hélye, entre autres, refusant de payer leur quote-part. Le solde de compte est repassé à Guilyot, receveur pour l'année.

— Réception de Marie Roussel, sage-femme.

— De Gouëy est menacé de poursuites s'il ne paie pas.

— Guérard, garçon de la veuve Hénault, a pris le titre de maître dans le billet de faire part du décès de son épouse. On ne le poursuit pas parce qu'il a désavoué.

1732. — *18 février.* — Réception comme maître de François Bigre, dont le grand chef-d'œuvre dure depuis mars de l'année d'avant. — Desbarres nommé prévost de la compagnie.

— *Mars.* — On est en plein inventaire des écritures et titres, et il manque des pièces que doit détenir entre autres la veuve Beaurain. On la poursuivra, ou mieux, les gardes et le greffier. — On rappelle à l'ordre Beaumont, chirurgien à Dernetal, qui n'a pas pris son apprenti selon les règles; on le laisserait tranquille moyennant le versement de six livres à la confrérie Saint-Cosme; mais il refuse; on le poursuivra. (Il est condamné par le lieutenant général.)

— Procès contre de Gouëy qui doit aux maîtres 436 livres des examens de Barbery, préposé à Saint-Sever, qu'il s'est érigé de faire chez lui au préjudice des 29 maîtres. — Ajouter pareille somme pour la réception de Doudement, préposé à Bouvreuil, escamotée de même façon. Encore de Du Rosier au faubourg Martainville, puis de Thomas Guérard au faubourg Cauchoise; de Louis Toussaint, aussi à Cauchoise; de Jacques-Antoine Doubleaux à Dernetal; d'Anthoine Etienne, dit Beaumont, au même lieu. — Encore 126 livres pour la réception de Louis Foureault à Canteleu; de Denis-Mathieu Bréhu à Cailly; de Pierre Laval à Saint-Martin-de-Boscherville; d'Antoine Fouquet à Jumièges; de Jacques Bouvry à Elbeuf; sans compter plusieurs réceptions de sages-femmes qu'il avait faites chez lui de son autorité et en l'absence des premiers prévosts, et, de plus, les sommes qu'il a fait compter à la compagnie pour obtenir des ordonnances de M. le lieutenant de police, aux fins d'assembler la communauté pour délibérer sur ses affaires, par les refus que le dit de Gouëy aurait fait d'accorder les mandats à cette fin en la chambre commune.

— *5 juin.* — Les maîtres absents des réunions de reddition de comptes de Guillyot seront frappés d'une amende de 3 livres, suivant les statuts et l'ordonnance de police du 18 juin 1728. — Le compte comporte un excédent de recettes de 81 livres. — (*On ne voit plus la signature de de Gouëy au bas des délibérations.*)

— Jacques-François Fretel fait serment d'apprenti.

— *9 décembre.* — Les prévosts, le doyen Hélye, Chupault l'aîné et Jourdain sont désignés pour poursuivre l'affaire de Gouëy près du lieutenant général de police.

— Requête contre Toussaint préposé au faubourg Cauchoise.

— L'ouverture des séances se fera dorénavant à 3 heures précises, après appel, avec amende.

1733. — *Février.* — Le procès contre Beaumont se poursuit et chaque maître verse 3 livres par mois pour les frais. — On signale au procureur général un rapport délivré contre les statuts par Barbery, préposé à Saint-Sever, et on lui demande protection.

— *10 avril.* — La communauté proteste contre un corps de statuts enregistrés au parlement de Paris et qu'on lui communique. On consulte Mᵉ Le Breton, avocat.

— *20 avril.* — Réception de Jacqueline Sanson, sage-femme. — La sentence obtenue au siège criminel contre de Gouëy coûte cher. On fera les frais voulus.

— *11 mai.* — Lettre de Maréchal, premier chirurgien, écrite par son secrétaire De la Touche, à Mᵉ Jourdain, sur la manière de procéder à la requête du sieur Lecat. — On décide d'écrire à Mᵉ Le Maréchal pour lui marquer l'étonnement de la compagnie à la vue du style de la dite lettre et des propositions qui y sont faites, et on lui mandera que la compagnie est dans la résolution de se conformer aux termes des statuts de Versailles, comme depuis 1723.

— Catherine Le Heurteux, femme Belette, reçue sage-femme.

— *13 juillet.* — Réception de la requête de Claude-Nicolas Lecat, aspirant au grand chef-d'œuvre. Renvoyé au mois de mars suivant les règlements.

— *16 juillet.* — Réunion pour délibérer sur cette requête suivant les ordres du premier président qui demande l'immatriculation. L'assemblée, considérant la lettre du premier président et la soumission de Lecat qui demande comme une grâce que sa requête soit admise, on envoie demander jour pour l'immatriculation au premier chirurgien. La compagnie ira faire des remontrances à mon dit seigneur demain au matin, heure de son audience, pour la justification de la compagnie.

— Demande de Lecat, examens, etc. (*Voir page 195.*)

Le 30 octobre 1733, Lecat se présente à la communauté pour demander la grâce de faire la semaine d'anatomie et d'opérations conjointement avec le sieur Marette. On vote qu'en prenant en considération la protection du premier et plus auguste de nos magistrats en faveur de M. Lecat, aspirant, et en conformité de la délibération de juillet, on l'autorisera à se servir du même cadavre que Marette qui se charge de s'en procurer un, sans que cela puisse jamais tirer à conséquence pour l'avenir.

— *10 août.* — Rente foncière de 13 sous à payer à l'Hôtel-Dieu. — Rente à la succession de Hénaut qu'on paiera à de Hénaut, médecin. — Bail de la maison à renouveler. — Voir par les prévosts ce qu'est la boutique ouverte rue Cauchoise et occupée par un Mathieu Tibault. Procès.

— *Septembre.* — Reddition des comptes de Me Gaultier.

— *Octobre.* — Reconnaissance par les veuves de Guilyot comme receveur.

— Mathieu Thibault fait des propositions pour arrêter le procès qu'on lui fait. On accepte de tout terminer à condition : 1° Qu'il paie les frais jusqu'à ce jour, ci : 19 l. 6 s. 6 d. ; 2° qu'il fera une réparation générale proportionnelle à la gravité des insultes par lui faites et proférées, tant contre Mes Gaultier et Desbarres, faisant leurs fonctions chez lui, que contre tous les autres maîtres qu'il a insultés, et, en outre, qu'il ira faire excuse à MM. Gaultier et Desbarres, ainsi qu'à Mes de Moyencourt et Roussel chez eux, au sujet d'un placard injurieux qu'il aurait affiché contre eux en place publique, ce qu'il signera sur le présent registre en la chambre commune. — *Signé : Mathieu Thibault.*

— *24 novembre*. — Requête de Dalibour, chirurgien juré à Paris. Rejetée.

— *Affaire Janson*. — Les prévosts sont chargés de ces deux affaires, et aussi de poursuivre l'affaire avec M° Maréchal, au sujet des chirurgiens de Paris. On adjoint à ce sujet, aux prévosts, Elie le jeune, Chupault l'aisné, Gautier, de Moyencourt, Roussel, Dubuisson et autres, avec autorisation de faire les frais nécessaires.

— On réparera le devant de la maison de la communauté.

1734. — *11 janvier*. — Reddition des comptes de M° Desbarres : recettes, 477 l. 10 s. ; dépenses, 1,420 l. 14 s. 7 d. ; l'excédent de dépense de 609 l. 4 s. 7 d. partagé entre 34 maîtres, sans y comprendre le lieutenant de Gouëy, vu son opposition au bas du dit compte, sans préjudice de nos prétentions ; cela fait pour chacun 17 l. 18 s. 6 d.

— On décide, après consultations d'avocats, de poursuivre ceux des maîtres qui seront chargés de rapports par le vicomte de l'eau pour qu'ils en rapportent le fruit à la communauté. (Chupault remplace Jourdain, absent, comme greffier.)

— La communauté est en procès avec Beaumont et Toussaint, chirurgiens des faubourgs.

— *12 février*. — Marie-Barbe Frigot reçue sage-femme à Rouen.

— *3 mars*. — Roussel élu prévost receveur.
— Réceptions de Marette et de Lecat.
— Altercation avec de Hénault.
— Continuation des procès de Beaumont et de Gouëy, dont le mémoire est si prolixe qu'on nomme une commission pour l'examiner et qui le remettra à Le Breton, avocat à la Cour.

— *24 mai*. — Examens de Ambroise Gaumont, aspirant à la place de chirurgien de l'Hôpital-Général. Renvoyé pour incacité après l'examen du lendemain.

— *29 juillet*. — On tirera 150 exemplaires imprimés de l'écrit de de Gouëy. — La sentence contre la veuve Maillard sera imprimée et affichée.

— *5 août*. — Communication d'un corps de statuts des perruquiers dont la communauté décide de réviser les articles 40 et 44.

— *23 juillet*. — Agrégation de Claude Lefebvre, ayant fini son temps à l'Hôpital-Général, suivant les règlements. Reçu maître après la légère expérience.

— Vu le grand âge de M⁰ de Manteville, on lui conservera ses honoraires.

— *Octobre*. — Roussel reconnu comme prévost receveur. — On fondera procureur à la Cour contre l'appel de Toussaint, de Dernetal.

1735. — Médecins du Collège (1).

Duvivier, doyen, rue du Château.
Néel, rue Ganterie.
Estard, rue de la Seille.
De Henaut, rue de la Croix-de-Fer.
Roquette, rue.....

Larchevêque, rue de la Vicomté.
Lange, rue Saint-Patrice.
Thiphagne de la Roche, proche Notre-Dame.
Deschamps, derrière le Palais.

Chirurgiens de Saint-Côme.

M. de Gouëy, lieutenant du premier chirurgien du Roy, vis-à-vis les Jacobins.

Prévosts et gardes :

M⁰ Gaultier, M⁰ Chiffandel des Barres, receveur.

MM.
Elie l'aîné, doyen, près Saint-Maclou.
De Manteville, rue de la Perle.
Marette, près le Bailliage.
Godin, proche l'Hôtel-Dieu.
Thibaut, absent.

Daracq, rue de la Haranguerie.
Elie le jeune, rue Saint-Romain.
Chupault l'aîné, près Saint-Pierre-Lhonoré.
Sonnes, au Vieil-Marché.
Rouvrel, rue Malpalu.
Haré de la Croix, sur l'Eau-de-Robec.
Jourdain, greffier, près les Consuls.
Dambrin, au Coq.
Gautier, rue des Belles-Femmes.

(1) Du *Flambeau astronomique* de Rouen. — Année 1735.

MM.

Nicole, rue Cauchoise.

Gigot, rue Cauchoise.

Ménard, à la Croix-de-Pierre.

Moyencourt, près le Bailliage.

Guilyot, rue du Bac.

Hénaut l'aîné, rue.....

Roussel, Marché-Neuf.

Drouet le jeune, hors Cauchoise.

Chiffandel des Barres, hors Cauchoise,

Sonnes le fils, au Vieil-Marché.

Chupault le jeune, près Saint-Ouen.

Dufay, à la Rougemare.

Poignan de la Londe, rue des Carmes.

Cauchois, rue Malpalu.

Henguard, rue Saint-Vivien.

Dubuisson, près Saint-Pierre-Lhonoré.

Thibaut fils, rue Grand-Pont.

Henault le jeune, près Saint-Martin-sur-Renelle.

Léon Perrier, rue Martainville

Le Bigre, porte Cauchoise.

(Lecat ne figure pas sur cette liste.)

— *Janvier.* — Reddition des comptes de Guilyot : Recettes, 616 l. s. 9 d. ; dépenses, 1.257 l. 7 s. 6 d. ; excédent, 616 l. 3 s. 9 d. ; ce qui fait pour chacun des 37 maîtres 17 l. 11 s. 9 d., sauf pour de Gouëy, qui n'entend point entrer dans la dépense du procès fait contre lui et qui se monte dans ce compte à 330 livres.

— *25 janvier.* — Lecture d'un écrit de Le Breton, avocat, en réponse à celui de Beaumont. Il sera imprimé pour le procès. — Gigot est autorisé à se faire remplacer pendant son absence par un garçon qui, comme ceux des veuves, tiendra sa boutique en se conformant aux statuts. Gigot s'engage à payer les rejets s'il y en a ; mais il touchera les rétributions s'il se présente des aspirants.

— Dufay est nommé prévost receveur. — Roussel, prévost en fonction, demande que, étant donné la multiplicité des affaires à gérer, on nomme un troisième prévost. Il est décidé d'en demander l'autorisation au procureur général et au lieutenant général, et d'en référer par l'entremise de Gigot, à Paris, à M{es} Mareschal et La Peyronie (1).

---

(1) Jusqu'au 7 mars les convocations d'assemblée de la communauté sont signées de de Gouëy. Dorénavant, elles seront faites au nom de Me Roussel, prévost.

— *4 avril.* — De Gouëy est condamné à la Cour. — Desbarres prête mille livres à la communauté qui est à court, et les lui rend en juillet sur trois mille qu'on emprunte pour faire face à la poursuite des affaires urgentes.

— L'arrêt de la Cour contre de Gouëy est entièrement inscrit au registre des délibérations. — Accusé par la communauté de malversations dans l'exercice de sa charge de lieutenant, il est convaincu, et condamné à 50 livres d'amende envers la Cour, à la restitution des sommes mal prises, déclaré incapable d'exercer à Rouen. Il est ajouté 300 livres d'intérêts envers la communauté et autant envers Jourdain.

— Vu le petit nombre d'assistants aux réunions, et l'importance des affaires en cours, les amendes d'absence seront rigoureuses.

— Lettre de Mareschal intimant à la communauté l'ordre de recevoir le serment de Louis Toussaint qu'il a reçu à Paris pour les faubourgs de Rouen. — Protestation de la société. Procès.

— *26 mai.* — Serment d'apprenti de Nicolas Chauffard, fils de Jean, sous Chiffandel Desbarres.

— *19 août.* — Enregistrement de la lettre de Moyencourt en sa qualité de lieutenant du premier chirurgien, transcrite au registre suivant la formule. (*Il signe dorénavant les billets de convocation.*) Suivent les lettres écrites à M⁰ Maréchal et au chancelier de France pour l'affaire Toussaint. — On y insiste sur la longueur et la solennité des chefs-d'œuvre passés à Rouen, ainsi que les peines et les travaux qui les accompagnent pendant le cours d'une année comparés avec la facilité et la brièveté de ceux de Paris qui s'accomplissent dans moins d'un jour.

— Les gages du clerc sont augmentés d'une pistole par an.

— Les prévosts sont autorisés à aller faire visites chez les chirurgiens de la compagnie et à percevoir les droits dus à la communauté. On accorde au locataire de la maison commune une porte pour sa boutique. — On rembourse à Jourdain 400 livres de frais du procès de Gouëy.

— Pierre Baron, fils de Laurent, fait serment d'apprenti sous Nicolas Marette.

— *25 octobre.* — Reconnaissance de Moyencourt comme lieutenant, et de Dufay, prévost, par les veuves, les préposés aux faubourgs et les sages-femmes convoqués à la chambre commune.

— On décide d'envoyer une députation au collège des médecins pour s'arranger pour les anatomies publiques. Un concordat nouveau est proposé pour faire cesser l'instance pendante au parlement de Paris.

— *9 décembre.* — Toussaint se désiste ; on lui demande de payer les frais de son procès. — Absents sans excuses de la réunion, entre autres Le Cat.

1736. — *Février.* — La communauté refuse de recevoir le serment de Toussaint, Beaumont et Daurignac, malgré l'arrêt du conseil et la demande de Moyencourt, lieutenant, désireux d'obéir à son supérieur, Me Maréchal, parce que les susdits ont été trouver le collège des médecins d'abord, sans faire visite aux lieutenant et prévosts chirurgiens, et parce qu'on a formé pourvoi en opposition à l'árrêt du conseil, et que les trois récipiendaires ne sont pas nommés dans cet arrêt. — La communauté interjecte clameur de baro sur Moyencourt qui veut, malgré tout, les installer et recevoir leur serment.

— Charlotte Baude reçue sage-femme à Rouen.

— Dufay et Dubuisson sont députés à Paris pour suivre, devant le conseil, l'affaire Toussaint, Beaumont et Dauriguac.

— *12 mars.* — Comptes de Roussel : Recettes, 3,641 l. 8 s. 9 d.; dépenses, 2,582 l. 4 s. 1 d.; reste 1,059 l. 4 s. 8 d. qui sont remis à Dufay.

— Le Cauchois élu prévost receveur. — On vote de nouveau des amendes aux absents non excusés, amendes qu'on ne paraît pas avoir fait payer jusque-là.

— *12 avril.* — Examens de Pierre Yvelin, aspirant, en présence de Me Dubois Duval, médecin, admis comme préposé à Monville (natif de Saint-Ouën-du-Longpaon).

— Angélique Aveaux reçue sage-femme à Rouen.

— *14 mai.* — Commencement des actes de la semaine de Michel de la Barre, aspirant à être reçu chirurgien de l'Hôpital-Général, en présence du premier président et de plusieurs administrateurs. Refusé comme incapable.

— Approchement contre le sieur Dulis qui exerce indûment la chirurgie. Il demande amende honorable ; alors il versera 3 livres à la confrérie et on lui rendra les choses sur lui saisies.

— Emprunt de 2,000 livres pour les besoins de la communauté.

— *26 juillet*. — Il est décidé qu'on travaillera à rédiger les statuts que l'on a commencés. Sont députés dans ce but : de Martainville, Hélye le jeune, Chupault l'aîné, Guillyot, Desbarres, Le Cauchois et Hélye l'aisné, et ceux qui voudront.

— Poursuites contre les perruquiers à l'occasion de deux boutiques qu'ils ont ouvertes.

— Serment d'apprentif de Antoine Montegent, fils d'Antoine.

— Les chirurgiens des campagnes seront autorisés à délivrer des rapports dénonciatifs.

— Serment d'apprentif de Guil. Cabydri, fils de Guil.

— Examen du projet de statuts.

— *29 novembre*. — Toussaint, Beaumont et Daurignac sont installés et admis dans la communauté pour obéir au Roy, après avoir payé chacun 60 livres pour la bourse commune et 30 livres pour le droit royal. Ils paient à la bourse commune, mais refusent le droit royal jusqu'à justification qu'ils le doivent à la communauté.

— *6 décembre*. — Drouet est exclu de la chambre pendant trois mois pour avoir signé un rapport d'examen superficiel d'un cadavre, office qui revient aux prévosts en charge. Il ne devra plus signer de rapports seul.

— *11 décembre*. — René Godin reçu préposé pour Ry. Il ne fera pas de rapports, n'aura pas d'apprenti, et paiera 6 livres par an pour droits de visite.

1737. — *7 janvier*. -- Commencement des actes de Gabriel Du Cancel, aspirant à la place de l'Hôpital-Général, en présence du médecin du Roy. — Après quatre jours d'examen il est jugé capable d'être présenté aux administrateurs pour tenir la place et gagner maîtrise de cette façon.

— *31 janvier.* — Il est délibéré d'adresser à M. le premier président un mémoire sur les abus qui se sont glissés dans la réception des chirurgiens de la peste contre les règlements : 1° Que les statuts seront rédigés par le conseil spécial, suivant les intentions de M° La Peyronie, premier chirurgien du Roy ; 2° que Ménard, maître, qui a écrit une lettre infamante à M. le premier chirurgien contre l'honneur de la compagnie, sera exclu pour toujours des entrées de la chambre et privé des droits utiles et honorifiques, et afin que la calomnie et trahison du dit Mesnard soit notoire à la postérité, copie de la dite lettre sera inscrite à la suite de cette délibération, et l'original mis au coffre de la communauté.

— Dans cette lettre, Jacques Ménard demande d'être dispensé d'assister aux assemblées dans lesquelles il ne voit respirer que procédures inutiles et frivoles qui s'y trouvent suscitées par un certain nombre de chicaneurs. Ceux-ci, joints aux prévosts (qui sont de leur choix), font couler des sommes énormes au détriment de la communauté. Ils ne voient que leur profit et ne mettent aucun arrêt à l'exercice irrégulier de la chirurgie dont ils profitent.

(Dix ans plus tard, Mesnard écrit lui-même en marge de cette lettre, copiée, une amende honorable, demandant pardon, et il est réintégré dans ses prérogatives, 24 janvier 1646.)

— *12 février.* — On écrira à M° La Peyronie pour demander un examen spécial pour les chirurgiens de la peste de l'Hôtel-Dieu qui constituent des privilèges spéciaux.

— *14 février.* — Les statuts sont lus en assemblée et approuvés. On les enverra à M° La Peyronie pour y mettre son vu, et à M° de Chancourt, pour les présenter au conseil.

— *18 février.* — Gravé, gagnant maîtrise pour l'Hôtel-Dieu, se présente pour être agrégé ; mais, vu la défense donnée par La Peyronie et transmise par Dufay et Roussel, qui sont allés le voir, de ne recevoir aucun maître jusqu'à nouvel ordre, on sursoit à cette aggrégation — Les prévosts présentent une requête au Conseil d'Etat en interprétation de l'article 23 des lettres patentes obtenues par MM. les administrateurs de l'Hô-tel-Dieu.

— *28 février.* — Reddition des comptes de Dufay : Recettes, 3,827 l. 1 s. 6 d. ; dépenses, 3,274 l. 18 s. 4 d. ; donc, 552 l. 3 s. 2 d. remis à Cauchois, nouveau receveur.

— *4 mars.* — Assignation par les administrateurs de l'Hôtel-Dieu. On répond en choisissant un procureur. — On agite la question des honoraires de M⁰ de Chancourt pour son intervention dans le procès entre la communauté de Paris et celle de Rouen (100 livres payées en avril).

— *18 mars.* — Election de Roussel comme prévost ; nomination d'un conseil. — Nouvelle provision de lieutenant accordée par M⁰ La Peyronie à Moyencourt.

— (François La Peyronie, seigneur de Marigny et autres lieux, premier chirurgien du roi, ancien maître d'hôtel de la reine, chef de chirurgie et barberie du royaume, garde des chartres, privilèges et statuts d'icelle.....)

— Roussel ayant démissionné, Thibaut est nommé à sa place et prête serment à ce sujet.

— *21 mai.* — Pierre Coutan nommé préposé à Martainville-sur-Ry. (6 livres par an de droit de visite, etc.)

— *24 juin.* — Poursuites décidées contre Doubleau père, et Ducastel.

— *28 juin.* — Nomination d'une députation qui ira, avec le lieutenant et les prévosts, saluer monseigneur le duc de Luxembourg. — Arrangement avec Doubleaux père, qui paiera les frais faits, et 10 livres à la confrérie Saint-Côme et Saint-Damien.

— Serment d'apprenti de François Le Roux, fils de François, sous Dufay.

— Charles Briffaut reçu chirurgien, préposé pour Saint-Martin-de-Boscherville, présence de M⁰ Néel, médecin. Les articles 13, 16 et 17 des statuts sur la formation d'un conseil pour s'occuper des affaires de la compagnie sont mis au point pour être envoyés au Conseil d'Etat.

— *21 octobre.* — Gaultier a délivré un rapport en justice pour le cadavre de feu M⁰ Roland, au détriment de la communauté, à l'insu et sans la présence d'un prévost. On le mande à la chambre commune. Il ne vient pas. On lui députe Godin et

Hélye le jeune, et il accepte de payer à la communauté 8 livres pour son autopsie et rapport.

— Jean Bayrie nommé préposé à Jumièges.

— *13 décembre.* — Nomination d'une commission composée de Roussel, Dufay, de Henault jeune, pour aller avec les prévosts trouver les magistrats et autres puissances au sujet de l'établissement d'une Ecole publique de chirurgie que Sa Majesté projette faire en cette ville. (*Voir pages 261 et 268.*)

— *31 décembre.* – De Moyencourt est député à Paris pour le procès avec la communauté de la capitale.

1738. — *3 janvier.* — De Moyencourt annonce qu'il a été mandé par le premier président au sujet de l'ouverture de la boutique de Gravé, privilégié de l'Hôtel-Dieu ou hôpital Saint-Louis, à laquelle la communauté s'est opposée. Il est décidé d'attendre pour cette maîtrise la signification de l'arrêt du conseil.

— *7 janvier.* — Thibaut reconnu receveur par les veuves.

— *14 janvier.* — Le premier président a mandé les prévosts à son hôtel avec les registres et ordonné de bâtonner la délibé-ration du 3, et de recevoir le serment de Gravé. Il donne à ce sujet lecture d'une lettre du chancelier et menace de garder les prévosts prisonniers. L'assemblée décide de ne pas obéir avant d'avoir reçu des ordres écrits.

— *14 février.* — L'opposition sera levée par un acte juridique, sans préjudice des droits de la communauté.

— *10 mars.* — Perrier prête serment de prévost receveur.

— *17 mars.* — Agrégation de Gravé qui prête serment et exécute l'article 24 des statuts de 1723. (*Le Cat a signé.*)

— *28 mars.* — Immatriculation pour le chef-d'œuvre de J.-B.-Thomas Guérard, préposé au faubourg Cauchoise, aspirant à la maîtrise à Rouen.

— *Id.* — De Jean Hare de la Croix, fils d'un ancien maître.

— *15 juillet.* — Réception de Charles Durand comme préposé à Elbeuf. (Restrictions : qu'il observera les règlements de l'art de chirurgie, qu'il ne donnera aucune potion abortive à femme ni à fille, qu'il gardera le secret des familles, etc. ; pas d'opérations, ni d'apprenti, ni de rapports, et paiera 6 livres par an.)

— *9 septembre.* — Comptes de Le Cauchois : Recettes, 1,427 l. 19 s. 3 d. ; elles excèdent les dépenses de 126 l. 15 s.

1738 (1). — *Octobre.* — Perrier, installé second prévost, receveur juré royal, commis aux rapports.

— Charles Dyeul, fils d'Antoine Dyeul, chirurgien à Saint-Martin-aux-Arbres, puis à Monville, préposé après examen comme chirurgien à Maromme.

— Examens du grand chef-d'œuvre de Jean-Nicolas de la Croix et J.-Baptiste-Thomas Guerard, pendant lesquels a lieu une algarade de Toussaint qui reprend mal à propos et témérairement les examinateurs, se moque des remontrances du lieutenant de Moyencourt, ajoutant que le premier prévost était un ignorant ainsi que tous ceux qui lui diraient quelque chose. Un autre maître, Beaumont, intervient et lui conseille d'envoyer promener chacun des maîtres qui lui dirait quelque chose. De ce fait, les examens furent interrompus et, à l'unanimité, les deux délinquants sont exclus de la chambre commune pour six mois avec suppression, pendant ce temps, de leurs émoluments, amende de 3 livres pour la confrérie et obligation de faire des excuses à l'assemblée avant de reprendre leur place.

Le chef-d'œuvre des deux candidats se termine le 9 décembre. Les honoraires payés par chaque candidat se montent à 693 livres qui sont employées à racheter 50 livres de rentes que l'on doit à un nommé Boulenger.

— Moyencourt a gagné un procès contre Mauger, chirurgien à Ry. — On continue à faire célébrer le premier mardi du mois une messe en l'honneur des bienheureux saint Côme et saint Damien, ainsi que pour le repos des âmes des maîtres décédés.

— On accepte de recevoir un aspirant par le grand chef-d'œuvre pour la somme de 1,200 livres ; il se chargera en plus des honoraires du conducteur et autres menus frais (le sieur Bunon).

1739. — Procès contre Rouverel fils pour un rapport ; tran-

---

(1) Registre 234. — *Délibérations 1738-1758.*

sigé. — Procès contre Aveaux. — Comptes de Thibaut arrêtés : chacun des 37 maîtres doit 8 l. 19 s.

— Commission nommée pour faire l'inventaire des pièces et titres de la communauté, 7 membres. — Les prévosts feront les visites en campagne et se feront accompagner par un officier pour contraindre au paiement les récalcitrants.

— Charles de Hénault nommé prévost receveur.

— Procès de Jamson. (*Voir au chapitre des procès.*)

— *14 mai.* — Toussaint et Beaumont demandent à rentrer dans la communauté et satisfont aux conditions posées.

— M. d'Epreville, major des bourgeois, réclame pour la milice bourgeoise ; on lui répond qu'on est à sa disposition pour l'exercice de la profession, mais que la communauté est exempte de guet et garde.

— Brevet d'apprentissage de Joseph d'Ingouville.

— Mathieu Thibaut, fils de l'ancien maître rouennais, reçu chirurgien, préposé à Elbeuf, ayant M⁰ de Hénault, médecin du Roy, comme président. Il paiera tous les ans à la communauté 6 livres de droits de visites.

— Brevet d'apprentissage de Pierre Auger Duval.

Charles Leclerc, reçu chirurgien, préposé pour Pont-Saint-Pierre. Bois Duval, médecin, président.

— La fête de saint Côme et Damien transportée au lundi.

— Brevet d'apprentissage de Pierre Delavigne et Denis David.

— Jean du Fossé dit Bain, reçu préposé à Blainville.

— Rejet d'une requête de Ménard demandant à rentrer dans ses droits à la communauté. — A la même séance, Toussaint invective Enguehard, son ancien, disant qu'il est un ignorant, qu'il avait à apprendre son métier et que s'il se retrouvait avec lui, il lui donnerait des coups de pied au cul. Cette récidive de Toussaint le fait exclure pour un an de la chambre et des bénéfices, avec 6 livres d'amende à la confrérie et l'obligation d'excuses pour rentrer.

— Serment d'apprentif de Guil. Gourdy de la Marche devant le lieutenant général de police.

— Dans le règlement des comptes de l'année, il est spécifié que le prévost, chargé des rapports et ouvertures des cadavres, en rapportera l'argent à la communauté, en en gardant le quart pour lui, suivant l'usage.

1740. — Chirurgiens jurés de la juridiction de Saint-Côme de Rouen (1).

M. de Moyencourt, lieutenant de M. le premier chirurgien du Roy, en la ville, Bailliage et Vicomté de Rouen, et prévost perpétuel près le Bailliage.

Prévost et gardes
(M⁰ Thibaut, vis-à-vis Notre-Dame ;
(M⁰ Perriez, rue Martainville.

Messieurs,

Hélye, doyen, rue Damiette.
de Manteville, rue de la Perle.
Marette, près le Bailliage.
Godin, près l'Hôtel-Dieu.
Daracq, rue de la Haranguerie.
Hélye le jeune, rue Saint-Nicolas.
Chupaut l'aîné, près Saint-Pierre-l'Honoré.
Rouverel, rue Malpalu.
Jourdain, *greffier*, près les Consuls.
Dambrin, au Coq.
Gaultier, rue des Belles-Femmes.
Gigot.
Mesnard, rue de l'Oratoire.
Moyencourt, près le Bailliage.
Guilyot, rue du Bac.
De Hénault l'aîné, rue des Charrettes.
Roussel, au Marché-Neuf.
Chiffandel des Barres, rue du Renard, hors Cauchoise.

Sonnes, au Vieil-Marché.
Chupaut le jeune, près Saint-Ouen.
Dufay, à la Rougemare.
Le Cauchois, rue des Augustins.
Pongnon de la Londe, rue des Carmes.
Enguehard, rue Saint-Vivien.
Thibaut, vis-à-vis Notre-Dame.
De Hénault le jeune, près Saint-Martin-sur-Renelle.
Perriez, rue Martainville.
Le Bigre, rue Cauchoise, proche la porte.
Marette fils, près le Bailliage.
Le Cat, rue Beauvoisine.
Lefebvre, à la Croix-de-Pierre.
Toussaint, rue Cauchoise.
Beaumont, à Dernetal.
Dorignac, rue Malpalu.
Gravey, rue Massacre.
De la Croix, sur l'Eau-de-Robec.
Guérard, sur l'Eau-de-Robec.

— Sentence obtenue contre Laval, chirurgien à Saint-Georges.

(1) Extrait du *Flambeau astronomique* qui, pour les années suivantes, ne contient plus que la liste des médecins.

— La veuve Aveaux sera tenue de présenter son garçon pour être examiné. — Poursuites contre Mauger, soi-disant préposé à Ry et qui délivre des rapports.

— Sonnes élu prévost receveur.

— Marguerite Lefebvre, femme Darré, reçue obstétrice. Adrien Larchevêque, médecin, étant président des examens.

— Immatriculation de la requête de Louis-Augustin Dambrin, fils d'Adrien, ancien maître, aspirant par le grand chef-d'œuvre.

— *5 mai.* — Dufay et Le Cat sont délégués vers le procureur du Roy au Bailliage, pour lui dénoncer que plusieurs quidams et particuliers dans la ville de Rouen, sans aucuns droits ni qualités, ont eu chez eux des cadavres, sans que l'on puisse savoir s'ils ont été exhumés ou tombés malades chez les dits quidams. Lesquels ne les font pas inhumer, les dissèquent et en font des pièces anatomiques ; si vrai que différentes personnes ont vu chez un quidam un cadavre tout frais dans son grenier, sur une barrière de bois ; que la chose est poussée si loin par tous ces quidams sans qualité, que l'on a vu chez eux des cadavres suspendus dans le grenier pour les y faire dessécher ; que même on a trouvé des morceaux de chair humaine que mangeaient des chats dans les gouttières ; qu'il a passé par la porte Cauchoise, nuitamment, l'hiver dernier, pour entrer dans la ville, plusieurs cadavres, sans que l'on ait su où ils avaient été portés ; que l'on a vu entrer et sortir de chez plusieurs des dits quidams des cadavres ; qu'en outre, plusieurs voisins des dits quidams se sont plaints de l'infection que leur causait chez eux l'extrême corruption des dits cadavres. Déclarant qu'ils se rendent dénonciateurs contre les dits quidams et leurs complices, pour raison des crimes ci-dessus, la communauté se portant garante pour ce faire de Mes Lefay et Le Cat.

— On cessera de faire dire la messe chaque mois. A la place, on fera dire un service dans le mois du décès de chaque maître et de chaque veuve de maître.

— Approchement sur un nommé Gallin, soi-disant dentiste.

— Les R. P. Carmes fourniront désormais le luminaire de Saint-Côme et Saint-Damien pour la somme de 12 livres et

feront le service pour le repos de l'âme des maîtres et maîtresses pour six livres chacun.

— Serment d'apprentif de François du Bois.

— *26 août.* — Les prévosts iront à Elbeuf pour la nommée
Boissel qui exerce les accouchements sans qualité et demande-
ront au duc d'Elbeuf la répression de l'exercice illégal de la
chirurgie dans son duché. — Ils sont autorisés à faire fermer
la boutique du nommé Guillery.

— Barbe Bénard, femme Mabire, reçue sage-femme à Rouen.

— Marie Langlois, femme Drely, id.

— J.-B. Sonnes élu deuxième prévost receveur pour 1741.

— Pierre Desforges reçu pour la composition et la fabrica-
tion des bandages pour les hernies, et dentiste (fils de Desforges, chirurgien hernier en cette ville). Il paiera 10 livres par
an pour quatre visites.

— *24 octobre.* — La communauté fait défense au sieur
Aveaux, après avoir pris connaissance d'un écrit imprimé, de
faire usage d'un crochet pour les accouchements, sans avoir
pris les avis d'un ou de plusieurs maîtres, et qu'il signera sur
le registre pour y avoir recours ; Aveaux s'engage à le faire.

— *20 décembre.* — Fin des examens du grand chef-d'œuvre
de Louis-Augustin Dambrin, reçu maître. M⁰ Lange, médecin,
présent.

1741. — Bérys, chirurgien à Jumièges, autorisé à poursuivre un particulier qui exerce sans qualité. — La communauté paie une cotisation pour les pauvres.

— *Mars.* — Bigre élu prévost receveur.

— Les instruments et ustensiles confisqués chez Jamson sont
mis en vente et adjugés à différents maîtres. Le tout pour
46 l. 13 s. 10 d. payés au receveur. Ce Jamson, malgré sa condamnation par la Cour, continue à exercer la chirurgie. On
nomme une commission, dont Le Cat, pour le poursuivre et le
faire chasser de Rouen.

— Dans l'affaire des Vinaigriers et de M⁰ de Monsoreau,
grand prévost de France, la communauté ne peut intervenir,
étant séparée des autres corporations d'art et métiers.

— La veuve Aveaux sera forcée de prendre un garçon suivant les règlements. — On vendra les ornements de la confrérie suivant bonne estimation.

— *27 novembre.* — Commission nommée pour faire l'inventaire. Le Bigre achètera un registre pour cela. On recherche un registre de délibérations perdu. Il est retrouvé chez Perrier.

1742. — *Mars.* — Examens de Henri Grillon, aspirant pour l'Hôpital-Général. — Id., de Michel Côté, qui se désiste à la deuxième épreuve.

— Lefebvre élu prévost receveur. — Procès contre Desrosiers, préposé au faubourg Martainville.

— Immatriculation de la requête de Guil. Bunon, fils d'un chirurgien de Saint-Saëns, aspirant à la maîtrise à Rouen par le grand chef-d'œuvre.

— Réparations à la maison commune par Laurent Pitret, plâtrier, pour 228 livres.

Entre autres réparations on fera faire, pour l'embellissement de la chambre commune, un lambris de haut en bas, avec des bancs fixes, et deux armoires aux côtés de la cheminée, et trois croisées ouvrant sur le jardin; on vendra les vieux meubles inutiles, coffres, bancs, quaises et autres.

— Poursuites contre les personnes suivantes exerçant sans qualité la chirurgie : Mauger à Ry; Fleury, dit La Feuillade, à Bourg-Beaudoin; Fevre à Yerville; Fresnel à Franqueville; aussi Laval à Saint-Martin-de-Boscherville qui n'a pas payé les droits de visite.

— Pierre Potier reçu préposé pour Le Bolhard. M⁶ de la Roche, médecin, présent.

— Marie Duchemin reçue sage-femme à Rouen.

— Serment d'apprentif de Etienne Touron, fils de Claude.

— *18 octobre.* — Etablissement, au sujet de l'imposition de l'industrie, à la demande de l'intendant, d'un rôle de répartition comprenant les maîtres chirurgiens, les veuves, les préposés aux faubourgs, sages-femmes, chirurgiens herniers. Mais on demandera à être déchargé de cet impôt conformément aux arrêts, édits et déclarations du Roy.

— Guil. Bunon passe ses examens de grand chef-d'œuvre et

paie d'honoraires 492 livres, non compris ceux de son conducteur, Guilyot (1). Présence de Me Deschamps, médecin.

— *4 décembre.* — Sur demande de l'intendant, Le Bigre, premier prévost, et Le Cat, chirurgien-major de l'Hôtel-Dieu, sont désignés pour visiter les miliciens.

1743. — *Janvier.* — On achète un bureau pour 60 livres. — Delalonde élu prévost receveur.

— Marie-Geneviève Langlois, femme Savin, reçue sage-femme à Rouen.

— Les chirurgiens se joignent aux apothicaires pour aller en approchement chez Jamson.

— *6 juin.* — Robert de Serre reçu chirurgien, préposé à Yerville, menacé par les prévosts. Il y exerçait sans mandat depuis plusieurs années.

— Jean-François Routier du Parc reçu préposé à Elbeuf, élève de son grand-père, Flavigny, chirurgien-major de l'Hôtel-Dieu du dit.

— Marie Gosselin, femme Millard, reçue sage-femme à Rouen.

— *1er juillet.* — Lettre de la Peyronie sur la déclaration du Roy du 23 avril. On demandera à Sa Majesté de faire aux chirurgiens de Rouen la même grâce qu'à ceux de Paris.

— Marie-Anne Thirel reçue sage-femme à Rouen.

— Delalonde donne sa démission de prévost receveur en donnant 100 livres d'indemnité. On nomme Le Bigre à sa place.

— On écrit à la Peyronie pour lui exposer la disette de garçons chirurgiens et lui demander le moyen de les exempter de partir avec la milice. — Examen annuel des comptes du premier prévost, du deuxième prévost receveur et du juré royal délégué pour les rapports. — Les gages du clerc de la communauté sont augmentés de 4 livres par an, mais il nettoiera la chambre.

---

(1) Le Cat n'est pas plus cité dans les absents de ce chef-d'œuvre que dans le précédent. Il devait donc y assister et toucher les honoraires comme les autres.

1744. — Examens de Jacques Liège, aspirant pour Pont-de-l'Arche, passés à Rouen, vu la vacance de la lieutenance au dit lieu. Bois Duval, médecin, présent. (Liège, ancien chirurgien-major du régiment de cavalerie.)

— A la demande de Béry, chirurgien à Jumièges, on poursuit un nommé Pinçon, qui est condamné en mai. — L'invenaire des pièces du coffre est poursuivi. — Enfin, le prévost chètera un cadre pour un tableau du Christ offert à la compagnie par le lieutenant.

— *Mars.* — Delacroix élu deuxième prévost receveur.

— Louise Riquier reçue sage-femme à Rouen. — Catherine Renault, id. — Examen annuel des comptes.

— *Novembre.* — Il est arrêté qu'il n'y a pas d'autre juridicion pour les maîtres que celle de la communauté, et que les réceptions de maîtres, préposés ou sages-femmes, exigent la présence des prévosts dans la chambre commune.

1745. — Dufay, élu second prévost receveur commis aux rapports.

— Nicolas Quesnel reçu préposé pour le bourg de Clères.

— Nicolas Fournier, aussi à Clères. — Quesnel demande à anger pour Fontaine-le-Bourg.

— La communauté reçoit une lettre de M. Delabrière au sujet des inspecteurs et contrôleurs des communautés d'arts et métiers. On écrira aux prévosts de Paris pour savoir ce qu'ils ont fait.

— Dufay, nommé deuxième prévost, refuse de gérer les affaires de la communauté ; on l'y contraindra par toutes voies et moyens. — Examen annuel des comptes.

— Serment d'apprentif de J.-B.-Jacques Bérenger, fils de lui.

1746. — Immatriculation de la requête de Honoré Riouffe, aspirant par le grand chef-d'œuvre, ayant étudié à Cannes, en Provence, et demandant à faire partie de la *célèbre communauté* de Rouen.

— *24 janvier.* — Jacques Ménard est replacé, sur sa requête, dans la communauté dont il était exclu depuis janvier 1737. Il transcrit des excuses sur le registe et prie de ne plus penser au passé, jurant de ne plus troubler les anciens usages.

— Marette élu commis aux rapports receveur.

— *10 avril.* — Honoré Riouffe reçu maître par le grand chef-d'œuvre. Présence de M⁰ Fleury, médecin.

— *25 août.* — Georges Renaut reçu maître chirurgien à Gournay-en-Bray après les deux examens de la légère expérience.

— *22 septembre.* — Nicolas Aucel reçu maître pour Gournay.

— On choisit pour les affaires au parlement Courtois, avocat, et Martin, procureur ; pour le bailliage, Duclaire et Delaneuville ; pour huissier, Sement. — Un des chirurgiens de Dernetal se charge des rapports du dit lieu. — Examen des comptes. — Bunon commis aux rapports.

1747. — La communauté est obligée de payer la taxe imposée par les inspecteurs et contrôleurs et cherche à emprunter 4,000 livres pour le premier paiement, le premier tiers, afin de réclamer ensuite au contrôleur général.

— Cath.-Elis. Blot reçue maîtresse sage-femme à Rouen.

— Marie-Anne Bailleul, femme Chatrin, id.

1748. — Poursuites contre Doubleaux fils, à Dernetal ; Poulet, à la Croix-de-Pierre ; Nicolle, rue Martainville, et du Lys, hors le pont, qui ont délivré des certificats sans qualité, et Dumouchel, à Dernetal, pour impéritie. (Le garçon de la veuve Delaroche est interdit en juin.)

— Dambrin élu prévost receveur.

— Catherine Tellier, veuve Delahaye, reçue sage-femme.

— La compagnie doit verser encore la fin de la taxe des contrôleurs, soit 2,500 livres.

— Agrégation d'Henri Grillon gagnant maîtrise par l'Hôpital-Général.

— Concours pour la place de l'Hôpital-Général. — Jean Fouquet de la Londe subit avec succès les quatre épreuves.

— Dambrin, allant à Paris pour ses propres affaires, est chargé de faire arrêter Jamson et de voir le contrôleur général pour la taxe.

— *Mai.* — Jean Bonamy passe à son tour les quatre jours

d'examens du concours pour l'Hôpital-Général. On décide de le présenter seul aux administrateurs.

— Cath. Maillard, femme Jumel, reçue jurée sage-femme à Rouen.

— *5 juin.* — Election d'un inspecteur contrôleur. Ce sera le premier prévost qui en remettra, à mesure qu'il les recevra, les émoluments au receveur tant que ces charges subsisteront. —. Les prévosts sont chargés de choisir avec prudence le chirurgien gagnant maîtrise à l'Hôtel-Dieu de la Madeleine.

— Poursuites contre Leconte, apothicaire, qui a pansé et médicamenté le fils de M. Langlois pour tumeur et ulcère, et Lefebvre, qui a taxé et estimé son mémoire, sera exclu pour un an de la compagnie. — Examen annuel des comptes. — La vente des meubles de Jamson compte dans les recettes, bien que le produit en soit revendiqué par le propriétaire de Jamson.

1749. — Sonnes élu prévost receveur.

— Marie-Anne Robert, femme Grumel, reçue sage-femme à Rouen.

— Procès avec un nommé Frémont. Perdu. Frais, 30 livres.

— Examen de Th. Pierre Pichon (natif de Vire), aspirant pour la ville d'Avranches, où la place de lieutenant est vacante. (L'examen ne dure que six jours.) — Examen des comptes. 29 maîtres à la communauté.

— François-Amédée Cavoret reçu préposé à Duclair (natif de la Père-de-Magnard en Savoie, diocèse de Genève), reçu auparavant chirurgien de mer.

— Mag.-Hélène Blot, reçue sage-femme à Rouen.

1750. — Immatriculation de la requête de Nicolas Rouverel, fils de Pierre, ex-maître, et de Charles Nicolle, aussi fils d'un ancien maître, aspirants à la maîtrise par le grand chef-d'œuvre. Ils paient 124 livres pour le droit de bourse commune et les droits d'inspecteurs et de contrôleurs, et sont renvoyés suivant les règlements à un mois pour leur premier examen. L'argent de ces examens sera remis manuellement aux mains de ceux qui seront présents aux actes.

— La fermeture de la boutique de Pelu, à Dernetal, est décidée. — Sur une lettre de Le Cat on décide que les honoraires des examens non touchés resteront à la bourse commune.

— Gravé nommé prévost receveur s'en décharge en versant 150 livres, et Dambrin est nommé pour le remplacer.

— Charles-François Dumouchel reçu chirurgien pour Cailly ; Jean-Nicolas Lecarpentier, id.

— Catherine Grout reçue sage-femme.

— Lecat écrit pour demander ses honoraires des examens de Rouverel et Nicolle ; considérant qu'il est empêché d'y assister par son cours de (physique ?) qui a été ouvert antérieurement à la semaine anatomique des aspirants, ces honoraires lui seront remis pour cette semaine seulement, sans tirer à conséquence pour le passé et pour l'avenir, parce qu'il doit se conformer aux règlements.

Comptes annuels de Sonnes. — Le procureur du roy demande que les prévosts prêtent serment et soient commissionnés devant lui.

— *7 décembre*. — Lecture d'un approchement fait le cinq de ce mois chez le sieur Nicolle de la part des perruquiers, sur quoi la compagnie a autorisé MM. les prévosts à présenter une requête d'intervention pour y conserver les droits que la compagnie a sur l'usage d'accommoder les perruques, friser les cheveux et de les poudrer.

— *16 décembre*. — Délibération sur ce que les échevins et le maire de Rouen se proposent de recevoir à la place du sieur Chupault un autre chirurgien du danger contrairement à tous les règlements et droits de la communauté. Il est décidé qu'on leur demandera de quel droit ils agissent ainsi, de même pour la suppression du médecin du danger, et l'on fera opposition devant le parlement à toute élection de ce genre qu'il aurait à enregistrer.

— François-Aignan Cornu reçu pour Duclair. Il paie 22 livres de droits de bourse commune.

— *21 décembre*. — Fin du grand chef-d'œuvre de Rouverel et Nicolle.

1751. — Les prévosts sont chargés de faire opposition aux articles des statuts des perruquiers qui peuvent préjudicier aux droits de la communauté.

— Delacroix élu prévost receveur.

— Broquet prête serment d'apprentif.

— Les prévosts, aidés d'un officier, iront à Elbeuf faire payer les droits de visites et d'inspecteurs contrôleurs avec, au besoin, poursuites devant les autorités compétentes.

— Caron Louis-François-Augustin, natif de Saint-Martin-Daubeuf, élève de Lecat, reçu chirurgien à Pont-Saint-Pierre. M° Bardet, médecin assistant.

— Nic. Fournier, chirurgien à Clères, autorisé à aller à Pavilly.

— Immatriculation de la requête de J.-B.-Martin Quesnay, natif de Lieurey, diocèse de Lisieux, aspirant à la maîtrise par le grand chef-d'œuvre. La réception a lieu le 7 février 1752. M. Nihell, médecin du roi, présent. (Lecat, absent.)

1752. — Le Bigre élu prévost receveur. La communauté décide de faire payer les droits de contrôleurs par les chirurgiens d'Elbeuf.

— Pierre Mahieu reçu chirurgien au bourg d'Elbeuf.

— Afin de s'opposer à l'exécution des statuts de 1730, la communauté décide d'activer la révision de ceux qu'elle a élaborés par M° de la Peyronie, premier chirurgien du Roy. — Elle emprunte 5,000 livres à fonds perdu à une personne âgée au denier dix.

— Les statuts sont renvoyés par M° de la Martinière. A cause d'une difficulté, Delacroix est envoyé à Paris pour conférer avec lui. — Il prétend imposer à tous les maîtres une visite annuelle par son lieutenant et son greffier qui toucheraient, chaque fois, le lieutenant 2 livres et le greffier 20 sous. On s'y soumettra si on ne peut faire autrement.

— J.-Guil. Pelou reçu expert pour les bandages et dentiste. Il paiera annuellement les droits de visite et d'inspecteurs.

— Poullet, garçon de la veuve Doubleaux, à Dernetal, insulte De la Croix, prévost, à l'occasion du droit de visite. Il est obligé aux excuses sous peine de quitter le privilège.

(Le prévost receveur nommé au mois de mars entre en fonctions et est reconnu au mois d'octobre.)

— Immatriculation de la requête de Pierre Léger, fils de feu Charles, maître à Rouen, aspirant par le grand chef-d'œuvre et pratiquant le dit art depuis sa plus tendre jeunesse.

— Requête du sieur Compin, id.

— Difficultés de la compagnie avec les entrepreneurs de réparations de la maison de la communauté.

— Réception de Catherine Poulain, sage-femme à Rouen.

1753. — Reddition des comptes de De la Croix.

— Nicolas Basire, reçu chirurgien, préposé à Pavilly, natif de Saint-Clair, près Montivilliers.

— Léger et Compain passent en même temps leurs examens du grand chef-d'œuvre ; mais il y a arrêt au milieu, et on décide qu'à l'avenir on n'examinera plus qu'un candidat à la fois, pour éviter les confusions dans les épreuves ; aussi les deux candidats doivent-ils adresser une supplique pour remettre l'examen en marche, supplique que signe le lieutenant et contre-signent les prévosts en disant : « N'empeschons les fins d'icelle. » Les deux aspirants sont reçus fin février.

— Dambrin présente pour être son apprentif François Blet, de Séez, 23 ans.

— *Mars.* — On révise encore les statuts et on rédige, entre autres, l'article 9, ainsi : Les maîtres qui sont ou seront reçus et agrégés à la dite communauté après le présent règlement et qui exercent ou exerceront purement et simplement la chirurgie sans exercer la barberie, ni en tenir boutique ouverte, ni faire profession étrangère au dit art, seront réputés exercer un art libéral et jouiront de tous les droits et privilèges attribués aux arts libéraux, conformément à l'arrêt du 4 juillet 1750 ; à l'effet de quoi ils ne pourront être compris dans les rôles des corps d'arts et métiers. Au sujet de ces statuts, requête est présentée à l'intendant général de la Bourdonnais.

— Mᵉ veuve Ménard mise en demeure de présenter en un mois un autre garçon, des plaintes s'étant élevées contre Delamarche qui tient son privilège.

— Grillon élu prévost receveur.

— *4 mai.* — Immatriculation de la requête de Jean Pillore, natif de la paroisse de Verteil, diocèse de Toulouse, aspirant à la maîtrise à Rouen par le grand chef-d'œuvre, élève de Le Cat à l'Hôtel-Dieu.

— Id., de Pierre-Louis Drouet, fils de feu Pierre, maître à Rouen.

— Beaumont se plaint que Gravé ait levé un appareil posé par lui à un malade et rédigé un rapport de contrevisite ; celui-ci s'excuse, est admonesté et doit rendre l'argent aux prévosts.

— A propos des examens de Drouet et de Pillore, une difficulté s'élève entre le lieutenant de Moyencourt et la communauté. Moyencourt voulant appliquer les règlements de 1730 et la communauté prétendant rester à ceux de 1723, les autres n'étant pas encore approuvés pour Rouen par le Roy. — La communauté obtient gain de cause et on procède à ces examens suivant les statuts de 1723.

— Louis Prunier reçu chirurgien, préposé à Gournay, envoyé à cet effet devant la communauté de Rouen par de la Martinière, 1er chirurgien du roy, par suite de la vacance de la lieutenance à Gournay. (Lettre de commission transcrite sur le registre.)

— Procès avec les perruquiers, soutenu par Nicolle pour la communauté, perdu devant le parlement. On ira au Conseil. Auparavant ; le receveur paie 201 livres 16 sous 4 deniers, moitié de l'amende.

— Immatriculation de la requête de Nicolas Bordas, natif d'Arron, diocèse de Chartres, aspirant pour Duclair.

— La communauté a fait un procès à un nommé Berval pour lequel le duc d'Harcourt et Me de la Martinière demandent l'immatriculation. Il paiera d'abord les frais du procès et sera reçu s'il en est capable, ce qui paraît douteux d'après les lettres de ses protecteurs.

1754. — Réception de Drouet pendant les examens duquel Le Cat est le plus souvent présent, car les absents sont signalés à chaque épreuve, à cause des droits à percevoir, et Le Cat n'est signalé absent qu'à une ou deux séances, bien qu'il ne signe pas le procès-verbal des séances.

— Une délégation est envoyée aux perruquiers pour voir s'il n'y aurait pas moyen de s'accommoder.

— Reddition annuelle des comptes de Le Bigre, qui, ne s'étant pas présenté à une séance, est menacé d'y être contraint par les voies de droit.

— *4 février.* — Réception de Jean Pillore.

— Enregistrement d'apprentif du nommé Michel Martin devant la chambre de juridiction. Il paie 10 livres pour le droit d'enregistrement et 3 livres pour le greffier.

— Poulet, garçon de la veuve Lecauchois, est en procès avec les perruquiers ; de même Dufay, que soutient la communauté. Sur le conseil du premier chirurgien, à qui on a écrit, on s'en tient à l'arrêt de la cour avec les perruquiers.

— Rioufle élu prévost receveur.

— Procès fait à la communauté par sept de ses membres : Rioufle, Delacroix, Bunou, Rouverel fils, Nicolle, Quesney et Pillore. — On nomme une commission composée d'Hélye, Thibaut, De Hénault et Dambrin, qui aura pleins pouvoirs. — Rioufle est à ce moment prévost ; mais on ne peut le charger en cette qualité de défendre les intérêts de la communauté, puisqu'il est un des plaideurs. On le destitue de sa place de prévost et on le remplace par Thibault. Les sept dissidents perdent leur procès au bailliage. Pour toutes ces affaires, la communauté est obligée d'emprunter de l'argent.

— Réception de Jean Bonamy, gagnant maîtrise par l'Hôpital-Général, après épreuve de la légère expérience.

— L. Leroy, femme Thomas, reçue sage-femme. Présent, M⁰ Pinard, docteur médecin. — Jeanne de la Houssaye, femme Cressent, refusée.

1755. — Rioufle, Rouverel et Pillore vont en appel, prétendant qu'on leur a fait payer indûment 148 livres pour le droit d'inspecteur lors de leur réception.

— Tentative, puis immatriculation de la requête de Nicolas Chauffard (ou Choffard), aspirant par le grand chef-d'œuvre, élève de Grillon et Le Cat, chirurgiens de l'Hôtel-Dieu, actuellement conduisant la boutique de la dame Toussaint. Perrier ayant refusé d'être son conducteur, il demande à Dambrin, qui accepte.

— Marette élu prévost. — Examen des comptes de Grillon : 199 livres de bénéfices pour la compagnie.

— On saisira M⁰ Landumier qui exerce la dentisterie sans mandat. — On écrira au premier chirurgien pour faire passer les statuts par le grand conseil.

— *16 septembre.* — Installation de Pierre Dambrin comme lieutenant du premier chirurgien, succédant à de Moyencourt. Il prête serment aux mains de Elye, doyen. — Enregistrement de sa lettre de provision signée de La Martinière.

— Immatriculation de la requête de Claude Lepère, aspirant à la maîtrise par le grand chef-d'œuvre.

— Réception de Marie-Anne Heuzey, veuve Delavalette, comme maîtresse sage-femme à Rouen, ancienne sage-femme à Paris, native du diocèse de Coutances.

— Examens pour la place de l'Hôpital-Général. Salomon et Lechevin, concurrents, passent l'un après l'autre en quatre jours chaque, sous la présidence de M⁰ Fleury, médecin. Lechevin, Jean-Baptiste-André, est classé en première ligne.

1756. — *Janvier.* — Logement des troupes. La communauté y contribue. Les dix lits demandés par le maire seront fournis aussi par les veuves, les préposés aux faubourgs, les sages-femmes, dentistes et herniers. Cinq préfèrent payer avec les maîtres pour l'achat des dix lits ; huit autres aiment mieux loger ; neuf sages-femmes paient leur cotisation ; les autres sont mises en demeure de loger.

— La communauté emprunte 4,000 livres à fonds perdu à MM. Thomas frères pour faire face à ses affaires. — Thibaut élu prévost receveur. — Pillore a gagné son procès en appel et on le paie avec les dépends.

— Inscription d'apprentif de Jacques Lieubray, 37 ans.

— *17 mai.* — Communication des statuts. Opposition à quelques articles : 9, 74, 102, 103 et autres. — Comptes de Thibaut. Dans ces comptes on rejette 5 l. 8 s. employés à payer des oranges et des citrons à MM. les juges du Bailliage lors du jugement du procès. -- Action intentée à la compagnie par Léger, Compaing et Drouet.

— La mésintelligence paraît s'insinuer parmi les membres de l'état-major de la communauté. Les moindres faits, comme de savoir si on paiera l'écrivain qui a écrit un exemplaire des statuts, ce qui n'a pas été ordonné en séance, devient point de départ de protestations des prévosts dans un sens, du lieutenant dans un autre, de Jourdain, toujours greffier, dans un autre encore.

— *12 novembre.* — On fera enregistrer l'arrêt du conseil du 10 août dernier concernant les privilèges et immunités de la chirurgie du royaume accordés par le Roi. — La répartition de la capitation sera faite par le lieutenant et les prévosts aidés de trois anciens. On fera sept copies du rôle établi.

1757. — On revient sur le droit de Thibaut à gérer les affaires de la compagnie, bien qu'en procès avec elle, ses pouvoirs ayant été arrêtés par haro de Dambrin, en octobre. Dambrin ayant été débouté de son haro, Thibaut gérera juridiquement les affaires en qualité de prévost, ainsi qu'il a été nommé et on lui adjoint un conseil composé de Hélye, Desbarres, de Hénault, Le Cat. Perrier et Grillon.

— On décide de prendre enfin 4,000 livres aux frères Thomas, à fonds perdu, moyennant 350 livres de rente viagère. Mais quelques membres s'y opposent. On décide alors de prendre 2,000 livres à Noël, concierge de l'Archevesque, aussi à fonds perdu, pour 200 livres viagères. On emprunte aussi 2,500 livres à la dame Tabien, au denier vingt.

— Les perruquiers font opposition aux statuts. Les maîtres de la communauté, qui s'opposaient jusqu'à présent, se désistent, et par 13 voix contre 12 on consent à les laisser homologuer au parlement.

— Riouffe insulte perpétuellement les autres maîtres, et on l'exclut de la chambre commune pour trois ans, le vote s'étant fait en sa présence, après son refus de se retirer. Il se désiste ensuite de son action contre la compagnie et la paix est rétablie.

— Marie-Rose Pilastre reçue sage-femme à Rouen. M⁰ Bardet, médecin, président.

— Rouverel fils élu prévost receveur. — Comptes annuels de Thibaut. — Contestations pour le remboursement d'une somme de 300 livres qu'Elye a prêtée à la communauté.

— Les perruquiers s'opposent aux articles 107 et 116 et entendent faire des visites chez les chirurgiens.

— Marette, prévost pour trois mois encore et malade, est remplacé par Rouverel fils. — La compagnie s'assemble sur convocation de Dufay pour délibérer sur un arrêt obtenu à la cour contre le lieutenant. — Une délégation va avec le bureau saluer le premier président. — On discute encore les statuts, dont il va falloir payer l'enregistrement. Jourdain, greffier, proteste à chaque instant contre toute irrégularité (et il écrit de plus en plus mal). Avec lui, Compaing et Drouet protestent sur des cotisations qu'on veut imposer avant le règlement défi-nitif des comptes qui n'a pas été terminé depuis trois ans, disant que la communauté doit avoir en réserve des deniers considérables pour payer les dettes. Dufay et autres se plaignent de leur répartition de capitation. (Dans les signatures se trouve Poignon de la Londe dont le chef-d'œuvre n'a pas été signalé.) La discorde paraît complète à ce moment. — Perrrier est nommé prévost pour remplacer Rouverel fils, exclu de l'as-semblée par le roi pour cabale favorisant les écarts et malver-sations. A ce propos, de la Martinière écrit pour essayer de rétablir l'ordre.

— Poursuites contre Dulys fils, qui exerce indûment à Crois-set ; il paiera 24 livres de frais et quittera Croisset.

1758. — Collège des Médecins (1).

Messieurs,

Nihel, écuyer, conseiller, médecin du Roy, rue Boutard.	Boisduval, rue de la Croix-de-Fer.
De la Roche, derrière les murs Saint-Oüen.	Pinard, rue de la Chaîne.
	Fleury, rue des Arsins.
Deslongchamps, médecin de l'Hô-pital-Général, rue Saint-Etienne.	Bardet, rue des Maillets.
	Boisduval le jeune, rue Damiette.

----

(1) *Almanach de Normandie*, à Rouen, chez Besongne.

CHIRURGIENS.

Chirurgiens royaux et prévosts.
MESSIEURS,
De la Martinière. premier chirur-
gien du Roy.

Dambrin, lieutenant, rue Beauvoi-
sine.
Thibaut. près Notre-Dame.
Rouverel fils, 2, rue Malpalu.

MESSIEURS,
Ellye, doyen, rue Saint-Nicolas.
Rouverel, rue Malpalu.
Jourdain, greffier, près les Consuls.
Gigot, rue d'Ecosse.
Guilyot, près Saint-Cande-le-Viel.
Chiffandel Débarres, hors Cau-
choise.
Dufay, à la Rougemare.
De la Londe, rue Saint-Nicolas.
Dehenault, près Saint-Martin-sur-
Renelle.
Perriez, rue Martainville.
Marette, rue du Vert-Buisson.
Le Bigre, près Cauchoise.
Le Cat, à la Calende.
Lefebvre, au Neuf-Marché.
Beaumont, rue Saint-Vivien.

Dorignac, rue Malpalu.
Gravé, rue des Vergetiers.
De la Croix, place Saint-Ouen.
Bunon, a Saint-Saëns.
Riouffe, à la Croix-de-Pierre.
Grillon, rue Saint-Vincent.
Nicolle, rue Martainville.
Quenay, rue Malpalu.
Léger, rue Orbe.
Compaing, près le Bailliage.
Drouet, hors Cauchoise.
Pillort, rue de la Prison.
Bonamy, rue Ecuyère.
Le Père, près le Marché-aux-Veaux.
Deforge, chirurgien-hernier, près
la Crosse.
Pelou, id., rue Etoupée.

Ecole de chirurgie : démonstrateur royal, M⁰ Le Cat, docteur en médecine, chirurgien en chef de l'Hôtel-Dieu, des académies royales des
sciences de Paris, Londres, Madrid, Berlin, et secrétaire pour les sciences.

— De Beaumont nommé prévost. — Serment d'apprentif de
Lelièvre, fils d'un marchand de Rouen.

Terminaison du registre 234, le 6 avril 1758.

— *14 avril* (1). — Réception de Charles Boulay, de Fréville-
en-Caux, comme chirurgien-hernier et dentiste; il restera six
mois sous la surveillance d'un maître chirurgien.

— Les comptes en retard, surtout ceux de Marette, entraînent
des difficultés de paiement des dettes, entre autres à des héri-

(1) Registre n° 236, 1758 à 1762

tiers Boulanger, des menaces de saisies, des protestations et des démissions de commissaires.

— Marie-Anne Blanchard reçue sage-femme à Rouen, fille de Barbe Enguehard, ancienne sage femme.

— Réception pour Cailly de Jacques-Antoine Dumouchel, fils du chirurgien défunt du même bourg.

— *Septembre.* — Les prévosts sont délégués pour visiter les hommes des milices.

— Thibaut et Drouet poursuivis par Beaumont, prévost, à propos des rapports qui doivent finir en octobre.

— Lefebvre, élu prévost pour remplacer Perrier, démissionnaire, est chargé, avec Beaumont, l'autre prévost, de soutenir au bailliage contre Thibaut et Drouet.

— Contrat et serment d'apprentif de Compiègne, fils de Léonard, de Gournay. Entre chez Le Bigre, moyennant 158 livres de demi-pension pour la première année, 100 livres la seconde ; le père lui fournira les rasoirs, lancettes et habillements.

1759. — Le procureur général exige que le registre des comptes soit coté et paraphé par le lieutenant en présence des prévosts et du greffier.

— Les héritiers Boulanger ayant fait saisir le prévost Lefevre, les comptes de Marette en retard sont enfin épurés. Mais il ne ne rend toujours pas ses mains ! La compagnie emprunte en plus 1,200 livres à fonds perdu à Lefebvre et 2,000 livres au denier vingt pour satisfaire aux nouvelles finances demandées par Sa Majesté. — Daurignac élu prévost.

— Examens de Jean-Jacques de la Couchie du Lys, natif du faubourg Saint-Sever, élève de Le Cat, aspirant pour le hameau de Croisset, sous la présidence du Dr Boisduval le jeune. Renvoyé à trois mois pour insuffisance. Reçu en septembre (il signe : De la Couchie du Lys.)

— *28 juillet.* — Me Géron, commissaire des guerres, demande 30 chirurgiens pour le Havre. On lui transmettra la liste des garçons travaillant chez les maîtres et les veuves à la ville et faubourgs, ainsi que ceux qui travaillent clandestinement et demeurent en chambre.

— Françoise-Catherine Leclerc reçue sage-femme, fille d'une sage-femme de Rouen.

— Réception du sieur Gadeau, natif de Saint-Hilaire en Beauce, aspirant pour Croisset, ancien chirurgien de la marine.

— Jeanne Cl. Le Cauchois, femme Gessaume, reçue sage-femme à Rouen.

— Marie-Rose Lecomte, native de Caen, reçue sage-femme.

— Pierre-Nicolas **Du Cousan**, fils du chirurgien de Martainville-sur-Ry, reçu pour succéder à son père.

— Poursuites contre Poulet.

— Jeanne de la Houssaye, femme Crescent et fille de la sage-femme de la Houssaye, reçue sage-femme à Rouen.

— Examens de Choffard interrompus en 1755; il est reçu le 28 mars suivant maître par le grand chef-d'œuvre.

1760. — Réception de Turpin comme préposé de Saint-Martin-de-Maromme.

— Les prévosts sont autorisés à emprunter 2,000 livres pour subvenir entre autres aux frais d'enregistrement et d'obtention des statuts.

— *14 mars.* — Quesnay élu prévost pour le mois d'octobre.

— Pierre Chevalier, natif de Neufchâtel-en-Bray, reçu maître pour Honfleur d'après commission adressée par le premier chirurgien à Dambrin, lieutenant, par suite de la vacance de lieutenant au dit Honfleur.

— Jourdain, greffier, étant malade, Dambrin a demandé à le remplacer. De la Martinière lui fait répondre que c'est son affaire à lui, lieutenant, d'après l'article 3 des statuts, et qu'il en désigne un personnellement. — La communauté emprunte encore 1,000 livres à fonds perdu au denier huit pour payer les statuts. — Daurignac a refusé d'aller visiter un cadavre à Pont-de-l'Arche; il paiera à la bourse commune comme s'il avait touché les émoluments auxquels il aurait eu droit, et devra, à l'avenir, obéir aux ordres de la justice.

— Cinq maîtres, Dufay, Lebigre, Riouffe, Rouverel et Pillore sont exilés par lettres de cachet. La communauté ne travaillera pas au rappel de ces lettres parce que les exilés ont agi séparément, sans s'adresser à son entremise. — On fait remise à

Dambrin des condamnations qu'il avait encourues envers la compagnie.

— Drouet est nommé greffier de M. le premier chirurgien, et prête serment en cette qualité.

— *Septembre.* — Les nouveaux statuts ont maintenant force loi, et une commission est nommée pour examiner le mémoire des cinq exilés et faire un rapport.

— *17 octobre.* — Première apparition du mot COLLÈGE DE JURIDICTION à la place de « chambre », et l'amende d'absence est votée contre Marette, Grillon et Bonamy, soit 1 l. 10 s. d'après les nouveaux statuts. — La communauté, ayant à payer une double capitation, décide d'en faire la répartition au marc la livre. — On presse la régularisation des comptes restés bien en retard.

1761. — Serment d'apprentif du nommé Alexandre entre les mains du premier prévost Daurignac, le lieutenant étant malade.

— Brevet et serment d'apprentif de François Jourdain, de Quillebeuf, entrant chez Jean Pillore, rue de la Prison, moyennant 500 livres par an. (Il ne fit pas son apprentissage.)

— Les administrateurs des deux hôpitaux ont mis opposition aux nouveaux statuts ; on en poursuit la mainlevée.

— *16 février.* — Installation de Thibault comme lieutenant ; Perrier le remplace au conseil. — Enregistrement de la commission de lieutenant envoyée par Germain Préhaut de la Martinière, premier chirurgien du Roy, suivant la formule déjà transcrite. (On y trouve pour la première fois le mot de « *département de la communauté* ».)

— Le sieur Boulay poursuivi pour avoir donné un rapport dénonciatif.

— *Mars.* — Léger élu prévost. Reconnaissance du lieutenant par tous les ressortissants, enregistrement des garçons des veuves, des apprenties sages-femmes, etc. — Nomination de répartiteurs pour la capitation.

La communauté, à propos du chef-d'œuvre du sieur de Rouffaut, délibère pour savoir comment on se comportera, et décide que l'aspirant se présentera en habit décent, soit en robbe ou manteau, et que tous les maîtres de la compagnie seront tenus d'assister dans les grands chefs-d'œuvre comme dans les cérémonies du service divin et cérémonies funèbres des maîtres et maîtresses de la communauté, le tout en manteau et rabat, et que la présente délibération sera homologuée au parlement, parce que ceux qui y viendront par une autre forme, que l'habit désigné ci-dessus, seront privés de leur honoraire.

— Immatricule de Antoine-François de Rouffaut.

— Brevet d'apprentissage du fils Bonamy (mort peu de temps après).

— Daurignac, mort vers le 18 avril, est remplacé par Quesnay, deuxième prévost, et celui-ci par Léger que Compaing remplace au conseil. — Le procès avec Boulay, expert pour les dents et les bandages, est arrangé par transaction. Celui-ci s'engage à rester dans ses attributions, à ne pas faire d'opérations de chirurgie ni délivrer de certificats, et il paiera à la première réquisition 500 livres à la communauté.

— Redditions des comptes de la veuve Daurignac. — On emprunte 1,000 livres pour les besoins urgents de la communauté à 5 p. 0/0

— Examen du grand chef-d'œuvre d'Antoine-François de Rousseau (ou Rouffau), maître ès arts de Bourges.

— La communauté cherche à terminer sa chicane avec Riouffe, qui communique un mémoire imprimé (cette affaire paraît une suite des comptes de Marette). — Les statuts, après leur enregistrement, seront transmis aux administrateurs des hôpitaux. Procès des dames veuves avec les perruquiers à transiger.

— Hélye, doyen, étant décédé, le titre revient à Desbarres. La communauté demande à emprunter de l'argent à Tellier, lieutenant des perruquiers, et lui prend 4,000 livres à fonds perdu à 10 p. 0/0 pour payer ses dettes urgentes.

— Les prévosts sont autorisés à se faire accompagner d'un officier et deux records pour faire les visites aux chirurgiens des campagnes et se faire payer les arrérages dus. Il s'agit aussi de faire payer les sages-femmes et de poursuivre par tous les moyens les délinquants.

— Assignation de Dufay et joints contre la communauté.

— Jacques-François Lemaître reçu pour clerc de la communauté. Il aura pour gages la cuisine, la boutique, la chambre sur le derrière et le grenier au-dessus, avec bail, pour soixante livres pour 3, 6, 9 années. Il paiera les deniers royaux présents et à venir et les frais du bail. Il aura droit au puits.

— *Novembre.* — Poursuites contre Caron, de Pont-Saint-Pierre, contre Dufay, contre Berval qui exerce indûment, et Lefebvre délinquant.

— *Décembre.* — Pendant les actes d'anatomie de François de Rouffaut, Léger accuse Delacroix d'ameuter plusieurs maîtres contre l'aspirant; mais personne n'a rien entendu. On enregistre la rentrée et la sortie des pièces officielles de l'armoire de la communauté prêtées aux prévosts. De Rouffaut, natif de Montreuil, est reçu le 11 janvier 1762, après trois requêtes dues à des interruptions. Pinard, conseiller médecin, président.

1762. — Nomination des répartiteurs pour les capitations. On voit reparaître le mot « *collège des chirurgiens* » qui n'était apparu encore que deux ou trois fois. On fait replacer le serrure de l'armoire qu'on avait dû faire enlever pour prendre les pièces comptables.

— *26 février.* — Il est décidé de faire imprimer les lettres patentes et leur enregistrement, 600 en cahiers in-quarto et 300 en placards; mais on n'en donnera pas aux chirurgiens du dehors qui n'auront pas payé leurs contributions. — Compaing nommé prévost. Le conseil est composé de Lecat, Lefebvre, Gravé, Grillon, Quesnay et Choffard. — Impression du mémoire pour l'enregistrement des statuts. A l'avenir, les deux prévosts en charge, à l'exclusion de tous autres, s'arrangeront pour les rapports d'estimations, et Thibaut et Perrier en litige à ce sujet vont commencer.

— *23 mars.* — Le collège refuse au sieur Algérony la permission de distribuer des baumes et remèdes, permission qui doit être donnée par les trois corps de médecine de la ville.

— *19 avril.* — Approbation par le collège des plans de l'architecte Gilbert, membre de l'Académie des sciences, arts et belles-lettres de Rouen, pour la construction de bains publics

sur la rivière de Seine (signé Thibault, lieutenant, ancien directeur de l'Académie, et Quesnay, premier prévost et chirurgien
ordinaire à la Cour). — Compaing, malade, est remplacé
comme prévost par Drouet après avoir payé 50 écus au receveur.
— On paie des procès perdus contre Dufay et joints en
empruntant 5,000 livres à fonds perdu moyennant 450 livres de
rente. Voici six ans qu'on ne peut avoir de comptes. Dufay,
pour se faire payer, fait saisir les meubles du prévost Quesnay.
— On emprunte encore cent pistoles en rente pour payer l'impression des statuts.

— *26 juillet.* — Agrégation du sieur Féraudy qui se soumettra
aux articles 79, 90, 92 des règlements de 1756.

— Affaire à Elbeuf d'un nommé Gaultier, soi-disant reçu à
Pont-de-l'Arche. On prend fait et cause pour Rouverel, Bouvry et la femme Delamotte, contre les chirurgiens du Pont-de-
l'Arche à propos des droits du collège. — Les prévosts
emmènent avec eux un huissier pour les visites à la campagne.
— Poursuites contre Berryer jeune, opérant sans mandat à
Duclair. — Le greffe de police demande 350 livres pour l'enregistrement des statuts. — Nouvel emprunt de mille livres.

N.-B. — Le registre de 1762 à 1765 manque.

1765 (1). — *3 janvier.* La question de l'exclusion de cinq
confrères par lettres de cachet revient en délibération par suite
d'une lettre du premier chirurgien. — Les absents des séances,
sans excuses valables, seront amendés suivant les statuts. —
Lecture d'une lettre de cachet de Monseigneur de la Micho-
dière détruisant celle qui avait frappé Dufay, Lebigre, Riouffe,
Rouverel et Pillore, et les réintégrant dans le collège.

— Examen de Trehet, préposé à Saint-Georges.

— Apurement des comptes de Delalonde de 1758.

— *Mars* — Nomination de Gravé, prévost, puis du Conseil et
des répartiteurs. — La capitation entraîne toujours des récla-

---

(1) Registre 237. — *Délibérations 1765-1768.*

mations et, malgré Thibaut, le collège refuse d'en laisser un rôle à la chambre commune où chaque maître pourrait en prendre connaissance. Il en sera fait lecture au collège. Le lieutenant devra spécifier, tout au long, sur les billets de convocation, les motifs à délibérer, selon l'usage ; on l'y contraindra au besoin. — Réponse à un mémoire des chirurgiens du Mans.

— Reddition des comptes de Léger, prévost receveur.

— Avertissement de M. le président Bigot, nommé par la Cour au sujet de l'état général des affaires de la communauté. On décide de se mettre à la révision des comptes depuis 1754, afin que tout soit dans l'ordre. — La Cour demande que l'on forme le cadastre. — La révision des comptes de Grillon en 1754 est acceptée. — On agite le droit de confrairie des sages-femmes. — Thibaut se dérobe pour son compte de 1755 ; on le poursuit pour en faire la révision définitive qui n'avait pas été admise en 1756, le litige roulant sur une somme de 362 l. 19 s. 5 deniers. — Apurement du compte de Marette de 1756. — Juillet, août, septembre, octobre, se passent dans l'apurement des comptes des dix dernières années. — Puis on achève le cadastre. — La communauté paye 332 l. 12 sols d'amende aux chirurgiens du Pont-de-l'Arche.

— *Décembre* — Sur la proposition de Thibaut, on décide d'en finir avec la foule des procès qu'on a sur les bras et on demande à Me d'Ecacquelon, conseiller à la grande chambre, de servir d'arbitre. Chacun devra se soumettre à sa décision, sous peine de payer 2,000 livres pour les besoins de la compagnie.

1766. — Les convocations aux séances sont faites régulièrement par billets portés par le clerc du collège et les séances ont lieu toujours à 2 heures. — Les membres du conseil sont répartiteurs de la capitation. Pillore remplace au conseil Delalonde, malade. Drouet, greffier, manque d'assiduité aux séances ; une plainte en est faite à de la Martinière.

— *10 janvier.* — Agrégation de David, maître ès-arts, docteur en médecine de l'Université de Paris, membre du collège dudit lieu et membre de l'Académie royale de chirurgie. Elle est faite directement par égard pour de la Martinière, premier chirurgien, qui l'a demandée et par considération pour M. Le Cat, son beau-père, motifs sans lesquels il n'aurait pas été admis, puisqu'il sera tenu d'exécuter l'article des agrégations, présentera ses lettres patentes et qu'on transcrira sur le registre la lettre de M° de la Martinière. (Suivant l'article 92 des statuts, il paie 300 livres pour la bourse commune, 30 livres pour le droit royal, 40 livres pour le droit de la chambre, 38 l. 13 s. 2 d. pour le droit d'inspecteur.)

— Agrégation de Lechevin, gagnant maîtrise de l'Hôpital-Général ; prestation de serment, versement de 100 livres à la bourse commune, 6 livres pour le droit d'inspecteur, 30 livres pour le droit d'honorarium et 3 livres pour l'absence du sieur de Hénault.

— L'apprentif de Pillore, Sicau, prêtera serment, et son temps déjà fait lui sera compté.

Le collège, à qui le corps de ville propose un abonnement pour se rédimer de la milice, objecte qu'il ne fait pas partie des corps d'arts et métiers et que les chirurgiens et leurs élèves ont été exemptés par Sa Majesté.

— Pillore nommé prévost. Nomination du conseil.

— Cagnié se présente pour être chirurgien à Fécamp.

— *Juillet.* — Claude-Antoine Langlois (a étudié à Pont-de-l'Arche, sous Montaigne), aspirant pour le grand chef-d'œuvre. (Thibaut, dans la requête de Langlois, est qualifié de démonstrateur royal en l'art des accouchements).

— M° veuve Ménard demande à prendre un garçon pour faire valoir son privilège.

— Malgré Thibaut, le collège décide d'ouvrir un bureau pour le paiement des deniers dus par les comptables depuis 1754 et autorise les prévosts à forcer le lieutenant Thibaut par la voie de droit.

— *19 septembre.* — Consultation du collège sur demande de Messieurs de l'élection. Il est délibéré, d'une voix unanime, que le tabac, lorsqu'on en fait un usage immodéré, peut seul, et indépendamment des corps hétérogènes que l'avarice des marchands y mêle quelquefois, causer, par son âcreté naturelle, l'irritation et le dessèchement des nerfs de la première paire et produire ainsi la perte de l'odorat, et qu'en agissant par communication sur les membranes du cerveau et sur le principe des nerfs en général, il peut occasionner et occasionne en effet dans certaines personnes des étourdissements, des céphalagies, la perte de la mémoire, etc.

2° Qu'à plus forte raison, les ingrédients caustiques et vénéneux que la cupidité de certains marchands leur y fait mêler, peuvent produire les mêmes désordres à un plus haut degré et plusieurs autres, comme l'altération de la membrane pituitaire et les accidents qui peuvent s'ensuivre, d'où il résulte qu'on ne peut veiller avec trop de soin à réprimer les fraudes et malversations que la soif du gain fait commettre aux débitants.

3° Qu'à l'égard de la folie, qui, depuis plusieurs années, paraît être devenue plus commune dans ce pays-ci, la cause immédiate de cette fâcheuse maladie est si cachée, et jusqu'ici si peu connue, qu'il y aurait de la témérité à affirmer que l'augmentation qu'on remarque dans le nombre des insensés procède du fréquent usage d'un tabac mal préparé. Il ne paraît pas, du moins, que la passion pour le tabac, qui s'observe chez la plupart de ces sortes de malades, soit une raison suffisante pour autoriser cette présomption. Car si, d'un côté, l'on considère que l'usage du tabac est devenu si général que peu de personnes s'en abstiennent aujourd'hui, on ne sera pas étonné de voir beaucoup de fois faire usage de cette poudre ; et si, d'un autre côté, on fait attention que ceux qui en ont une fois contracté l'habitude n'en peuvent supporter la privation sans éprouver les inquiétudes les plus vives, on ne sera pas surpris de voir que les fous qu'on laisse manquer de tabac en demandent avec instance à tout venant. Ils ne font en cela que ce que ferait l'homme le plus sensé qui se serait accoutumé au tabac et qui s'en verrait privé. Les fous agissent encore avec réflexion lorsqu'on les voit préférer le tabac au pain qu'on leur présente en même temps, parce qu'il ne leur est jamais arrivé de manquer de pain et qu'on les laisse souvent manquer de tabac. Il n'y a rien en cela que de naturel.

— *Octobre.* — Les statuts ne sont pas encore définitivement approuvés. — Plainte de Daubigny contre Ruby, qui ne pourra faire, pendant un an, de rapports dénonciatifs sans la présence d'un ancien ayant passé par les charges. — Il n'y a que les royaux qui aient le droit de faire des rapports en justice, à l'exclusion du lieutenant ou autres, suivant l'édit de 1692 qui fait défense aux juges d'en commettre d'autres sous peine de 500 livres d'amende. (Ruby et Mory signent les registres. — Aggrégation non signalée.)

—

— Rouverel se plaint à la compagnie de son garçon Chandor. Mais on décide qu'il paraît qu'il s'agit là de plaintes personnelles dans lesquelles la compagnie n'a rien à voir; autrement on poursuivrait ce garçon suivant les règlements.

— Gravé et Pillore, prévosts, font constater par huissier l'absence, à une assemblée normalement convoquée, du greffier Drouet qui possède les clefs du chartrier où se trouve le registre des délibérations et les pièces nécessaires pour l'achèvement des épurements de comptes. Il est décidé d'avertir M⁰ de la Martinière de ces choses trop renouvelées, et aussi de lui demander de conseiller à Mᵉ Thibaut, son lieutenant, plus de décence et de désintéressement.

1767. — *27 février.* — Langlois est enfin agrégé avec un examen qui a traîné en longueur, et après qu'on eût fait fermer sa boutique qu'il avait ouverte un peu trop tôt. Boisduval, médecin, président.

— Les honoraires des absents aux épreuves, comme Le Cat et David, sont versés au receveur au profit du collège.

— Immatriculation de Claude Guérin, aspirant à l'agrégation par le grand chef-d'œuvre. Il est reçu le 8 décembre. — Quesnay reçu prévost refuse de prêter serment et est remplacé par Riouffe. — On fait saisir Caron, condamné, qui n'a pu payer les amendes.

— Nomination du conseil de 6 membres. — Thibaut se met en règle avec son compte et les vérifications continuent.

1768. — Comptes de Drouet.

—

-- *2 mars* (1). — Le collège change encore d'avocat et d'huis-

(1) Registre 240. — *Délibérations 1768-1786*, contrôlé comme les précédents. (Chaque contrôle taxé 13 sols.)

sier. Ces changements paraissent fréquents (décès ?). — Répartition définitive des dettes restant depuis 1755, avec menaces de contrainte pour les récalcitrants. La chose se complique de ce qu'une partie seulement des maîtres avaient payé leur quotepart en 1757.

— Immatriculation de la requête de Doubleaux fils, aspirant par le grand chef-d'œuvre. — Nomination de Rouverel comme prévost pour exercer en octobre. — Nomination du conseil. — Il est bien établi par M^e d'Ecacquelon que d'après les statuts de 1762 le greffier ne peut être conducteur d'un aspirant.

— Poursuites contre un soi-disant marquis de la Porte de Béry, exerçant indûment la chirurgie. — Id., contre un sieur Jolla, se disant de l'académie de chirurgie de Paris, porteur d'un brevet de la commission, qui a administré un remède, fait des mouchetures et appliqué des vésicatoires à la fille Buée, laquelle est morte la nuit même qu'elle a pris ce remède.

— Langlois se plaint que Quesnay, conducteur de Doubleaux, soit passé devant sa porte sans lui faire de visite ; celui-ci répond qu'il n'a pas voulu le faire en entendant la façon dont Langlois disait : « J'y suis, j'y suis, qu'on entre. » L'assemblée prie Quesnay de s'acquitter de tous ses devoirs de conducteur avec bienséance suivant les règlements. — Drouet est sommé de déposer l'ancien registre aux archives.

— *14 juillet.* — Conflit avec l'Hôtel-Dieu dont les administrateurs ont décidé, sous l'instigation de David, de faire tirer au sort les questions posées aux concurrents à la place de gagnant maîtrise. Le collège entend maintenir les usages confirmés par lettres patentes de 1737 et 1749 sur ce sujet.

— Le collège condamne le sieur Berthelot, apprentif de Beaumont, en conflit avec son chef, à payer à la communauté 120 livres sous peine de dissolution de son brevet. — Conflt encore entre Langlois et son apprentif Bardouillère. Il fera des excuses et Langlois le reprendra.

— *Septembre.* — On proteste contre le logement des troupes dont les privilèges du collège exemptent les maîtres chirurgiens.

— Poursuites contre Guérin et son apprentif en contravention manifeste contre les statuts.

— Le collège s'occupe d'obtenir le paiement des chevaux nécessaires pour se rendre aux visites des cadavres et a écrit à ce sujet au premier chirurgien. — On agite la question de l'amende aux absents des réunions du conseil et des assemblées générales.

1769. — Doubleaux reçu maître. — Poursuites contre un nommé Petit qui panse, médicamente et applique son emplâtre.

— *Mars.* — Grillon nommé prévost pour octobre. Mais, devenu infirme, il est remplacé par Quesnay. — Nomination du conseil. — Reddition des comptes de Pillore. — Ruby prié d'être circonspect dans la délivrance des rapports. — Sentence de M⁰ d'Ecacquelon, arbitre pour les cinq maîtres qui ont été exclus, ordonnant de les indemniser sur la bourse commune en répartissant entre eux 2,000 livres. — Le collège, qui a payé les frais d'inspecteurs pour les chirurgiens d'Elbeuf, cherche à se faire rembourser. Mᵒˢ Le Cat et David et autres sont priés de payer leurs contributions pour les répartitions de dettes.

— Annulation du brevet d'apprentissage de Hénault, élève de Guérin, convaincu de contravention. — Poursuites contre les nommés Cher Adam, Riquier, du Bosc-le-Hard, Delamare, chirurgien à Renneville, Dumouchel à la Neuville-Champ-d'Oisel, Leclerc, du Pont-Saint-Pierre. — Id., contre Beaumont fils, que l'amiral Legrand a nommé chirurgien de la marine à Rouen, bien qu'il ne soit pas agrégé au collège, ce qui est contraire aux édits.

— L'intendant demande 2 sous par livre en sus des 4 sous par livre de capitation. On attendra voir ce que vont faire les autres corporations.

— Requête de Poulain, aspirant agrégé. — Le collège prend fait et cause pour Turpin de Saint-Victor contre deux prétendues sages-femmes.

1770. — Entente avec les chirurgiens de Dieppe contre Delamare, chirurgien à Vascœuil, près Ry.

— Enregistrement du jugement de M⁰ d'Ecacquelon pour le règlement des comptes et dont la conclusion est que tous ces comptes seront inscrits au registre comme bons et valables afin de ramener la concorde et d'éviter des frais énormes dont on ne peut prévoir la fin. — Vimard nommé avocat du collège. — Continuation du procès avec Ruby ; impression de mémoires en réponse. — Léger nommé prévost pour entrer en fonctions en octobre. — Requête de Pierre Voyer, élève en chirurgie, contre Doubleaux, renvoyée à celui-ci.

— Les prévosts demandent une augmentation d'indemnité pour les visites en campagne, à cause de l'augmentation du prix des chevaux et des vivres. Elle est portée de 60 à 72 livres. — Assignation contre Me Jumelle et Me Petit avec lequel on transige.

— On envoie un exemplaire des statuts aux chirurgiens de Nancy. — Admonestation au fils Bain, de Blainville. — Reddition des comptes de Rouverel, d'octobre 1769 à octobre 1770. Approbation. — Etablissement du rôle de capitation pour 1771.

1771. — Envoi par l'académie de chirurgie de Paris d'un programme qui est lu en séance. — Lafon, candidat dentiste.

— On taxe chaque maître de 18 livres pour payer plusieurs petites dettes. — Dufay nommé second prévost, etc. — Le collège représente à l'intendant qu'il condescent à garder Thibaut comme lieutenant malgré son infirmité. — Marette renonçant à tous honoraires ne paiera plus de cotisations.

— On continuera à faire des visites chez les sages-femmes, mais on ne percevra rien qu'après le jugement du procès en litige. — Pelou, dentiste, assigne le collège. — Affaire avec Berrier, chirurgien à Duclair. — Reddition des comptes de Quesnay.

1772. — Nomination d'un prévost, Dobigny, et du conseil.
— Le sieur Aubé aspirant pour Vernon.

— *11 mai.* — Mort de Thibaut, lieutenant. Le collège présentera une liste à Messieurs de ville et une commission ira chez Thibaut reprendre toutes les pièces de la compagnie.

— *23 juin.* — Drouet, nommé lieutenant, est installé, et prête serment aux mains de Lebigre, doyen. — Martin, expert dentiste et herniaire, nommé greffier. — Il est décidé de rapporter toutes les pièces à la chambre commune pour en faire l'inventaire. — Le lieutenant a repris à la vente de Thibaut deux registres allant de 1738 à 1758, et de 1738 à 1762. — Emprisonnement d'un sieur Leroy, dentiste sans mandat.

— *19 octobre.* — Immatriculation de Gamare, aspirant à l'agrégation par le grand chef-d'œuvre. (Les épreuves ne sont plus relatées au registre.) — Dorénavant les assemblées commenceront à 3 heures, de Saint-Michel à Pâques, et, après, à 3 heures pour 4 précises, et, les jours d'examen, ceux qui arriveront après que les officiers de la table auront fini d'examiner verront leurs honoraires passer à la bourse commune.

1773. — Immatriculation du sieur Anne-Michel Sciaux. — On écrit aux chirurgiens de Montfort-Lamaury pour leur demander un certificat, authentique et légalisé des juges du lieu, par lequel il sera demeuré constant que le sieur Guérin, maître en chirurgie de la ville de Rouen, est monté sur les tréteaux avec un charlatan, dont il est associé, pour vendre et débiter des remèdes. — Me Rioulfe demande que dans les épreuves de la légère expérience on demande des opérations comme auparavant.

— Reddition des comptes de Léger et des produits des rapports, tant de la vicomté que du bailliage et haute justice. — Election du prévost Deneuville et du conseil.

— Mme d'Hectot nommée sage-femme. — Cavoret, de Duclair, appelé disciplinairement à la chambre de juridiction.

— *2 novembre.* — Langlois, promu greffier, prête serment.

— Tirage au sort de trois maîtres comme examinateurs : Rouverel, Beaumont et Gamare.

1774. — Garaud, éleve de David, préposé pour Sierville. — — Lecture du programme de l'académie de chirurgie pour 1774.

— La femme Simon, recommandée par Me Perchel, reçue sage-femme pour Duclair. On prie Me Perchel, procureur général, de donner des ordres à la prétendue sage-femme de l'Hôtel-Dieu de n'admettre aucune apprentie sous elle, n'ayant nulle qualité, abusant de la confiance des élèves en les faisant contribuer.

— Comptes de Dufay (246 l. 6 s. 6 d. de boni).

--- Election de Maury comme prévost et du conseil. — Répartition de 12 livres sur chacun pour payer les rentes. — Approbation d'une communication de Messieurs de ville relative aux noyés. — Beaumont fils réclame, par l'entremise du procureur général, des droits d'agrégation qu'il aurait payés en trop.

— Réception du nommé Bartouilly. La sage-femme Revel s'installe de Canteleu à Rouen. — Poursuites contre Collet et le chirurgien du Boisguillaume.

— Mantel reçu chirurgien préposé pour Boos.

— *17 novembre.* — Nomination d'une députation pour aller saluer les membres du parlement.

1775 — Collège des médecins (1).

MESSIEURS,

Daurignac, conseiller, médecin du Roi, rue Ganterie, près la Crosse.

De la Roche, doyen, derrière les murs Saint-Ouen.

Deslongchamps. rue Saint-Etienne.

Pinard, rue de l'Ecole.

Fleury, rue de la Perle.

Boisduval, rue Ganterie.

Rouelle, rue Beffroy, près Saint Godard.

Michel, rue de l'Ecole.

Lepecq de la Clôture, rue du Sacre.

Collège des chirurgiens.

Chirurgiens royaux et prévosts.

MESSIEURS,

De la Martinière, premier chirurgien du Roi.

Drouet, son lieutenant, et chirurgien du Bailliage, rue Bouvreuil.

De Neuville, premier prévost, rue des Belles-Femmes.

Mory, 2me prévost, rue Caquerelle.

MESSIEURS,

Le Bigre, doyen, place du Vieux-Marché.

Marette, rue du Vert-Buisson.

Le Febvre, rue Porte-aux-Rats.

Beaumont, rue Saint-Vivien.

Gravé, Marché-aux-Veaux.

De la Croix, place Saint-Ouen.

Grillon, rue Saint-Vincent.

Rouverel, rue Malpalu.

Quesnay, rue Malpalu.

Léger, rue Orbe.

Compaing, rue Boutard.

Bonamy, rue d'Ecosse.

Pillore, rue de la Prison,

Le Père, rue Grand-Pont.

Rubi, rue du Loup.

Dufay, rue Beauvoisine.

Daubigny, rue Etoupée,

Lechevin, à l'Hôpital-Général.

David, au Lieu-de-Santé.

Langlois, greffier, rue Malpalu.

Guérin, rue du Ruisseau.

Doubleaux, à Dernetal.

Beaumont fils, rue de la Madeleine.

Poullain, rue Encrière.

Gamare, rue de l'Hôpital.

Sciaux, rue Saint-Eloi.

---

(1) *Almanach de Normandie.*

EXPERTS POUR LES DENTS ET HERNIES.

MESSIEURS.
Pelou, rue Étoupée.
Balland, rue Ganterie.

Martin, rue de l'Hôpital.
Le Roi de la Faudiguière, rue Dinanderie.

ECOLE DE CHIRURGIE. DÉMONSTRATEURS ROYAUX.

M⟨r⟩ David, docteur en médecine, chirurgien en chef de l'Hôtel-Dieu, de l'Académie royale de chirurgie de Paris, de l'Académie royale des sciences de Rouen et professeur en anatomie et chirurgie.

— M⟨e⟩ Beaumont fils, démonstrateur pour les accouchements, rue de la Madeleine.

— Immatriculation pour le grand chef-d'œuvre du nommé Adam.

— Nomination de Leschevin comme prévost et du conseil. Comptes de Dobigny (224 livres de boni).

— La vieille maison du collège n'étant plus réparable, le mur sera jeté bas et refait avec la démolition. M⟨e⟩ Leclerc, avocat, sera payé avec deux louis de 24 livres. On accuse réception à M⟨e⟩ de la Martinière de la médaille en argent, frappée pour l'établissement des écoles de chirurgie de Paris, que le prévost fera encadrer.

Poursuites contre la dame Blanchard. Contre Martin et Balan comme experts pour les dents et bandages.

1776. — Le collège, à propos de la milice, fait objection à Messieurs de ville qu'il ne peut être confondu avec les communautés de joueurs d'instruments, luttiers, futaillers, cuisiniers, etc., avec lesquels il n'a aucune analogie; mais que les chirurgiens sont de notables bourgeois. De même, leurs élèves sont exempts de milice (arrêt du 6 août 1756).

— Répartition de 12 livres sur chacun pour les dettes.

— Langlois nommé prévost, bien que greffier; celui-ci, au terme des règlements, pouvant jouir de tous les avantages des autres maîtres, s'il est maître lui-même (lettre de Le Blond, secrétaire de de la Martinière). — M. Le Blond pense, sans pou-

voir s'appuyer sur des textes, qu'un individu reçu dentiste et
herniaire doit payer doubles droits. Il conseille, pour arranger
les choses, de délivrer les brevets l'un après l'autre, afin de
faire payer les droits l'un après l'autre.

— Comptes de de Neuville. Nouvelle répartition de 12 livres.

— Poursuites de délinquants et de la sage-femme Blanchard.

— Requête au bureau des vingtièmes pour la maison du collège abatue.

1777. — Les prévosts se joignent aux médecins pour présenter une requête à la Cour. — Doubleaux nommé prévost; pour
le conseil Gravé, Pillore, Bonamy, Lepère, David et Poulain.

— Dieudonné aspirant à l'agrégation du collège.

— Difficulté entre le lieutenant et le greffier pour les exa-
mens. On nomme à ce sujet un des membres du collège. —
Candidatures de Mes Garet et Léger pour le grand chef-d'œuvre.
— Comptes de Maury.

— Immatriculation des requêtes de Jourdain et Drouet,
aspirants à l'agrégation par le grand chef-d'œuvre.

— Poulain et Gamare sont nommés pour s'occuper des
affaires intentées et à intenter, et poursuivre les délinquants.
— Les requêtes des aspirants seront lues en séance et procès-
verbal transcrit des objections de chacun. — On vote la construction d'une antichambre à la chambre de réunion, pour la
décence des assemblées, chefs-d'œuvre et autres.

1778. — David demande des honoraires lors de ses absences
aux assemblées; mais on exécutera l'article 25 des statuts.

— Réception de Jourdain. — Beaumont a mis le collège
dans le cas de tenir une assemblée sans billet, comme il est
d'usage. Sa voix est biffée des registres comme déshonorant et
maculant les dits registres. (Ruby fait des réserves.)

— Poulain élu prévost. — Comptes de Leschevin. Il revient
net au collège 753 livres. — Gourray, plâtrier, et Leroux, charpentier, chargés des réparations à la maison.

— Gamare ayant été nommé trésorier chargé de supporter
les charges de Sainte-Croix-Saint-Ouen, on l'autorise à représenter les prérogatives et immunités accordées à la chirurgie,
et particulièrement au collège de chirurgie de Rouen. — On

poursuit le procès des dentistes. — Doubleaux faisant gérer ses fonctions de prévost par un autre est rappelé à l'ordre. — Comptes de Langlois.

1779. — Décès de Drouet, lieutenant. Son remplacement par Leschevin, auquel la compagnie exprime tout son plaisir et sa satisfaction. La Martinière ayant rempli le vœu unanime, on l'en remercie par lettre.

— Gamare élu prévost. — Le conseil est formé de Pillore, Bonamy, Lepère, Doubleaux, Adam et Dieu. — Les prévosts autorisés à emprunter 1,200 livres pour continuer le procès que Drouet tenait contre la femme Blanchard et à payer aussitôt après communication de l'exécutoire. (Somme remboursée au bout de six mois.)

— Examens du grand chef-d'œuvre du nommé Guyet.

— Immatriculation de Lemaire de Ternante à laquelle s'oppose Rouverel. Opposition que l'aspirant devra faire lever à ses frais avant toutes choses.

1780. — A cause de la mort de Drouet, le collège change d'huissier et remplace Manchon par Bourdon. — Reddition des comptes de Doubleaux : déchet : 479 l. 18 s. 9 d. — Sciaux élu prévost. — Poursuites contre Latour, de Saint-Saëns, qui s'accommode pour 200 livres pour la bourse commune, et devra résider chez Langlois jusqu'à ses trois ans accomplis.

— Poursuites contre Brocq, délinquant, à Oissel, et Ladigny et Gallois, id.

— Un édit du roy ayant supprimé les maîtrises des communautés d'arts et métiers, une rente de 284 livres, payée annuellement au collège par le Roy sur son domaine, est menacée de suppression. Le collège déclare qu'il n'appartient pas aux corporations et que, de ce fait, l'édit ne le touche pas.

1781. — Beaumont élu prévost et remplacé plus tard par Adam. — Election du conseil. — Reddition des comptes, etc. — Le collège intervient comme partie dans une affaire des chirurgiens de Pont-Audemer contre Dejean et autres chirurgiens ressortissants de leur dépendance et ayant délivré des rapports dénominatifs contrairement aux règlements qui les réserve aux chirurgiens royaux. C'est pour une même raison que le collège poursuit Dumouchel, chirurgien à Cailly. — Répartition, comme les autres années, de 12 livres pour les dettes. — On en exempte Le Bigre, doyen. — Le collège consulte, entre autres avocats, Thouret, le futur député aux Etats. — Comptes de Gamare. Répartition de 12 livres.

1782. — M⁰ Dieu élu prévost. — Leschevin annonce qu'il se démet de la lieutenance. — Installation de Gamare nommé à sa place ; parmi les signataires du registre à cette séance se trouve pour la première fois le nom de Blanche (23 avril 1782).

— Immatriculation du sieur Prével, aspirant à l'agrégation.

— Poursuites contre les privilégiés qui jouissent de leurs privilèges après le décès des veuves.

— Un nouveau premier président vient d'être nommé. Une députation du collège ira le saluer. — Poursuites contre Guérin, Drouet, Delisle, Legrip et Cartier.

1783. — Requête des médecins. — Les chirurgiens de Pont-Audemer condamnés par le parlement ainsi que toutes les communautés de province. Le collège écrira à ce sujet à M⁰ de la Martinière et conférera avec les autres communautés.

— Pour les dentistes qui sont aussi herniers et bandagistes, M⁰ de la Martinière fait écrire par M⁰ Leblond d'Olblet que chaque spécialiste demande deux examens et des droits entiers à payer.

— Maury prévost.

— M⁰ Henri aspirant par le grand chef-d'œuvre.

— Le collège poursuit la cassation de l'arrêt du parlement contre les chirurgiens royaux de Normandie. — Le collège cherche le moyen, requête d'opposition ou autre, de reprendre pour lui seul, et en particulier, le droit exclusif de délivrer des rapports dénonciatifs, ou en justice ou autre, droit qu'on avait concédé aux chirurgiens de campagne.

— Les prévosts et organisateurs des gagnants maîtrise de l'Hôtel-Dieu sont autorisés à examiner sur les matières qu'ils aviseront. Ils se sont retirés de l'examen parce que les administrateurs leur ont fait lecture d'un arrêt du parlement de 1768, portant que chacun des interrogateurs donnerait trois matières inscrites sur autant de billets qui seront mêlés et tirés au sort. Ils ont prétendu que tout examinateur doit être libre de choisir ; que la façon de procéder qu'on veut leur imposer ne doit pas être en usage dans les autres grandes villes. Le collège les approuve et s'enquièrera des usages des autres villes.

1784. — *Janvier.* — Mort de la Martinière, et son remplacement par Me Andouillet, à qui l'on envoie les félicitations de tout le collège, avec une brouëtte de confitures pour son secrétaire, Me Vidoinent.

— Candidature à l'agrégation du sieur Huvet, venant de la Guadeloupe.

— Lettre du premier chirurgien à qui l'on fera part de l'état actuel des écoles de chirurgie de Rouen, et que l'on assurera des dispositions du collège à entrer dans ses vues.

— *Mars.* — Le parlement fait signifier son arrêt pour l'examen des gagnants maîtrise ; le collège décide de consulter un avocat pour savoir s'il ne serait pas possible de faire opposition à l'arrêt qui a créé les gagnants maîtrise. On envoie demander l'appui du premier chirurgien.

— Léger nommé prévost. — Conseil annuel élu : Dieu, Pillore, Dufay, Lemaire, Blanche et Pecquet.

— On cherche le chirurgien qui aurait pansé un blessé dans un assassinat récent ; personne n'en a connaissance au collège. — Les noms des professeurs et démonstrateurs seront désignés prochainement.

— Querelle entre Dieu et Delauné, élève de Pillore, lequel n'a pas voulu céder sa place dans un accouchement contre nature, et a invectivé Dieu en le traitant d'incapable. Le collège épouse la cause de Dieu et met Pillore en obligation de châtier son élève dont la mauvaise conduite est notoire.

— *1er septembre.* — Mort de David, démonstrateur royal de chirurgie. Le collège écrit au premier chirurgien demandant que des démonstrateurs royaux soient choisis dans le collège même qui professeront et partageront les émoluments dont jouissait mon dit sieur David. Le 6 septembre, on décide nommer cinq démonstrateurs à qui seront nommés des adjoints pour professer :

1º L'ostéologie et les maladies des os ;

2º L'anatomie ;

3º Les opérations ;

4º La physiologie et l'hygiène ;

5º La pathologie et la thérapeutique.

Les avis pris, ont été reconnus pour professeurs en chef :

MM. Grillon, Pillore, Ruby, Leschevin, Gamare, et pour adjoints :

MM. Dufay, Maury, Jourdain, Guyet, Courant.

Mais le premier chirurgien n'ayant pas répondu à la lettre, on décide de lui faire part de la délibération précédente, ainsi qu'au maire et aux échevins. Ruby et Leschevin porteront eux-mêmes cette délibération avec un mémoire. On commencera aussitôt qu'il voudra en donner l'autorisation.

— Installation des prévosts. — Reddition dés comptes d'Adam.

1785. — Réception d'une lettre du premier chirurgien et de la déclaration du Roy concernant les études et exercices des élèves en chirurgie, donnée à Versailles le 18 juin 1784, enregistrée au parlement de Rouen le 28 janvier 1785.

— Election d'un prévost et du conseil : Jourdain. — Grillon, Quesnay, Deneuville, Maury, Henry et Courant. — Candidature de Bonamy, neveu du confrère.

— Requête du sieur Laumonier pour son agrégation, avec, à l'appui, une lettre du premier chirurgien Andouillet. On passera à l'examen d'agrégation du dit sieur Laumonier, le tout sans préjudice aux droits du collège et sans tirer à conséquence pour l'avenir.

— *Septembre.* — Examen des comptes de Dieu. — Députation pour aller saluer le nouvel intendant.

— Le collège a obtenu gain de cause à propos de la rente que lui doit le Roy, et il est autorisé à toucher sur la recette des tailles. (Mᵉ Thibaut s'en est occupé.)

1786. — *Mars.* — Elections : Bouchard, prévost ; Léger, ``ux, Adam Léger, Ruby et Guyet, membres du conseil.

— Les prévosts sont chargés de demander l'augmentation du prix des rapports, tant au bailliage qu'à la vicomté de l'eau. — Requête au lieutenant général de réprimer l'abus de réclame que fait un soi-disant oculiste dans le *Journal de Normandie*.

— *11 septembre*. — Lettre de M. Delacroix, docteur en médecine et chirurgien à Pont-Audemer, qui demande au collège de se joindre à la communauté de Pont-Audemer et aux autres pour s'opposer à la perte des droits des chirurgiens royaux. Le collège est tout disposé à le faire.

— *9 octobre* (1). — On écrit à la communauté de Dieppe pour lui demander de s'adjoindre au collège dans le procès concernant les droits des chirurgiens jurés royaux, intenté par les chirurgieus de Pont-Audemer. A ce sujet, on recherche aux archives les pièces prouvant l'acquisition par la communauté des charges de chirurgiens royaux. On décide l'impression des lettres patentes du Roy, enregistrées au parlement le 28 janvier 1785, et qui concernent la forme à suivre par les élèves en chirurgie pour constater la validité de leur cours, dont les certificats doivent être enregistrés au greffe et chez les lieutenants de M. le premier chirurgien.

— On discute au sujet des réformes désirables dans la manière dont les écoles de chirurgie sont tenues, tant en ce qui concerne M. le professeur royal qu'en raison de la situation des élèves qui ne peuvent remplir les formalités auxquelles ils sont assujettis par les règlements concernant les études et exercices des élèves en chirurgie.

— *31 décembre*. — Il est décidé que suivant l'usage le lieutenant et les prévosts, avec le prévost sortant, iront au jour de l'an faire visite, au nom du collège, à MM. les magistrats, comme : premiers présidents, procureurs généraux, ainsi que les avocats généraux, maire de ville, procureur du Roy et agent d'icelle et les officiers du bailliage. Qu'il leur sera tenu compte des frais qu'il pourra leur en coûter à ce sujet, lesquelles

---

(1) Registre n° 245. — *Délibérations 1786-1791*.

visites seront faites dans le costume observé dans les réceptions (1).

1787. — Guyet élu prévost. Conseil nommé : Quesnay, Pillore, Dufay, Deneuville, Dieu et Blanche.

— Les prévosts autorisés de nouveau à se faire accompagner d'un huissier pour les visites des chirurgiens de campagne et poursuivre, arrêter, saisir les délinquants, comme dans la ville et les faubourgs dépendants du ressort du collège, et notamment à Martainville-sur-Ry, Monville, Clères, Fontaine-le-Bourg, Déville, le Mesnil-Raoult.

— Exception en faveur de la dame du Lys, que l'on reçoit sage-femme, bien qu'elle n'ait pas encore les 24 ans exigés par les réglements. — Poursuites contre les sieurs Cornet, exerçant illégalement la chirurgie à Déville, Legrip à Dernetal et Niatel à Rouen. — Jourdain, prévost, autorisé à donner une somme de 12 livres à un chirurgien étranger qui s'est présenté au collège dans la plus grande indigence.

— Cornet arrête les poursuites contre lui en payant une somme suffisante et en se faisant inscrire pour passer ses examens pour Maromme. — Reddition des comptes de Maury.

— *19 septembre.* — Il est décidé d'exécuter rigoureusement les articles 25 et 99 des statuts, d'exercer des amendes sur les absents aux séances sans excuse valable, par maladie seulement ; ces amendes seront perçues à Pâques et à la Saint-Michel.

— Gamare est délégué, aux frais du collège, pour une affaire Deschamps devant le premier chirurgien. Il écrit de Paris pour qu'on aille prendre des renseignements à Pont-de-l'Arche (coût du voyage, 454 l. 4 s.).

1788. — Elections : Lemaire, prévost ; membres du conseil : Pillore, Maury, Sciaux, Bouchard, Hellie et Bonamy.

— La femme Legrip autorisée à passer ses examens de sage-femme. — On doit 3,000 livres aux héritiers Leschevin. — Le

---

(1) Usage qui s'est continué dans l'Ecole de médecine de Rouen jusqu'en 1908, année où le préfet et l'archevêque cessèrent de recevoir, à cause de la séparation des Eglises et de l'Etat.

collège refuse le rachat des corvées demandé par Messieurs de
la commission intermédiaire, étant données les lettres patentes
données à Compiègne le 10 août 1756 qui l'exemptent de ce
rachat. — Les lieutenants et prévosts sont chargés de rédiger un
mémoire pour MM. les officiers municipaux de l'Hôtel-de-Ville
où seront expliqués les désirs qu'a le collège que les leçons
publiques de chirurgie soient faites dans le local à lui appartenant, ou dans tout autre à portée des différents membres et
professeurs du dit collège et de leurs élèves, et les sacrifices
que le collège se proposerait de faire pour y parvenir.

— Les délinquants Le Brocq, Legrip et Niatel convoqués à
la chambre de juridiction, se présentent. — Lemaire, nouveau
prévost, est assigné de remplir son office. Il argue de sa mauvaise santé et offre, comme d'usage en pareil cas, de payer
la somme qui sera fixée par le collège : réglé par 200 livres.

— Vu la circonstance de l'assemblée prochaine des ÉTATS
GÉNÉRAUX de la nation, le collège croirait manquer à son devoir
de citoyen s'il ne prenait un parti sur la tenue de cette illustre
assemblée et de demander, comme toute la France en général,
que le Tiers-Etat y fût admis à voix égale aux deux autres.
Pourquoi il donne adjonction à la requête ou mémoire qui sera
présenté par l'Hôtel municipal de cette ville. — Le collège se
chargera de tous les privilèges des veuves existantes ou à exis-
ter, moyennant 150 livres de rente pendant leur viduité, parce
que, néanmoins, si aucunes d'elles voulaient jouir de leur privilège par elles-mêmes, elles seraient tenues de se conformer
strictement aux règlements.

1789. — *Janvier.* — Les officiers municipaux demandent au
collège de subvenir aux pauvres et aux ouvriers sans travail.
Celui-ci répond que, par état, chacun de ses membres est à
portée de connaître les vrais pauvres et de les aider, tant par
ses soins que par des secours pécuniers; en conséquence, le
collège se résume à continuer les soins, et remercie MM. les
officiers municipaux du zèle qu'ils ont montré pour conserver
la tranquillité publique et subvenir aux besoins des malheureux. — Le collège soutient Gamare dans une contestation avec
les administrateurs de l'Hôpital-Général à propos du concours

de gagnant maîtrise de MM. Pottier et Lamauve, et déclare qu'il n'a rien plus à cœur que le bien de l'ordre général et, en particulier, celui des pauvres valides (1).

— *17 mars.* — Communication d'un arrêt du parlement en faveur de l'administration de l'Hôpital-Général pour la place de chirurgien gagnant maîtrise, sur quoi il est délibéré que d'après la sommation faite par l'administration, en date du 26 janvier dernier, qui demandait une explication sur les motifs d'opposition aux examens des sieurs Pottier et Lamauve, le collège de chirurgie, qui s'est fait un devoir de prouver qu'il ne désirait que le bien des pauvres et l'exécution de la loi, vient d'apprendre avec la plus grande surprise que l'administration avait sollicité et obtenu de la Cour du parlement un arrêt sur requête tendant à forcer les officiers et membres du collège de chirurgie à procéder, sous trois jours, aux examens des dits sieurs Pottier et Lamauve. Les chirurgiens ont examiné avec la plus grande attention l'article 21 de l'édit d'établissement de l'Hôpital-Général, en date du mois de mai 1681. Ils ne peuvent concevoir comment l'administration du dit hôpital y puise le droit de choisir les sujets qui doivent être admis au concours pour gagner leur maîtrise en chirurgie. Pourquoi, présumant que la religion du ministère public a été surprise, ils comptent trop sur la justice de la Cour pour désespérer de faire rapporter et rectifier cet arrêt. En conséquence, il a été délibéré d'une voix unanime qu'il sera présenté une requête d'opposition dans laquelle ils feront valoir leurs moyens.

— *23 mars.* — Assemblée extraordinaire où sont présents Quesnay, Pillore, Guyet, Compaing, Dufay, Deneuville, Maury, Langlois, Dieu, Léger, Jourdain, Beaumont, Blanche, Pecquet, Henry, Hellis et Gamare, pour élire des députés chargés d'aller à la réunion de l'Hôtel-de-Ville pour, suivant les lettres du roy, à Versailles, le 24 janvier, rédiger les cahiers du Tiers-Etat et nommer des députés qui porteront ces cahiers à l'assemblée

---

(1) Malgré la demande de quelques membres de voter des réunions plus fréquentes, celles-ci s'espacent de plus en plus. Il n'y en eut que onze en 1788.

tenue par le lieutenant général. — Pillore et Gamare sont nommés députés à l'assemblée du Tiers-Etat pour concourir à la rédaction des cahiers de doléances, plaintes et remonstrances, et voter pour les députés à la séance du 1er avril, et donner aux dits députés tous pouvoirs généraux et suffisants de proposer, remontrer, aviser et consentir tout ce qui peut concerner les besoins de l'Etat, la réforme des abus, l'établissement d'un ordre fixe et durable dans toutes les parties de l'administration, la prospérité du royaume et le bien de tous et de chacun des sujets du Roy ; promettant les dits sieurs agréer et approuver tout ce que les dits députés, qui seront nommés, auront fait, délibéré et signé en vertu des présentes, de la même manière que si les dits sieurs comparants y avaient assisté en personne. Fait et passé en la susdite chambre de juridiction les jours et an que dessus.

— Elections annuelles : Blanche, prévost ; membres du conseil : Quesnay, Dufay, Deneuville, Guyet, Pecquet et Henry. — Un aspirant de Saint-Côme ne peut être immatriculé parce que les arrangements qu'il a pris avec Mme son épouse le font réputer en faillite.

— Poursuites contre Cartier et Deshauves exerçant sans mandat à Martainville-sur-Ry et au Ménilraoult. Ils comparaissent et acceptent de payer les frais en promettant de passer leurs examens dans les quinze jours.

— Id. contre Mme veuve Doubleaux, contrevenante aux statuts.

— Après les démarches des prévosts et l'opposition du collège à l'arrêt de la Cour au sujet du gagnant maîtrise de l'Hôpital-Général, la Cour, parties ouïes, ordonne qu'il sera annoncé un nouveau concours dans la forme qui sera convenue entre les gouverneurs et administrateurs de l'hôpital et le collège de chirurgie, auquel concours seront admis tous ceux qui se présenteront avec la qualité et les certificats requis, préalablement vérifiés par le collège de chirurgie ; que l'examen sera fait gratuitement par le lieutenant, les prévosts, doyen et maîtres de la communauté, en présence du médecin de l'hôpital et des gouverneurs et administrateurs de l'hôpital pour, après le dit examen, être par l'administrateur nommé à la dite place de gagnant maîtrise l'un des sujets désigné par le collège comme capable de la remplir. Le tout sans préjudice de l'instance pendante entre l'hôpital et les chirurgiens.

— Cornet, reçu pour Bondeville, exerçant à Rouen, est prié de retourner à Bondeville.

— Sur le privilège des veuves, il est décidé que le collège leur fera une rente annuelle de 150 livres, sans faire exercer leur droit par qui que ce soit, ce qui ne peut qu'ajouter à la pureté de l'art dans la manière d'exercer. Quant à celles qui ne voudront pas signer cette délibération, elles devront se conformer strictement aux statuts, et il ne sera permis à aucuns privilégiés de pendre aucun placard ou enseigne, prenant le titre de chirurgien, et qu'ils exerceront comme par le passé. Ceci à l'occasion des contestations avec deux privilégiés, Tailladet et Dulys.

— *12 décembre.* — Le second prévost expose au collège que le sieur Delabarbe, chirurgien gagnant maîtrise à l'Hôtel-Dieu, vient de faire annoncer par affiches et dans les papiers publics qu'il se propose d'ouvrir un cours d'anatomie, et prend, dans les mêmes affiches, le titre de démonstrateur en anatomie et en chirurgie. Ce cours, suivant les mêmes annonces, doit se faire dans l'amphithéâtre royal déjà établi dans cette ville sous le nom d'Ecole publique de chirurgie.

Pourquoi les annonces et les titres dont se revêt le dit sieur Delabarbe ayant paru contraires à l'ordre observé jusqu'ici et aux titres du collège de chirurgie, ainsi qu'à ceux de MM. les professeurs royaux, et vu qu'il n'existe point d'exemple qu'un élève en chirurgie se soit jamais permis de faire des cours dans un lieu public, et que cette faculté ne peut être accordée qu'aux maîtres de l'art, a été délibéré qu'il sera fait défense, par voie judiciaire, au sieur Labarbe, de commencer le cours qu'il a fait afficher et publier dans le *Journal de Normandie*, n° 99, dans l'amphithéâtre royal qu'il a désigné par les mêmes papiers publics, et, qu'en outre, le nom de démonstrateur d'anatomie et de chirurgie dont il se qualifie lui sera désavoué publiquement ; qu'il sera fait une députation du dit collège vers le corps municipal et électoral de cette ville pour en conférer avec eux et leur demander sur quelle requête ils ont pu pouvoir autoriser le sieur Delabarbe. Cette commission sera composée du lieutenant, des prévosts, de Mes Dieu, Beaumont et Laumonier, et on avertira de la chose M. le premier chirurgien, en spécifiant que Delabarbe n'est qu'un élève en chirurgie gagnant maîtrise à l'Hôtel-Dieu. (Condamné par sentence au bailliage.)

1790. — Le collège refuse encore de payer les corvées et l'entretien des routes. — Poursuites contre un nommé Marc, qui exerce indûment à Bicêtre.

— Reddition des comptes de Jourdain — Pecquet est nommé prévost. — Conseil : Compaing, Daubigny, Dieu, Léger, Hellis et Laumonier. — La contribution patriotique décrétée le 6 octobre sera versée aux mains du prévost. — On finit par admettre la cotisation pour rachat des corvées en plus de la capitation.

— Reddition des comptes de Bouchard qui est comme d'usage remercié des peines qu'il a prises. et le nouveau prévost prié de continuer à prendre soin des intérêts du collège.

— Immatriculation de la requête du sieur Fleury, aspirant pour la ville.

— *13 septembre.* — Lettre au procureur de la commune assurant que jamais les maîtres n'ont prêté serment au bailliage (?) Le collège sera toujours dévoué aux décrets de l'Assemblée nationale sanctionnés par le Roy.

— Lettre de Guillotin, président, et Galot, secrétaire du comité de santé, demandant des renseignements sur l'état actuel de la chirurgie et de l'art des accouchements à Rouen. Il est décidé de se renseigner près du secrétaire de l'Académie de chirurgie avant de répondre. Après réception de la réponse de Louis, il est décidé d'adresser un mémoire au comité de salubrité.

— Reddition des comptes de Guyet.

1791. — Taxation d'un mémoire de chirurgie (18 mars).

— *30 mai.* — Nomination d'un prévost : Henry, et du Conseil : Quesnay, Dufay, Maury, Blanche, Ruby et Beaumont.

— *22 août.* — Reddition des comptes de Compaing qui remet les fonds à Blanche.

— *13 octobre.* — Séance pour l'installation de Pecquet comme premier prévost, et de Henry comme second, avec remerciements à Blanche, prévost sortant.

La suppression des maîtrises avait eu lieu le 2 mars.

Fin du registre interrompu à la vingt-deuxième feuille.

1791. — COLLÈGE DES MÉDECINS (1).

MESSIEURS,

Daurignac, médecin du Roi, rue de la Pie.
Pinard, doyen, rue de l'Ecole.
Boisduval, rue Ganterie.
Rouelle, au Lieu-de-Santé.

Lepecq de la Clôture, rue du Sacre.
Hardy, rue des Charrettes.
Gosseaume, rue de la Seille.
Lhonoré, rue des Cordeliers.
Henri Duparc, à la Communauté de Saint-Patrice.

COLLÈGE DES CHIRURGIENS.

MESSIEURS,

Andouillet, premier chirurgien du Roi.

Gamare, son lieutenant, rue de l'Hôpital.

Chirurgiens royaux et prévôts.

MESSIEURS,

Blanche, premier prévôt, rue Saint-Gervais.

Pequet. deuxième prévôt, rue Malpalu.

MESSIEURS,

Guyet, rue Grand-Pont.
Delacroix, doyen, place Saint-Ouen.
Grillon, rue Saint-Vincent.
Quesnay, rue des Faux.
Pillore, rue de la Prison.
Rubi, rue des Cordeliers.
Dufay, rue Beauvoisine.
Daubigny, faubourg Saint-Hilaire.
De Neuville, rue des Belles-Femmes
Mony, rue des Arpents.
Langlois, greffier, rue Malpalu.
Beaumont, rue du Bailliage.
Sciaux, rue des Charrettes.

Adam, rue Saint-Vivien.
Dieu, rue de l'Estrade.
Seyer, rue Ste-Croix-des-Pelletiers.
Jourdain, rue Dinanderie.
Le Maire de Ternante, et oculiste, rue de la Vicomté.
Bouchard, rue Ganterie.
Compaing, rue Saint-Godard.
Henry, rue et près la porte Bouvreuil.
Courant, rue Neuve-des-Jacobins.
Hélie, rue Martainville.
Laumonier, à l'Hôtel-Dieu.
Marc, rue du Gril.

---

(1) *Almanach de Rouen*, 1791, p. 79.

Professeurs royaux.

MESSIEURS,

Beaumont, professeur royal d'accouchements.

Laumonier, professeur royal d'a-
natomie et chirurgie.

Experts pour les dents et hernies.

MESSIEURS,

Balland, rue Beauvoisine, proche
la Crosse.

Martin, r. Ganterie, proche la Crosse.

Pelou, parvis Notre-Dame.

Gardier, rue de la Savonnerie.

Langlois, rue des Charrettes, près
la Comédie.

1792. — La dernière assemblée du collège eut lieu le 23 janvier 1792. « Les membres du collège de chirurgie de cette ville assemblés en comité en leur chambre commune et de juridiction sur mandat de M. le lieutenant pour l'examen et réception de demoiselle Julie-Désirée Meunier, aspirante à être reçue sage-femme en cette ville, lecture faite des pièces qui ont été admises, la dite demoiselle entrée, examinée et icelle retirée, il a été délibéré ce qui suit, savoir :

M. Pecquet a loué l'acte de l'aspirante et consent qu'elle soit reçue sage-femme en cette ville en se conformant en tout aux statuts et règlements. Henry du même avis, Dieu id., Seyer id., Beaumont id., Gamare id. »

(*Registre plumitif 227.*)

TABLEAU

DE MM. LES CHIRURGIENS

DU COLLÉGE DE LA VILLE, BAILLIAGE ET VICOMTÉ DE ROUEN
POUR L'ANNÉE MDCCXCII (1).

Messire Andouillet, écuyer, conseiller, premier chirurgien du Roi, chef de la chirurgie du Royaume, et Président de l'Académie royale de chirurgie, en Cour.

M. Gamarre, 13 février 1773, lieutenant et ancien prévôt, place Saint-Ouen.

M. Pecquet, rue Malpalu, vis-à-vis les Augustins, premier chirurgien royal, commis aux rapports ordonnés de justice, premier prévôt.

M. Henry, rue Bouvreuil, second chirurgien royal, commis aux rapports ordonnés de justice, second prévôt.

---

(1) Bien que supprimé officiellement depuis 1791, le collège publiait le tableau suivant, exactement dans la forme de celui que nous avons reproduit pour 1768.

MESSIEURS

Delacroix, 9 décembre 1738, ancien prévôt, doyen, place Saint-Ouen.

Grillon, 14 mars 1748, ancien prévôt, rue Saint-Vincent.

Quesnay, 7 février 1752, ancien prévôt, rue des Faulx.

Pillore, 24 février 1754, ancien prévôt, rue de la Prison.

Dufay, 22 mai 1764, ancien prévôt, rue Beauvoisine.

Daubigné, 22 mai 1764, ancien prévôt, faubourg Saint-Hilaire.

De Neuville, 11 décembre 1764, ancien prévôt, rue des Arpents.

Maury, 11 décembre 1764, ancien prévôt, rue des Arpents.

Langlois, 28 février 1767, ancien prévôt, rue Malpalu.

Poulain, 19 mai 1770, ancien prévôt, absent.

Sciaux, 13 février 1773, ancien prévôt, rue des Charrettes.

Adam, 23 mai 1775, ancien prévôt, rue Saint-Vivien.

Dieu, 28 novembre 1777, ancien prévôt, rue de l'Estrade.

Seyer, 11 février 1778, ancien prévôt, cour des Pigeons.

Jourdain, 11 février 1778, ancien prévôt, rue Dinanderie.

Bouchard, 10 décembre 1779, ancien prévôt, rue Ganterie.

Guyet, 10 décembre 1779, ancien prévôt, rue Grand-Pont.

Compaing, 14 mars 1780, ancien prévôt, rue Beffroi.

Rubi, 3 avril 1764, rue des Cordeliers.

Guérin, 1er décembre 1767, absent.

Beaumont, 28 décembre 1769, derrière le Bailliage.

Charet, 24 décembre 1777, absent.

Lemaire, 31 juillet 1779, rue de la Vicomté.

Blanche, 14 mars 1780, ancien prévôt, rue Saint-Gervais.

Pecquet, 17 décembre 1782, rue Malpalu, vis-à-vis les Augustins.

Henry, 22 janvier 1784, rue Bouvreuil, près la porte.

Courant, 8 avril 1784, rue Neuve-des-Jacobins.

Huvet, 5 février 1785, absent.

Hellis, 5 février 1785, rue Martainville.

Laumonier, 14 juillet 1785, à l'Hôtel-Dieu.

Chauffard, 28 avril 1791, à la Croix-de-Pierre.

Fleury, 24 mai 1791, sur le boulevard de Cauchoise.

LISTE DES VEUVES DES CHIRURGIENS DE LA VILLE DE ROUEN, DES SAGES-FEMMES, DES CHIRURGIENS DES BOURGS ET DES CAMPAGNES ET DE LEURS VEUVES, TOUS SOUMIS AU COLLÈGE DE CHIRURGIE DE ROUEN.

Membres du Conseil.

MESSIEURS,

Gamarre,

Pecquet,

Henry,

Delacroix,

Quesnay,

Dufay,

Maury,

Blanche,

Ruby,

Beaumont,

Langlois.

Veuves des maîtres en chirurgie de la ville de Rouen.

MESDAMES,
Nicolle, rue Martainville.

Drouet, faubourg Saint-Sever.
Lepère, rue des Cordeliers.

Experts pour les dents et bandages.

MESSIEURS,
Baland, rue de l'Hôpital.
Martin, rue Ganterie, proche la Crosse.
Leroi de la Faudinière, rue Saint-Honoré, à Paris.

Pelou, vis-à-vis le parvis de Notre-Dame.
Gardier, à la porte du Bac, sur le port.
Langlois, rue des Charrettes, près la Comédie.

Sages-femmes jurées.

MESDAMES,
Cartel, rue de l'Aumône.
Savin, rue Tirelinceuil.
Duménil, rue Poisson.
Lefebvre, rue des Canettes.
Dantan, rue Dinanderie.
Blanchard, à Cauchoise.
Vallery, à Saint-Sever.
Duparc, rue Saint-Gervais.
Langlois, rue Malpalu.
Legrand, rue du Ruisseau.
Mademoiselle Duli, faubourg Saint-Sever.

Révérend, à l'Hôtel-Dieu.
Fouque, rue de l'Aumône.
Dernetal : Mauger de Legrix.
Dieppedalle : Barate.
Grand-Quevilly : Dieul.
Oissel : Quesne.
Saint-Etienne : Veuve Lesourd et la dame Le Hec.
Duclair : Simon.
La Neuville : Veuve Chillaud.
Faubourg Beauvoisine : Prunier.

Chirurgiens des bourgs et campagnes.

MESSIEURS,
A Bosclehard : Pottier.
— Pavilly : Fournier.
-- Duclair : Cavoret et Beyeries.
— Cailly : Fréville et Cordier.
— Fontaine-le-Bourg : Trehet.
— Ry : Gobin, Hénique et Le Febvre.
— Sainte-Barbe : Duly et Lagrange.
— Maromme : Dieul et Béranger.
— Pont-Saint-Pierre : Brossier.
— Saint-Martin-de-Boscherville : Briffault.
— Préaux : Denhaurs.

A Blainvllle : Bain fils.
— Yerville : Serre et Neuville.
— Saint-Victor-l'Abbaye : Turpin.
— Saint-Ouen-du-Breuil : Pons.
— Sierville : Haran.
Au Grand-Couronne : Emangaerd.
A Barentin : Buisson.
— Bondeville : Cornet.
— Mesnil-Raoult : Cartier.
— Martainville-sur-Ry : Denhaurs fils.
— Elbeuf : Rivette.
— La Bouille : Dévé.

De l'imprimerie de P. Seyer et Behourd (tableau encadré aux *Archives départementales*; très effacé).

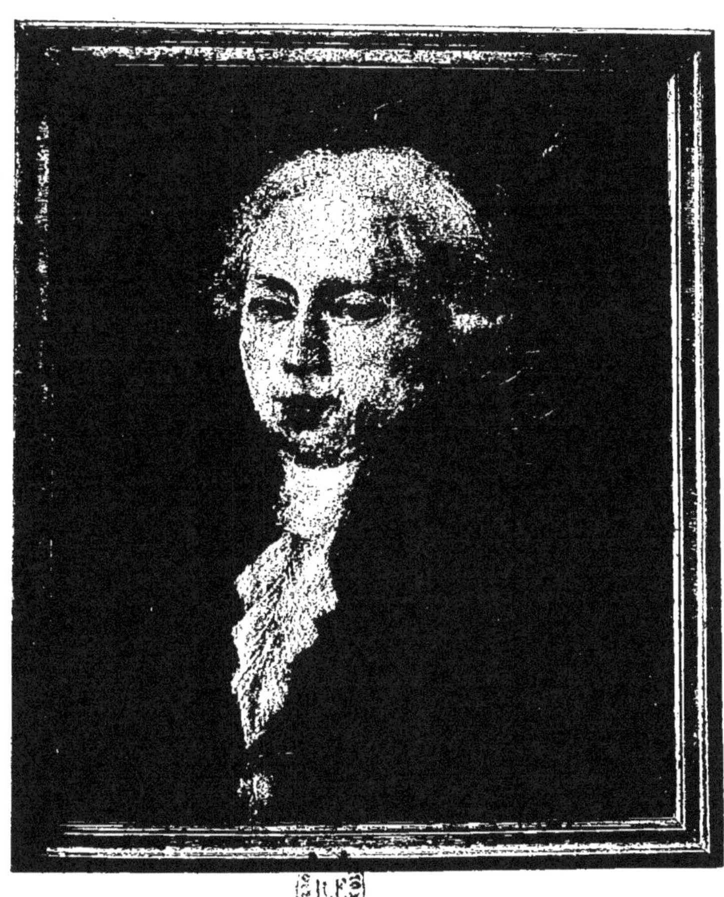

Jean-Jacques GAMARE

Lieutenant du Collège de Chirurgie

(Collection Ed. Pelay.)

Liste des Maîtres Chirurgiens agrégés
de 1769 à 1791 [1]

———

— *Ch.-Ambroise-Antoine Doubleaux*, fils du chirurgien de Dernetal, né en 1736, élève de Le Cat. — Reçu maître le 13 janvier 1769.

— *Ch.-Vivien Poulain*, natif de Notre-Dame-de-Varengeville, 23 janvier 1742. (On lui demandait l'opération du bec-de-lièvre et de la fistule lacrymale.) Il fait diverses saignées sur un sujet vivant mandé à cet effet. — Reçu le 28 mars 1770.

— *Côme-Etienne Beaumont*, agrégé au collège comme gagnant maîtrise de l'Hôtel-Dieu.

— *Claude-Hubert Aubé*, fils d'un chirurgien de Vernon, et en procès avec les chirurgiens de Vernon, renvoyé par la Cour devant le collège de Rouen pour y passer un examen de chirurgien. (Détails des questions posées.) — Reçu le 10 avril 1772.

— *Jean-Jacques Gamare*, né à Surville, maître ès-arts de l'université de Caen, ayant fait des cours particuliers chez M⁰ Pillore, élève de David, et de Beaumont, maître ès-arts, ancien chirurgien de l'Hôtel-Dieu, chirurgien de l'amirauté et major du Vieux-Palais, professeur et démonstrateur royal en l'art et science des accouchements, élève à Paris de Petit pour la chirurgie, de Roux pour la chimie, de Villiers pour les opérations et bandages. — Reçu en février 1773.

— *Edme-Michel Sciaux*, natif de la paroisse de Saint-Pierre d'Evreux, élève de Pillore après deux ans de philosophie au collège de Montégu (?), élève à Paris de Delafaye pour les principes, Sabatier pour l'anatomie, Roussel pour la physiologie, Louis pour l'hygiène. Interrogé aussi sur la fistule lacrymale et le bec-de-lièvre, l'anévrysme, l'amputation de la jambe. — Présence de M⁰ Michel, médecin du Roy. — Reçu en février 1773.

———

(1) Registres 238 et 239 des Archives départementales. (*Fonds des Arts et Métiers.*)

— *Pierre-Joseph Vayez*, fils d'un ancien chirurgien de Pont-de-l'Arche, chirurgien pour Pont-de-l'Arche par commission adressée au lieutenant, novembre 1773. — Les droits de bourse réservés pour la communauté de Pont-de-l'Arche. — Il y aura autant d'examinateurs qu'il existe de maîtres au Pont-de-l'Arche, mais pas plus, à cause des droits à payer (s'était déjà présenté aux Andelys où il était préposé), élève de David, avait été refusé par le collège de Pont-de-l'Arche. — Me Lepecq, président. — Reçu en novembre 1773.

— *Jean-Mathieu Adam*, fils d'un fabricant à Rouen, élève de Le Cat et de David. Questions : fistule à l'anus, bubonocèle, empyème, cancer, fistule lacrymale, bec-de-lièvre, amputation de la jambe. — Reçu en 1775. — Présence de Me Daurignac, médecin du Roy.

— *Jacques-André Dieudonné*, 1776. — Reçu en novembre 1777. — A étudié à Paris et à l'hôpital militaire de Nancy, mais n'avait pas de certificat d'apprentissage, alors arrêté par l'opposition de Langlois, greffier. — Cette opposition est levée par une lettre de M^e Le Blond d'Olblen, secrétaire de Lamartinière, faisant valoir les exceptions posées par la déclaration de 1772.

— *Baptiste Charet*, baptisé à Saint-Lô, 1777. — Reçu en décembre. — Présence du Dr Fleury.

— *Pierre Seyer*, baptisé à la Ferté-Vidame, 1777 (16 examens), (bronchotomie, bec-de-lièvre). — Reçu en février 1778.

— *Pierre-François Jourdain*, 1777, baptisé à Saint-Laurent, ayant subi 16 examens, est reçu en février 1778.

———

— *François Villeneuve*, aspirant pour Caudebec ; examiné sur la cure des tumeurs, des plaies, l'amputation, les hernies, la gastrorrhaphie, le bec-de-lièvre, la fistule lacrymale.

— *Jean-Baptiste Bouchard*, baptisé à Saint-Vivien de Rouen en 1746. — Les examinateurs sont tirés au sort au nombre de deux pour chaque matière. — Me Rouelle, médecin. — Opère son examen de saignées sur un sujet vivant.

— *Antoine-Pierre Guyet*, baptisé paroisse de Saint-Jean-en-Grève, à Paris. Entre autres questions : trépan, médicaments émollients, carminatifs, apéritifs, caustiques, vulnéraires, emplâtres.

— *Antoine Lemaire de Ternante*, 31 juillet 1778, déjà reçu à Pont-Levesque et à Troyes en Champagne.

— *Jacques Compaing*, baptisé en 1752 par la curé de Laffitte. — Agrégé le 14 mars 1780.

— *Antoine-Louis Blanche*, baptisé le 23 décembre 1752 par le sieur Sauvage, curé de Courgeron. — Agrégé le 14 mars 1780; habitait rue Saint-Gervais.

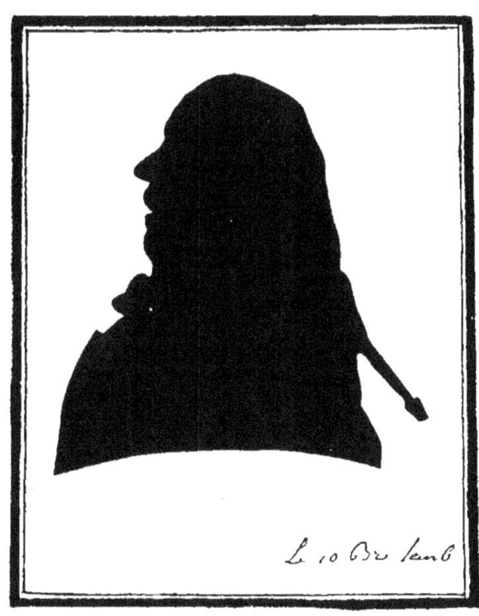

Portrait-silhouette de BLANCHE
10 Brumaire, l'an VI
(donné par Emmanuel Blanche, son petit-fils,
à M. Alfred Poussier).

— *Jean-Michel Pecquet*, baptisé en 1751 à Saint-Maclou le 6 mai. — Agrégé le 17 décembre 1782.

— *Pierre-Nicolas-Antoine Henry*, baptisé le 29 juin 1758 à Saint-Godard de Rouen par M. Henry, diacre de la paroisse. — Agrégé en 1784.

— *Jean-Baptiste-Guillaume Courant*, gagnant maîtrise par

l'Hôtel-Dieu, baptisé le 20 février 1750 par Adrien Courant, curé de Villainville. — Agrégé le 8 avril 1784.

— *François Huret*, baptisé en 1758 aux Islettes, diocèse de Verdun, élève de Montpellier et des hôpitaux de la Guadeloupe. — Agrégé en février 1785.

— *Maurice Hellis*, baptisé le 20 juin 1754 à Saint-Maurice, élève de David. — Agrégé le 5 février 1785.

— *Charles-Denis Bonamy*, baptisé à Torte le 26 août 1758. — Agrégé le 26 janvier 1786.

— *Jean-Baptiste-Philippe-Nicolas Laumonier*, né le 17 décembre 1747, maître chirurgien de Lisieux, major de l'hôpital militaire de Metz. — Agrégé au collège le 14 juillet 1785 par 26 voix contre une, après un seul examen.

— *Pierre-François Fleury*, baptisé le 19 mars 1761 à Flamanville. — Agrégé le 24 mai 1791.

— *Michel-Emmanuel Choffard*, baptisé le 27 juin 1756 à Saint-Vivien. — Agrégé le 28 avril 1791, fils d'un ancien membre de collège.

Liste des Chirurgiens de la campagne, des Experts dentistes et des Sages-Femmes et des Apprentis.

Réceptions de 1760 à 1792 (1).

1760. — *19 juin.* — Dame Coarec reçue sage-femme.
— Dame Grommier, femme Rouvre, reçue sage-femme.
— Louis-René Turpin, préposé à Saint-Victor-en-Caux, natif de Bertejeon, diocèse de Poitiers.
— Pierre-Joseph Pons, natif de Grasse, en Provence, préposé pour Saint-Ouen-du-Breuil.
— Marie Tinel, femme Maugé, sage-femme à Rouen.

---

(1) Registre 228 des Archives départementales. (*Fonds des Arts et Métiers.*)

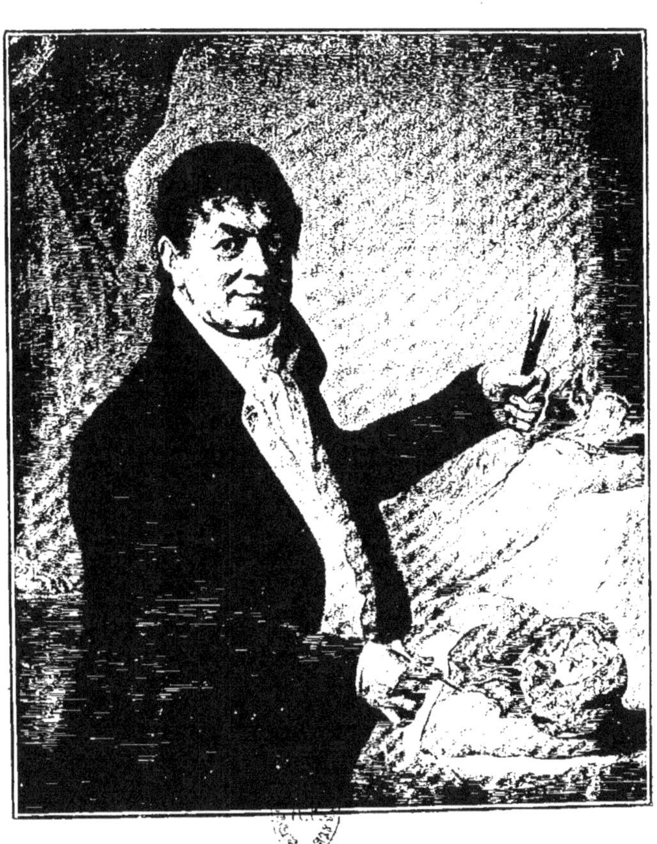

LAUMONIER

(d'après le portrait de l'Hôtel-Dieu de Rouen).

1761. — Marie-Catherine Goujon prête serment d'apprentie pour les accouchements sous Me de Compaing.

— Georges Cocatrix prête serment d'apprentif pour deux ans sous Le Bigre.

1762. — Béranger, natif de Montigny-sous-Sancerre, préposé pour Maromme.

— Mlle Marie-Elisabeth Tronquet, serment d'apprentie sous Me Léger.

— Femme Friteau, sage-femme à Rouen.

— Charles Poulain, de la paroisse des Vieux, apprentif de Bonamy.

— Joseph Dulys, apprentif de Drouet, chirurgien (1).

— Demoiselle Marie-Magdeleine Poulain prête serment d'apprentie sous la dame veuve Langlois, sa grand'mère.

— Demoiselle Marie Aveaux, id. sous Mme veuve Aveaux, sa belle-mère.

— François de Rouveray Daubigny, apprentif de Thibaut.

— Louis-Marie Barbe reçue sage-femme.

— Jeanne-Marguerite Dutendart, veuve Mabille, sage-femme à Rouen.

— Antoine-Jean Julien, apprentif de Beaumont.

---

(1)   BREVET D'APPRENTISSAGE SANS LOGEMENT, 1762.

Nous, soussignés, Pierre-Louis Drouet, maître en l'art de chirurgie de cette ville de Rouen, et Joseph Dulys, étudiant en chirurgie, sommes convenus de ce qui suit, savoir : Mon dit sieur Pierre-Louis Drouet, promets prendre chez moi le dit Joseph Dulys, en qualité d'élève en chirurgie, lui donner tous les documents de chirurgie autant qu'il en pourra apprendre pendant l'espace de deux années, conformément aux règlements, parce que le dit Joseph Dulys résidera seulement pour y faire les fonctions de son état sans que mon dit sieur Drouet soit tenu de lui donner nourriture, étant obligé de se nourrir et de se fournir de tout ce qui lui sera nécessaire pour son bien-être, tel que le lit, linge et hardes, blanchissage et autre, le tout au moyen de ce que dessus et, en outre, la somme de soixante et douze livres payables en trois paiements égaux, savoir : 24 livres comptant, 24 livres dans six mois, et les autres 24 livres dans un an, parce que dans le cas où quelqu'un des articles ci-dessus cesserait, le présent demeurerait nul et le présent sera remis à la communauté comme nul. Arrêté à Rouen le 20 juin 1762. (Suit la prestation de serment en pareil cas requis et accoutumé.) Dulys verse au prévost receveur 10 livres pour la bourse commune.

— Demoiselle Bidaut, apprentie en accouchements de Me Lepère.

— Claude Guérin, apprenti de Desbarres.

— Nicolas Lefebvre, apprenti de son oncle, Me Lefebvre.

1763. — Demoiselle Jeanne Dieul, apprentie en accouchements de Thibaut.

— Alex.-Auzier Pottier, préposé au Bolhart, succède à son
père.

— Demoiselle Magdeleine Poulain reçue pour Rouen.

— Dame Fouque reçue sage-femme, bien que son apprentissage ne soit pas terminé.

1764. — Demoiselle Bidanel, des Ifs-en-Caux, reçue sage-
femme.

— J.-B.-Benoist Berrier préposé pour Duclair.

— Françoise De la Houssaye, femme Dupuis, sage-femme.

— Léon Osmont, apprentif de Thibaut.

— Charles Gentil, apprenti de Beaumont.

— David Trehet préposé chirurgien pour Saint-Georges-sur-
Fontaine.

— Demoiselle Marguetite Baude, apprentie sage-femme sous
Compaing.

1765. — Dame Françoise Dieulle, sage-femme pour Quevilly.

— Alexis Dubois, de Miserey, diocèse d'Evreux, apprenti de
Desbarres.

— Louis Pelou fils, de Rouen, apprentif de Rouverel.

— Martin Jacquimet, chirurgien, préposé à Grand-Couronne.

— Demoiselle M.-Cath. Grandpierre, apprentie de demoiselle
Blanchard, jurée.

1766. — Edme-Michel Péreaux, élève de Pillore, obtient son
brevet.

— Louis Berthelot, d'Auffay, apprentif de Bonamy.

— Stanislas Lecarpentier, apprentif de Pillore.

— Dame Morel, femme Legrenay, apprentie de Drouet.

— Louis Le Lomier, fils du chirurgien de Valmont, apprentif de Riouffe.

— Pierre Le Bailly, de Fontaine, diocèse de Séez, remplace Berthelot comme apprentif de Bonamy.

— Philippe Drouet reçu préposé pour Pont-Saint-Pierre.

— J.-B. Carrié, fils d'un chirurgien de Flancourt en Roumois, apprentif de Maury (Carré ?).

1767. — Gasp. Bunel, apprentif de Quesnay.

— Nicolas Scellier, apprentif de David, chirurgien de l'Hôtel-Dieu.

— Barthélemy Berthelot, apprentif de Beaumont.

— Demoiselle Françoise Carteron, apprentie de la femme Blanchard (civilement séparée de Paul Blanchard et demoiselle Marguerite-Sélénie Blot), s'engage à lui donner toutes les leçons et expériences au dit état, auquel la dite demoiselle sera soumise et docile pour parvenir au degré de perfection. Elle paiera 48 livres.

— Louis Labardoyère, de Montfort-sur-Ry, apprentif de Langlois.

— Dame Félicité Leclerc, femme de Legris, aubergiste à Carville-lès-Rouen, fille de Leclerc, chirurgien à Buchy, reçue sage-femme.

1768. — Dame Catherine Delahaye, femme Dantan, sage-femme à Rouen.

Enregistrement, le 5 février, des garçons des dames veuves.
— Mme Duval, non comparue, son garçon est en campagne depuis trois semaines.

— Mme Enquehard présente Claude Rouffeleau, du Poy-Dange, diocèse de Langres.

— Mme Nicole présente Guil. Chabanne dit La Coste.

— Mme Rouverel, M. André Vaconain.

— Mme Daurignac, M. Tailladet.

— Mme Perriez, M. Poullet.

— Mme Chauffard, M. Dufour.

— Mme Guilliot, Mme Doubleaux. Non comparues.

— Mmes Bain, Serres et Dumouchel seront contraintes par les prévots.

— Joseph-Alexandre Rubini, de Plaisance, en Italie, reçu dentiste à Rouen.

— Louis-Jacques Charpentier, apprentif de Pillore, rue de la Prison, paroisse de Sainte-Marie-la-Petite.

— Dulys d'Acouchy reçu pour tenir la boutique de la veuve Barbery.

— Hureau, apprentif de Guérin.

— Dame Catherine Bunel, femme de Duly, chirurgien de Canteleu, reçue sage-femme.

1769. — Dieudonné, apprentif de Drouet.

— Dame Grandpierre, femme Le Baillif, reçue sage-femme.

— Michel Delaunay, de Déville, apprentif de Maury.

— Gavinois, apprentif de Guérin.

— François-Aubert Ducormier, préposé à Pont-Saint-Pierre, né à Notre-Dame-de-Richelieu, diocèse de Poitiers.

— Longuet, apprentif de Delacroix.

1770. — Bouchard, natif de Rouen, apprentif de Beaumont fils.

— Guil.-Gourdy Delamarche, de Renneville, 45 ans, ayant tenu le privilège de la dame Ménard, reçu préposé pour Renneville.

— Michel Courtin, fils d'un marchand de la rue de l'Epicerie, apprentif de Pillore.

— Michel Pecquet, apprentif de Doubleaux.

— Scavinois, du Til près Clères, apprentif de Guérin, rue de la Savonnerie.

— Dufossé, dit Bain, reçu préposé pour Blainville, et succède à feu son père.

1771. — Jean-Claude Ballan, de Roumare, dentiste-bandagiste.

— Pierre Baillastre, de Rouen, apprentif de Maury.

— François Martin, d'Offranville, dentiste-bandagiste.

— J.-B. Bartouilly, natif de la ville d'Eu, apprentif de Rouverel.

1772. — Jacques Compaing, apprentif de son oncle Compaing.

— Louis-Pierre Jourdain, apprentif de son oncle Jourdain.

— J.-B. Tillais, apprentif de Bonamy.

— J.-B. Niatel, apprentif de Doubleaux (10 livres de droit de chambre et 4 livres au greffier).

— J.-Jos. Guérin, de Rouen, apprenti de Beaumont fils.

— Apprentifs de David : Jacques Thibaut, J.-B. Courant, G.-François Leriche, Pierre-François Thibaut.

— Pierre-Jos. Villault, natif de Saint-Pierre-lès-Sully-sur-Loire, diocèse d'Orléans, reçu préposé à Limésy.

— Pierre Mortreuil, d'Elbeuf, apprenti de Beaumont.

— Jacques Gonard, de Beaumont-en-Auge, élève de David.

— Stanislas Duquesne, de Bapaume, diocèse d'Arras, reçu préposé pour Yerville.

1773. — Jacques-François Quevillon, de Rouen, apprentif de David.

— Jacques Langlois, de Rouen, apprentif de Lebigre.

— Pierre-J. Chéradam, de Rouen, et François-Denis Neufville, apprentifs de David.

— Demoiselle De Baude, de Saint-Valery-sur-Somme, élève sage-femme chez Beaumont.

— Demoiselle Suzanne D'Ectot, de Bois-Mavid-Conches-en-Ouche, reçue sage-femme à Rouen.

— Demoiselle Elisabeth Baratte, de Canteleu, sage-femme au dit lieu.

— Alex. Leroy, de la Faudinière, baptisé à Caen, reçu dentiste seulement.

— Louis Lebugle, apprentif de Beaumont fils.

— Guil.-Denis Lefevre, apprentif de David à l'Hôtel-Dieu.

— Louis Colombe, de Courtonne-la-Ville, apprentif de David.

— Olivier Quesnel, de Granville, appuyé de lettres patentes du Roy, est reçu chirurgien pour Granville.

— J.-Nicolas Fournier, fils de chirurgien de Pavilly, préposé au dit lieu.

1774. — Leclerc, fils de chirurgien de Pont-Saint-Pierre, reçu préposé pour Pont-Saint-Pierre.

— Pierre Gresset, apprenti de David.

— Charles-Martin Harang, natif de Lindebeuf-en-Caux, reçu préposé pour Sierville.

— Dame Simon, sage-femme à Duclair.

— Lebigre, doyen du collège, ayant pris J. Langlois comme apprentif, demande à ce qu'il termine sous un autre maître, parce que son fils, à lui, lui revient et sa maison est trop étroite. Langlois se retire vers son frère, membre du collège.

— Louis Delaitre, apprentif de David.

— Bartouilly, de Dax, préposé pour Grand-Couronne.

— J.-Clair Demicourt, d'Yvetot, et Jacques Bayeux, de Plainville, diocèse de Lisieux, élèves de David.

— Pierre-François-Michel Houlfort, de Rouen, préposé pour Roumare.

— J.-Bapt. Niantel, de Rouen, préposé à Saint-Sauveur-de-Boos.

1775. — J.-J.-Marin Vavasseur, J.-François Grenier, apprentifs de David.

— Jacques-Louis Pelou, fils de Pelou, reçu expert dentiste et bandagiste.

1776. — Serre reçu préposé à Yerville.

— Lefebvre reçu préposé pour Pont-Saint-Pierre.

1777. — Dame Duthil, veuve Valery, reçue sage-femme à Rouen.

— Demoiselle Marie-Anne Heroult, sage-femme à Rouen.

— Dame Thérèse-Barbe Court, veuve Chillaud, sage-femme à la Neuville-Champ-d'Oisel.

— J.-François-Thomas Joret Deslandes, préposé pour Bosc-le-Hard.

— Gilles Lagrange, venant de Moulins, préposé à Monville.

— Jacques Hénique, d'Habarcq, diocèse d'Arras, reçu pour Ry. Présence de Fleury, médecin du Roy.

1778. — Demoiselle Françoise Lemichel, sage-femme à Rouen, restrictions habituelles.

— Dame Elisabeth Lecofre, sage-femme pour le Bosc-le-Hard.

— Jean Leroux reçu chirurgien pour Fourneville, près Honfleur, par suite d'arrêt du parlement. Fleury, médecin, président.

— François-Denis Neuville, de Duclair, préposé pour Yerville.

1779. — Dieul, de Maromme, préposé pour Maromme. Présence de Mc Michel, médecin, remplaçant Boisduval.

1780. — Pierre-Clément-Charles Briffaut, de Boscherville, préposé pour Saint-Martin-de-Boscherville. Dr Rouelle, présent.

— Michel Gardier, de Paris, bandagiste herniaire.

1781. — Dame Cath.-Morel Quesné, sage-femme à Grand-Couronne.

— François-Mathieu Fréville, de Rouen, chirurgien, préposé pour Cailly.

— François-M.-Joseph-Isaac Louvel, de Vitré, préposé à Yvetot (arrêt du parlement). Présence du Dr Michel.

— Dame Normand, veuve Lesourd, sage-femme à Saint-Etienne-du-Rouvray.

— Jacques Solier, préposé à Duclair.

1782. — Joseph Legoubé, de Sainte-Marguerite-sur-Duclair, préposé à Duclair. Me Lepecq, médecin, présent.

— André Brossier, de Déguzon, diocèse de Bourges, chirurgien à Pont-Saint-Pierre.

1783. — Jacques Langlois, dentiste-bandagiste. Présence de Daurignac, médecin du Roy.

— Cath.-Elisabeth Dumesnil, sage-femme à Rouen.

— Fr.-César Emangard, de Breteuil, chirurgien, préposé à Grand-Couronne.

1784. — Dame Cath.-Monique Lemercier, femme Prunier, sage-femme à Rouen.

1785. — Dame Delarue, femme Legrand, de Bourneville, sage-femme à Rouen.

1787. — Dame Delacouchie, fille d'un chirurgien de Canteleu, sage-femme à Rouen.

— J.-B. Buisson, de Mailloc, chirurgien, préposé à Barentin.

— Pierre Cornet, de Saint-Julien-le-Faucon, diocèse de

Lisieux, préposé chirurgien à Bondeville. Lhonoré, médecin, présent.

1788. — Dame Lesquier, femme Legrip, sage-femme à Rouen.

— Jacques-Antoine Lecordier, de Cailly, reçu chirurgien à Cailly.

— Lefebvre, de Ry, préposé à Ry.

— Anne Haugard, sage-femme à Saint-Etienne-du-Rouvray.

— Demoiselle M.-Jeanne Réverend, sage-femme à Rouen.

1789. — J.-Ant.-Prosper Cartier, du Mesnil-Raoult, préposé au dit lieu.

— Denhaure, de Blainville, préposé à Martainville-sur-Ry.

1790. — Demoiselle Victoire Fouque, sage-femme à Rouen.

1791. — J.-Nicolas Rivette reçu pour Elbeuf (parce que le dit aspirant a fait décider par le département que la ville d'Elbeuf rentrait dans notre département). — Présence de M° Daurignac, médecin du Roy, année présente.

— *29 décembre*. — Pierre-Guil. Parfait Dévé reçu pour La Bouille, actuellement dépendante du collège.

1792. — *23 janvier*. — Dame Julie-Désirée Meunier, sage-femme à Rouen, reçue par le collège dans sa chambre de juridiction, et ont signé ce dernier acte inscrit sur le registre : Gamare, Pecquet, Henry, Beaumont, Quesney, Dieu, Seyer, Hellis, Langlois.

Liquidation (*Pièces détachées*).

COMMUNE RÉVOLUTIONNAIRE DE ROUEN.

Etat actif et passif de la communauté supprimée de Rouen, district de Rouen, département de la Seine-Inférieure, 20 décembre 1792.

Examen des comptes de Blanche, prévost receveur des chirurgiens, par l'officier municipal, substitut du procureur de la commune.

>   Recettes . . . 1.594 l. 17 s. 6 d.
>   Dépenses . . . 1.522 l. 18 s.   rentes dues.

Le comptable est redevable de 71 l. 19 s. 6 d.

Ce fait, les dits sieurs prévosts ont déclaré que leur ci-devant collège était propriétaire d'une maison sise à Rouen, rue du Chaudron, d'une partie de 70 s. de rente affectée sur une maison rue des Ciseaux, de trois parties de rentes sur les tailles et de quelques finances d'offices dont les titres sont aux mains du sieur Thibault, commis à la recette du district. D'un autre côté, ils sont chargés de plusieurs parties de rentes montant ensemble à 855 l. 10 s., et ils ne possèdent dans la dite maison que les meubles ci-après désignés, savoir : un bureau couvert en cuir garni de trois tiroirs fermant à clef, six chaises et deux fauteuils à fond de paille et deux armoires en bois de sapin fermant à clef, le tout suivant ce qu'il est contenu aux états remis par le dit citoyen Blanche.

Etat des forces et charges foncières et mobiliaires des meubles et effets.

Note d'Adeline, avoué au tribunal du dis-
    trict. . . . . 418 l. 15 s. 7 d.
— de Seyer, imprimeur . . . . . 87 l.
— de ramoneur. . . . . 2 l. 17 s.
—   id. . . . . 1 l. 12 s.
— chandelles, fagots, allumettes . . 5 l. 16 s. 6 d.
—   id.   id.   id. . . . 7 l. 5 s.

Note autre payée par Blanche . . · .   42 l.
— Bourdon, huissier . . . . . .   13 l. 6 s.
— impôts, rue du Chaudron, n° 19,
         paroisse Saint-Maclou . .   7 l. 6 s. 10 d.
—   id. . . . .   5 s. 6 d.
—   id., pour 1791, payés par Lemaître
      pour la maison des chirurgiens .   16 l. 10 s.
— reçu de Blanche pour location de mon
      privilège de veuve de chirurgien,
      1791, un terme (signé veuve Nicolle)   37 l. 10 s.
etc...

(Pièces justificatives des sommes payées par le citoyen
Blanche, prévost des chirurgiens, pour la liquidation de son
compte de gestion; approuvé par la municipalité.) (1).

———————

La maison avait déjà été vendue par le district de Rouen le
8 frimaire de l'an III de la République une et indivisible.

———————

(1) Pièces libres dans le registre n° 239 des Archives.

PROCÈS

DE LA COMMUNAUTÉ

Procès de la Communauté.

Tous les auteurs qui ont mentionné la communauté des chirurgiens de Rouen n'ont pas manqué d'insister sur la quantité considérable de procès dans lesquels elle était constamment empêtrée. Il est certain que les documents de ces procès forment la plus grande partie des archives et que dans le compte-rendu des délibérations revient, à chaque instant, l'histoire du souci des gardes au sujet des frais qui en résultaient et qui mettaient souvent à sec la bourse commune. Cependant, en mettant de côté les tendances processives bien connues des gens de la province de Normandie, on trouve l'explication de cette foison de procès et presque l'excuse dans ce fait que la communauté devait se protéger elle-même et que les maîtres de chef-d'œuvre qui la composaient, étaient mal défendus par des ordonnances transgressées à chaque instant par des gens de toutes sortes. Elle défendait jalousement ses privilèges qu'elle avait chèrement acquis et chacun de ces jugements et arrêts obtenus du parlement en sa faveur constituaient un document fixant de proche en proche ses prérogatives et délimitant ses droits dans un milieu social en formation lente.

La série de ces litiges, avec leur solution, constitue donc une bonne partie de son histoire, ce qui explique pourquoi les pièces qui en provenaient étaient soigneusement enfermées au coffre de la chambre commune. Elles étaient souvent consultées. Certaines ont leurs marges usées et noircies par les doigts des avocats qui les feuilletèrent en maintes occasions, et cela explique encore pourquoi, sorties et rentrées au coffre très irrégulièrement, elles sont plus ou moins pêle-mêle et réunies en paquets hétéroclites rendant les recherches longues et difficiles.

Puisque ces procès constituent une bonne partie de l'histoire de la communauté, il m'a paru intéressant d'en réunir quelques-uns en un chapitre spécial et de chercher à y mettre un peu d'ordre en les rangeant par catégories de la façon suivante :

a) Procès. contre les étrangers a la corporation :

1º Contre les autres corporations ;

2º Contre les individus que l'on englobait sous le nom de délinquants et qui se livraient à l'exercice illégal de la profession. Dans ce sens, les choses ont peu changé de nos jours.

b) Procès des chirurgiens entre eux :

1º La communauté contre ses lieutenants ;

2º La communauté contre les gardes ou prévôts ;

3º Contre certains membres, contre les veuves, les garçons chirurgiens, les aspirants, les préposés aux faubourgs ;

4º Les lieutenants contre les membres de la communauté ;

5º Les gardes contre les membres ;

6º Les autres membres individuellement entre eux.

N.-B. — Un certain nombre de pièces insérées dans ce chapitre sont la copie exacte de résumés faits par les avocats-conseils et qui contiennent parfois de fort intéressantes données sur l'histoire de la corporation, données n'existant que là.

Droit de prison. — La communauté pouvait faire emprisonner des délinquants et les entretenir en prison. Cela se voit pour Beaurain, un de ses membres, et se trouve bien spécifié dans le reçu suivant :

« Je soussigné, concierge des prisons du bailliage de Rouen, reconnais avoir reçu de Mᵉ Dufay, receveur du collège de Messieurs les chirurgiens de Rouen, la somme de 13 livres 8 sous 6 deniers, pour un mois par avance de la provision alimentaire, vie, gîte et garde du sieur Le Roy, détenu à leur requête, dont quittance à Rouen, le 8 may 1773. J. Bourguenolle. » *(Arch. liasse 257.)*

1º Procès entre corporations.

Contre les perruquiers (1663)

(Factum imprimé par les chirurgiens contre Jean Planier dit « Laforêt ».)

Les maîtres chirurgiens, outre la guérison des plaies et maladies du corps humain, qui font l'objet de leur art par les opérations manuelles, chirurgicales, sont encore barbiers-étuvistes et perruquiers quand bon leur semble, cet exercice leur appartenant de temps immémorial.

Il est vrai que quelques personnes ayant appris seulement l'usage de barberie, des étuves et façon des perruques, sans la connaissance du dit art de chirurgie, obtinrent un arrêt de privé conseil du Roy pour l'établissement de sept seulement en cette dite ville, et comme c'était une espèce de démembrement des fonctions des chirurgiens qui leur pouvait faire préjudice et causer des désordres et des abus, en s'ingérant les dits étuvistes aux autres choses dépendantes du dit art, sous prétexte de leur barberie, l'arrêt du dit privé conseil du Roy, en date du 18 août 1634, autorise les dits chirurgiens non seulement à les visiter, mais fait aussi défense aux dits étuvistes d'avoir aucuns garçons chirurgiens, de pendre enseigne, ni tenir boutique ouverte.

Depuis, par lettres patentes du Roy, en faveur d'un nommé May, furent créés treize barbiers-étuvistes pour Rouen, outre les sept premiers. La Cour, vérifiant les dites lettres, en retrancha sept du dit nombre de treize et les six qui furent établis le furent à l'instar des sept premiers et pour en user ainsi qu'ils faisaient. Cela résulte de deux arrêts rendus en conséquence de celui de vérification, dont le premier du 13 juillet 1663 fut rendu sur le fait qui ensuit. Les dits barbiers-étuvistes voulant faire les indépendants et comme un corps érigé en titre de maîtrise, firent venir en justice les nommés Du Moustier et Alleaume et saisirent sur eux quelques perruques sans le ministère de la réquisition des maîtres et gardes de l'art de chirurgie. L'affaire portée en la Cour, le dit arrêt mis sur l'approchement des dits Du Moustier, Alleaume et sa femme, les parties hors de procès, ordonna que les dites perruques sur eux prises leur seraient restituées et recevant les dits maîtres et gardes barbiers-chirurgiens parties intervenantes, fit défense aux dits barbiers-perruquiers-étuvistes de prendre qualité de maîtres et de garder et de faire aucune visite.

L'autre arrêt de la cour du 2 août, même année 1663, explique encore plus nettement que, vérifiant les dites lettres, elle a voulu que les dits six barbiers-étuvistes, nouvellement créés, fussent comme les sept premiers, puisqu'il est conforme au dispositif de l'arrêt du privé conseil donné pour les sept précédents, et voici comme le conseil prononce par le dit arrêt : « A permis et permet aux dits étuvistes d'avoir chez eux des compagnons barbiers non chirurgiens. Leur a fait défense de les employer à aucune fonction de chirurgie et de jurer aucuns apprentifs. Ne pourront tenir boutique ouverte, mais seulement avoir selles, bancs, croisées vitrées. »

Quoique l'exercice des dits barbiers-étuvistes-perruquiers soit clairement réglé et prescrit par le dit arrêt, ils ne laissent pas d'y contrevenir et d'exercer l'art de chirurgie qui leur est défendu. Ils débauchent et prennent journellement les apprentifs et compagnons des dits chirurgiens, et les attirent en leurs maisons pour s'en servir à faire des saignées et médicamenter des plaies et des ulcères, se servent même de leurs fourneaux pour la guérison des maladies vénériennes par sudorifiques, et, en un mot, trompent le public par l'apparence de leurs montres, bâties en forme de boutiques, et, sous le prétexte de leurs étuves et de leurs perruques, font la profession des chirurgiens, exposant ainsi le public à de fâcheux évènements et de périlleuses aventures.

(Arch., liasse 251.)

Procès avec les médecins à propos de la présidence des médecins aux examens.

1670. — Procès entre les médecins représentés par Georges Questier, docteur en médecine, doyen en charge du collège des médecins, et Charles de Grouchy et Nicolas de Grouchy, son fils, chirurgiens. Le médecin réclame quatorze écus pour avoir assisté pendant quatorze jours aux épreuves du chef-d'œuvre de Nicolas de Grouchy dans la chambre des chirurgiens. La sentence est rendue en présence du sieur Nourry, doyen des médecins, représentant son collège. Les médecins arguaient que les statuts de 1621, entre autres, ne portaient pas qu'ils aient droit à un salaire, mais que l'usage était de tout temps établi que le doyen, sur qui retombait la corvée, touchait 60 sous pour son assistance. De même les statuts ne portent aucune notion des salaires à distribuer au lieutenant du premier barbier ni aux maîtres chirurgiens présents, si ce n'est 15 soûs aux gardes quand ils mènent l'apprentif chirurgien prêter serment, et 10 sous lorsqu'il s'agit du serment pour être juré maître. Ce n'est que par un arrêt obtenu au grand conseil, le 6 mai 1647, qu'Adrien de Grouchy, lieutenant du premier barbier, obtient 4 livres pour chaque jour de sa présence aux examens, aux trois gardes 40 sous, et à chaque maître particulier 20 sous. Il est donc juste que les médecins, qui ont des qualités bien plus considérables que les chirurgiens, soient gratifiés de leur paye de 60 sous, sauf pour les fils de maîtres qu'il est d'usage d'exempter de la moitié de ces redevances et parfois du tout.

Cet arrêt du 26 novembre 1670, rendu par Antoine de Brevedent, lieutenant général au bailliage, confirme les statuts et fait défense aux médecins de recevoir aucun salaire pour leur assistance aux chefs-d'œuvre des chirurgiens.

(Arch., liasse 256.)

1668. — *Messieurs les Doyen et Collège des médecins de Rouen,* Supplient humblement la compagnie des maîtres chirurgiens de la ville de Rouen de leur vouloir donner attestation comme les sieurs Le Boujonnier, le feu sieur Jamet, et le sieur Questier, docteurs en médecine et agrégés au dit collège, n'ont jamais été en charge de doyen, n'ont jamais été en charge dans leur compagnie, cessant laquelle qualité ils n'ont point le droit de se trouver en aucun chef-d'œuvre de chirurgiens ni d'autres, ni de donner aucun acte d'attestation de capacité à qui que ce soit sous prétexte d'examen, cela n'appartenant qu'aux doyens en charge.

Levillain, De la Roche, Baudoin.

———————

Nous, soussignés, doyen d'âge du collège de médecine de Rouen, et les doyens en charge préposés pour la conduite des affaires du dit collège, et assister aux actes et maîtrises des chirurgiens, tant de la dite ville que du faubourg et ressort du bailliage de Rouen, à l'exclusion de tous les autres docteurs du dit collège, certifions qu'en conséquence de la requête présentée par la compagnie des chirurgiens de la dite ville il a été dit que nous attesterions que les dits sieurs Boujonnier, feu Jamet et Questier n'ont point géré la charge de doyen en charge de la dite compagnie jusqu'à présent. — Fait à Rouen, le cinquième avril mil six cent soixante et huit.

Roussel, Guerante, Maryer.

———————

Sceau : Altissimus creavit medicinam.

(Arch., liasse 247.)

———————

1696. — Communication aux communautés des chirurgiens et des apothicaires des délibérations du collège des médecins concernant la non agrégation d'un sieur de la Hogue, aspirant, afin qu'il ne soit pas traité en médecin agrégé vu son insuffisance.

Médecins. — 1696. — 2 septembre. — Délibération du collège sur la demande de François Gallemart, médecin du Roy, d'où il ressort que l'on poursuivra les chirurgiens au bailliage par les soins de Houppeville et Lenoble, afin que tous les droits

soient réglés, tant pour les discours anatomiques que les rapports, les droits lors des examens à la réception des chirurgiens, sages-femmes et autres, et pour voir faire défenses aux
chirurgiens de faire aucunes ordonnances de médecine, ni de
la pratiquer directement ni indirectement.

Les médecins appellent les chirurgiens les aristarques du
clos Saint-Marc. (Quartier du petit peuple à Rouen, où est la
chambre des chirurgiens.)

---

*Dictum de la sentence contradictoire donnée entre MM. les médecins
et la communauté le 31 juillet 1697.*

(*Au bailliage.*)

Il est dit que, suivant l'article 10 de l'édit du mois de feb-
vrier 1692, les anatomies seront faites chaque année depuis la
Toussaint jusqu'au 15e avril, et sera payé au médecin royal la
somme de 50 livres pour son discours anatomique préparé
sur chaque dissection. Les chirurgiens déchargés de la
demande faite par les médecins des deux sommes de 50 livres
pour les années passées. Enjoint cependant au chirurgien royal
de demander chaque année dans le dit temps ci-dessus, exactement, les cadavres qui se trouveront pour en faire la dissection, à peine d'amende arbitraire ; parce que, en cas de négli-
gence les médecins autorisés de les demander et seront payés
par les chirurgiens des frais faits pour l'obtention des dits
cadavres et de la somme de 50 livres, aux termes de l'édit.

Sur le second chef que les rapports ordonnés par justice
seront délivrés et signés par le médecin et chirurgien royal
conjointement, lesquels seront tenus à chaque changement
prêter le serment en ce siège, ainsi que les autres officiers,
avant que de pouvoir faire aucune fonction.

Sur le troisième chef, l'aspirant à l'art de chirurgie accompagné de son conducteur, se retirera par devers le médecin et
chirurgien royal pour être le jour et l'heure de l'examen con-
certé et les expériences ordonnées par le médecin royal et les
chirurgiens jurés royaux aux termes de l'article 4 de l'édit. Le
médecin royal aura dans la dite assemblée la séance la plus

honorable, examinera le premier et, après ses examens faits, le chirurgien royal recueillera les voix, dira son avis et ensuite le médecin royal dira le sien sans qu'il lui soit demandé. Après quoi le chirurgien royal prononcera l'arrêté. L'acte de réception de l'aspirant fera mention qu'il a été reçu par le médecin royal et chirurgiens royaux et la communauté des chirurgiens et sera payé aux chirurgiens royaux et maîtres particuliers pareils droits que ceux établis par l'arrêt du grand conseil du 6ᵉ mai 1647, règlement au Conseil d'Etat du 28 juillet 1691, édit de 1692, Conseil d'Etat 27 janvier 1693. A fait et fait inhibition aux termes de l'arrêt de 1647, édits et arrêts du Conseil d'Etat, aux aspirants de faire aucuns festins pendant et en conséquence de leur réception, aux dits maîtres chirurgiens d'en exiger aucuns, soit en leur chambre commune ou autres lieux que ceux ordonnés par le dit arrêt de 1647 et règlement de 1691, à peine d'amende arbitraire, de nullité des actes et de privation de voix aux maîtres qui l'auront fait faire et exigé. — Sera pareillement payé au médecin royal par l'aspirant, suivant l'ancien usage, arrêts et édits, la somme de 6 livres pour chaque examen fait. Pareilles défenses aux médecins d'en exiger en plus avant aux peines y portées. Défenses faites aux chirurgiens de s'immixer directement ou indirectement en la profession des dits médecins. — Dépens partagés par moitié, 25 écus aux commissaires rapporteurs. — *Signé : Dedun.*

(*Arch., liasse 258.*)

Médecins et chirurgiens, 1700. — Mémoire de 92 pages, signé : de Houppeville pour le collège des médecins, et Mᵉ de Saint-Gervais, conseiller rapporteur. — Réfutation par les médecins de toutes les prétentions d'indépendance des chirurgiens : examens, fauteuil, voix délibérative, prononcé de l'intitulé de l'acte, rapports, honoraires dus aux médecins. (Opuscule des plus curieux qui serait à reproduire en entier.)

Imprimé à Rouen, chez Maury, imprimeur ordinaire du Roy, au coin de la rue Neuve-Saint-Lô. (Voir Bibliothèque municipale, *Mélanges*, t. IV, I.786.)

Autres documents au sujet de ce procès.

— *1697.* — Lettre de Séneschal disant, de Paris, à Jourdan qu'il n'était pas possible d'empêcher les médecins de présider aux réceptions et d'interroger les premiers.

— (Jean Defontaine, alors médecin du Roi, demeurait rue de la Chaîne, paroisse Saint-Lô.

1701. — Les médecins, par ministère d'huissier, réclament leurs préséances aux examens des chirurgiens avec droit de vote effectif. — Ces droits paraissent méconnus depuis l'installation des chirurgiens royaux. (*Archives, liasse 253.*)

1709. — Transaction du collège des médecins avec les chirurgiens signée Lhonoré, de Houppeville, Desfontaines, Lenoble, Néel père, Néel fils, du Vinger et Reu.

(*Archives, liasse 253.*)

— *1696.* — *10 novembre.* — Contestation entre les médecins et les chirurgiens à propos des examens de Du Douët, aspirant pour Elbeuf, les chirurgiens voulant empêcher le médecin Desfontaine d'interroger le premier l'aspirant.

— *1696.* — Contestation avec les chirurgiens d'Elbeuf. Les jurés royaux de Rouen faisant établir que de temps immémorial les examens des aspirants pour Elbeuf se passaient devant le lieutenant et les maîtres de Rouen, par conséquent devant

---

Noms de médecins en 1622, à propos du mode de vote aux examens, sous la lieutenance de Jacques Hellot. M. Jean Boudet étant premier barbier du Roy. On trouve cités : M° Michel Jacques et Gaspard, Gonnivières, Dacoustard, docteurs en médecine (gros cahier de plaidoiries pour le procès entre médecins et chirurgiens, 1701).

(*Archives, liasse 264.*)

In statutis facultatis medicinæ.

Art. 24. — Si quis inter baccalaureas federit, qui chirurgiam aut aliam artem manuariam exercuerit, ad licentias non admittatur, nisi prius fidem suam astringat publicis notariorum instrumentis, se nunquam post hac chirurgiam aut aliam artem manuariam exerciturum, idque in collégii médicis commentarios referatur : Ordinis enim medici dignitatem puram integram que conservari par est.

(*Archives, liasse 258.*)

les jurés royaux qui avaient acheté le droit des anciens lieutenants et avaient le droit sur toutes les villes de l'évesché, du présidial, du bailliage. — Les chirurgiens d'Elbeuf opposent qu'ils ont été érigés en maîtrise en 1692 et ont payé aussi la somme de 600 livres pour deux offices de jurés royaux.

Ceux de Rouen répliquent que cela ne leur donne le droit qu'aux rapports où il n'y a pas contestation ; mais que, n'ayant passé que la légère expérience (Flavigny, Saint-Oüen), ils ne peuvent prétendre présider des examens, qui, de temps immémorial, ont été présidés par le lieutenant de la communauté de Rouen.

L'affaire a été soulevée par la candidature de Dudouët, aspirant chirurgien pour Elbeuf.

Elbeuf ressortait du bailliage de Pont-de-l'Arche.

Procès avec les apothicaires, 1706.

Les apothicaires contestaient aux chirurgiens le droit de préparer des remèdes et de les fournir pour les maladies suivantes : plaies, ulcères, fractures, luxations, aposthèmes, maladies secrètes, à propos de contestation de mémoire à payer par un malade aux chirurgiens Drouet père et fils.

(Arch., liasse 257.)

1707. — Les apothicaires, épiciers, droguistes, confiseurs ciriers, voulaient faire défense aux chirurgiens de faire, composer et administrer les remèdes simples ou composés, disant que leurs statuts d'apothicaires faisaient défense à toutes personnes de faire et composer des remèdes.

Les statuts des chirurgiens que l'on présente au procès sont

Les chirurgiens de Rouen avaient reçu pour Elbeuf :

En 1687 François Flavigny, succédant à son père.	En 1672 Jacques Chouquet.
1690 Pierre Noiret.	1672 Louis Godard.
1640 Abraham Lefebvre.	1676 Thomas de Saint-Ouen.
1672 Noël Jouenne.	1677 Laurent Pollet.
1672 Pierre Vidame.	1679 Pierre Lefebvre.
1672 Robert Gosset.	1671 Anthoine de Serre.
	Archives, liasse 262.

en règle et sont émanés de Charles IX, roy de France, donnés au mois de février 1563, enregistrés au parlement le 8 mars 1565, confirmés par Henri IV par lettres patentes de septembre 1605, par Louis XIIIᵉ, novembre 1617, puis par Sa Majesté en faveur de son premier chirurgien, le 28 août 1668, confirmés en 1692, et le 27 janvier 1694 par arrêt de son conseil.

Médicaments embarqués sur les vaisseaux. — Ce sont bien les apothicaires qui fournissent les médicaments embarqués sur les vaisseaux, mais ce sont les chirurgiens du bord qui les apprêtent et les mélangent suivant les besoins, tels sont : le séné, la rhubarbe, l'agaric, la scamonée, le jalap, la térébenthine, le miel, l'huile, le sucre, les gommes, les farines, le bol, les semences, les fruits secs, les herbes, les fleurs, le vitriol et autres qu'ils administrent à des doses différentes, suivant les malades et les maladies, telles que le scorbut, le flux de sang, les pleurésies, fièvres continues et pourprées, enfin de tout ce qui peut affliger les personnes pendant les voyages au long cours.

Les apothicaires disent que ces médicaments embarqués ne sont visités que par les médecins et apothicaires, mais l'ordonnance de 1681 dit que le coffre des vaisseaux sera visité par le plus ancien chirurgien du lieu et le plus ancien apothicaire ; sans parler du médecin.

— Les jeunes chirurgiens n'intervenant pas au procès actuel, l'exposant dit qu'ils n'ont pas encore la pratique qui ne s'acquiert qu'à la longue, comme dit Aventin, et Sa Majesté leur a laissé la cricotomie qui est une de ces opérations pour subsister en attendant la pratique. De même les jeunes apothicaires en attendant aussi pratique par leur qualité de marchands épiciers, droguistes, confiseurs et ciriers, s'occupent à faire des cierges, vendre du savon, de l'huile, du poivre et autres marchandises jusqu'à ce qu'ils soient connus.

Les anciens ont été les premiers à s'inscrire. Eux ne manquent pas de malades en leurs diettes pour maladies, tant chirurgicales que vénériennes à qui ils administrent des décoctions sudorifiques, gargarismes colagogues, détersifs, des onguents tant néapolitanum qu'autres, des emplâtres, cataplasmes, teintures, tant d'aloès qu'autres, des eaux jaunes stiptyques, etc.

— Les mémoires des apothicaires seraient à réduire de moitié, telle par exemple l'eau végétale qui est un remède actuellement à la mode et qu'ils vendent 30 sols la petite bouteille, alors qu'elle est composée d'eau bouillante jetée sur la crême et sel de tartre, pour deux deniers du premier et un sol du second !   (*Arch.*, *liasse 251.*)

1712. — Extrait des registres du parlement confirmant la sentence condamnant les perruquiers à payer aux chirurgiens chacun 20 livres, conformément à leur édit de création de février 1692.   (*Arch.*, *liasse 250.*)

1720. — Procès contre les perruquiers-baigneurs-étuvistes pour les forcer à donner la liste de leurs membres, déclarer leurs garçons, prêter serment aux royaux et payer 20 livres d'installation.

Octobre 1720. Commencé en 1695.

1736. — Procès des barbiers-perruquiers contre Burel, un des leurs. qui, avec son privilège, tient deux boutiques. Les chirurgiens s'associent aux maîtres perruquiers parce qu'en qualité de barbiers cela leur porte aussi préjudice.
                                        (*Arch.*, *liasse 250.*)

1763-64. — Litige entre la communauté de Rouen et celle de Pont-de-l'Arche.

Liège, lieutenaut de la communauté des maîtres chirurgiens de la ville et bailliage du Pont-de-l'Arche, avait fait défense à deux chirurgiens d'Elbeuf, Rouvrel et Bouvry, d'exercer la chirurgie avant d'avoir été reçus à la communauté des chirurgiens de son bailliage. Ceux-ci, condamnés au bailliage, en appelaient à la Cour du parlement de Rouen. C'est alors que la communauté de Rouen intervient.

Elle argue que depuis quatre-vingts ans elle recevait les chirurgiens pour le bourg d'Elbeuf. En 1688 on a reçu 3 sages-femmes, Scholastique Alain, Marie Riberpré et Marie Fortin ; en 1691 Françoise Potel ; en 1696 Antoine Duduit a été reçu chirurgien pour Elbeuf ; en 1702 ce fut Pierre Lesieur ; en 1708 Antoine Gosset et Thomas Saint-Ouen ; en 1730 Jacques Bouvry le père ; en 1737 un sieur Durand ; en 1739 Mathieu Thibaut ; en 1742 Routier Duparc ; enfin, en 1752, Maheu, toujours pour le même lieu.

Elbeuf est du bailliage de Rouen. — Au reste, quand furent créés les inspecteurs et contrôleurs des jurés dans les communautés d'arts et métiers du royaume en 1745, c'est à Rouen qu'on s'est adressé pour payer la finance de ces offices pour Elbeuf. La communauté de Rouen, en vertu de ces droits, se substitue dans l'appel à Rouvrel et Bouvry.

— Plaidé à la Cour en 1763. Perdu pour Rouen.

(Arch., liasse 249)

2° Procès contre les délinquants.

1532. — *15 mars*. — Arrêt qui permet à Richard Legras d'exercer la barberie et lui fait deffense de faire rien de chirurgie à peine de déchéance de la barberie et de punition corporelle. *(Parchemin, liasse 256.)*

1545. — Les gardes de chirurgie obtiennent une sentence de noble et puissant seigneur M. le bailly de Rouen, condamnant à 40 sols d'amende et aux intérêts Gilles Hermin, prêtre, qui, outre sa profession et état, s'était plusieurs fois immiscé d'exercer le dit état de chirurgie. *(Parchemin, liasse 261.)*

— **1605**. — Id. Vincent Bochet, prêtre, curé de Morville, est poursuivi au bailliage par les gardes de chirurgie et phlébotomie pour avoir été trouvé en sa possession plusieurs drogues et s'entremettre journellement à panser et médicamenter des malades contre et au préjudice des ordonnances de l'état de chirurgie.

Me Nicolas de Grouchy comparaît avec Etienne Lomblaye, au nom des maîtres chirurgiens.

1677. — Jugement faisant défense au nommé Centurion de Feuguères, bourgeois de Rouen, de lever les appareils mis à plusieurs personnes par Raoult Laillet, chirurgien juré.

(*Liasse 256.*)

— (*in*) Liasse des parchemins. — Sentences sur parchemins au profit des gardes contre divers délinquants.

1630. — Arrêt du parlement contre Guillaume Bréard, opérateur

1634. — Procès contre Jéromyne Vidasme dit « La Fontaine », qui n'était pas de la jurande, fait poil, barbes et cheveux.

1638. — Adrien de Grouchy, garde, contre Jacques Leloup, sieur de Brunette, qui a, sans qualité, baillé médecines à plusieurs personnes. — Condamné. (*Liasse 266.*)

1572. — Procès contre Claude Rozé. — Les Mes Chirurgiens-barbiers à Rouen, représentés au grand conseil contre Claude Rosé, bourgeois, par René Baudart, avocat, Guil. de Varembault, Jacques Aveaux, Claude Colombot, Robert Videt, Jacques Faubuisson, Michel Duval, Thomas Gueroult, Thomas de Getz, Martin Miellot, Jacques Desdames, Jehan Titaire, Etienne Lomblaye, Jehan Rousseau, Jehan de Sahurs, Marin Masré, Nicolas Gouvery, Adrien Videt.

(Rozé avait obtenu le droit de nommer un maître de chaque métier à Rouen, place créée par le roy en l'honneur de son mariage). Il avait vendu la place de barbier barbant à Henry Vincent, compagnon barbier, pour trente-huit écus sol, 1572.

(*Arch., liasse 261.*)

Il avait été chargé de vendre ces places « suivant qu'il avisera bien », pour le pays de Normandie.

Mais les gardes de chirurgie ayant démontré au roi l'inconvénient grave qui en résultait pour leur métier, celui-ci s'était rendu à leurs raisons et avait décidé que nul ne pouvait faire de chirurgie ni d'apothicairerie s'il n'avait été reconnu capable par les examens requis. (*Parchemin 1573, liasse 266.*)

— Sentence contre Denis Poulain, à la requête des gardes chirurgiens Claude Colombot, Jacques Faubuisson et Guillaume Warambault.

Alors, le 23 avril 1573, le roi Charles ordonne en la Cour de parlement que, dorénavant, défenses sont faites de passer maîtres en l'état de chirurgie, phlébotomie et barberie sans avoir passé le chef-d'œuvre. — *Signé : Langlois.*

(Parchemin, liasse 266.)

— *22 juin 1641.* — Cour du parlement :

Olivier Racine et Jacques de Lespine, docteurs en médecine et doyens en charge du collège des médecins de Rouen, Me Michel Cailly, garde des chirurgiens, et Raoul Bretot, garde des apothicaires, attaquent conjointement un nommé Duhamel, se disant médecin, et un nommé Barry, qui avaient fait dresser un théâtre sur le quai pour vendre une drogue contre la peste, drogue qu'ils s'étaient engagés à ne fabriquer qu'en présence des gardes des trois corporations.

Ces délinquants sont condamnés à 20 livres d'amende, à ne vendre de drogues que celles préparées devant deux médecins, chirurgiens et apothicaires choisis par leur collège, et deux conseillers députés par la Cour, et défend à Barry de faire aucune fonction d'opérateur avant d'avoir été jugé capable par les médecins et chirurgiens.

— *Copié par Nicolas Lefrançois, sergent royal, sur les instances de Nicolas Guerout, chirurgien à Rouen.*

(Arch., liasse 246.)

Heuzard était accusé avec d'autres, comme Guillebert, d'avoir ouvert boutique sans mandat régulier, ce qui était grave, étant donné qu'on était en épidémie de peste et que des incapables rédigeaient des rapports sans être accompagnés d'un maître juré.

(Arch., liasse 251.) — *Fait partie du procès Laurent Laisné.*

Procès-verbal de visite domiciliaire a un délinquant, 1673.

« Armand Simon, sergent royal au bailliage et vicomté de Rouen et immatriculé, demeurant rue des Cordeliers, paroisse de Saint-Pierre, certifie que cejourd'hui, 3e jour de juillet 1673, à la requête de Me Louis Helye, chirurgien à Rouen, demeurant à Rouen, rue du Gros-Horloge, paroisse de Notre-Dame-de-la-Ronde, garde, année présente, suivant la commission exercée au bailliage de Rouen le 26e jour de janvier dernier, m'être transporté en une boutique, avec iceluy Helye, sise rue du Gros-Horloge, paroisse de Saint-Herblant, en laquelle est une monstre à barbier, et étant entré en icelle ai trouvé un jeune homme travaillant en une perruque, qui s'est dit nommer Pierre Dufour, et tenir la dite boutique de la veuve Haracher, demeurant rue Boudin, après quoi ai remarqué en la dite boutique un coquemar, un bassin d'étain, une boîte à poudre, deux trousses avec un miroir, de quoi le dit Helye a requis acte, même donner assignation au dit Dufour à comparaître demain devant le lieutenant général pour se voir faire défense de travailler à la dite boutique entendu qu'il n'a aucune qualité pour le faire suivant les règlements et statuts de l'art de chirurgie. »

(Arch., liasse 247.)

1684. — Contre Guillaume Glatigny, opérateur, défense de faire la chirurgie et vendre des drogues.

1696. — Procès de Adrien Detunes, perruquier, rue Ganterie, paroisse Saint-Laurent, avec les chirurgiens qui ont perquisitionné chez lui irrégulièrement parce qu'il avait un garçon qui faisait de la chirurgie et « avait procédé par des points « d'aiguille ou couture au-dessus de l'œil d'un enfant par « laquelle il renfermait une contusion, ce qui est contraire aux « principes de chirurgie à raison des accidents qui en peuvent « arriver et dont infailliblement le dit enfant aurait perdu « l'œil si heureusement les chirurgiens intervenants ne s'étaient « pas rencontrés pour détruire cette dangereuse opération ». — Ce garçon, Jacob Meslian, soignait aussi une plaie à la main d'un jeune garçon et avait tout ce qu'il faut pour cela : rasoirs, lancettes, bistouris, boittiers, onguents, qui furent saisis. — Dethune, furieux, refusa de les laisser pénétrer dans une seconde chambre, disant qu'ils étaient : des bougres, des mangeurs de gens, des coquins, des fripons, des laquais, qu'ils avaient nouvellement porté la mantille, et quantité d'autres injures atroces. *(Arch., liasse 253.)*

1703. — Procès contre un sieur Durand qui avait vendu pour 30 sous une fiole contenant un remède à la femme Travers, dont le mari était malade au lit et est mort.

Procès contre Paul Toscano, docteur chimiste italien, opérateur de Sa Majesté, « pour voir dire que défenses lui sont faites de s'immiscer à exercer aucunes opérations de la cataracte ni autres maladies des yeux, panser aucunes fistules lacrymales ni autres en toutes les parties du corps, ni aucunes opérations de la lithotomie, non plus que de traiter le bec-de-lièvre ou lèvre fendue, ni l'opération de hernie de quelqu'espèces qu'elle soit, ni de l'opération de la paracenthèse, non plus que de traiter aucune loupe ni tumeur, soit par application de remèdes ou opération de la main, ni traiter aucuns ulcères où les os sont cariés, ni donner aucuns remèdes pour les maladie-vénériennes, à laquelle fin que les libelles seront rayés et biffés pour empêcher que le public ne soit surpris ni trompé, et que la sentence sera lue et affichée où besoin sera ».

Défenses pendant un mois seulement par sentence du bailliage, puis définitivement par la Cour, 1703, 22 août.

Toscano revenant à la charge en 1706, nouveau procès.

1733. — Affaire Dalibour :

Dalibour, chirurgien juré à Paris, mettait tout en œuvre pour être agrégé à la communauté de Rouen, sans faire de nouvelle expérience ni payer les droits autres que ceux de la bourse commune et sans observer aucunes des conditions des statuts. Cela, en vertu d'un article des règlements de Paris qui l'autorisait. Les rouennais soutenaient que ce règlement n'avait aucune valeur dans l'étendue du parlement de Normandie et s'appuyaient sur les édits de 1581 et 1597, et les arrêts de 1584 et 1598 relatifs aux métiers d'orlayeurs et autres. Ils faisaient encore valoir un arrêt du Conseil obtenu par les tailleurs de Rouen contre ceux de Paris, le 27 août 1714, et ceux entre les marchands merciers, orfèvres, épiciers et bonnetiers des mêmes villes.

Dalibour perdit son procès. — Février 1734.

(Arch., liasse 250.)

1735-40. — Procès de Jamson :

Jamson, expulsé de Paris, était venu s'installer à Rouen, et prétendait y exercer la chirurgie sans examens nouveaux. La communauté lui intenta un procès qui dura plusieurs années et se termina par sa condamnation et son expulsion de Rouen. Les pièces de ce procès sont très nombreuses, manuscrites ou imprimées, entre autres dans la liasse 260. La sentence du lieutenant de police et l'arrêt de la cour furent imprimés chez Jean Besongue, au coin, vis-à-vis de la fontaine Saint-Lô, à l'Imprimerie du Louvre en 1736, pour être affichés sur les murs le 8 mars, par Cossart, huissier du parlement.

(Arch., liasse 247.)

Les pièces anatomiques saisies chez Jamson : trois corps disséqués, une pouche de squelettes, et des parties d'estomac et d'intestin furent portées par le sergent royal dans le grenier de Jean Frémont, jardinier au faubourg Bouvreuil, grenier dont la porte fut scellée. Il fallut une requête du jardinier au lieutenant de police pour qu'après la fin du procès, on débarrassât de ces débris le grenier dont il n'était que locataire.

(Arch., liasse 253.)

1740, — Affaire Jamson (commencée en 1735) (pièces nombreuses de procédure jusqu'en appel). Jacques Billard de Manville, lieutenant général de police, l'avait condamné en première instance à ne plus exercer à Rouen.

Jamson s'était fait livrer quatre demi-muids de vin de Tonnerre en Bourgogne, qu'il avait achetés à un marchand dans son bateau, sous le nom de Harang, et une fois le vin dans sa cave, rue Saint-Laurent, refusait de payer les 337 l. 3 s. 6 d., à raison de 160 livres le muids. — Condamné à rendre le vin.

— Imprimé de 1732 contenant arrêt notable du parlement de Paris, par lequel Nicolas Jamson est destitué de sa maîtrise de chirurgien juré en la ville et faubourgs de Paris.

Jamson avait été convaincu, le 29 janvier 1732, d'avoir fait fabriquer une fausse quittance dont il avait voulu se servir envers Bourgeois, prévost, et garde de la communauté des chirurgiens de Paris. Pour réparation, il avait été condamné à faire amende honorable au parc civil du Chatelet, l'audience tenante, et, là, étant à genoux, nuds pieds et en chemise, la corde au col, tenant en ses mains une torche ardente de cire jaune du poids de deux livres, dire et déclarer à haute et intelligible voix que méchamment, témérairement, et comme mal avisé, il a fait fabriquer la dite fausse quittance dont il a voulu se servir, en demande pardon à Dieu, au Roy et à justice ; ce fait banni pour cinq ans de la ville, prévosté et vicomté de Paris, condamné à 10 livres d'amende, 200 livres en réparation civile envers Bourgeois, etc..., ordonne que le nom du dit Nicolas de Jamson sera rayé du catalogue des maîtres chirurgiens de la ville. *(Arch., liasse 249.)*

Enorme affiche de la condamnation de Nicolas Jamson... : *Chirurgie exercée sans qualité.* *(Arch., liasse 257.)*

1738-42. — Procès contre Mauger, soi-disant chirurgien à Ry.

1751. — Leclerc, chirurgien à Saint-Pierre, fait condamner un nommé Chilleau qui exerçait indûment à la Neuville-Champ-d'Oisel.

1756. — Sentence contre la demoiselle de la Tour, pour vente de drogues. Imprimé pour les apothicaires, tableau, etc. *(Arch., liasse 266.)*

1761. — Procès contre Duval, bourgeois de Rouen, pour exercice illégal.

1764. — Procès contre Petit, compagnon teinturier, pour exercice illégal.

1767. — Procès contre Chaudel, vinaigrier à Rouen, pour exercice illégal.

Id. — Procès (16 pièces) contre Berval, chirurgien militaire, major du Vieux-Palais, qui exerce à Rouen sans qualité. — Condamné à 2,000 livres d'amende envers la communauté.

Id. — Procès Duval, charlatan.

Procès de la Communauté contre ses lieutenants.

La communauté des maîtres de chef-d'œuvre subissait la direction d'un lieutenant qui lui était imposée par les règlements ; mais elle ne l'admettait pas de bon gré. Ses véritables dirigeants étaient les gardes ou prévosts nommés par elle et renouvelables ; aussi les froissements étaient-ils fréquents entre lieutenants et chirurgiens, ainsi qu'on peut s'en rendre compte par les procès-verbaux des réunions à la Chambre Commune. D'un autre côté, quelques-uns de ces lieutenants paraissent avoir outrepassé leurs droits et s'être servis de la délégation qu'ils tenaient du premier barbier chirurgien du Roy pour se livrer à des opérations fructueuses pour leur bourse, au mépris des droits de la communauté et des usages auxquels elle était si attachée. La principale opération de ce genre consistait à faire recevoir par le premier chirurgien du Roy, à Paris, des candidats que la communauté de Rouen avait repoussés comme incapables et de vouloir les imposer ensuite comme membres de la communauté, prenant place dans les délibérations à côté des maîtres rouennais de chef-d'œuvre. Le lieutenant était accusé alors d'avoir trafiqué de la place à prix d'argent, et le premier chirurgien se trouva parfois impliqué dans ces opérations peu claires. Dans les notes fournies par les avocats on trouve que ces pratiques inadmissibles étaient expliquées par le souci que le premier barbier et ses lieutenants provinciaux avaient de rentrer largement dans les débours qu'ils avaient dû faire pour être intronisés dans leur grade.

Les principaux procès de ce genre sont ceux de Jacques Hélot, de Laurent Laisné et de Saint-Léger de Goüey. — Ceux de Moyencourt, de Dambrin et de Thibaut se rattachent surtout aux démêlés que suscita l'établissement et l'interprétation des statuts définitifs, modification de ceux de Versailles.

1618. — Procès de Jacques Hellot et de Grouchy, gardes, à propos d'un nommé Bouquin, se présentant pour Dernetal. — Les archives de la Seine-Inférieure ne contiennent que des pièces rares et très incomplètes à propos des démêlés avec Jacques Hellot. Ce ne sont que des indications de procédures s'étendant sur une période de plusieurs années, sans données plus explicites, sauf celle que ce procès était légitimé par des abus de pouvoir de Hellot. Comme pour Laurent Laisné et de Grouchy, la communauté eut gain de cause.

Procès de Laurent Laisné.

Supplient humblement nos seigneurs du Grand Conseil, les maîtres et gardes de la chirurgie en la ville de Rouen, année présente (18 août 1663), disant que Laurent Laisné à présent maître chirurgien et lieutenant du premier barbier du Roy en la dite ville, depuis qu'il a été reçu à la maîtrise, qui fut au mois de mai de l'année dernière 1662, et qu'il a eu la charge de lieutenant le premier juillet ensuivant, a fait tout son possible pour faire recevoir des aspirants à la maîtrise pour exercer la chirurgie dans la dite ville de Rouen sans qu'ils passent par les examens accoutumés et fassent les opérations ordinaires devant être faites dans la dite ville, ayant le dit Laisné jusqu'à présent usé de tous les moyens dont il s'est avisé pour faire recevoir les aspirants sans que les suppliants en aient la connaissance. (Tel le cas d'un nommé Guérin pour lequel il s'y est pris de telle sorte, grâce à la connivence d'un huissier à sa dévotion, que Guérin a été reçu par le premier barbier sans que les chirurgiens de Rouen en aient connaissance. Cela sous prétexte que Saint-Aubin, garde en charge, avait rejeté sa requête qu'il n'a pas vue.) — De même Guil. Guillebert et Beaurain. — Les suppliants prient de faire cesser ces abus contre les statuts.

(*Arch., liasse 247.*)

1663. — Procès de la communauté à Guillaume Guilbert, natif de la paroisse de Raffetot, en Normandie, compagnon chirurgien à Rouen, demeurant à Rouen, rue Lenoble, paroisse Saint-Vivien. Sa requête d'aspirant ayant été rejetée en janvier par Michel de Saint-Aubin, premier garde cette année-là, il s'adresse au Grand Conseil qui ordonne, le 3 février 1663, qu'il sera renvoyé devant le premier barbier du Roy et quatre maîtres de Paris assistés de deux médecins et du substitut du procureur général pour y subir les examens dans la manière accoutumée et recevoir ses lettres de maîtrise pour Rouen, s'il en est jugé capable.

(Cette affaire fait partie des griefs des chirurgiens contre Laurent Laisné, comme celle de Rennes ou Reynes, de Guérin et Henri Lamy), comme aussi la cassation de la nomination de Pierre Delaballe du grade de premier garde de la communauté, sous prétexte qu'il était protestant. (*Arch., liasse 254.*)

1664. — Les chirurgiens, maîtres et gardes de la communauté attaquent devant le Grand Conseil Fr. Barnouin, premier valet de chambre, avec onze avocats, ses conseillers, Vallend, Lemonnier, Martel, Chauveron, Audoul, Cordon, Pujol, Turquois, Fevret, Le Poupet et d'Heulland, en même temps que les chirurgiens rouennais Laurent Laisné, lieutenant, et ceux qu'il a fait recevoir à Paris : Gabriel Heuzard, Olivier De la Marre Jean Berson, Louis Leprévost, Charles Philippart, Jean-François Le Masson, François Beaurain, Nicolas Lefebvre, Pierre Guillebert, Jean Reynes et Henry Lamy dit Lavigne.

(*Arch., liasse 262.*)

— Laurent Laisné avait fait recevoir par Paris les nommés Reynes, Guillebert, Patrice, Dambant, Guérin, Leclerc, Heuzard, Delamare, Lavigne, Leprévost, Le Masson, Duménil, Nicole, Borain, Aveaux. Le Fébure, et autres, dont quelques-uns avaient, comme Aveaux, passé 4 à 5 seulement des 14 examens, et les autres rien du tout. Il leur avait donné les moyens de se pourvoir directement au Grand Conseil. — Le conseil privé du Roy ordonna, le 20 novembre 1665, qu'à l'avenir les statuts seraient exécutés à la lettre, donnant ainsi raison à la communauté contre le lieutenant.

— *20 novembre 1665.* — Les maîtres et jurés gardes de l'art de chirurgie de la ville de Rouen attaquent devant le Grand Conseil du Roy François Barnouin, valet de chambre et premier barbier de Sa Majesté; Laurent Laisné, maître chirurgien et lieutenant du dit Barnouin en la dite ville de Rouen; Gabriel Heuzard, dit De la Croix, Olivier de la Mare, François Borain, Nicolas Lefebure, Jean Berson, Louis Leprévost, Charles Philippe et Jean-François Masson, tous soy disant chirurgiens de la dite ville de Rouen, et aussi Reynes, Guillebert et Lamy, pour que, suivant les statuts et règlements du dit art de la ville de Rouen, défenses soient faites aux dits Heuzard, Delamare, Borain, Lefebure, Berson, Leprévost, Charlier et Le Masson, et toutes autres personnes sans aveu, qui n'ont point l'expérience et n'ont point fait chef-d'œuvre par devant la communauté, de prendre la qualité de maître, pendre tableaux ni bassins, tenir boutiques ouvertes, ni faire aucune fonction de la chirurgie si ce n'est sous un maître de chef-d'œuvre ou personnes ayant qualité, jusqu'à ce qu'ils aient fait les expériences accoutumées ou que par Sa Majesté autrement en ait été ordonné.

La communauté se plaint que le premier barbier, Barnouin, ait abusé de sa faculté de recevoir des chirurgiens d'après arrêt sur requête, et de la sorte peuplé la ville de Rouen de gens incapables, contrairement aux statuts donnés en faveur des chirurgiens de Rouen, le 6 mai 1647, et l'arrêt du privé conseil du 30 mai 1636. Telles sont les maîtrises de Heuzard, etc., dont la communauté demande l'annulation. Elle demande qu'aucun aspirant ne puisse être admis sans que sa requête ne soit approuvée par le lieutenant, les trois jurés gardes et six des plus anciens maîtres, et qu'il n'ait suivi la voie régulière des épreuves registrées en la Cour de parlement de Rouen ès-années 1563 et 1565, et depuis vérifiées en la Cour en décembre 1617. Ces prérogatives du lieutenant ont été confirmées par arrêt du Grand Conseil du 28 mars 1618, du 6 mai 1647, et du Privé Conseil du 30 mai 1656 qui obligent aux

14 examens. Ce sont des créatures de Laisné, lieutenant, qui passe son temps inconsidérément à manger et boire avec eux au cabaret. De plus, il existe un pacte entre Delamarre et Heuzard qui doit payer à celui-ci 40 écus, c'est-à-dire vingt livres d'argent comptant et une obligation de 100 livres s'il le fait recevoir.

1665. — Troubles dans la communauté déterminés par Fizet et Laisné. Arrêt du Privé Conseil contre eux.

Id. — Arrêt du Grand Conseil qui casse Nic. Fizet, chirurgien pour la peste, de son grade de juré.

Conclusion. — Laurent Laisné fut destitué de la lieutenance ; le procès ayant coûté, en dix ans, plus de 20,000 livres. On l'avait convaincu de concussion, de faire recevoir des aspirants indignes, etc.   (*Arch.*, *liasse 248.*)

(La liasse 257 contient un gros cahier de toute la procédure contre Laurent Laisné et les arrêts rendus.)

PROCÈS SAINT-LÉGER DE GOUEY.

Ce procès fut un des gros événements de la vie de la communauté. On en trouvera les péripéties dans les pièces suivantes. Saint-Léger de Gouëy avait publié, en 1716, un volume de 434 pages, dont voici le titre (imprimé en deux couleurs) : (*Bibliothèque Pillore de l'Ecole de Médecine de Rouen.*)

— LA VÉRITABLE CHIRURGIE établie sur l'expérience et la raison, avec des nouvelles découvertes sur l'ostéologie et sur la myologie : des remarques nécessaires sur les maladies et sur la pratique, et un nouveau système sur la génération du fœtus. Divisée en cinq parties par le sieur Louis Léger de Gouëy, maître chirurgien juré, reçu à Paris, et résidant à Rouen. — A Rouen, chez Pierre-Ph. Cabut, rue du Bec, proche la Messagerie de Paris, 1716, avec privilège du Roi.

C'est dans ce volume que se trouve l'observation unique de grossesse dans une hernie inguinale, et une théorie fantaisiste sur la conception. Il débute par une dédicace très chaleureuse à Mareschal, premier chirurgien du Roy.

AFFAIRE DE GOUEY. -- MARÉCHAL.

(*Arch., liasse 259.*)

*— 2 mars 1736. — Réplique de la communauté à la requête de
M. Maréchal.*

Le premier chirurgien nomme des lieutenants pour veiller à
l'exécution des statuts et à la parfaite tenue des communautés,
ainsi qu'à la réception des aspirants capables. — Mais, s'il donne
cet office à un homme sans probité, sans honneur et sans capacité qui, plus attentif à ses intérêts personnels qu'au bien de
la communauté sur laquelle il est chargé de veiller, ne signale
le pouvoir dont il est dépositaire qu'en violant les règlements
et les usages de cette communauté, qu'en la dépouillant de tous
ses droits pour se les approprier à lui-même, tantôt en recevant à force de finances pour l'exercice de la chirurgie, sans la
participation de cette communauté, et même contre ses vœux
et ses règlements, toutes sortes de sujets indignes, sans talents
et décriés dans leurs mœurs, tantôt en remplissant la ville, ses
faubourgs et ses environs de gens ou déjà refusés par la communauté assemblée ou repris par justice, on laisse à penser
quel désordre, quelle confusion, quel renversement la conduite
d'un semblable lieutenant apporte dans une communauté. C'est
l'histoire de de Gouëy.

— De Gouëy s'est présenté à la maîtrise en 1607 par une
requête moins incivile que d'autres antérieures et assisté de
notaires et sergents. Son examen est fixé au 2 mai. Au jour dit,
il ne satisfait à aucune des demandes faites. On croit à de la
timidité et on remet la suite de l'examen au lendemain. Même
résultat nul. Renvoyé à la quinzaine pour recommencer ces
deux actes gratuitement, décision prise en présence de Lhonoré, médecin du Roy.

Le 23 mai, de Gouëy est interrogé par Lhonoré et les jurés
examinateurs royaux : incapacité complète sur toutes les questions d'anatomie et de chirurgie. Il refuse de répondre aux
interrogations d'usage des autres maîtres de la communauté,
déclare qu'il ne veut pas être instruit et n'étudierait pas davantage. Alors on le refuse d'une voix unanime.

De Gouëy, sans faire constater l'injustice de son refus par le

Grand Conseil, suivant la loi, s'adresse directement au sieur Maréchal pour être reçu maître. Maréchal commet des examinateurs, et sans autre formalité le reçoit maître dans la chambre de Saint-Côme, à Paris. Cette réception était nulle, aussi les chirurgiens de Rouen n'agrégèrent point de Gouëy à leur corps et ne le reconnurent point pour un de leurs membres.

De Gouëy, toujours intrigant, trouve le secret d'obtenir du sieur Maréchal sa lieutenance lorsque les offices de lieutenants furent rétablis en 1725. Aussitôt il commença, grâce à ce titre, à se venger sur la communauté. Il commença par destituer les prévosts qui étaient pour lors en place et à les remplacer par d'autres qu'il crut plus favorables à ses entreprises. Aidé de ces deux officiers, il érigea bientôt dans sa propre maison un tribunal et une juridiction où il recevait clandestinement des maîtres, soit pour la ville, soit pour les faubourgs ou pour les campagnes. Le plus ou le moins d'argent qu'on lui portait déterminait le plus ou le moins de puissance qu'il accordait. Aucuns examens, aucuns interrogatoires, aucunes épreuves de la part des sujets qui se présentaient. La plupart du temps même il ne les voyait pas.

Il ne restait à la communauté que le droit de faire les rapports attachés aux charges des chirurgiens jurés royaux créés par l'édit de 1692 et qui avaient coûté à la communauté plus de six mille livres ; mais ces rapports faisaient encore l'objet de la jalousie de de Gouëy ; il s'en saisit, et lorsque quelques maîtres témoignent de la résistance à son entreprise, de Gouëy surprend la religion de Maréchal, obtient de lui, sur de fausses accusations, des ordres supérieurs pour éloigner à vingt lieues de la ville quatre de ces maîtres. De Gouëy profite de la consternation de la communauté pour parcourir la campagne, escorté d'un huissier et de deux records, et va chercher ainsi les chirurgiens qui y sont établis. Il prétend qu'il doit viser leurs lettres et exige de ces malheureux des sommes exorbitantes et fait assigner au parlement de Paris ceux qui lui résistent. Alors la communauté de Rouen le défère à la justice. De Gouëy, pour détourner l'orage, fait venir l'affaire (en qualité de lieutenant) devant le parlement de Paris, d'où instance du Conseil qui renvoie les parties devant leurs juges naturels.

Devant le lieutenant criminel du bailliage de Rouen, de Gouëy convaincu de ses attentats est condamné à 50 livres d'amende envers le Roi, 300 livres d'intérêts envers la communauté, pareille somme envers le greffier et aux dépens. Il est interdit de ses fonctions et de sa charge pendant six mois, et condamné à la restitution des sommes qu'il avait indûment perçues.

De Gouëy interjette appel devant le parlement de Rouen ; mais par arrêt de la chambre de la Tournelle du 1er avril 1735, toutes ces condamnations sont confirmées, et de Gouëy déclaré incapable de remplir la charge de lieutenant ni aucune autre de la communauté à laquelle ces procès ont coûté considérablement, prend la fuite pour se soustraire aux condamnations prononcées contre lui.

C'est alors pendant la vacance de la lieutenance, à Rouen, que surgit l'affaire Maréchal.

AFFAIRE MARÉCHAL (TOUSSAINT, BEAUMONT ET DORIGNAC).
(Réfutation de la réponse imprimée de Maréchal).

C'est alors qu'à peine débarrassée de de Gouëy, la communauté se voit imposer par Maréchal trois maîtres dont l'incapacité et l'impéritie sont des obstacles dirimants à leur réception.

Maréchal affirme qu'il a le droit de recevoir les aspirants en cas de vacance de la lieutenance, que ce droit est aussi ancien que la charge de premier chirurgien et beaucoup plus ancien que l'établissement des communautés de chirurgiens. Celles-ci, privées de lieutenant, ne peuvent que gérer leurs intérêts communs ; mais non recevoir les aspirants. Elles n'ont eu le droit de procéder aux réceptions qu'autant qu'elles avaient acquis les charges de chirurgiens jurés créées par les édits de 1691 et 1692, supprimées par celui de 1723. — Mais pour recevoir les aspirants ce n'est pas le lieutenant qui a pouvoir, mais bien la communauté, comme toutes les autres communautés, avec cette particularité spéciale aux chirurgiens qu'il faut la présence du premier chirurgien ou de son lieutenant.

L'article 5 des statuts de 1611 exige la présence des jurés et des maîtres de chef-d'œuvre aux examens et interrogations des aspirants.

L'article 9 fait défense d'exercer la chirurgie si ceux qui y prétendent n'ont été examinés par le premier chirurgien, ses commis ou lieutenants *et jurés*. L'article 3 exige la présence des anciens maîtres lors des réceptions, et l'article 17 veut qu'en matière de réception les opinions de l'assemblée soient prises en commençant par les jeunes maîtres.

Au reste, les offices de jurés royaux n'ont pas été supprimés. La communauté de la ville de Rouen qui a acheté les deux offices créés pour leur ville pour quatre mille cinq cents livres de finance et les deux sols pour livre, possède encore ces offices et n'en a point été remboursée. Ce qui lui donnerait le droit de recevoir des maîtres en plus de l'usage établi.

— Maréchal, en recevant Toussaint, Beaumont et Dorignac sans la présence de l'un des substituts du procureur général, en a fait une réception caduque et vicieuse.

(Ce n'est plus le Grand Conseil qui connaît des choses du premier chirurgien, mais le parlement de Paris).

— De plus, il faut, d'après l'édit, pour se présenter devant le premier chirurgien en cas de vacance de la lieutenance, s'être déjà présenté pour la maîtrise dans la ville où on désire s'établir. Or, Toussaint, Beaumont et Dorignac ne se sont pas présentés à Rouen. — Des gens sans aveu peuvent se présenter aux réceptions obscures qui se font dans la chambre de Saint-Côme par des maîtres de Paris, auxquels il importe peu que les aspirants aient les qualités requises, pourvu qu'ils reçoivent les émoluments. De tels gens peuvent surprendre la religion du premier chirurgien et se faire recevoir dans une communauté dont ils auraient été pour toujours exclus, si leurs démarches avaient été connues.

Maréchal prétend qu'à Paris les examens sont entourés de toutes les garanties. Oui, pour ceux de Paris et environs, mais pour les candidats de province qui sont examinés précipitamment et obscurement ? Tel le furent Toussaint, Beaumont et Dorignac. On aurait dû leur demander le grand chef-d'œuvre comme pour les parisiens. La ville de Rouen n'a pas de raison d'être traitée plus mal que la capitale, et ne veut pas qu'on déverse sur elle trois ignorants dont voici les antécédents :

Toussaint, fils d'un pauvre tonnelier de Neufchâtel, après avoir été longtemps domestique, apprit à faire du ruban de fil, et comme il avait peu à faire et demeurait dans la même maison que le chirurgien du lieu, il l'aida à faire quelques barbes, puis il vint à Rouen faire chez un maître le détail des boutiques, passa ensuite au service d'un privilégié de veuve, prit lui-même un privilège à son tour, jusqu'à ce que de Gouëy, parvenu à la lieutenance du sieur Maréchal, homme chez qui l'argent était la mesure des actions, l'ait enfin reçu en qualité de préposé pour le faubourg de Cauchoise moyennant une somme de 500 livres. En 1722 il se présenta pour subir la légère expérience afin d'être admis au service des pauvres à l'Hôpital-Général de Rouen pour gagner la maîtrise. Interrogé en présence des administrateurs de l'hôpital, son impéritie était si grande qu'il ne put répondre à aucun des examinateurs. Cela résulte des délibérations de la communauté des 9 et 10 février 1722. Il fait du charlatanisme et vend des élixirs au faubourg Cauchoise, il n'a aucun brevet d'apprentissage. Les examina-minateurs de Paris ne savaient pas cela, et ont pensé qu'un maître depuis dix ans dans un faubourg était au-dessus de l'examen nécessaire pour être maître dans la ville. Ils se sont trompés.

Pour Beaumont les choses sont analogues. Il n'a pas de brevet d'apprentissage, mais seulement un traité entre son père et un chirurgien qui devait le prendre pour deux ans, ce qui n'a même pas eu lieu.

Quant à Dorignac, il demeurait chez une veuve, à Rouen, et s'étant fait inscrire en 1735 pour subir un très léger examen devant la communauté, les examinateurs, devant son ignorance, forcèrent la veuve à le renvoyer et à présenter un autre garçon. Mais la veuve avait sept enfants, les garçons chirurgiens étaient rares à Rouen, et Dorignac promit, en pleurant, de se mettre à l'étude, et on se laissa convaincre de le tolérer.

Voilà des gens qui, à Rouen, ne savaient pas un mot de chirurgie et qui, trois mois après, passent brillamment, à Paris,

des examens approfondis sur des sujets les plus variés et difficiles ?

— De Moyencourt, alors à Paris pour traiter de la lieutenance
alors vacante, fit entendre à M. Maréchal que la réception de
ces trois sujets était anormale.

— *Edit de 1728.* — Ordonne que toutes les communautés de
chirurgiens feront des statuts qui devront être approuvés par
le premier chirurgien et, qu'en tous cas, les statuts des chirurgiens de *Versailles* doivent servir de modèle pour tous les lieux
où existe un lieutenant du premier chirurgien.

— La communauté de Rouen n'avait aucune part à la présentation des candidats à la lieutenance. Ce sont les officiers
qui étaient chargés de cette présentation. Ainsi, de Gouëy qui
n'avait pas été agrégé à la communauté, avait trouvé accès
auprès des échevins et avait offert de la lieutenance un prix
plus fort que ses concurrents. Il avait su, d'ailleurs, s'en
dédommager ensuite.

— *Droits d'examen.* — Outre le droit de bourse commune, il
revient à chaque maître 40 sous de rétribution pour son droit
de présence à chaque examen. (Statuts de Versailles.)

— Maréchal, dans ce procès, a été excité par les maîtres qui
ont servi d'examinateurs à Paris et qui craignent d'avoir à
rendre l'argent ; sans cela, comme il l'a dit à son lieutenant
de Moyencourt, il n'aurait pas signé les réceptions des trois
sujets en cause.

— L'arrêt ordonne la réception des trois sujets, nonobstant
tout empêchement. Mais c'est une installation provisoire, et
malgré de Moyencourt la communauté interjette le haro afin
d'aller, avant de s'incliner définitivement, devant le juge qui
doit veiller à la conservation de ses prérogatives. On est allé
devant le lieutenant de police qui a fait surseoir à l'exécution
de l'arrêt et pris avis du ministre signataire de cet arrêt.

— *Cours d'anatomie.* — On reproche aux chirurgiens de
Rouen de ne pas faire de cours d'anatomie; mais ils n'en ont
pas les moyens avec toutes ces dépenses. — En achetant les
charges de jurés royaux en 1692 pour 7,000 livres qu'elle avait
empruntés, la communauté avait employé les émoluments atta-

chés à ces charges à faire faire un cours annuel d'anatomie et d'opérations chirurgicales. Cela s'est toujours pratiqué dans la ville de Rouen jusqu'en 1723, où l'édit de septembre transféra ces émoluments au sieur Maréchal pour ses lieutenant et greffier. Alors la communauté fit deux pertes : les cours d'anatomie et d'opérations cessèrent. Il ne resta qu'un vain titre dépouillé des droits qui en faisaient le revenu. Les chirurgiens n'ont jamais été remboursés, ni par le Roy, ni par le sieur Maréchal, du prix de ces offices et, cependant, ils sont demeurés chargés de la rente des fonds empruntés. Il est donc injuste de reprocher la cessation des cours publics. — Il y a bien des maîtres qui font chez eux des cours d'anatomie, mais c'est pour leur satisfaction personnelle et l'instruction de leurs enfants ou de leurs élèves.

Si M. Maréchal désire voir les cours rétablis à Rouen, l'occasion est bonne. La ville de Rouen a des fonds pour les jeux floraux, les chirurgiens demandent qu'une partie soit affectée à ces cours, les magistrats approuvent, que M. Maréchal appuie la propositon de tout son pouvoir.

La communauté reconnaît tous les droits de M. Maréchal et s'incline devant son mérite ; mais elle lui dénie le pouvoir de recevoir des aspirants qui ne sont pas présentés devant elle. La vacance de la lieutenance ne s'applique qu'à ceux qui étaient en cours d'examens et que Saint-Côme de Paris peut alors recevoir.

Toute cette supplique au Roy est signée de Guignau de Chancourt, avocat au parlement de Rouen et avocat de la communauté, et adressée à Mᵉ Lagrange, avocat de Maréchal.

Le pouvoir de nommer des aspirants à la maîtrise avait été demandé par Félix en 1679, parce que la Bretagne et la Provence s'étaient conjurées pour ne pas avoir de lieutenants et de greffier, et que cela diminuait les revenus de Félix. Par l'édit du roi il obtenait qu'il ne pouvait y avoir de nomination par les communautés sans lieutenant. En vacance de lieutenance c'était lui seul qui pouvait nommer.

De Gouëy avait fui en pays étranger le 1ᵉʳ avril 1735.

Après sa fuite, le maire et les échevins de Rouen avaient, suivant les règlements, envoyé à Maréchal les noms de trois chirurgiens pour qu'il y choisît un lieutenant, le 19 avril 1735. Il le devait dans les trois mois. Il tergiversa plusieurs mois, disent les rouennais, et c'est dans cet intervalle que se produisit la réception des trois candidats en litige. Elle avait eu lieu à Saint-Côme le 27 novembre 1735, devant Jean la Campagne, conducteur ; Antoine Turssan, lieutenant de Maréchal ; Charles Dorlet, Georges Gérard, prévosts en charge ; Simon-Antoine Bertrand, Nicolas Bourgeois et J.-B. Tartansson, anciens prévosts, en présence de Me Raymond-Jacob Finet, docteur, régent de la Faculté de médecine de Paris.

Dans une de ses réponses imprimées, Maréchal se défend d'avoir dit qu'il était fâché d'avoir engagé ce procès, mais qu'il ne pouvait plus reculer. Il reproche seulement à la communauté de Rouen de ne pas l'avoir averti à temps de sa répugnance à se voir imposer ces trois sujets, auquel cas il aurait cherché à arranger les choses avant leur réception. — Un arrêt de 1727 du Conseil d'Etat spécifie que le premier chirurgien peut recevoir des maîtres « pour les villes où ils ont le dessein de s'établir » et non plus « où ils se sont déjà présentés. »

— Le 17 novembre 1735 intervint un arrêt du Conseil d'Etat ordonnant de recevoir Toussaint, Beaumont et Dorignac dans la communauté sans autre permission nonobstant clameur de haro, charte normande et lettres à se pourvoir, et le 28 novembre 1736, Claude Pigeon, sergent royal au bailliage et vicomté de Rouen, assigne Dufay, prévost en charge de la communauté, à se trouver avec les maîtres, le lendemain, à 2 heures, en la chambre commune, avec les autres maîtres, pour recevoir le serment des sieurs Toussaint, Beaumont et Dorignac, qui paieront les droits raisonnables.

— (Le successeur de de Gouëy ne fut nommé que le 20 juillet 1735, dans les trois mois de la vacance).

La communauté de Rouen avait écrit aux autres communautés de province pour s'unir à elle.

Après haro, Maréchal avait répondu que la communauté de Rouen devait suivre les statuts faits pour toutes les commutés sur le modèle de Versailles jusqu'à ce qu'elle ait établi ses propres statuts.

— Les longues guerres de Louis XIV avaient donné lieu à plusieurs créations d'offices dans les communautés des maîtres chirurgiens ; tous ces offices furent détruits ou suprimés par l'édit du mois de septembre 1723 rétablissant les lieutenants et greffiers.   (*Arch., liasse 250.*)

La liasse 252 est entièrement composée des pièces officielles du procès de de Gouëy.

De Gouey. — *Sentence de la Cour.* — Le dit de Gouëy est dûment atteint et convaincu d'avoir abusé des commissions par lui obtenues au parlement de Paris, pour exiger indûment des sommes de plusieurs particuliers ; ensemble d'avoir contre et au préjudice des statuts et règlements, pris illégitimement de l'argent des dits particuliers, sans les avoir reçus et fait recevoir à la profession de chirurgien, d'avoir mal à propos, sans titre ni qualité, expédié et fait exécuter des commissions et amendements pour assigner devant lui en sa maison particulière ; pour punition de quoi icelui condamné en 50 livres d'amende envers le Roi, interdit des fonctions de sa charge, etc.

Adresse : de Gouëy, demeurant rue des Jacobins, paroisse de Saint-Sauveur.

Il donnait aux sages-femmes la permission d'exercer contre argent sans examen. De même aux chirurgiens des faubourgs et de la campagne. Ainsi furent reçus Barbery à Saint-Sever, Léon Doudement à Bouvreuil, Ferrant à Dernetal, Lemoine à Martainville, Thomas Guiraud à Cauchoise, Louis Toussaint à Cauchoise, J.-Etienne Doubleau à Dernetal, Antoine-Etienne dit Beaumont, id., Louis Foucault à Canteleu, Denis Bréhu à Cailly, Pierre Laval, à Boscherville, Antoine Fouquet à Jumièges, Jacques Bouvril à Elbeuf, etc.   (*Arch., liasse 248.*)

— Lettre de de Gouëy demandant du temps pour se retourner et payer ses amendes sur son bien de famille en bien fonds ou en argent.   (*Arch., liasse 247.*)

LOUIS, PAR LA GRACE DE DIEU ROY DE FRANCE et de Navarre : A tous ceux qui ces presentes Lettres verront, SALUT ; sçavoir faisons que vû par nôtre Cour de Parlement le Procès extraordinairement instruit en Bailliage à Roüen, à la Requête du Substitut de nôtre Procureur Général audit Siége, sur la dénonciation faite à nôtredit Procureur Général par les Maîtres Chirurgiens de la Ville de Roüen, signée Beaurains, stipulant pour la Communauté, Jourdain, et autres ; contre le sieur Loüis-Leger de Gouey, Lieutenant de nôtre premier Chirurgien dans ladite Communauté, pour malversations par lui commises dans les fonctions de sa Charge de Lieutenant de nôtre premier Chirurgien, appelant de Sentence renduë audit Siége le quatorziéme Mars mil sept cens trente-trois, par laquelle IL EST DIT, que ledit de Gouey est duëment atteint et convaincu d'avoir abusé des Commissions par lui obtenuës au Parlement de Paris, pour exiger induëment des sommes de plusieurs particuliers, ensemble d'avoir contre et au préjudice des Statuts et Réglemens pris illégitimement de l'argent desdits particuliers, sans les avoir reçûs et fait recevoir à la Profession de Chirurgien, et d'avoir mal à propos sans titre ni qualité exigé et fait exécuter des Commissions et Mandemens, pour assigner devant lui et en sa maison particulière : Pour punition et réparation de quoi icelui condamné en cinquante livres d'amende envers Nous, interdit des fonctions de sa Charge pendant six mois, et à la restitution des sommes par lui mal prises, defenses de commettre pareilles fautes à l'avenir, sous plus grandes peines ; ledit de Gouey en outre condamné en trois cens livres d'intérêts de dédomagement au profit de la Communauté des Chirurgiens, en pareille somme de trois cens livres envers ledit Jourdain ; sauf aux Maîtres Chirurgiens à se pourvoir ainsi et par-devant le Juge qu'il appartiendroit pour la répétition des honoraires par eux demandés, s'il y échoit, ferait ladite Sentence lûë en l'Assemblée Générale de ladite Communauté, et inscrite sur le Registre d'icelle ; ledit de Gouey condamné aux dépens de tout ce qui fait avoir été ; et permis audit Jourdain de faire lire, publier et afficher ladite Sentence partout où il aviseroit bien être, les Grosses du Procez secret aportées et déposées au Gréfe de nôtre Cour le huit Octobre mil sept cens trente-trois, qui sont, etc. Et généralement tout ce qui a été apporté et déposé au Gréfe de nôtredite Cour le huit Octobre mil sept cens trente-trois, clos et produit par lesdites Parties ; Conclusions de nôtre Procureur Général ; ledit de Gouey fait entrer en la Chambre et entendu derriere les Barreaux : Et ouï le rapport du sieur Le Boullenger, Conseiller Raporteur, tout considéré ; NOTREDITE COUR par son Jugement et Arrêt, sans s'arrêter aux nullitez proposées par ledit de Gouey, ni à son Apel de ladite Sentence du quatorze Mars mil sept cens trente-trois, faisant droit sur l'Apel *A minima* de nôtre Procureur Général de lad. Sentence, a mis et met l'Apellation et ce dont est appel au néant, émandant a déclaré et déclare ledit de Gouey dûëment atteint et convaincu d'avoir abusé des Commisions par lui obtenuës au Parlement de Paris, pour exiger induëment des sommes de plusieurs particullers ; comme aussi d'avoir contre et au préjudice des Statuts et Réglemens pris illégitimement de l'argent desdits particuliers sans les avoir valablement reçûs ou fait recevoir à la Profession de Chirurgien, et d'avoir mal à propos sans titre ni qualité expédié et fait exécuter des Commissions et Mandemens pour assigner devant lui et en sa maison particulière: pour punition et réparation dequoi a condamné et condamne ledit de Goucy en cinquante livres d'Amende envers Nous, à la restitution des sommes par lui mal prises, icelui déclaré incapable d'exercer la Charge de Lieutenant de nôtre premier Chirurgien dans le Bailliage de Roüen, ni aucune autre Charge de la Communauté des Chirurgiens de ladite Ville: Condamne en outre ledit de Goucy en trois cens livres d'intérêt envers ladite Communauté, et en pareille somme de trois cens livres d'intérêt envers ledit Jourdain ; ordonne que le présent Arrêt sera lû à l'Assemblée Générale de ladite Communauté, et inscrit dans les Registres d'icelle ; ledit de Goucy condamné aux dépens envers lad^o Communauté et ledit Jovrdain, et au Raport et coust du présent Arrêt. Si DONNONS en mandement au premier des Huissiers de nôtredite Cour de Parlement, ou au nôtre Huissier ou Sergent sur ce requis, le present Arrêt mettre à dûë, pleine et entiere exécution, selon sa forme et teneur, de ce faire te donnons pouvoir et autorité. Mandons et commandons à tous nos Officiers et sujets, et à toi, en ce faisant obéïr, en témoin de quoi nôtre Scel a été mis et aposé à cesdites Presentes. DONNÉ à Roüen en nôtredite Cour de Parlement le premier jour d'Avrii l'an de grace mil sept cens trente-cinq, et de nôtre Régne le vingtième. Collationné, signé, AUBRY, avec paraphe. Par la Cour, signé, LE SAULNIER, avec grille et paraphe. Vû, avec paraphe. Scellé le neuf Avril mil sept cens trente-cinq, avec paraphe. Archivé le neuf Avril mil sept cens trente-cinq, aussi avec paraphe. En marge, Visa LE CERF DE LA VIEUVILLE, avec paraphe. Et scellé en queuë d'un Sceau de cire jaune. Dûëment signifié à Procureur et à Domicile le neuf Avril mil sept cens trente-cinq par COSSARD. Dûëment contrôlé le dit jour par HERVIEU.

> *Collationné par Nous, Ecuyer, Conseiller, Notaire,*
> *Secrétaire du Roy et du Parlement de Norman-*
> *die, pour autant qu'il en est ci-dessus transcrit.*
> *COUSIN DE VINVAL, avec paraphe.*
>
> *(Arch., liasse 250.)*

QUERELLE DAMBRIN — COMMUNAUTÉ.

A propos des Statuts.

1757. — Requête contre la lettre de cachet de Dufay, Lebigre, Rioufle, Rouverel fils et Pillore les excluant des séances.

Ils attribuent cette lettre de cachet à ce qu'ils auraient fait opposition à l'enregistrement des statuts, et des lettres patentes qui les ont homologuées en février 1756, contrairement au lieutenant Dambrin qui en avait poursuivi secrètement l'enregistrement sans les avoir communiqués à la communauté.

Or, il y avait quatre articles nouveaux, 9, 74, 102 et 103, des plus préjudiciables à la communauté en général et à chaque maître en particulier.

1° L'article 9, en ce qu'il ôte à tous les maîtres la barberie qui est la seule ressource pour la subsistance de ceux qui n'ont qu'une réputation médiocre en chirurgie, et plus encore de ceux qui sont âgés et infirmes et de leurs veuves et enfants ;

2° L'article 74 restreignant le jury des aspirants à la légère expérience aux lieutenant prévost, doyen, et deux maîtres, alors qu'il fallait auparavant la pleine assemblée de la communauté ;

3° L'article 102 autorisant une visite annuelle du lieutenant et du greffier chez tous les maîtres, alors que, seuls, les prévosts y ont droit ; d'où nouveaux frais et mise en tutelle des maîtres sous le lieutenant ;

4° L'article 103 qui autorise enfin la visite du lieutenant aux chirurgiens de la campagne, ce qui n'appartient encore qu'aux seuls prévosts.

Dambrin a fait approuver par une cabale de la communauté contre le gré de la vraie communauté.

D'où troubles et passe-droits par le lieutenant Dambrin, qui n'a pas eu gain de cause devant les juridictions locales et son recours à l'autorité de la Martinière.

D'où lettres de cachet obtenues par surprise contre quelques maîtres qui, en réalité, représentent toute la communauté, celle-ci ayant pris le nom de parti de Le Houé contre le parti de Falaize, qui est la cabale de Dambrin (1756).

« Depuis 1723, dit la supplique du parti Le Houé, Dufay, Pillore et autres, depuis le rétablissement des lieutenants, la communauté de Rouen a eu le malheur d'avoir successivement trois lieutenants qui en ont tous été le fléau. Il n'a plus été possible de tenir une assemblée ni d'avoir l'expédition d'une délibération que l'exploit ou l'ordonnance du juge à la main. Les entreprises continuelles des lieutenants sur les fonctions et droits des prévosts, leur despotisme qui s'est porté jusqu'à la soustraction des pièces déposées dans les archives de la communauté, leurs exactions, leurs concussions multipliées, tout cela a été l'occasion de procès constants. Mais les lieutenants ont toujours été condamnés avec dépends. »

Comme preuves : de Gouëy condamné à 50 livres d'amende, déchu de tous ses droits, et astreint à 300 livres de dépends pour la communauté, avec restitution des sommes indûment perçues.

— De Moyencourt, son successeur, et ses adhérents condamnés à rendre des sommes considérables extorquées au sieur Pillore et autres aspirants pour leurs actes.

Dambrin en use de même pour les aspirants chirurgiens et les sages femmes. Il les retarde et les fait languir pour en tirer davantage.

Enfin, il a fallu un arrêt pour forcer Dambrin à réunir une assemblée pour nommer un prévost à la place de Marette.

En dernier lieu, Dambrin a traduit Riouffe et Rouverel, prévosts, devant le parlement de Paris, sous prétexte qu'ils n'avaient pas prêté serment entre ses mains. Or, il n'est pas venu à l'assemblée ordonnée pour cela par le parlement. Pour ce fait, il a encore été condamné par le parlement de Normandie.

(Cette demande de révocation des cinq lettres de cachet n'eut d'effet que plus tard, tellement la hiérarchie avait de force.)

Mémoire imprimé (avec un fronton sur bois représentant un paysage) : chez Jacques Ferraud, rue Ganterie, 1759.

Observations pour servir d'addition aux mémoires de la communauté des maîtres en l'art de chirurgie de la ville de Rouen contre Mᵉ Louis-Auguste Dambrin, lieutenant en la même communauté des maîtres perruquiers.

Cette note, adressée à la Cour, débute par cette déclaration :

La Cour aura sans doute remarqué que la communauté a toujours eu ses usages particuliers, nonobstant tous statuts généraux ; que tous les premiers chirurgiens de Sa Majesté n'ont jamais entendu que la communauté de Rouen fut confondue dans aucun statut général, et que Sa Majesté elle-même a déclaré que la différence des villes exigeait une différence dans les règlements. On aura aussi remarqué (*vide* la 3e page du 4e mémoire de la communauté) que le sieur de la Martinière, avant de faire adresser l'homologation des statuts généraux de 1730 en ce parlement, a prévenu la communauté de ne pas se laisser confondre dans ces règlements, ni préjudicier dans ses statuts particuliers. (*Arch., liasse 246.*)

Suit la discussion contre Dambrin qui veut s'arroger le titre de prévost perpétuel. On interjette haro.

Procès a propos des Statuts (1).

La communauté de Rouen se conformait aux statuts de Versailles de 1723, quand il plut au roi de faire de nouveaux statuts en 1730, enregistrés au parlement de Rouen en 1752. Mais dans ces derniers, les réceptions étaient moins longues, aussi la communauté qui sollicitait des statuts particuliers, continuait à se conformer à ceux de 1723. Cela déplaisait à quelques membres, et de Moyencourt, étant lieutenant, profita de la réception du sieur Pillore pour décider qu'on se conformerait aux statuts de 1730-1752. — Ceci se passait en juin 1753.

Au moment où cet arrêté fut porté sur le registre, tous les maîtres délibérèrent que, nonobstant l'arrêté du lieutenant de Moyencourt contraire aux usages, les aspirants continueraient leur chef-d'œuvre suivant les statuts de 1723, et que la communauté se portait garante des inconvénients qui pourraient en résulter pour le lieutenant. — Mais alors Rioufle et Rouverel demandèrent restitution de droits qu'ils avaient payés suivant les statuts de 1723, prétendant qu'on aurait dû leur demander seulement ceux de 1730. Mais Rouverel était prévost et ne pouvait juger pour et contre lui, car la communauté soutenait le lieutenant. Alors on remplaça Rouverel par Thibaut. — Ce fut le début d'un schisme qui ruina la communauté en procès, car il n'était pas d'usage de destituer un prévost. — Dufay et Le

---

Bigre s'insurgent les premiers. Pillore se joignit à eux et réussit seul à se faire rembourser quelques droits. — On se retrouva à la reddition des comptes de Thibaut, à propos des frais à payer pour ce procès. Dufay, Marette, Rouverel, Riouffe, Le Bigre et Pillore firent opposition. Les comptes furent déposés au parquet en 1756 ; mais le prévost Marette exigea un jugement pour assembler la communauté à ce sujet. Au jour dit, le procureur du roi ayant été empêché, les opposants, Marette en tête, firent constater leur présence par huissier, et se retirèrent et refusèrent de reparaître. Malgré cela, les comptes de Thibaut furent alloués. En séance, pour la balance du compte, Riouffe et consorts s'opposèrent. Le but poursuivi par eux était surtout de faire destituer Thibaut de sa place de prévost où il avait été nommé en 1756, en soulevant un procès entre lui et la communauté. Thibaut fut maintenu et on nomma un conseil de six membres pour gérer les affaires avec les prévosts.

Marette ayant démissionné, pour cause de maladie supposée, de sa place de premier prévost, on nomma Rouverel, ennemi de Thibaut. Déjà les mêmes s'étaient plaints que les répartiteurs dont était Thibaut, aient changé leurs rôles pour décharger les leurs.

Dès sa nomination, Rouverel convoque Thibaut pour partir faire les visites des chirurgiens de la campagne, à 4 heures du matin, et rester ainsi absent huit à dix jours. Mais Thibaut, convoqué dans le même temps comme répartiteur, reste à Rouen. Alors les autres, au nombre de dix en séance, le destituèrent comme ayant refusé de faire les visites et lui substituèrent Riouffe. Thibaut s'opposa à la prestation de serment des nouveaux prévosts. C'est alors que le premier chirurgien du roi prévenu par Dambrin, le lieutenant, en avisa le ministre, déjà saisi par le lieutenant de police de tous ces désordres, et que les lettres de cachet furent lancées contre cinq maîtres : Dufay, Lebigre, Rouverel, Riouffe et Pillore.

Entre temps, les statuts revisés par la communauté avaient été modifiés par le conseil, et les mêmes membres de la communauté s'opposaient à leur enregistrement. Ils demandaient des modifications aux articles 9, etc. (Voir leur requête.) — La chicane durait encore en 1766.

1757. — Destitution de Thibaut comme prévost par Rouverel fils et les autres, à cause de sa conduite sur l'homologation des statuts, ses tracasseries qu'il a fomentées depuis son absence à l'assemblée, depuis les arrêts de la Cour, vu ses refus et citations devant le procureur général, etc.

(Arch., liasse 264.)

1758. — Thibaut et Dambrin, lieutenants, plaident contre le reste de la communauté représentée par Rouverel et Riouffe devant la Cour. Thibaut s'est fait l'exécuteur d'une cabale avec Hélie et Perrier, après s'être réunis chez Hélie et dans une buvette, et a annulé toutes les procédures de haro contre l'arrêt de la Cour qui ordonne et autorise Lefebvre et de La Londe de poursuivre sous le nom de la communauté le jugement du procès en opposition aux statuts contre Dambrin et les perruquiers, et celui contre Léger, Compaing et Drouet. — Condamne Thibaut, Hélie, Perrier et joints à quinze cents livres d'intérêt et dépends. *(Liasse 250.)*

PROCÈS DES MAITRES CONTRE LES GARDES,
JURÉS ROYAUX OU PRÉVOTS.

1655. — Procès d'Audierne, chirurgien à Dernetal, contre les gardes.

1665. — Procès contre l'élection de Fizet, comme garde, que Laurent Laisné veut empêcher, avant la fin de son procès au grand conseil, de siéger comme juré aux examens du chef-d'œuvre de Aveaux.

1687. — Louis Le Houé, rue Bouvreuil, près Saint-Godard, attaque, quelques années plus tard, les jurés, de Grouchy en tête, pour non application régulière des règlements sur les redditions de comptes.

1657. — Arrêt de la Cour ordonnant, à la demande de François Roussel, premier garde, contre Charles le Huc, Louis Le Houé, Pierre Coignard, J.-B. Heurtault, Denis Fréminot, Jean Legris, Adrian Dubosc, Louis Hélye, Nicolas Fizet, Nicolas

Linant, Michel Saint-Aubin et Jean Pain, que les deniers du chef-d'œuvre de Dominique Sonnes seraient remis au premier garde pour les affaires de la communauté.

(*Arch., liasse 262.*)

1736. — Dans un exploit, l'huissier, Morisset indique qu'il s'est rendu à la chambre des chirurgiens, rue du Chaudron, et est monté à une seconde chambre, dite le grenier de la chambre commune, qui est sur celle où délibère et s'assemble la communauté, et à 4 heures il est redescendu dans la première où il a requis les chirurgiens nombreux assemblés de recevoir Louis Toussaint, Anthoine de Beaumont et Daurignac dans la communauté, avec l'argent des droits de la bourse commune. — Ils avaient été reçus à Saint-Côme par le sieur Maréchal.

(*Arch., liasse 250.*)

1756. — Procès-verbal sur le compte du sieur Thibaut, en la chambre de la communauté, rúe du Chaudron. Les réunions avaient lieu à 2 heures après midi, heure ordinaire.

— Première année de recette de Thibaut. Contestation sur la somme de 36 livres payées à Me de Gore, avocat, dans le procès du sieur de Moyencourt contre Riouffe, Rouverel, Pillore et joints. — Thibaut refuse de continuer à lire son compte rendu.

(Charles-Nic. Nicolle, rue Martainville ; Pillore, rue la Prison, paroisse Sainte-Marie-la-Petite).

La continuation est ordonnée par le lieutenant général de police.

— Billet imprimé, adressé aux maîtres, 12 juillet 1756, signé Marette.

(*Arch., liasse 250.*)

1756. — EXAMEN DES COMPTES DE THIBAUT
DEVANT LE PROCUREUR DU ROI.

Liste des Maîtres :

Sont présents (9 décembre 1756) :

Dambrin, lieutenant ; *Marette*, premier prévost ; *Thibaut*, deuxième prévost ; *Hélye*, doyen ; *Rouverel* père, absent (malade) ; *Jourdain*, présent ; *Gauthier*, absent (à Louviers) ; *Gigot*, présent ; *Guilliot*, absent.

Chiffandel des Barres, présent ; Dufay, absent ; Poignon de La Londe, absent ; Desnos, présent ; Perrier, présent ; Le Bigre, absent ; Le Cat, présent ; Lefebure, absent ; de Beaumont, présent ; Daurignac, présent ; Gravé, absent ; Bunon, absent (à Saint-Saëns) ; Delacroix, absent ; Riouffe, présent ; Villon, présent ; Rouverel fils, absent ; Nicolle, absent ; Quesney, absent ; Léger, présent ; Compaing, présent ; Drouet, présent ; Pillore, absent ; Bonamy, absent ; Lepeyre, absent.

La reddition normale des comptes de Thibaut aurait, d'après lui, été entravée par Riouffe, nouveau prévost, et jaloux. — Alors, Thibaut se retire ; d'où tout le procès. Le tout à la suite de la démission de Marette, premier prévost, malade, et remplacé par Thibaut. — Pièces à remettre en trois jours.

(Liasse 250.)

1756. — Louis Thibaut, second prévost, se plaint que Rouverel, premier prévost, et quelques autres, l'aient éliminé pour mettre Riouffe à sa place.

1757. — Procès de Pillore contre Léger, Compaing et Drouet, en restitution de droits indûment perçus en trop. Il obtient gain de cause en appel.

(Arch., liasse 262.)

1761. — Querelle des Maîtres contre Rouverel, ancien prévost, qui ne rend pas les comptes de la gestion de Marette. — Rouverel condamné.

Procès de la Communauté contre certains de ses Membres, des Veuves, des Aspirants, des Garçons, des Préposés.

Arrest contre Bourdon, 1507. — N'exercera qu'après avoir passé les examens du chef-d'œuvre.

(Parchemin, liasse 261.)

Procès de Desdames, garde, contre Buisson, chirurgien, maître juré de la Conciergerie, 1594.

(Parchemin, liasse 261.)

1597. — Le procès des gardes : Pierre Varembault, Jean de Bouafles et Robert Beauclerc contre Hercules Lemesle et Michel Blondeau, chirurgien à Duclair, était dû à ce que ceux-ci avaient signé un rapport sur la fille Hélène Masson, de Varengeville, en prenant le titre de gardes de l'état de chirurgie au bailliage de Rouen. (Le père Masson avait payé la signature ung teston, 3 francs.) — Condamnés à l'amende.

(Parchemin, liasse 261.)

1635. — Jacques Hélot, lieutenant du premier barbier du roy, et Etienne Avache, Gilles Dessains et Artur Heurtault, gardes, année présente, de l'art de chirurgie, poursuivent au bailliage Gillebrot Ydret (?), exerçant au faubourg Saint-Sever.

(Parchemin, liasse 261.)

1640. — Procès de Charles Olive, chirurgien au faubourg de Cauchoise, pour avoir outrepassé ses droits.

— De 1630 à 1640, plusieurs arrêts interviennent dans ce sens.

1655. — Procès de La Balle, aspirant, contre les maîtres et gardes qui remettent sans cesse sa réception. Procédure compliquée.

— Pièces du procès Guillebert et Lamy, 1663.

1663. — Procès Leclerc, chirurgien à Rouen, 1663, qui refusait de payer ses droits de chambre commune, puis sa part des arrérages de rentes, sous prétexte que l'argent avait été pris pour plaider contre lui.

(Arch., liasse 253.)

1665. — Sommation faite à Heuzard de se retirer de la chambre commune.

1667. — Procès de Gabriel Heuzard perdu par les chirurgiens, qui prétendaient qu'il avait été reçu à la maîtrise irrégulièrement et demandaient la cassation de sa réception au privé conseil. — Ils sont condamnés à 800 livres d'amende envers lui.

(Arch., liasse 251.)

— Pièces du procès de Delamare, 1668.

— Pièces du procès François Beaurain, 1663, Laurent Laisné,
étant lieutenant du premier barbier.

(Arch., liasse 247.)

1673. — Procès de Dufour qui n'avait déjà pas rempli un
concordat signé avec la veuve d'Etienne Havage, maître chirurgien à Rouen.

1687. — Procès des gardes contre Dubuisson qui tenait le
privilège de Bachelier, barbier-étuviste, et aurait pansé et
médicamenté un bourgeois nommé Lasnier, contrairement à
l'édit de 1673 qui crée les barbiers-étuvistes et leur défend tout
acte de chirurgie. (Le malade allant plus mal depuis ces soins.)

(Arch., liasse 253.)

1689. — Beaurain, compagnon, se pare du titre de maître;
les gardes de la communauté protestent au bailliage.

1693. — Drouet, chirurgien à Cauchoise. — Procès contre
lui pour abus d'exercice sans mandat, prise d'apprentif, exercice en ville.

1695. — Condamnation d'un nommé Jouas qui tenait le privilège de la veuve De la Roche et continuait à exercer après la
mort de celle ci, alors qu'il n'était que garçon, serviteur
gagnant argent, à pain et à feu. — 60 sols d'amende, boutique
fermée. *(Arch., liasse 257.)*

1698. — Sentence contre le sieur Charles, maître chirurgien,
habitant rue de la Croix-de-Fer, qui tenait boutique ouverte
ailleurs qu'à son domicile, par l'entremise de Denis Bréhu, rue
du Petit-Ruissel.

— (Procès Jamot, garçon de Fournier, qui avait loué son privilège pour 50 livres par an tant tenu tant payé, cela sans qualité.)

1702. — Procès des chirurgiens contre Pierre Hébert, chirurgien du faubourg Saint-Sever, qui outrepassait ses droits.

1718. — Procès contre Levesque, chirurgien de Saint-Sever,
qui doit trois ans de visites. *(Arch., liasse 262.)*

— Procès contre Mauger et Gréhalle, octobre 1718. On les fait comparaître à la chambre commune pour demander des explications sur l'exercice illégal qu'ils ont fait en délivrant, entre autres, la pièce suivante :

Cejourd'hui 15e juin 1714, après avoir examiné comme chirurgien juré royal de cette présente année Anne Patriarche, de la paroisse Saint-Gervais, tant sur la théorie que pratique de l'art d'obstétrice, et l'avoir trouvée capable d'exercer le dit art au dit lieu, je lui ai délivré la présente lettre pour, par elle, être autorisée à faire les accouchements dont elle sera requise et autres maladies dont toutes les femmes sont en danger d'être attaquées pour les soulager, ce que je lui ai délivré le dit jour et an que dessus. *Mauger, Gréhalle.*

(*Lettre sur parchemin*). (*Arch., liasse 253.*)

1723. — Affaire de Beaurain. — (*Arch., liasse 249.*)

(L'histoire de de Beaurain se trouve exposée tout entière dans la supplique suivante écrite de sa main sur papier grand format.)

IKETHPIA   IKETHΣ
Ikétèria.   Ikétès.

A nos seigneurs de parlement en la Chambre de Tournelle,

Supplie humblement François de Beaurains, chirurgien du danger, appelant de sentence rendue par le lieutenant criminel de Rouen le 23 mai 1722, détenu prisonnier aux prisons de la Cour,

Contre les gardes chirurgiens de cette ville, intimés.

Et vous remontre que depuis 1660 son père a été l'objet des persécutions de son lieutenant et gardes des chirurgiens, ne le voulant recevoir parce qu'il était capable et avait trop de réputation dans la ville. Mais à force d'argent il fut évoqué au grand conseil par le sous-lieutenant qui y avait ses causes commises au nom de la communauté. Ils y plaidèrent quatre ans ; enfin, fatigué avec excès par trop de choses, en 1666 la maladie contagieuse arriva en cette ville pendant le cours de laquelle les officiers moururent, ce qui l'obligea à prendre le parti de se faire recevoir chirurgien du danger, où il paya le tribut à la Parque, laissant pour héritage à sa femme six enfants qu'elle a eu bien de la peine à élever. Les chirurgiens l'ayant attaquée en procès pour fermer sa boutique en déchurent par autorité de la Cour. Il se tait des peines qu'ils ont données à sa famille.

Invidia quotidie nocet. (Tér.)

Après vingt-cinq ans, le suppliant ayant exercé l'art de chirurgie, tant aux écoles de Paris qu'ailleurs, s'établit en cette ville où il commença à éprouver les mêmes sentiments de vexation, cherchant à le perdre par des voies indirectes qui seront exposées et justifiées par cette requête.

Obsequium amicos, veritas odium parit. (Tér.)

Il ne s'est point présenté d'occasion qu'ils n'aient fait connaître leur haine, quoique mal fondée, puisque sa capacité est notoire non seulement aux médecins les plus fameux, à eux-mêmes et à toute la ville, tant sur l'anatomie que sur les plus fameuses opérations qu'il a pratiquées sur le corps humain où il a réussi en leur présence ; et, s'il osait dire, des maladies désespérées et abandonnées par les plus fameux de l'art, qu'ils ont entretenu pendant quatre ans sans réussite, lesquelles le suppliant a guéries à leur su, dans les prisons du bailliage de cette ville. Et c'est en vain qu'ils aient pour armoiries :

Oculata manus ægros mirifice sanat.

Saint-Pierre Lhonoré (1) en est un juste témoin. Il faudrait plutôt dire : *Cæca manus ægros vice funesta necat.*

Trois ans après son établissement les chirurgiens lui firent fermer sa boutique, parce que la veuve, dont il tenait le droit, ne demeurait pas dans la maison. Le nommé Leprévost, chirurgien du danger, mourut, et trente particuliers donnèrent leur requête aux échevins de cette ville. Ils en reçurent un, nommé Roussel, de leur seule autorité, et qui était au goût des chirurgiens.

La Cour souveraine, M. le marquis de Beuvron, comme les premiers potentats, cassèrent tout, et ordonnèrent que le plus expérimenté des trente serait admis. Pour cela furent nommés cinq médecins, savoir : deux de la part de la

---

(1) Membre du collège des médecins de Rouen.

Cour, deux de la part de M. de Beuvron, et celui des dits sieurs échevins, pour, par iceux en plein bureau, présence et conjointement avec les autres chirurgiens, être examinés et faire les opérations requises sur un sujet, depuis deux heures après midi jusqu'à sept heures du soir, pendant deux jours, ce qui a passé pour abus *novissime*.

Les chirurgiens refusèrent d'examiner le suppliant, *animi gracia*, quoique *mimium plenis visceribus*; il fut forcé de les faire sommer deux fois pour exécuter la dite ordonnance. Enfin il fut examiné tant sur la théorie que sur la pratique par les sieurs médecins et chirurgiens, et, vu sa capacité, fut admis, malgré l'opposition que firent ensuite les dits chirurgiens, et approuvé par la Cour, M. de Beuvron, le lieutenant général, et depuis par M. l'intendant avec les attestations des plus célèbres médecins (1).

Il serait hors de saison d'écrire les indues vexations qui lui ont été faites de la part de ces parties; les pièces jointes au procès en font foi, et jamais la Cour n'a connu de procédé si odieux. Elle est suppliée d'y faire attention.

Nam Divina Themis sanctum fovet ipsa senatum.

Le sieur Picard, chirurgien défunt, ennemi des lâchetés, ayant eu un procès par eux fomenté, le voulant destituer du titre de garde et l'exclure de leur communauté pour un an, gagne le procès contre eux avec dépens. Cet habile homme, très lettré, après son procès gagné, fit un recueil qui détaillait tout ce qui se passait chez plusieurs maîtres chirurgiens ses parties, sur les altercations actuelles de la dite communauté et sur plusieurs vices dont le suppliant se tait. Comme le dit Picard le connaissait ennemi de l'injustice et intègre, il lui en fit confidence pour les copier.

Quisnam vir frugi tam candida scripta negasset ?

Il est vrai qu'il y a commenté et ajouté quelques pièces de

---

(1) Dans les pièces annexées au dossier, on trouve des certificats très nets et élogieux signés des médecins du collège : Noël, Powel, Buquet, Lenoble, Houppeville, datés de 1690, octobre, comme membres du jury requis par les échevins ; un de 1690 signé Lhonoré, et un autre de 1692 signé Deffontenes. (Tous ces médecins venaient de Montpellier.)

poésie à la louange de quelques-uns et à la honte de quelques
autres. Monseigneur le premier président et Monseigneur le
procureur général ont lu deux requêtes en vers latins, où il n'y
avait rien que de vrai. Ces illustres magistrats y prirent attention et accordèrent le contenu d'icelles contre les parties ; et
jamais il n'a divulgué ni fait imprimer aucune pièce.

Mais comme ils l'ont toujours épié dans ses actions, même
dans ses pratiques, il donne à un relieur les cahiers, qui les
montra et fit lire *secreto* à un quidam, son voisin, lequel fut
trouver les chirurgiens et livra le suppliant et les cahiers à
demi reliés pour une somme d'argent (1). Qui se peut dispenser
de dire :

Iscarius pesti infandæ devotus Judas prodidit insontem ?

Aussitôt, les gardes qui ne cherchaient que l'occasion favorable à leur dessein pernicieux, les firent arrêter, et ensuite ont
fait déclarer le suppliant de prise de corps, comme s'il avait
tué et assassiné quelqu'un. Il a été prisonnier et il languit
depuis près de deux ans, pendant lequel temps il a été assez
malheureux de perdre sa femme, sa maison, ses biens ayant
été au pillage, n'ayant personne qui prenne ses intérêts, et
demeuré sans secours.

Le prétexte est assez frivole, car les gardes chirurgiens n'ont
jamais pu établir qu'il ait fait imprimer, ni distribuer le dit
recueil, qui, originairement, ne venait pas de lui. Ils ont insi-
nué lâchement qu'il y avait des magistrats de distinction qui y
étaient mêlés et critiqués ; c'est ce qui n'a pu être établi et
jamais ne sera. La fausse avance des parties est énorme et
imprudente.

Heu minium felix genios qui nescit iniquos !

Cependant il est intervenu une sentence, aussi extraordinaire
qu'on ait jamais vue (parce que, suivant les apparences, chacun a besoin d'un chirurgien, soit pour le guérir, ou pour le
rendre malade), par laquelle le suppliant est atteint et con-

---

(1) Le procès-verbal de saisie porte qu'il s'agissait de deux cahiers ou
volumes reliés en veau noir neuf, sur la couverture desquels se trouvait
écrit : *Hic tumultus nequitiæ quorumdam chironum apertus est.*

vaincu d'avoir composé, écrit et fait relier le dit libelle en question contre la réputation des chirurgiens, pour punition de quoi il est condamné à cent livres d'amende, à faire réparation d'honneur à genoux, tête nue, dans la chambre de la communauté, et là dire qu'il demande pardon à tous ceux qu'il a offensés, à lacérer et brûler les feuilles et livres reliés mentionnés au procès ; que son nom sera biffé du catalogue des chirurgiens pour, à l'avenir, être déchu de tout droit de maîtrise et privilèges de la dite communauté, dont du tout sera dressé procès-verbal par l'huissier de service. Le dit Beaurains condamné en outre en dix mille livres d'intérêt envers la dite communauté, applicables à la construction d'une chambre commune pour les anatomies, et autres affaires, et aux dépens du procès. Défenses faites à icelui de Beaurains de récidiver à peine de punition corporelle, et permis de faire lire, publier et afficher la présente sentence partout où besoin sera, etc.

Haud Dubie regnabant tunc decreta Dracontis,
Curia sed prudens sequitur nunc acta Solonis.

La manière dont les parties et le lieutenant criminel ont fait exécuter cette sentence va assurément surprendre la Cour. Le suppliant, après avoir fait ses protestations par un procès-verbal signé de lui, des huissiers, des recors, contre les deux griefs dont est appel, fut conduit par iceux accompagnés d'un nombre d'archers et exempts du grand prévost, en la chambre de la communauté des chirurgiens, pour voir et faire exécuter la dite sentence, contre le sentiment de ceux qui avaient horreur de voir une pareille action, lesquels s'étaient retirés. Il n'en resta que dix, parmi lesquels entêtés, un d'iceux nommé Thibaut, homme d'honneur, lequel par son mérite, sa science et par toutes les plus difficiles opérations chirurgicales et découvertes qu'il a faites, dont le suppliant est témoin, s'est attiré l'approbation des plus savants, tant de Paris que de cette ville, en l'art chirurgical, quoiqu'il s'imaginât être aussi lésé, ne laissa pas de faire une remontrance aux gardes en faveur du suppliant, présence des huissiers, recors de la maréchaussée, et la populace qui s'y était glissée, croyant que c'était un criminel qu'on allait exécuter. La Cour peut bien se figurer les suites que la populace faisait à cette escorte et des huées qui furent faites.

Turpius haud aliquid fuit, aut ceremonia talis.

Le dit Thibaut, enfin, voyant que sa remontrance était inutile et que la plus saine partie de la communauté s'était retirée de peur de voir cette horrible exécution, se mit en colère, leur reprocha leurs vérités et dit que le suppliant n'avait pas écrit le quart de ce qu'il savait de leur ignorance et de leur conduite. Cela fit un gros bruit pendant une heure, tandis que le suppliant exécuta la réparation portée par la dite sentence et brûla les livres de vérité, dont les gardes furent contents, présence de plus de trente personnes de la lie du peuple. Il faut avouer que cette comédie fut bien honteuse et que ce petit nombre réputés pour chirurgiens avait peu Dieu devant les yeux et encore moins le cœur tendre, desquels on peut dire avec justice :

Nulla per obscuros saltus tam barbara corda
Invenient Furcæ, nec similes genios.

Après avoir satisfait à la réparation, ils lui demandèrent deux mille livres pour les intérêts ; mais comme le suppliant est dans l'impossibilité de les payer, ils ordonnèrent que sans quartier, sans pitié, il fut retrudé en prison, ce qui arriva avec avec le même opprobre. Ces cœurs d'acier, ou pour mieux dire de tigres, auxquels le suppliant a rendu mille services, tant sur la profession ou autrement, dans ce moment ressemblèrent à Pharaon par leur endurcissement et leur entêtement pour le faire périr en prison. C'est une pauvre vengeance que d'avoir un sentiment pareil.

Quid sperant rixa, mortem capiuntne minacem ?
Vel fore mancipium tempus in omne suum ?

Les gardes auraient bien dû se contenter, et par charité chrétienne le renvoyer chez lui sans faire un accumulement de frais pour l'abîmer, sans qu'il leur en coûte rien, parce qu'ils tirent cet argent de la bourse commune : *Invitis supplicantis amicis :*

Quandoquidem sumptus cumularunt undique duros
Quid facient ubi sol denegat ipse diem ?

La Cour est suppliée d'avoir la bonté d'observer qu'avant d'exécuter cette sentence, le suppliant se réserva à son pourvoi, ce qui lui donna la liberté d'appeler à votre suprême tribunal.

Vester quippe thronus mansueta luce coruscat.

Comme il était détenu dans la prison du bailliage pour les intérêts simplement, et qu'il avait satisfait à une réparation forcée, il demanda par deux sommations alternatives sa provision de vivres. Le lieutenant criminel la lui refusa, à moins qu'il ne signât un acquiescement à son appel, en sorte qu'il fut huit à neuf mois sans provision ; car cet illustre personnage était prévenu de son autorité : *Attamen non vixit ex rapto (ut aiunt).*

Enfin, la Cour faisant la visite le 24 décembre, le suppliant fit plaider sa cause, et il fut ordonné que la provision lui serait payée et que les intimés feraient lever l'appel dans trois mois, et qu'il serait transféré dans la prison de la Cour, quoique cependant il ne fût question que d'intérêts seuls, sans condamnation par corps.

Subsidium, eu, inopem prudens quo Curia fulsit.

Les intimés ont attendu jusqu'à quinze jours avant Pasques que le suppliant qui était détenu demi-mourant au lit fût enlevé de la prison du bailliage par Me Conard, huissier, homme connu par son mérite et son agréable douceur, lequel par ses paroles honnêtes, présence du geôlier et de la geôlière, de ses adjoints auxquels le cœur saignait d'horreur, ne lui voulut pas permettre de prendre un bouillon, disant qu'il n'y a pas loin au palais, et ce n'est pas grand perte quand il..., etc. Il l'enleva tout glacé, dont il n'est pas encore rétabli. On peut dire que c'est un pélican, car il se sacrifie pour soutenir son prochain. *Accensum similem nemo super orbe videbit.* Ils ont fait apointer et distribuer le procès à son insu entre les mains de M. d'Hacqueville, sénateur très intègre.

(Les feuillets suivants, toujours entrecoupés de vers latins ou de citations, ne sont qu'un plaidoyer personnel qui se termine ainsi : *Parcite scriptori nam meliora nequit.*)

———

De Beaurains, dans une requête antérieure datée de 1711 et adressée au lieutenant de police, raconte sa réception par les échevins et les médecins en 1690 et l'autorisation du parlement à lui donnée en 1691 d'ouvrir boutique et de prendre rang dans la communauté, aux charges ordinaires. Il avait quelques jours avant offert chez lui un repas de remerciement aux médecins et chirurgiens, à l'issue duquel les chirurgiens avaient délibéré qu'ils ne le voulaient pas reconnaître comme maître, et ils obtinrent de l'intendant de la généralité de lui faire fermer boutique, qui lui fut rendue après nombreuses procédures pour obéir à l'autorisation de la Cour.

Dans toutes les occasions les maîtres chirurgiens ont refusé de lui laisser faire acte de maître, tel que conducteur d'aspirants.

En 1710, de Beaurains s'étant fait déliver un cadavre par Messieurs de la Cour pour travailler sur icelui pour l'instruction des garçons chirurgiens, on lui refusa la clef de la chambre commune, si bien que le cadavre fut inutilisable ; et ainsi de suite, les chirurgiens de chef-d'œuvre n'ayant jamais manqué une occasion de le mettre à l'écart malgré ses clameurs de haro et autres procédures.

Procès de Beaurain. — Pièce où se trouve la requête des chirurgiens contre lui. — On y raconte que Beaurain fut transporté en chaise à la chambre commune parce qu'il alléguait d'une brûlure à la jambe qui l'empêchait de marcher. — Là il exécuta la sentence, déchira les livres qu'il jeta dans le feu et son nom fut biffé de la liste des chirurgiens.

Les libelles étaient répandus dans le public depuis plusieurs années ; la communauté fit saisir les deux volumes au moment où ils étaient à la reliure chez Michel Lallemand, libraire-relieur, rue des Bons-Enfants, paroisse de Sainte-Marie-la-Petite.   (*Arch., liasse 246.*)

1723. — *17 juillet.* — Arrêt notable imprimé pour être affiché aux carrefours, rendu en faveur des jurés royaux et communauté des maîtres chirurgiens de la ville de Rouen, par lequel la Cour de parlement a confirmé une sentence du lieutenant général de police qui condamne le sieur J.-B. Duval, chirurgien juré à Rouen, en 20 sols d'amende envers le Roi, 3 livres d'intérêt, et aux dépends envers le sieur Jean Darracq, ancien maître chirurgien en la dite ville, pour avoir, le dit sieur Duval, allicié Eudes, garçon de boutique du dit sieur Darracq, et s'être servi de lui pour briguer les pratiques, avec défenses de récidiver.

1727. — Procès de la Couchie du Lys, préposé à Saint-Sever.

1734. — Procès de Louis Toussaint, Jacques et Antoine Doubleaux, de Cauchoise et de Dernetal, contre la communauté de Rouen, à propos des restrictions des préposés et des rapports en justice. (Les Doubleaux condamnés en appel et haro.)

(Arch., liasse 246.)

1735. — procès de Beaumont. — Défense par la Cour d'exercer sans avoir passé d'examens. Juillet 1735.

— Procès contre Beaumont (une grosse liasse). Antoine-Etienne dit Beaumont prétendait exercer à Dernetal avec toutes les prérogatives de maître en chirurgie, tel qu'avoir apprentif; sans être maître de chef-d'œuvre.

1732-1735. — Il avait été reçu sous la cheminée par De Gouëy, au lieu de passer les sept examens accoutumés.

(Liasse 265.)

1737. — *31 janvier.* — JACQUES MÉNARD exclu à vie pour avoir écrit à M. Mareschal, premier chirurgien, une lettre que la communauté jugea injurieuse et calomniatrice pour elle.

— Lettre d'explication de J. Ménard le 6 novembre 1738.

— Seconde requête explicative et demande de réintégration dans ses prérogatives. *(Liasse 257.)*

1741. — Procès contre Pinchon, de Jumièges.

(Arch., liasse 254.)

1748. — Procès contre Dumouchel, ancien garçon de la veuve De la Roche, qui exerce à Dernetal sans diplôme.

(*Arch., liasse 262.*)

1760. — Procès de Dambrin, lieutenant, Beaumont et Daurignac, prévosts, contre Marie-Anne Léger, veuve du sieur Doubleaux, chirurgien à Dernetal. — 1760, août.

— En vertu de leur juridiction de police sommaire sur les membres de la communauté, notamment sur les privilégiés, c'est-à-dire les garçons des veuves, leur permettant de citer les veuves et mander les garçons en leur chambre sous peine de boutique fermée et d'amende (règlement de Versailles, puis de Rouen). — Cette juridiction se trouve déjà dans l'ordonnance d'Henri III de 1575, au profit des lieutenants et prévosts, et les autorise à appeler des sergents pour les aider.

Au nombre des contraventions se trouve le fait de soustraire un garçon et de le prendre sans le consentement par écrit du maître de chez qui il sort. — Or, Poullet qui tenait la boutique de la veuve Doubleaux, à Dernetal, avait pris comme garçon Dubuisson, sortant de chez Léger, sans s'astreindre à la formalité ci-dessus. D'où procès et requête des sergents pour faire fermer la boutique de la veuve Doubleaux et saisir les instruments de chirurgie. — Elle présentera un autre garçon que Poullet pour tenir sa boutique.

L'ordonnance de Henri III dit que les veuves et garçons devront comparaître devant la juridiction de la communauté pour trois cas : impéritie, mauvaise conduite et contravention à la discipline, avec la sanction de fermeture de boutique et même amende.

Chez la veuve Doubleaux les objets saisis étaient, d'après le rapport de Bernard Letellier, sergent royal : 12 rasoirs dans la trousse de cuir, 7 autres dans une autre trousse, 3 cuirs, une pierre à repasser les rasoirs, un fer à toupet, un à friser, 3 linges à barbe, un plus grand, 2 coquemards de cuivre, 2 plats en faïence à barbe, une enseigne de fer avec 2 petites palettes de cuivre, un sac de cuir avec sa houppe de laine, un pot de faïence à pommade.

Les frais de cette instance montèrent à 28 l. 19 s. 3 d.

(*Arch., liasse 250.*)

1761. — Procès Boulay, expert pour les dents et hernies, rue de l'Hôpital, paroisse Sainte-Croix-Saint-Ouen, assigné par Thibaut, lieutenant, et Daurignac, prévost, pour avoir délivré sans mandat un certificat dénominatif ainsi conçu :

« Je soussigné, chirurgien reçu à Saint-Côme pour les hernies
» et descentes, certifie avoir vu et visité le nommé François
» Lanier, berger, de la paroisse de Grémonville, lequel j'ai
» trouvé attaqué d'une hernie à l'aine inguinale du côté droit,
» ce qui le met hors d'état de pouvoir servir le roi à cause de
» marche que le soldat est obligé de faire, et conséquemment
» est exposé de ne pouvoir servir, pourquoi je lui ai délivré le
» présent certificat pour véritable. 7 février 1761. *Boullay.* »

(Arch., liasse 249.)

1761. — Règlement d'un procès de Dambrin, etc., contre la veuve Daurignac, qui paie les frais. (*Arch., liasse 250.*)

1762. — Contre Féraudy, chirurgien du danger, de la Madeleine.

1766-69. — Affaire Ruby.

Imprimé de 23 pages, de chez Pierre Seyer, rue Écuyère, requête du collège des chirurgiens de Rouen, appelant au parlement, contre Ruby, afin qu'il soit mis dans l'obligation pendant un an de ne faire des rapports qu'en présence d'un ancien maître ayant passé par les charges.

FAITS. — Buby panse Forcheton, perruquier, blessé à la tête ; il lui délivre deux rapports. Le sieur Daubigny, accusé d'avoir fait la blessure, se fait autoriser à faire faire une contre-visite et se plaint que Ruby ait conseillé à son blessé de n'arranger le procès qu'au moyen de 500 livres. — Le collège déclare le premier rapport *informe* et enjoint à Ruby de ne faire de rapports pendant un an qu'en présence d'un ancien maître. Le lieutenant de police annule cette délibération. Le collège appelle de cette sentence.

Le libellé revendique pour le collège le droit de veiller sur la déontologie de ses membres. La juridiction sur ses membres

que les statuts donnent au premier chirurgien et à ses lieutenants non seulement pour la discipline, mais le respect des
règlements et le fait de chirurgie, pouvant aller jusqu'à l'interdit.

Un rapport doit contenir le détail exact de ce qui peut éclairer la justice sur l'état du plaignant, la gravité des plaies
reçues, les suites qui en peuvent résulter, le temps qu'elles
l'empêcheront de vaquer à ses travaux. Il doit indiquer la longueur, la largeur, la quantité des blessures, leur siège, la qualité de l'instrument avec lesquelles elles ont été faites, les
suites qu'elles peuvent avoir, le temps où l'on peut en espérer
la guérison, les éléments qui sont les plus convenables pour y
parvenir, la situation dans laquelle le blessé a été trouvé, etc.

Ruby avait certifié qu'il avait pansé une plaie de tête paraissant faite par un instrument tranchant, avec légère hémorrha-
gie, et que le blessé pouvait être guéri en huit ou dix jours.
Thibaut et Pillore, requis par le lieutenant criminel, visitent le
blessé et constatent une plaie longue d'un pouce, paraissant
une sorte de *diacopée*, blessure faite obliquement, recouverte
d'une cicatrice croûteuse, mal faite, et qui aurait dû guérir en
quatre ou cinq jours. — Première faute.

Dans une seconde occasion, en 1769, Ruby délivre un certificat de contusion à la femme Bailleul, frappée au visage par un
gentilhomme, et le lendemain fait démarche sur démarche pour
rattraper son certificat. Cependant, la contusion existait bien,
ainsi qu'en témoigne le certificat de deux maîtres.

La requête est signée de M. de Canappeville, conseiller rapporteur, Mᵉ Vimart, avocat, et Mᵉ Le Barbier, procureur.

Pari. — Du 30 juin 1785 a été fait un pari d'honneur entre
Ruby et Le Maire, savoir par Mᵉ Ruby que la capitale de la
Picardie était la ville d'Amiens; le dit pari montait à la somme
de 38 l. 12 s. qui s'est trouvée dans la bourse de M. Le Maire et
qu'il avait jettée sur le bureau, proposant la parier; ce qu'ils
ont signé tous deux, s'obligeant à représenter la susdite somme
aussitôt que la question sera décidée au désavantage de l'un ou
de l'autre.   (*Arch., liasse 251.*)

CONFRÉRIE

Confrérie de Saint=Cosme et de Saint=Damien [1].

Jésus Maria Joseph et Anna.

SS. COSME ET DAMIEN, 1662-1684.

Registre des maîtres et associés de la Confrérie Saint-Cosme Saint-Damien fondée aux Carmes de cette ville de Rouen. Fait l'an mil six cent quarante-cinq des deniers de la dite confrarie par Louys Thibaut, chirurgien juré en cette dite ville de Rouen et maître en charge de la dite confrarie en la dite année 1645.

PAROISSES CONTENUES EN CE REGISTRE SUIVANT L'ORDRE DE L'ALPHABET [2].

Saint-André.	Saint-Michel.
Saint-Amand.	Saint-Martin-sur-Renelle.
Saint-Cande-le-Vieux.	Saint-Martin-du-Pont.
Saint-Cande-le-Jeune.	Sainte-Marie-la-Petite.
Sainte-Croix-Saint-Ouen.	Notre-Dame-de-la-Ronde.
Sainte-Croix-des-Pelletiers.	Saint-Nicolas.
Saint-Denis.	Saint-Nicaise.
Saint-Etienne-la-Grande-Eglise.	Saint-Pierre-du-Châtel.
Saint-Etienne-des-Tonneliers	Saint-Pierre-l'Honoré.
Saint-Herbland.	Saint-Pierre-le-Portier.
Saint-Eloy.	Saint-Patrice.
Saint-Godard.	Saint-Vincent.
Saint-Jehan.	Saint-Vigor.
Saint-Laurent.	Saint-Vivien.
Saint-Lô.	Saint-Sauveur
Saint-Maclou.	

Hors la ville (registre 223).

Saint-André.	Saint-Paul.
Saint-Gervais.	Saint-Sever.
Saint-Hilaire.	Dernetal.
Sotteville.	Et autres lieux.

---

(1) *Registres 222 et 223.*

(2) Les chirurgiens étaient catalogués par paroisses.

Les noms et surnoms des maîtres présentement régnants qui ont été en charge de la dite confrarie St Cosme et St Damien.

Premièrement,

Me Robert Beaucler, lequel comme maître en charge, a rendu ses comptes en l'an 1594.

Me Jacques Hellot	-	1595.
Nicollas de Grouchy	—	1601.
Girard le Sonneur	—	1604.
Noel Théroult	—	1637.
Robert Hellot	—	1618.
Nicolas Lempereur	—	1620.
Nicolas Guibout	—	1621.
Charles Le Huc	—	1624.
Michel Lambert		1627.
Estienne Garache	—	1628.
Anthoine Henault	—	1629.
Adrian Grouchy	—	1630.
Pierre Mayne	—	1631.
Louys Durouty	—	1632.
Anthoine Langlois	—	1633.
Jehan Damame	—	1634.
Charles Brière	—	1636.
Michel Gendeville	—	1638.
Michel Delabarre	—	1639.
David Delamare	—	1640.
Robert Lespar	—	1641.
Isaac Duchemin	—	1642.
Jacques Lambert	—	1643.
Nicollas de Sahurs	—	1644.
Louys Thibaut	—	1645.
Louys Le Goué	—	1647.
Jacques Leprevost	—	1648.
Charles de Grouchy	—	1649.
Denis Freminet	—	1650.
Louis Olivier	—	1651.
Jean Heurtaut	—	1652.
Charles le Huc	—	1653.
Jacques Le Vilain	—	1654.
Adrian Du Bosc	—	1655.
François Roussel	—	1656.
Louis Elye	—	1657.
Guillaume Danbin	—	1658.
Nicolas de Manteville	—	1659.

Mre Nicolas Fizet	en l'an	1660.
Nicolas Linant	—	1661.
Pierre Lemoine	—	1662.
Jean de la Grange	—	1663.
François de France	—	1664.
Michel de St-Aubin	—	1665.
Nicollas Huron	—	1666.
Philippe du Verger	—	1667.
Jean Pain	—	1668.
Dominique Sonnes	—	1669.
Antoine Le Clerc	—	1670.
Claude Beaudoin	—	1671.
Raoul Delamare	—	1673.
Adrian Lambert	—	1674.
Jacques Fournier	—	1675.
Jehan Felon	—	1676.
Louis Guérin	—	1677.
Jacques Aveaux	—	1678.
Louis Le Prevost	—	1679.
Nicolas de Grouchy	—	1680.
Martin du Vaupain	—	1681.
André le Brasseur	—	1682.
Adrian Lambert le jeune	—	1683.
Pierre Lemoine	—	1684.
Jean Desfriches	—	1685.
François Masson	—	1686.
Jacques Cahaigne	—	1687.
François Guillot	—	1688.
Jean Bordenave	—	1689.
Louis Desportes	—	1690.
Jean Dehenaut	—	1691.
Louis Hélye	—	1692.
Pierre de Manteville	—	1693.
Edouard Lepicard	—	1694.
Jean Loyseau	—	1695.
Louis Jourdan	—	1696.
Robert Marette	—	1697.
François Thibaut	—	1698.
Guil. Thiphaigne	—	1699.
Gilles Roussel	—	1700.

Mᵉˢ Franç. de Beaurains en l'an 1701.			Mᵉˢ Pierre Rouverel en l'an 1714.		
Guillaume Mauger	—	1702.	Nicolas Havé Delacroix	—	1715.
Jean Lemonnier Dela-fosse	—	1703.	Jean Mathias Duval	—	1716.
Etienne Godin	—	1704.	Grehalle	—	1717.
François Thibaut fils	—	1705.	Lebourdain	—	1718.
Jean Daracq	—	1706.	Dambrain	—	1719.
Robert Elie	—	1707.	Louel	—	1720.
Louis Chupaut	—	1708.	Gautier.		
Pierre Leterrier	--	1709.	Beaurains fils.		
Jacques Aveaux	—	1710.	Nicolle.		
Charles Amiot	—	1711.	Leprevot.		
Paul Drouet	—	1712.	Guiyot.		
Zacharie Sonnes	—	1713.	Ménard.		
			Moyencourt.		

Ainsi se termine le catalogue des maîtres chirurgiens qui ont porté les frais de la Confrairie des glorieux martyrs saint Cosme et saint Damien.

En 1708 est inséré dans le registre, sur une page détachée :

AVIS AUX MAITRES A VENIR.

On a tâché, en 1708, de savoir le temps qu'il y a que chaque associé a fait dire la messe, ce que l'on a marqué à la marge du nom de ceux de qui on a pu apprendre, la chose étant fort embrouillée, vu que le clerc de la confrérie n'en a point fait de liste, ce qui serait cependant nécessaire afin qu'on tâchât de la faire dire à chacun en son rang, et pour d'autres raisons qu'on peut comprendre.

Il faut aussi remarquer qu'on aura bien de la peine, avant qu'il soit peu, de faire continuer à faire dire la messe aux associés non maîtres chirurgiens, à cause de la quantité des affranchis qu'on a faits dans les années précédentes ; c'est pourquoi les maîtres suivants de confrairie feront bien de n'en plus affranchir, et, au contraire, d'en associer de nouveau le plus qu'ils pourront s'ils ont un peu de zèle que la confrairie subsiste, et qu'ils prient honnestement tous les maîtres et les associés de payer régulièrement les deniers annuels, y en ayant plusieurs qui n'en font rien.

Dans ces deux registres les chirurgiens sont catalogués par paroisses et désignés comme ayant fait dire la messe, associés à leur femme. Exemple : M. Dambrin et Mlle son épouse.

La confrairie contenait, en dehors des chirurgiens, des associés qui payaient une cotisation pour les messes et dont la notion est portée sur les registres avec la désignation de la maison du donateur. Exemples : Elie Lerat, fils de Laurent Lerat, sellier, rue Beauvoisine. — Françoise Mauger, fille de Richard, passementier, rue Beauvoisine, près la Croix-d'Or. — François Crino, rue Pinchados. Noël Fagon, 1649, chez un cordonnier, vis-à-vis le petit portail Saint-Maclou. — Marie Briant, veuve de Pierre Lemoine, à la poissonnerie du Viel-Marché.

1549. — Sentence rendue le 5 juin au bailliage par Jacques de Brevedent (*parchemin de lecture difficile*), ordonnant que tous les maîtres de barberie et chirurgie, après leur réception, seront tenus de se rendre dans la confrairie de Saint-Cosme, Saint-Damien et Saint-Lambert, et de payer pour droit de hance dix sols.

Seuls les maîtres jurés avaient le droit aux honneurs lors des cérémonies. C'est ainsi que, suivant un procès entre Beaudoin, garde, et Poisson, chirurgien à Cauchoise, qui, simple préposé, se plaignait qu'on lui eût refusé un craquelin de bauguet le jour de la fête des saints Cosme et Damien.

(*Arch., liasse 253.*)

Bulle de confirmation de la confrérie de saint Côme et Damien donnée par le pape Alexandre VII, le 7 juin 1666, de Sainte-Marie-Majeure pour la ville de Rouen. (Parchemin en latin, contresigné de C. Mallet, vicaire général.)

(*Arch., liasse 259.*)

1755. — Reçu par Renaud de Saint-Guillaume, secrétaire et sacristain des Pères Carmes, 48 livres pour les offices des saints Cosme et Damien et l'office de Me de Moyencourt.

1781. — Reçu du sacristain des Carmes, Plumard de Saint-Guillaume, qui a touché de Gamarre, les frais de la fête des saints Cosme et Damien. (*Arch., liasse 254.*)

Rente perpétuelle pour la confrérie Saints Cosme et Damien, 40 sous à prendre sur la maison de la rue Ganterie, faisant le coin de la rue de l'Aumône (rue des Ciseaux) (Saint-Martin-sur-Renelle) depuis 1621-30, legs par Marie Neveu, femme Bourray, sous maître Adam de Grouchy. (*Arch., liasse 259.*)

TABLE DES MATIÈRES

TABLE DES ILLUSTRATIONS

ROUEN

IMPRIMERIE LECERF FILS

1913